Michael Müller, Kai-Michael Reschitzki, Rolf Rickert, Raquel Rodriguez-Moreno
Unter Mitarbeit von: Dr. Björn Haiduk

Sport- und Fitnesskaufmann/-frau
Sportfachmann/-frau

Berufliche Fachbildung

Band 3

Lernfeld 9–12

3. Auflage

Bestellnummer 22241

Bildungsverlag EINS
westermann

Die in diesem Produkt gemachten Angaben zu Unternehmen (Namen, Internet- und E-Mail-Adressen, Handelsregistereintragungen, Bankverbindungen, Steuer-, Telefon- und Faxnummern und alle weiteren Angaben) sind i. d. R. fiktiv, d. h., sie stehen in keinem Zusammenhang mit einem real existierenden Unternehmen in der dargestellten oder einer ähnlichen Form. Dies gilt auch für alle Kunden, Lieferanten und sonstigen Geschäftspartner der Unternehmen wie z. B. Kreditinstitute, Versicherungsunternehmen und andere Dienstleistungsunternehmen. Ausschließlich zum Zwecke der Authentizität werden die Namen real existierender Unternehmen und z. B. im Fall von Kreditinstituten auch deren IBANs und BICs verwendet.

Die in diesem Werk aufgeführten Internetadressen sind auf dem Stand zum Zeitpunkt der Drucklegung. Die ständige Aktualität der Adressen kann vonseiten des Verlages nicht gewährleistet werden. Darüber hinaus übernimmt der Verlag keine Verantwortung für die Inhalte dieser Seiten.

service@bv-1.de
www.bildungsverlag1.de

Bildungsverlag EINS GmbH
Ettore-Bugatti-Straße 6-14, 51149 Köln

ISBN 978-3-427-**22241**-5

westermann GRUPPE

Vorwort

Der vorliegende Band 3 ist speziell auf die Ausbildung der Sport- und Fitnesskaufleute im dritten Ausbildungsjahr ausgerichtet. Alle Inhalte und Kompetenzen, die nach dem umfangreichen Rahmenlehrplan der Kultusministerkonferenz Bestandteil dieses Abschnittes der Ausbildung sind (Lernfelder 9 bis 12), wurden in anschaulicher Weise abgedeckt.

Für das erste und zweite Ausbildungsjahr gibt es jeweils einen Extraband, sodass pro Ausbildungsjahr immer ein separates Lehr-/Lernbuch zur Verfügung steht. Der erste Band deckt die Lernfelder 1 bis 4 mit den Bereichen Betriebsarten und -aufbau, Berufsausbildung, Geschäftsprozesse sowie Marktanalyse und Marketingstrategie ab. Der zweite Band thematisiert die Lernfelder 5 bis 8 mit den Bereichen Leistungsangebot, Werbung, Beschaffung, Dienst- und Sachleistungen anbieten sowie Veranstaltungen organisieren. Beide Bände richten sich sowohl an die Sport- und Fitnesskaufleute als auch an die Sportfachleute.

Im Wesentlichen (zu 98 %) orientiert sich der Aufbau aller drei Bände stringent an den Lernfeldern der KMK für die berufsschulische Ausbildung. Lediglich an wenigen Stellen wurde davon abgewichen, was jedoch aus der Erfahrung der Autoren sinnvoll erscheint. So werden in diesem Band beispielsweise die Preisniveaustabilität und der Basiszinssatz der Europäischen Zentralbank (EZB) nicht wie vorgegeben in Lernfeld 10 und Lernfeld 12 dargestellt, sondern zur Vermeidung von Redundanzen nur einmal erörtert. Insgesamt standen bei diesen Entscheidungen die erleichterte Arbeit der Kolleginnen und Kollegen in der Schule sowie ein besseres Verständnis durch die Schülerinnen und Schüler im Mittelpunkt.

Jedes Lernfeldkapitel wird durch eine Einstiegssituation eingeleitet, die sich sehr stark an der Lebenswelt der Auszubildenden orientiert (nicht nur inhaltlich, sondern durchaus auch sprachlich). Hier werfen die drei Auszubildenden Gabriela (Golf- und Wellnesshotel), Sarah (Sportverein) und Thomas (Fitnessstudio) Fragestellungen auf, die im Verlauf des Kapitels mit den erlangten Kompetenzen beantwortet werden können. Die Situationen sind so gestaltet, dass sie Anlass zum Gedankenaustausch oder zum Erzählen eigener erlebter Situationen geben. Hier ist die „Geschichte" der Ausgangspunkt des Lernprozesses (Stichwort „Narration im Unterricht"). Darüber hinaus sind im Anschluss an die Einstiege jeweils weitere Fragen aufgeführt, sodass den Schülerinnen und Schülern auf einen Blick klar wird, welche Antworten bzw. Wissensbereiche im Kapitel enthalten sind. Die Autoren haben sich angesichts des sehr heterogenen Sport- und Fitnessbereichs bewusst dafür entschieden, auf sehr konstruierte und nach Umfragen bei Schülerinnen und Schülern nur selten ernst genommene Problemstellungen in einem Modellunternehmen zu verzichten. An deren Stelle rücken vermehrt Beispiele aus der Realität und der starke Einbezug des Ausbildungsunternehmens sowie der dort bereits gemachten Erfahrungen.

In Band 3 sind nunmehr – im Gegensatz zu Band 1 und 2 – keine expliziten methodischen Hinweise mehr aufgeführt. Hier geht es vielmehr darum, die bereits bekannten Methoden zu vertiefen und schon gezielt auf die Prüfung vorzubereiten, indem zum einen wiederholende

Elemente eingebaut sind und zum anderen auf Verknüpfungen zu den vorherigen Lernfeldern hingewiesen wird.

Um der berufsschulischen Realität Rechnung zu tragen, in der die Lernfelder in der Regel nicht nacheinander, sondern eher parallel unterrichtet werden, haben sich die Autoren dazu entschieden, möglichst bereits durch den Aufbau und die Gestaltung des Lehr-/Lernbuches für ein wenig Abwechslung zu sorgen. Korrespondierend mit den Inhalten gibt es daher einige Lernfeldkapitel, die eher text- und theorielastig sind, dann wiederum Lernfeldkapitel, die von der Aktivität der Schüler leben. Dies ist auch der Grund, warum die vier Autoren das Layout, aber nicht den Stil angepasst haben – auch hier soll es eine Abwechslung geben.

Im gesamten Buch und über alle drei Bände hinweg gibt es inhaltliche Querweise, womit deutlich werden soll, dass die Lernfelder miteinander verzahnt und nicht voneinander getrennt zu betrachten sind. Im Grunde entspricht dies auch den Gewohnheiten der Schüler, die heutzutage wie selbstverständlich mit Hyperlinks im Internet umgehen. Da es sich in hier um ein Printmedium handelt, geschieht dies durch Blättern – sozusagen in Form von Papierhyperlinks. An vielen Stellen wird zur vertiefenden Recherche auf entsprechende Internetseiten verwiesen. Im Anhang befindet sich daher auch eine Aufstellung der interessantesten Internetseiten für den Sport- und Fitnessbereich bzw. den Berufsschulunterricht.

Wir wünschen den Schülerinnen und Schülern sowie den Kolleginnen und Kollegen vor Ort ein erfolgreiches und durchaus auch unterhaltsames Arbeiten mit diesem Lehr-/Lernbuch. Wir sind für Anregungen und konstruktive Kritik stets dankbar.

Die Autoren — Juni 2018

Inhaltsverzeichnis

Lernfeld 10
Investitionsentscheidungen vorbereiten und Finanzquellen erschließen

Lernfeld 11
Geschäftsprozesse erfolgsorientiert steuern

Lernfeld 12
Personalwirtschaftliche Aufgaben wahrnehmen

Lernfeld 9
Kunden und Mitglieder sportfachlich beraten und betreuen

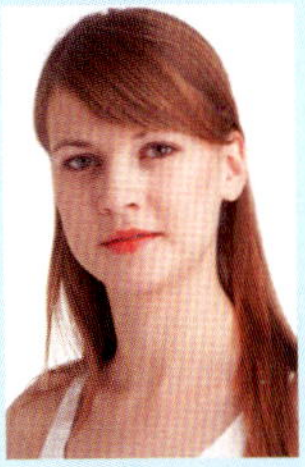

Gabriela: Hallo Sarah, hallo Thomas. Sag mal Thomas, du kennst dich doch bestimmt gut mit Ernährung aus, oder? Das ist bei euch im Fitnessstudio doch Thema bei den Kunden und du trainierst ja auch selbst.

Thomas: Ja, obwohl es da eigentlich eher um die Ernährung in den einzelnen Trainingsphasen geht. Also wann brauche ich wie viel Kohlenhydrate, wie und in welcher Form bekomme ich das notwendige Eiweiß, welche Shakes sind wann sinnvoll usw. Aber warum fragst du?

Gabriela: Bei uns im Golfhotel hat sich die Geschäftsführung dazu entschlossen, noch mehr spezielle Angebote für die Senioren zur Verfügung zu stellen, da diese Zielgruppe über die Hälfte aller Golfspieler ausmacht. Da kam die Idee auf, nicht nur Golf anzubieten, sondern auch eine spezielle Ernährungsberatung und sogar Kurse, wie z. B. eine Rückenschule. Die Senioren sollen ein ganzes Paket bekommen: Golfen, Ernährung, gelenk- und rückenschonendes Bewegungstraining, Wellness mit Massagen und Sauna usw.

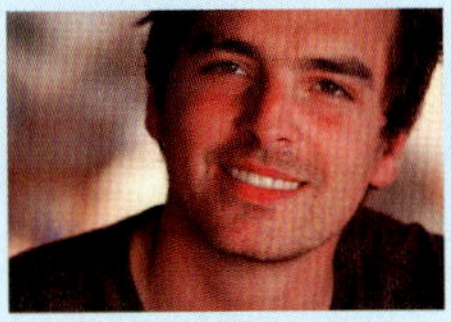

Thomas: Hört sich ja interessant an, aber wir als reines Fitnessstudio sind da anders ausgerichtet, bei uns geht es hauptsächlich um den gezielten Muskelaufbau und geeignete Nahrungsergänzungsmittel, das dürfte bei euren Senioren ja nicht infrage kommen.

Sarah: Sehe ich auch so. Aber in unserem Gesundheitsstudio im Verein bieten wir so etwas an, was ihr euch für euer Golfhotel vorstellt. Bei uns werden ja auch Reha-Maßnahmen durchgeführt. Also je nach Verletzung und notwendigem Wiederaufbau gibt es gezielte Übungen – da gehört natürlich auch die Rückenschule dazu. Im Bereich Ernährung arbeiten wir mit einer Ökotrophologin zusammen, die berät dann nach Terminvereinbarung unsere Mitglieder bzw. Reha-Kunden individuell zur Ernährung. Bei den Gelenken ist übrigens meistens das Übergewicht das Hauptproblem.

Gabriela: Ist wohl doch komplizierter, als ich gedacht hatte.

Thomas: Na ja, gerade in diesen Bereichen muss man sehr sorgfältig sein, es geht ja schließlich um die Gesundheit und das Wohlbefinden der Mitglieder. Zu uns kommen ja auch einige Kunden, die Gewicht verlieren wollen. Da muss man erst einmal eine vollständige Anamnese aufnehmen, wie bei allen anderen Neukunden übrigens auch.

Gabriela: Anamnese – habe ich schon gehört, aber was genau verbirgt sich hinter dem Begriff?

Sarah: Bevor du mit einem Kunden oder Mitglied trainieren kannst, musst du ja erst einmal alles von ihm wissen, was dafür von Bedeutung ist – das ist im Fitnessstudio genauso wichtig wie in der Reha. Also: Wie ist der augenblickliche Gesundheitszustand, welche Vorerkrankungen liegen vor, welche sportmotorischen Fähigkeiten bringt der Kunde mit, gibt es aus seiner Erfahrung Sportbereiche oder Übungen, die er bevorzugt oder die ihm eventuell sogar Schmerzen bereiten, wie sind Blutdruck und Herzfrequenz, hat der Kunde Übergewicht? Aber auch Untergewicht ist zu beachten usw. Nur wenn du das alles weißt, kannst du einen individuell passenden Trainingsplan erstellen.

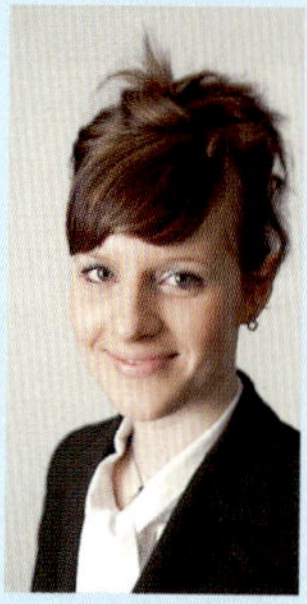

Thomas: Genau, da ist wirklich große Sorgfalt geboten, dafür sollte man sich ausreichend Zeit nehmen. Wir schauen beispielsweise auch ganz genau, ob muskuläre Dysbalancen auftreten, ob also bestimmte Muskelgruppen besonders trainiert werden müssen, weil sie zu einseitig oder fehlbelastet werden. Dann muss der Trainingsplan natürlich immer wieder regelmäßig unter Berücksichtigung der Entwicklung des Kunden angepasst werden. Wie du siehst, ist das nicht mal so nebenbei zu erledigen. Da braucht man dann auch fundierte Kenntnisse über das Herz-Kreislauf-System, die Muskeln und deren Aufbau, den Stoffwechsel sowie über Fette, Eiweiße, Kohlenhydrate, Vitamine und natürlich jeweils geeignete Trainingsmethoden.

Gabriela: Stimmt, ist gar nicht so einfach wie gedacht. Das ist bei uns im Golfresort noch eher Neuland. Ich werde meinem Ausbilder gleich von euren Erfahrungen berichten. Da müssen wir ein wirklich gutes Konzept erarbeiten, um unsere Senioren auch gut und richtig zu beraten. Ich denke, dass wir ohne Hinzuziehung von Experten wohl kaum weiterkommen werden.

Sarah: Einige Grundlagen lernen wir ja auch in der Berufsschule. Ansonsten kann ich dir gern die E-Mail-Adresse unserer Ernährungsberaterin geben, die arbeitet freiberuflich.

Thomas: Ja, und wenn ihr im Bereich Bewegungsapparat – Muskeln – Kreislauf mal eine Beratung oder Schulung braucht, da kann mein Chef dann bestimmt weiterhelfen, der macht so etwas auch für Betriebe und deren Mitarbeiter.

Sarah: Gabriela, vielleicht kann das ja auch dein Standbein bei euch im Unternehmen werden. Die Ausbildung ist ja bald vorbei. Mit den Grundlagen in der Berufsschule und einigen gezielten Fortbildungen könntest du ja diesen Bereich bei euch im Golfresort für die Zukunft übernehmen.

Gabriela: Super Idee, da werde ich doch nach der Berufsschule gleich mal bei meinem Ausbilder nachhaken.

Im Zentrum dieses Lernfeldes stehen die sportfachliche Beratung und Betreuung der Kunden. Sie finden hier Antworten auf folgende Fragen:

- Welche anatomischen, sport- und ernährungsphysiologischen sowie trainingsmethodischen Erkenntnisse müssen bei der Kundenberatung berücksichtigt werden?
- Wie können Kunden für die grundlegenden Aspekte der Gesundheitsprävention und Rehabilitation sensibilisiert werden?
- Wie wird der Kunde beim Trainingseinstieg und im fortschreitenden Trainingsprozess professionell begleitet?
- Was ist eine Anamnese und was beinhaltet sie?
- Welche Möglichkeiten von Eingangschecks gibt es?

1 Grundlagen des Bewegungsapparats

Der Bewegungsapparat setzt sich aus einem passiven und einem aktiven Teil zusammen. Knochen, Gelenke und Bänder bilden den passiven Bewegungsapparat. Der aktive Bewegungsapparat umfasst die Skelettmuskulatur, Sehnen, Sehnenscheiden sowie Schleimbeutel. Das Zusammenwirken beider Systeme dient der körperlichen Bewegung (von der Fingerbewegung bis zur Fortbewegung), der Aufrechthaltung des Körpers und der Sicherung der Körpergestalt, wobei der passive Bewegungsapparat vor allem eine Stütz- und der aktive Bewegungsapparat die Bewegungsfunktion übernimmt.

1.1 Bildung und Funktionen des passiven Bewegungsapparats

1.1.1 Die Knochen

Zwischen 208 und 212 Knochen bilden das menschliche Skelett (die Anzahl variiert, da unterschiedlich viele Kleinknochen in Fuß und Wirbelsäule vorhanden sein können), sie machen dabei ca. 17 % des Körpergewichts aus.

Knochen übernehmen wichtige Funktionen:

- Sie schützen wichtige Organe, z. B. schirmen die Rippen das Herz und die Lunge ab; der Schädel schützt das Gehirn.
- Sie dienen als Ansatzstelle für die Muskulatur.
- Sie ermöglichen zusammen mit anderen Teilen des Bewegungsapparates die Aufrichtung des Körpers.

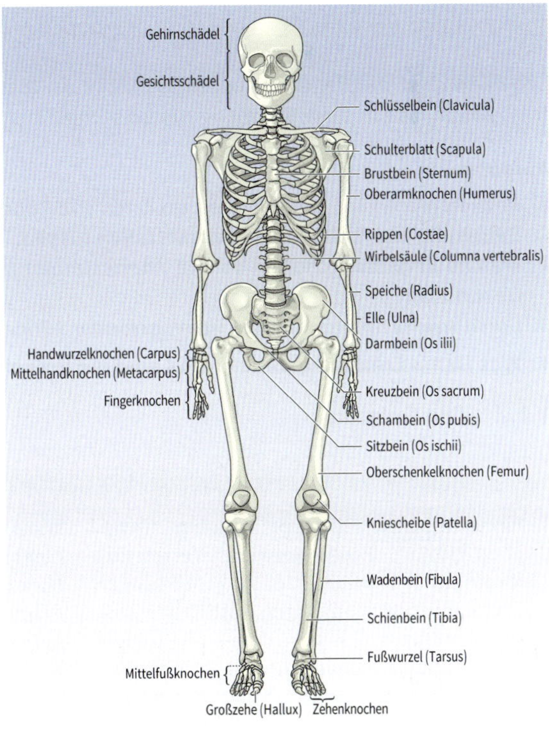

Das menschliche Skelett

Knochen und sportliche Belastung

Knochen brauchen einen angemessenen Wechsel zwischen Entlastung und Belastung (Druck- und Zugbelastung), damit ihre Struktur und Funktionen erhalten bzw. verbessert werden können. Unterbelastungen, wie z. B. Bettruhe über einen längeren Zeitraum, Inaktivität oder Bewegungsmangel, können zum Knochenabbau führen. Überlastungen, wie z. B. wiederholtes Lauftraining ohne eine angemessene Aufwärm- oder Erholungsphase oder Lauftraining mit schlechter Technik, können Verletzungen wie Ermüdungsbrüche auslösen.

> ***Merksatz***
>
> *Sowohl eine Unterbelastung als auch eine Überlastung haben negative Auswirkungen auf die Knochen.*

Knochen passen sich langfristig an sportliche Belastungen an. Verschiedene Untersuchungen an Sportlern zeigen, dass regelmäßiges Training zu einer Erhöhung der Knochendichte führt. Deshalb ist die Regelmäßigkeit des Sports ein wichtiger Faktor für die Belastungsfähigkeit der Knochen. So haben beispielsweise Untersuchungen an Tennisspielern ergeben, dass nicht nur die Knochen des Unterarms und der Schlaghand an Dicke und Dichte zunehmen können, sondern auch eine Zunahme des Längenwachstums möglich ist. In Einzelfällen war die Elle des Schlagarms bis zu 1,3 cm länger als die nicht so sehr beanspruchte Gegenseite.

Auch bei der Therapie von Osteoporose spielt körperliches Training eine wichtige Rolle. Osteoporose ist eine systemische Skeletterkrankung, die durch geringe Bruchfestigkeit der Knochen charakterisiert ist.
Es verwundert daher auch nicht, dass mittlerweile viele Sportvereine im Rahmen des Rehabilitationssports verschiedene Osteoporosegruppen anbieten, da ein gezieltes Training für Patienten mit Osteoporose zur Erhaltung der Knochenmasse und somit zur Verbesserung der Lebensqualität der Patienten beitragen kann. Im Mittelpunkt der Übungen stehen dabei die Sturzprophylaxe und die Erhöhung der Leistungsfähigkeit im Alltag.

Aufgaben

1. ***Recherchieren Sie, welche anderen Arten von Anpassungen durch regelmäßige sportliche Belastung sich beim Knochen feststellen lassen.***
2. ***Welche Bedeutung haben solche Anpassungen für den menschlichen Körper und seine Gesundheit?***
3. ***Durch welche Sportarten oder Trainingsformen können solche Anpassungen erzielt werden?***
4. ***Was ist ein Ermüdungsbruch? Was sind die Ursachen? Und wie kommt er zustande?***

1.1.2 Die Gelenke

Verletzung schmerzt Geldbeutel

Kreuzbandriss, Knorpelschaden, Knochenfraktur: Eine schwere Verletzung kann einen Profisportler zu einer langen Zwangspause verurteilen. Fußballer Holger Badstuber (25) von Bayern München zum Beispiel ist wegen eines Kreuzbandrisses bereits seit 15 Monaten zum Zuschauen verdammt. Ilkay Gündogan (23) bestritt aufgrund eines rätselhaften Rückenleidens im August 2013 sein letztes Pflichtspiel für Borussia Dortmund. Basketballer Adam Chubb (32) fehlt den EWE Baskets Oldenburg bereits die gesamte Saison. [...]

Quelle: Bloch, Oliver; Deeken, Christopher: Verletzung schmerzt Geldbeutel. In: NWZ Online, 26.03.2014. https://www.nwzonline.de/fussball/verletzung-schmerzt-geldbeutel-verletzung-schmerzt-geldbeutel_a_13,6,2506914202.html [18.03.2019].

Alltägliche und sportliche Bewegungen belasten die Gelenke. Ohne funktionierende Sprung-, Knie- und Hüftgelenke sind aber z. B. Treppensteigen, Laufen oder Skifahren gar nicht möglich.

Gelenke (Diarthrosen) sind bewegliche Verbindungen zwischen Knochen. Diese sorgen für Stabilität und Beweglichkeit des Körpers. Bei allen Gelenken lassen sich folgende Aufbauelemente erkennen:

- Die Gelenkfläche besteht aus zwei Knochenenden, die von einem Knorpel (meistens hyalinem Knorpel) überzogen sind. Die Gelenkflächen haben entweder eine konvexe (Gelenkkopf) oder eine konkave Form (Gelenkpfanne).
- Die **Gelenkkapsel** besteht aus zwei Schichten: der äußeren Schicht, der Membrana fibrosa (besteht aus kollagenen Fasern), und der inneren Schicht, der Membrana synovialis, die die Gelenkschmiere (Synovia) absondert.
- Der **Gelenkspalt** ist ein kapillarer Raum, der die Gelenkschmiere Synovia enthält. Die Synovia hat drei wichtige Funktionen:
  - die Ernährung des Gelenksknorpels
  - das reibungslose Gleiten zwischen den überknorpelten Gelenkflächen (Schmierfunktion)
  - Stoßdämpferfunktion
- Spezielle Einrichtungen:
  - **Bänder** (Ligamenta) bestehen aus Bindegewebe und verbinden die Knochen miteinander. Sie verstärken und stabilisieren die Gelenke und beeinflussen die Führung bzw. Hemmung einer Bewegung.
  - **Menisken** (Menisci) sind halbmondförmige Scheiben im Kniegelenk, die aus Knorpel bestehen. Sie gleichen Inkongruenzen im Gelenk aus und haben auch eine Führungswirkung.
  - **Gelenklippen** (Labra articularia) bestehen überwiegend aus Faserknorpel, sie dienen der Vergrößerung der Gelenkfläche, beispielsweise an der Schultergelenkpfanne.

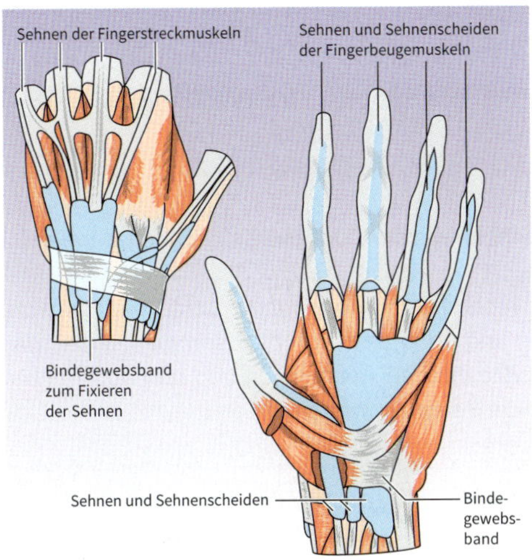

Sehnenscheiden und Bänder der Hand

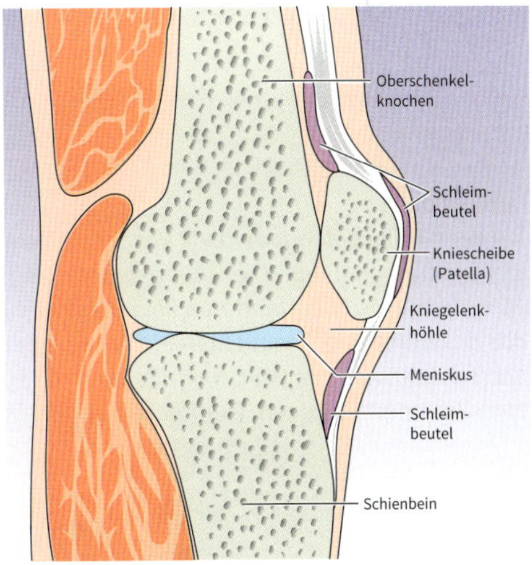

Aufbau des Kniegelenks

Aufgaben

1. ***Sportverletzungen betreffen zu einem großen Teil die Gelenke. Welche Arten von Verletzungen kommen am häufigsten vor, welche Gelenke sind meist betroffen?***
2. ***Welche Teile von Gelenken werden bei Verletzungen beschädigt?***
3. ***Wie kann solchen Verletzungen vorgebeugt werden?***

Gelenke und Bewegungsrichtung

Bewegungsrichtungen:

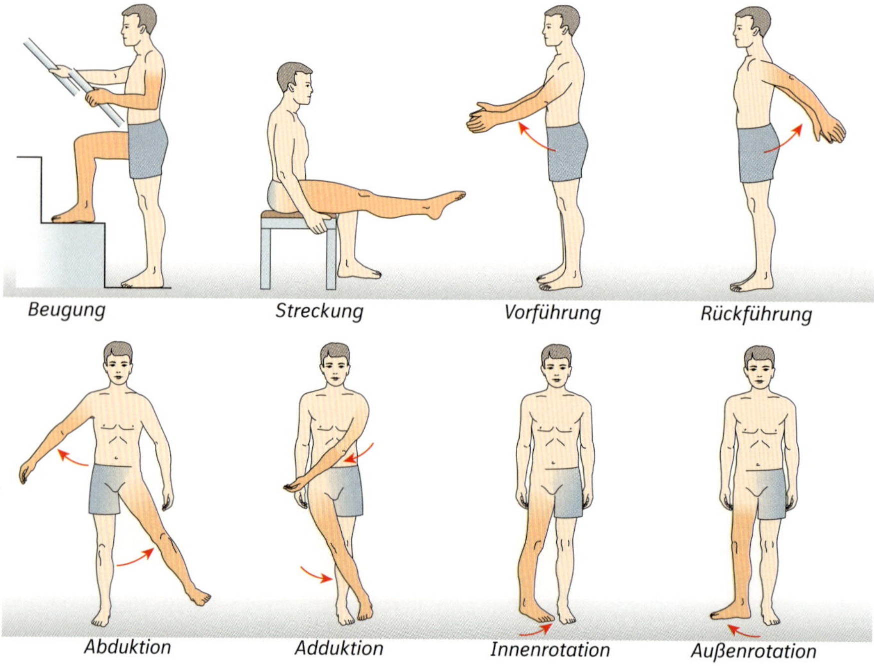

Beispiel:

Bei der Wirbelsäulengymnastik des TSV 1846 Mannheim werden heute verschiedene Übungen im Vierfüßlerstand geübt. Die Übungsleiterin erklärt:

„Aus dem Vierfüßlerstand das linke Bein und den rechten Arm diagonal wegstrecken. Langsam das linke Knie und den rechten Ellenbogen beugen und unter dem Rumpf zusammenziehen, danach wieder wegstrecken. Beim Beugen die Fußspitze intensiv hochziehen und den Handrücken zum Unterarm bewegen. Der Rücken darf leicht in die Beugung mitgehen."

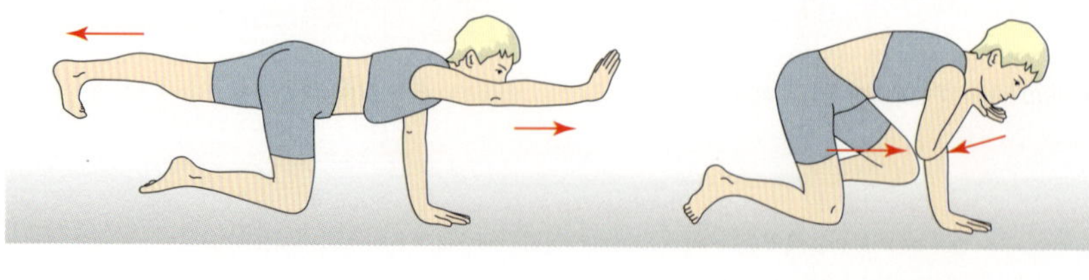

Die Gelenke sind generell für die Bewegungsrichtung unseres Körpers verantwortlich. Die Bewegungsmöglichkeiten und die Funktionen eines Gelenks sind durch die jeweilige Gelenkform festgelegt. Man unterscheidet folgende Formen:

- **einachsige Gelenke:** Bewegungen um eine Achse mit zwei Hauptbewegungsrichtungen
  - Scharniergelenk: ermöglicht Beugungs- und Streckbewegungen, z. B. Fingermittel- und Fingerendgelenke, Daumengrundgelenk
  - Dreh- oder Radgelenk: erlaubt Drehbewegungen (Rotation) um eine Längsachse, z. B. Drehungen Speiche gegen Elle (Articulatio radioulnaris proximalis)

- **zweiachsige Gelenke:** Bewegungen um zwei Achsen mit vier Hauptbewegungsrichtungen
  - Sattelgelenk: erlaubt Beugung und Streckung, Abduktion und Adduktion, z. B. Daumensattelgelenk
  - Eigelenk: ermöglicht Beugung und Streckung bzw. Seit-zu-Seit-Bewegung, z. B. die oberen Kopfgelenke zwischen Atlas (erster Wirbel) und Schädel

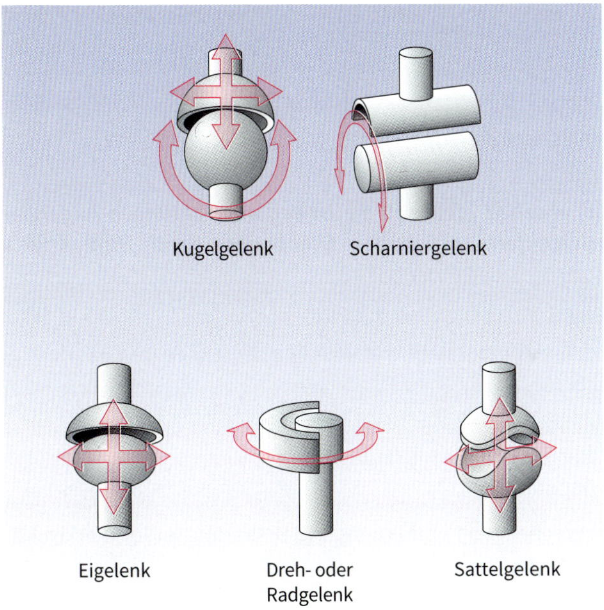

Gelenkformen und ihre Bewegungsrichtung

- **dreiachsige Gelenke:** Bewegungen um drei Achsen in alle Hauptbewegungsrichtungen
  - Kugelgelenk: Bei dieser Form des Gelenks ist die Gelenkpfanne wesentlich kleiner als der Gelenkkopf, was häufiger zu Verrenkungen (Luxationen) führt. Die Gelenkpfanne wird durch eine faserknorpelige Gelenklippe vergrößert, z. B. Fingergrundgelenke (mit Ausnahme des Daumens).
  - Nussgelenk (Sonderform des Kugelgelenks)

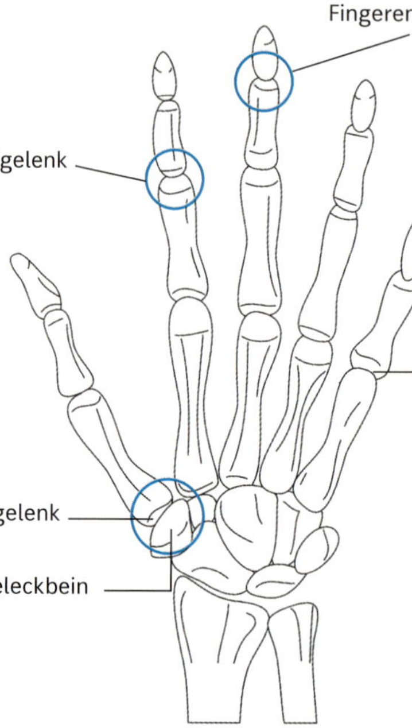

Aufgabe

Stellen Sie in Gruppenarbeit praktisch die Bewegungsrichtungen folgender Gelenke dar und ordnen Sie sie der Gelenkform zu: Schulter-, Ellenbogen-, Hand-, Hüft-, Knie- und Sprunggelenk.

Zusammenfassung

Der passive Bewegungsapparat wird von Knochen, Gelenken und Bändern gebildet.

Die **Knochen**
- schützen die inneren Organe,
- dienen als Ansatzstelle für die Muskulatur und
- richten den Körper auf.

Ein angemessener Wechsel von Entlastung und Belastung ist für die Struktur und die Funktionen der Knochen wichtig.

Die **Gelenke** (Diarthrosen)
- sind bewegliche Verbindungen zwischen Knochen,
- bestimmen die Bewegungsrichtung unseres Körpers und
- verleihen Stabilität und Beweglichkeit.

Die Bewegungsmöglichkeiten und Funktionen eines Gelenks sind durch die Gelenkform festgelegt. Hier unterscheidet man:
- **einachsige Gelenke:** Bewegungen um eine Achse mit zwei Hauptbewegungsrichtungen: Beugung – Streckung (Scharniergelenk),
  Rotation (Dreh-, Zapfen- oder Radgelenk)
- **zweiachsige Gelenke:** Bewegungen um zwei Achsen mit vier Hauptbewegungsrichtungen: Beugung und Streckung, Abduktion und Adduktion (Sattelgelenk); Beugung und Streckung bzw. Seit-zu-Seit-Bewegung (Eigelenk)
- **dreiachsige Gelenke:** Bewegungen um drei Achsen in alle Hauptbewegungsrichtungen: Beugung und Streckung, Abduktion und Adduktion, Außen- und Innenrotation (Kugelgelenk)

1.1.3 Die Wirbelsäule

Rückenprobleme bzw. Rückenschmerzen gehören in Deutschland zu den häufigsten Beschwerden. Dabei sind Männer und Frauen etwa gleichermaßen betroffen. Die Häufigkeit des Auftretens (Inzidenz und Prävalenz) degenerativer Erkrankungen der Wirbelsäule nimmt mit dem Alter stetig zu.

Die Wirbelsäule ist einer der wichtigsten Teile des passiven Bewegungsapparats und des Individuums überhaupt. Ihr kommen fundamentale Funktionen zu:

- **Stützfunktion:** Die Wirbelsäule ermöglicht die aufrechte Haltung des Rumpfes und seine Stabilisation bei verschiedenen Bewegungen. An der Brustwirbelsäule liegen die Ansatzstellen für die Rippen, die eine wichtige Bedeutung für die Form und Funktionalität des Brustkorbs und somit auch für die Atmung einnehmen.
- **Schutzfunktion:** Der Wirbelkanal schützt das Rückenmark vor äußeren Kräften.
- **Dämpfungsfunktion:** Durch die Bandscheiben und die Doppel-S-Form der Wirbelsäule werden Erschütterungen und Stöße, die beim Laufen, Springen und Gehen auftreten, gedämpft.
- **Bewegungsfunktion:** Sie ermöglicht neben der aufrechten Haltung und dem aufrechten Gang die körperliche Bewegung in verschiedene Richtungen.

Die Wirbelsäule besteht aus 33 bis 34 Wirbeln, die durch 23 Zwischenwirbelscheiben (Bandscheiben) und Bänder miteinander verbunden sind. Sie wird in fünf Abschnitte unterteilt:

- Halswirbelsäule HWS (7 Halswirbel)
- Brustwirbelsäule BWS (12 Brustwirbel)
- Lendenwirbelsäule LWS (5 Lendenwirbel)
- Kreuzbein (5 Kreuzbeinwirbel)
- Steißbein (4–5 Steißbeinwirbel)

Die Kreuz- und Steißwirbel werden auch als falsche Wirbel bezeichnet, da sie zum Kreuzbein bzw. Steißbein hin verschmelzen und den unbeweglichen Teil der Wirbelsäule bilden. Dagegen sind die Hals-, Brust- und Lendenwirbel echte Wirbel. Sie bilden den beweglichen Teil der Wirbelsäule und ermöglichen vier Bewegungsrichtungen: die Beugung (Flexion), die Seitenneigung (Lateralflexion), die Streckung (Extension) und die Drehung (Rotation).

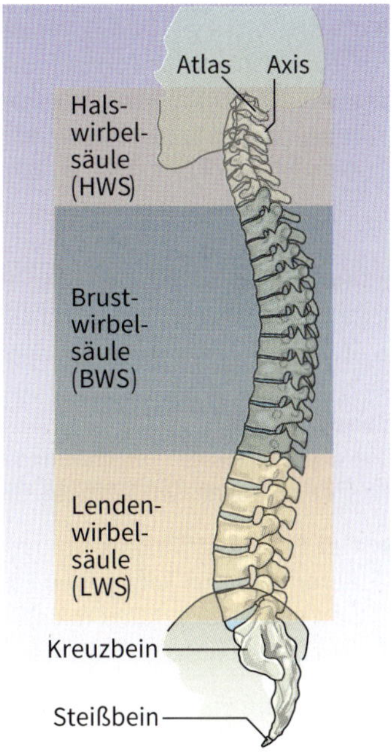

Wirbelsäule von der Seite

Aufgaben

1. ***Welche Teile der Wirbelsäule weisen einen größeren Bewegungsrahmen auf?***
2. ***Beobachten Sie Ihre Mitschüler seitlich und stellen Sie fest, welche Form bzw. Krümmung die Wirbelsäule aufweist. Zeichnen Sie diese.***
3. ***Haben alle Mitschüler die gleiche Wirbelsäulenform? Welche Form der Wirbelsäule wird als normal bezeichnet? Welche Verformungen kann eine Wirbelsäule aufweisen?***
4. ***Sport kann eine Verformung der Wirbelsäule verursachen. Erläutern Sie dies an mindestens einem Beispiel.***

Aufbau der Wirbelsäule

Die Wirbelsäule setzt sich aus Wirbeln, Bandscheiben und Facettengelenken (Gelenkfortsätze) zusammen. Ihre Funktionen und Stabilisation werden vom Bandapparat und der Rückenmuskulatur unterstützt.

Wirbelkörper (Corpus vertebrae)

Die Wirbel im Hals-, Brust- und Lendenbereich unterscheiden sich voneinander in ihrer Form, die gleichzeitig ihre Funktion bestimmt. Der Aufbau jedes Wirbels ist mit Ausnahme der ersten beiden Halswirbel (Atlas und Axis) derselbe:

- Die Wirbelkörper tragen den Hauptteil des Gewichts des menschlichen Körpers. Dabei ist der Querschnitt der einzelnen Wirbel unterschiedlich: Halswirbel sind dünner als Lendenwirbel, da die Druckbelastung der Wirbelkörper vom Nacken bis zum Becken zunimmt.
- Wirbelbogen und Wirbelloch bilden den Spinalkanal, in dem sich das Rückenmark befindet.
- Ein Dornfortsatz und zwei Querfortsätze dienen Bändern und Muskeln als Ansatzstellen. Außerdem sind die Dornfortsätze an der Halswirbelsäule so angeordnet, dass sie die Überstreckung (Hyperextension) des Halses verhindern. Die Querfortsätze in der Brustwirbelsäule dienen als Widerlager für die Rippen.
- Gelenkfortsätze bilden mit dem oberen und unteren Gelenkfortsatz ein vollständiges Gelenk, sie werden auch als Zwischenwirbelgelenke bezeichnet. Je nach Stellung der Gelenkfläche ermöglichen sie bestimmte Bewegungsrichtungen der einzelnen Wirbelsäulenabschnitte bzw. schränken sie ein. So sind z. B. die Gelenkfortsätze in der Lendenwirbelsäule von vorne nach hinten ausgerichtet, was die Beugung und Streckung dieses Bereichs möglich macht. Dagegen werden Drehung oder Seitenneigung eingeschränkt.

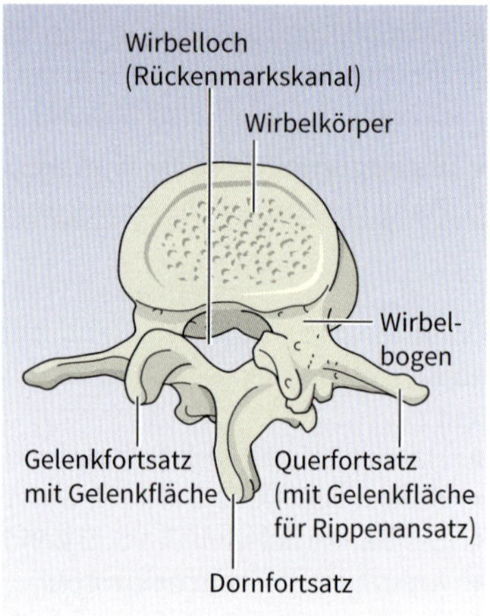

Lendenwirbel von schräg oben

Bandscheiben

Die Bandscheiben verbinden die Wirbelkörper miteinander und wirken als druckelastische Polster zwischen den Wirbeln. Sie bestehen aus zwei bindegewebigen Schichten:

- Der Faserring (Anulus fibrosus) ist ein äußerer Ring aus kollagenen Fasern und Faserknorpel, er schützt mit seiner Festigkeit den Gallertkern.
- Der innere Gallertkern (Nucleus pulposus) ist in den Faserring eingebettet. Der Dallertkern ist sehr elastisch, da er zu ca. 70 bis 90 % aus Wasser besteht. Diese Elastizität ermöglicht es, den Druck zwischen den Wirbelkörpern auszugleichen sowie Stöße elastisch abzufedern.

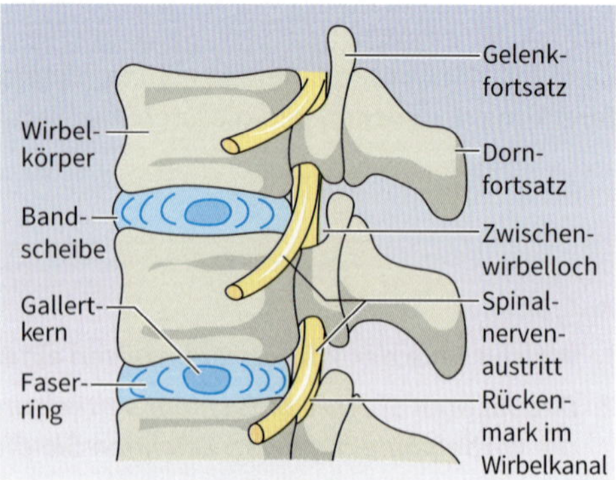

Wirbel im Längsschnitt

Aufgrund ihres Aufbaus können sich die Bandscheiben bei Bewegungen verformen, was für die Beweglichkeit der Wirbelsäule notwendig ist.

Bandscheiben verfügen über keine Blutgefäße und ihre Ernährung erfolgt durch Diffusion, d. h. durch Flüssigkeitsaustausch, in erster Linie mit den benachbarten Wirbeln.
Beim Sitzen oder Stehen verlieren die Bandscheiben an Dicke, bei längerem Liegen, z. B. beim Schlafen, regenerieren sich die Bandscheiben wieder, wobei der Gallertkern aus seiner Umgebung Flüssigkeit aufnimmt. Nach dem Schlaf ist der Gallertkern der Bandscheibe wieder prall gefüllt. Der ständige Wechsel von Belastung und Entlastung ist Voraussetzung für diesen Pump- und Saugmechanismus. Die Elastizität und das Quellvermögen der Bandscheiben lassen im Laufe des Lebens nach. Die Ursachen dafür umfassen mehrere Faktoren, wie das Alter, eine falsche oder sehr hohe Belastung, Bewegungsmangel sowie ein Wasserverlust im Laufe der Jahre.

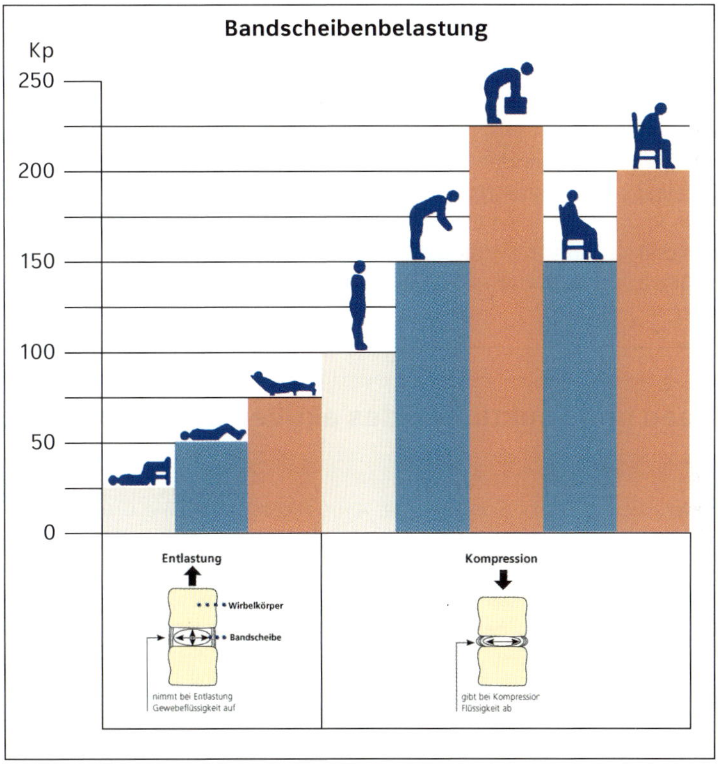

Abhängigkeit der Bandscheibenbelastung von der Körperhaltung

Merksatz

Für gesunde Bandscheiben ist ein Wechsel von Be- und Entlastung sehr wichtig.

Aufgaben

1. ***Welche Bedeutung hat die „Wasserkissenfunktion" des Gallertkerns?***
2. ***Recherchieren Sie, was man unter einem Bandscheibenvorfall versteht. Welcher Teil der Wirbelsäule kommt in diesem Zusammenhang sehr oft vor, welche Altersgruppe ist vor allem betroffen?***

Zusammenfassung

Die **Wirbelsäule**
- ist einer der wichtigsten Teile des passiven Bewegungsapparats,
- ermöglicht die aufrechte Haltung des Rumpfes und seine Stabilisation,
- schützt das Rückenmark vor äußeren Kräften,
- dämpf Erschütterungen und Stöße,
- ermöglicht körperliche Bewegung in verschiedene Richtungen.

Die Wirbelsäule besteht aus:
- 33–34 Wirbeln, die in fünf Abschnitte unterteilt werden:
  - Halswirbelsäule (7 Halswirbel)
  - Brustwirbelsäule (12 Brustwirbel)
  - Lendenwirbelsäule (5 Lendenwirbel)
  - Kreuzbein (5 Kreuzbeinwirbel)
  - Steißbein (4–5 Steißbeinwirbel)
- Bandscheiben, die
  - die Wirbelkörper miteinander verbinden,
  - als druckelastische Polster zwischen den Wirbeln wirken,
  - aus einem Faserring (Anulus fibrosus) und einem inneren Gallertkern (Nucleus pulposus) bestehen und
  - sich bei Bewegungen verformen können, was für die Beweglichkeit der Wirbelsäule notwendig ist.

1.2 Aufbau und Funktionen des aktiven Bewegungsapparats

Beispiel:

Beim Besuch eines Golfhotels im Schwarzwald: Am Golfplatz lernt eine Gruppe von Anfängern die korrekte Haltung für den Golfschwung. Im Fitnessraum trainiert eine andere Gruppe von Golfspielern die Rückenmuskulatur; das Kraftprogramm soll die muskulären Dysbalancen (z. B. Seitenunterschiede) ausgleichen und die Koordination verbessern, um Verletzungen vorzubeugen. Eine letzte Gruppe besucht Aquakurse zur Entspannung der Muskulatur und Entlastung der Gelenke.

Muskeln, deren Sehnen, Sehnenscheiden, Schleimbeutel und Sesambeine bilden den aktiven Bewegungsapparat des menschlichen Körpers, der für dessen Bewegung und Haltung zuständig ist. Der Körper besitzt über 600 Skelettmuskeln (quergestreifte Muskulatur), die eine unterschiedliche Form und Größe aufweisen.

Jeder Muskel hat eine Sehne, die am Knochen anhaftet. Zudem stehen die Sehnenscheiden und Schleimbeutel als Hilfsorgane zur Verfügung, um die Reibung bei der Bewegung möglichst zu minimieren.

Sehnen bestehen aus Bindegewebsfasern (kollagenes Bindegewebe). Sie befestigen den Muskelbauch am Knochen (Ursprung und Ansatz) und übertragen die Kraft auf das Skelettsystem.

Merksatz

Die dickste und stärkste Sehne des Menschen ist die Achillessehne. Sie verbindet die Wadenmuskulatur (Musculus triceps surae) mit dem hinteren (dorsalen) Teil des Fußskeletts und ermöglicht dadurch eine Bewegung des Fußes (Plantarflexion).

Der Ursprung eines Muskels ist zumeist der unbewegliche Teil (Punctum fixum), der Ansatz der bewegliche Teil (Punctum mobile).

Ein Muskel kann aber auch über mehrere Ursprünge verfügen, da er mehrere Köpfe (Capita) besitzen kann, so hat z. B. der zweiköpfige Armbeuger (M. biceps braichii) seinen Ursprung an zwei verschiedenen Punkten des Schulterblatts. Ein anderes Beispiel ist der dreiköpfige Armstrecker (M. triceps brachii), dessen Ursprung sich am Schulterblatt und an zwei Punkten des Oberarmknochens befindet.
Ein Muskel kann aber auch mehrere Ansätze besitzen, dabei ist die Endsehne geteilt und an unterschiedlichen Knochenpunkten befestigt. So hat z. B. der zweiköpfige Armbeuger (M. biceps braichii) auch zwei Ansätze an den beiden Unterarmknochen Elle und Speiche. Der dreiköpfige Armstrecker (M. triceps brachii) hat dagegen nur einen Ansatz an der Elle.

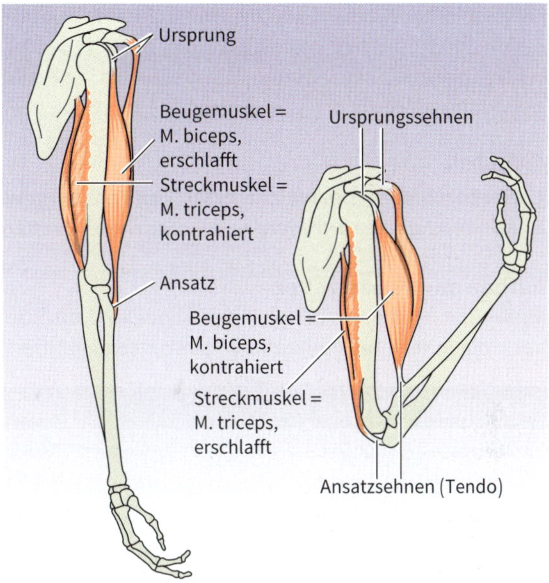

Ursprung und Ansatz der Oberarmmuskulatur

Merksatz
Ein Muskel läuft immer über mindestens ein Gelenk; so wird die Bewegung dieses Gelenks möglich.

Sehnenscheiden umgeben die Sehnen. Diese mit Gelenkschmiere (Synovialflüssigkeit) gefüllten Gleitröhren sitzen an Stellen, wo die Sehnen mit erhöhter Spannung über Gelenke laufen und sorgen dafür, dass die Reibung reduziert wird (Schutzfunktion).

Schleimbeutel sind kleine Kissen aus Bindegewebe, die mit Flüssigkeit gefüllt sind. Sie minimieren Reibungen und verteilen Druckbelastungen. Schleimbeutel lassen sich in verschiedenen Körperregionen finden, z. B. Hüfte, Schulter, Knie und Füße.
Eine Schleimbeutelentzündung (Bursitis) tritt häufig bei Sportlern auf. Ursachen können Überbelastung, direkte Traumata, degenerative Prozesse oder Chronifizierung (Übergang von einer vorübergehenden zur dauerhaften Erkrankung) sein.

1.2.1 Aufbau und Funktion der Skelettmuskulatur

Ein Skelettmuskel besteht aus mehreren Muskelfasern (= Muskelzellen), die einen besonderen Aufbau aufweisen. Der Querschnitt durch einen Muskel zeigt, dass dieser sich auf der obersten Strukturebene aus zahlreichen Muskelbündeln zusammensetzt, die übereinandergestapelten Rohren ähneln. Jedes dieser Bündel besteht seinerseits aus zahlreichen Muskelfasern.

Muskel, Muskelbündel sowie die Muskelzellen sind jeweils von einer Bindegewebshaut, den sogenannten Faszien umhüllt. Faszien bestehen aus Kollagen, Wasser Nervenzellen und Rezeptoren zur Sinneswahrnehmung. Sie stützen und geben dem Körper Form. Die Rolle der Faszien in der Medizin und im Training hat sich in den letzten Jahren deutlich verändert. Die neuen Erkenntnisse deuten daraufhin, dass sie verantwortlich für Rückenschmerzen und Muskelbeschwerden sein können. Deswegen werden spezielle Programme entwickelt, um die Faszien zu trainieren.

Aufgaben

1. ***Recherchieren Sie, welche Arten von Fasziengewebe es gibt.***
2. ***Können Faszien Schmerzen verursachen? Recherchieren Sie.***

Aufbau der Muskelzellen

Muskelzellen weisen die gleichen subzellulären Strukturen wie andere Körperzellen auf. Die nachfolgende Tabelle bietet eine auszugsweise Übersicht:

Subzelluläre Strukturen	Funktion
Zellkern	Stoffwechselprozesse, z. B. Vermehrung der Eiweißstruktur → Eiweißsynthese; dadurch wird die Muskelzunahme (Hypertrophie) ermöglicht
Zellmembran (entspricht dem Sarkolemm der Muskelzelle)	Stoffaustausch
Zellorganelle u. a.	
Mitochondrien	Kraftwerke der Zelle: Atmung und Energiegewinnung
Ribosomen	Eiweißsynthese
Lysosomen	Verdauungssystem der Zellen
Metaplasma (entspricht dem Sarkoplasma der Muskelzelle)	

Eine Muskelzelle besteht aus mehreren Myofibrillen, die im Sarkoplasma liegen.
Eine Myofibrille setzt sich wiederum aus mehreren hintereinandergeschalteten Baueinheiten zusammen, den Sarkomeren. Das Sarkomer ist die kleinste funktionelle Einheit der Myofibrille bzw. der Muskulatur (siehe S. 25) Jedes Sarkomer enthält u. a. die sogenannten Aktin- und Myosinfilamente (Proteine). Diese Filamente sind für die Muskelkontraktion verantwortlich. Die Sarkomere werden jeweils durch die Z-Scheiben miteinander verbunden.

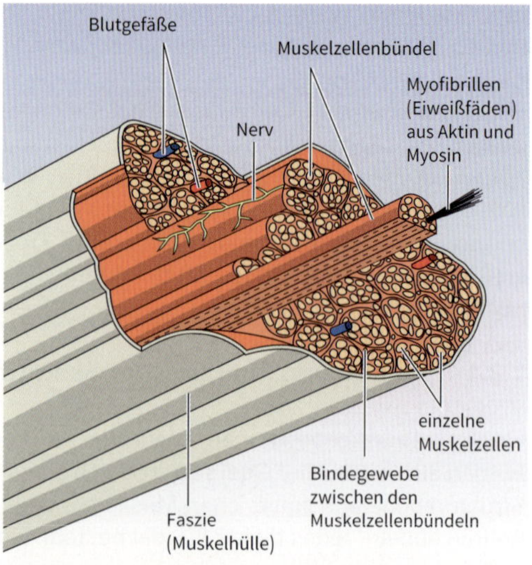

Aufbau und Funktion eines Skelettmuskels

Merksatz

Durch regelmäßiges sportliches Krafttraining kommt es in den Muskeln zu einer Zunahme ihres Querschnitts (Muskelhypertrophie). Dabei wird durch Eiweißsynthese in den Zellkernen und in den Ribosomen eine Verdickung der Myosinfilamente (Aktin und Myosin) erreicht.

Die Mechanik der Muskelkontraktion

Die Muskelzellen werden jeweils von einer Nervenfaser innerviert (mit Nervenreizen versorgt), der sogenannten motorischen Einheit. Es gibt kleine und große motorische Einheiten. Bei kleinen motorischen Einheiten innerviert eine Nervenzelle bis zu 300 Muskelzellen, z. B. bei den Fingermuskeln. Diese Muskeln können feine und komplexe Bewegungen durchführen, wie z. B. das Schreiben an einer Computertastatur. Bei großen motorischen Einheiten dagegen innerviert eine Nervenzelle bis zu 2.000 Muskelzellen, so z. B. bei großen Muskeln wie dem Kniestrecker. Wird eine solche Nervenzelle stimuliert, können sich die gesamten Muskeln anspannen und große Bewegungsabläufe, wie sie beispielsweise beim Laufen benötigt werden, durchführen.

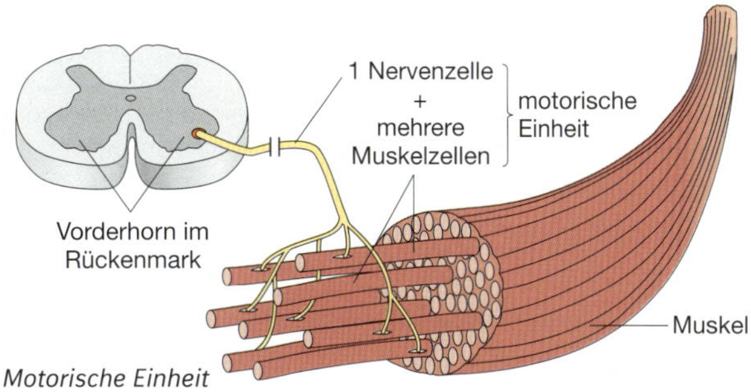

Motorische Einheit

Die motorische Einheit steht im Zentrum der Muskelkontraktion: Der Muskel reagiert auf einen willkürlichen Nervenimpuls und spannt sich, z. B. beim Heben oder beim Laufen.
Die Myosin- und Aktinfilamente sind für die Muskelkontraktion verantwortlich.
Dieser Vorgang verläuft nach der sogenannten Gleittheorie: Myosin- und Aktinfilamente gleiten aneinander vorbei, die Aktinfilamente werden in die Myosinzwischenräume gezogen und das Sarkomer verkürzt sich.

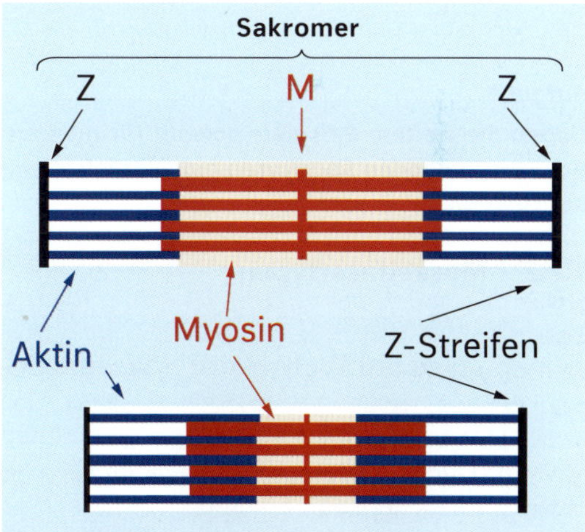

Kontraktionsvorgang

Arten der Muskelkontraktion

Die Muskulatur des menschlichen Körpers wird täglich auf verschiedenste Weise beansprucht: Hebt man eine Wasserkiste vom Boden hoch, hält sie einige Sekunden lang und stellt sie dann wieder auf dem Boden ab, leistet die Muskulatur sowohl statische (beim Halten → keine Bewegung) als auch dynamische Arbeit (vom Boden hochheben bzw. auf den Boden stellen → Bewegung).
Je nach Arbeitsweise der Muskulatur (statisch bzw. dynamisch) werden drei Arten der Kontraktion unterschieden: isometrische, konzentrische und exzentrische Kontraktion.

- **Isometrische Kontraktion:** Diese Form der Kontraktion entsteht bei statischer Arbeitsweise der Muskulatur. Dabei kontrahieren die Muskeln gegen einen Widerstand; die Länge des

Muskels bleibt gleich oder verkürzt sich nur minimal. Beim Halten der Wasserkiste leistet z. B. die Armmuskulatur eine statische Arbeit, der Muskel spannt sich isometrisch.
Diese Arbeitsweise spielt auch eine wichtige Rolle bei der Fixierung bestimmter Körperhaltungen und der Haltung der Extremitäten.

Beispiel:
Wenn man während eines Klimmzugs einige Zeit in einer bestimmten Position verharrt, leistet der Muskel statische Arbeit und verkürzt sich isometrisch.

Konzentrische und exzentrische Kontraktionen entstehen bei dynamischer Arbeitsweise der Muskulatur.

- **Konzentrische Kontraktion:** Der Muskel verkürzt sich, um einen Widerstand zu überwinden; Ursprung und Ansatz des Muskels nähern sich an. Beim Hochheben der Wasserkiste vom Boden streckt man z. B. die Beine (man geht aus der Hocke), die Oberschenkelmuskulatur (Kniestrecker) arbeitet konzentrisch.

  Beispiel:
  Wenn sich der Körper bei einem Klimmzug hochzieht, arbeitet u. A. die vordere Oberarmmuskulatur konzentrisch.

- **Exzentrische Kontraktion:** Der Muskel zieht sich auseinander, um einem Widerstand entgegenzuwirken; Ursprung und Ansatz des Muskels entfernen sich. Um die Wasserkiste vom Boden hochzuheben, muss man zunächst die Beine beugen; diese Bewegung der Oberschenkelmuskulatur (Kniestrecker) ist exzentrisch.

  Beispiel:
  Wenn der Körper nach einem Klimmzug herabgelassen wird, bremst die hintere Oberarmmuskulatur durch ihre Kontraktion die Bewegung ab. Die Muskulatur kontrahiert sich exzentrisch.

Aufgabe
Geben Sie weitere Beispiele sowohl für gymnastische Übungen als auch für Bewegungen aus verschiedenen Sportarten hinsichtlich isometrischer, exzentrischer und konzentrischer Kontraktion.

1.2.2 Muskelfasertypen

Jagd auf Weltrekord – Warum Schwarze Weißen davonlaufen

[...]

Rückblick auf Usain Bolts Dominanz

August 2008, Olympische Spiele in Peking, 100-Meter-Lauf: Ein Mann, 1,95 Meter groß, schwarz, athletisch, läuft allen Konkurrenten davon. Das letzte Fünftel der Strecke trabt er augenscheinlich aus, die Arme in Siegerpose ausgespannt, ein Schuhsenkel, der sich während des Laufs gelöst hat, flattert fröhlich hin und her. Das Spektakel in Zahlen: 9,69 Sekunden für 100 Meter, Weltrekord, Olympiasieg. Ohne die Schlamperei mit dem Schuh, so mutmaßen Wissenschaftler, wäre eine Zeit von 9,55 möglich gewesen. [...] Natürlich simmern seitdem Dopinggerüchte vor sich hin [...]. Im Fall Bolt fanden sie bislang keine Bestätigung. So bleibt die Hoffnung, dass es andere Merkmale als pharmazeutische Mittel sind, die den Sprinter ebenso wie viele seiner farbigen Kurzstrecken-Kollegen zum Blitz, zum „Lightning Bolt" machen.

Bolt als „Role Model"

[...]

Seine Daten: 44,72 km/h bringt er als Höchstgeschwindigkeit auf die Tartanbahn. Nach 41 Schritten ist Usain Bolt auf 100 Metern im Ziel, mit jedem Schritt legt er 2,44 Meter zurück. Seine Schritte sind ein Trommelwirbel auf der Laufbahn: Viermal pro Sekunde hämmern seine Spikes auf den Boden. Allein die Schrittlänge und -schnelligkeit des Sprinters sind eine Besonderheit.

Schnell kontrahierende Muskelfasern

Sie sind bedingt durch ideale körperliche Voraussetzungen für seine Sportart, die er mit einigen anderen schwarzen Läufern teilt. „Eine Grundschnelligkeit muss ein Spitzensprinter bereits schon im frühen Alter mitbringen. Sie hängt stark mit der Muskelfaserzusammensetzung zusammen", erklärt Billy Sperlich, Leistungsdiagnostiker und Trainingsberater an der Universität Wuppertal. Usain Bolt und viele seiner schnellen Kollegen verfügen über eine außergewöhnliche Verteilung von Muskelfasern, die zu einem sehr großen Teil genetisch bedingt und durch Training nur wenig zu beeinflussen ist: Ihr Anteil an weißen, schnell kontrahierenden Muskelfasern ist besonders hoch. Diese Muskelfasern arbeiten fast doppelt so schnell wie die langsamer zuckenden roten. Während die Verteilung beim Normalmenschen etwa 50 zu 50 beträgt, liegt der Anteil für weiße Fasern bei Usain Bolt deutlich höher. Doch die weißen Muskelfasern ermüden extrem schnell – deshalb funktionieren sie nur dann hervorragend, wenn auch die Energieversorgung optimal ist. Und die hängt nicht zuletzt mit dem Faktor Sauerstoffaufnahmekapazität zusammen. [...]

Quelle: Braunmiller, Helwi: Warum Schwarze Weißen davonlaufen. In: Focus Online vom 31.08.2011. https://www.focus.de/sport/mehrsport/tid-23340/jagd-auf-weltrekorde-warum-schwarze-weissen-davonlaufen_aid_656618.html [18.03.2019].

Ein Muskel ist aus unterschiedlichen Muskelfasertypen aufgebaut. Die individuelle Faserverteilung ist vor allem genetisch bestimmt. Man unterscheidet drei Typen von Skelettmuskelfasern, die sich vor allem hinsichtlich ihrer Leistungsfähigkeit und Zusammensetzung voneinander abheben:

- ST-Fasern, **Typ I** (slow twitch): Diese Fasern haben einen hohen Gehalt an Myoglobin (roter Muskelfarbstoff, der Sauerstoff binden kann), deshalb werden sie auch „rote" oder „dunkle" Muskelfasern genannt. Sie besitzen eine große Zahl von Mitochondrien und oxidativen Enzymen, ihren Energiebedarf decken sie vorwiegend durch die aerobe Oxidation. ST-Fasern kontrahieren sich sehr langsam und können nur niedrige Kraft entwickeln, dafür ist ihre Ermüdungsresistenz aber sehr hoch.
- FT-Fasern, **Typ II** (fast twitch): Diese Fasern verfügen über einen niedrigen Myoglobingehalt und werden auch als „weiße" oder „helle" Muskelfasern bezeichnet. Aufgrund ihrer Energiegewinnung wird zwischen FTO Typ IIa und FTG Typ IIb unterschieden:
  - FTO-Fasern, **Typ IIa** (fast twitch oxidative): Diese Fasern weisen eine mittlere Ermüdungsresistenz sowie eine höhere aerobe Kapazität (sie arbeiten zum Teil oxidativ) auf und sind für Kraftausdauerbelastungen geeignet.
  - FTG-Fasern, **Typ IIb** (fast twitch glycolytic): Diese Fasern haben einen hohen Gehalt an energiereichen Phosphaten und Enzymen und decken ihren Energiebedarf so vorwiegend anaerob. FT-Fasern kontrahieren sich sehr schnell und sind in der Lage, deutlich mehr Kraft zu entwickeln als FTO- und ST-Fasern. Ihre Ermüdungsresistenz ist allerdings sehr niedrig.

Aufgaben

1. ***Vergleichen Sie anhand des Zeitungsartikels und der angegebenen Informationen die Eigenschaften der drei Arten von Muskelfasern. Fertigen Sie eine Tabelle an. Welche Zusammenhänge zwischen den Muskelfasertypen und verschiedenen Sportarten können Sie herstellen?***
2. ***Recherchieren Sie, wie sich die verschiedenen Muskelfasertypen im Muskel verteilen. Welchen Einfluss hat dies auf den Sport?***

Zusammenfassung

Aktiver Bewegungsapparat

Muskeln, deren Sehnen, Sehnenscheiden, Schleimbeutel und Sesambeine bilden den aktiven Bewegungsapparat.
Jeder Muskel verfügt über eine Sehne, die den Muskelbauch an zwei Punkten (Ursprung und Ansatz) an einem Knochen befestigt und die Kraft auf das Skelettsystem überträgt.

Muskelaufbau

Muskelbündel → Muskelzellen (Muskelfasern) → Myofibrillen → Sarkomere
Das Sarkomer ist die kleinste funktionelle Einheit der Muskulatur. Es enthält Aktin- und Myosinfilamente (kontraktile Elemente). Faszien umhüllen die Muskeln und Muskelfasern. Sie bestehen aus Kollagen, Wasser, Nerven und Rezeptoren zur Sinneswahrnehmung.

Muskelkontraktion

- Die motorische Einheit (Muskelzellen und Nervenfaser) steht im Zentrum der Muskelkontraktion.
- Der Muskel reagiert auf einen willkürlichen Nervenimpuls.
- Die Muskelkontraktion findet in den Sarkomeren statt: Aktin- und Myosinfilamente gleiten aufeinander, die Sarkomere verkürzen sich und somit kontrahiert der Muskel.

Arten der Kontraktion

- statisch: isometrisch
- dynamisch: exzentrisch und konzentrisch

Muskelfasertypen

- ST-Fasern, Typ I (slow twitch): „rote" oder „dunkle" Muskelfasern
  - hoher Gehalt an Myoglobin
  - große Zahl an Mitochondrien
  - aerober Energiebedarf
  - kontrahieren sich sehr langsam
  - können nur niedrige Kraft entwickeln
  - sehr hohe Ermüdungsresistenz

- FT-Fasern, Typ II (fast twitch): „weiße" oder „helle" Muskelfasern
  - niedriger Myoglobingehalt
  - unterteilen sich in zwei Gruppen:

- FTO-Fasern, Typ IIa
  - mittlere Ermüdungsresistenz
  - aerober Energiebedarf
  - geeignet für Kraftausdauerbelastungen

- FTG-Fasern, Typ IIb
  - sehr niedrige Ermüdungsresistenz
  - anaerober Energiebedarf
  - kontrahieren sich sehr schnell

1.2.3 Energiebereitstellung

Die Energie, die der Körper für seine Funktionen und Aktivitäten benötigt, gewinnt er aus der Nahrung (Kohlenhydrate, Fette, Eiweiße). Die Energiequelle für jede Muskelkontraktion ist das Adenosintriphosphat (ATP). Die Energieproduktion gelingt dem Körper durch die anaerob-alaktazide, die anaerob-laktazide und die aerobe Energiebereitstellung. Diese drei Mechanismen der Energiegewinnung werden immer gleichzeitig genutzt und nicht – wie häufig behauptet – nacheinander. Dabei sind die Übergänge zwischen ihnen fließend und ihre Nutzung hängt von der Belastungsintensität ab, die bestimmt, welche Art der Energiebereitstellung primär in Anspruch genommen wird.

Anaerob-alaktazide Energiebereitstellung

Eine kleine Menge des Adenosintriphosphats (ATP) ist in den Muskeln gespeichert und steht für kurze und maximale Kontraktionen (bis 3 Sekunden) zur Verfügung. Die Energiegewinnung (E) erfolgt durch die Spaltung von ATP zu ADP und P.

$$ATP \rightarrow E + ADP + P \text{ (Zerfallsprodukte)}$$

Die weitere maximale Muskelarbeit gelingt durch die Resynthese des ATP aus der zweiten Energiequelle im Muskel, dem Kreatinphosphat (KP) und dessen Zerfallsprodukts ADP (Adenosindiphosphat).

$$KP + ADP \rightarrow ATP + \text{Kreatin}$$

Das Kreatinphosphat (KP) ist allerdings auch eine kleine Energiequelle, die für maximale Kontraktionen von 5–8 Sekunden reicht.

Insgesamt kann man durch all diese Mechanismen Energie für höchstmögliche und schnelle Muskelkontraktionen von maximal 10–12 Sekunden gewinnen. Die Wiederherstellung der Energie kann allerdings auch schnell erfolgen; schon nach einigen Sekunden (ca. 30 Sekunden) ist der Energiespeicher bereits wieder zu 70 % aufgefüllt und nach ca. 3–5 Minuten bis zu annähernd 100 %, je nach Trainingszustand.

Beispiel:
Sprünge beim Volleyball oder Handball und Leichtathletik-Disziplinen, wie Hammer- und Diskuswurf, sind sportliche Aktivitäten oder Bewegungen, die durch Maximal- und Schnellkraft sowie Schnelligkeit gekennzeichnet sind.

Anaerob-laktazide Energiebereitstellung (anaerobe Glykolyse)

Dieser Mechanismus stellt die nötige Energie für eine hochintensive, größtmögliche Leistung von 15–45, max. 60 Sekunden zur Verfügung. Die laktazide Phase der anaeroben Energiebereitstellung wird auch Glykolyse genannt:

$$\text{Glukose} \leftrightarrow 2ATP + \text{Laktat (Milchsäure)}$$

Diese Energiebereitstellung erfolgt z. B. immer dann, wenn nicht genügend Sauerstoff zur Verfügung steht und die Intensität der sportlichen Aktivität sehr hoch ist. Bei dieser Form der Energiebereitstellung gewinnen die Zellen das ATP vor allem aus Kohlenhydraten. Entscheidend dabei ist die zunehmende Laktatbildung in der Muskelzelle, die zum Leistungsabfall führt. Das Laktat kann der Körper aufgrund des Sauerstoffmangels nicht eliminieren. So entsteht eine Übersäuerung, was zu einer Hemmung der Enzyme führt und somit zu einer schnelleren Ermüdung und folglich zum Leistungsabfall. Bei erschöpfenden Anstrengungen mit einer Belastungsdauer von etwa einer Minute wird der anaerob-laktazide Stoffwechsel ausgereizt.

Beispiel:
Beim 400-m-Lauf können die Laktatwerte bis ca. 30 mmol steigen, was dann häufig dazu führt, dass die Athleten auf den letzten Metern langsamer, die Beine also aufgrund der Übersäuerung förmlich schwer werden.

Aerobe Energiebereitstellung (Glukose- und Fettsäureoxidation)

Die aerobe Energiebereitstellung ist bei Belastungen von über einer Minute von großer Bedeutung. Denn wenn der Körper beim Sport über genug Sauerstoff verfügt, ist er in der Lage, Glukose vollständig abzubauen. So werden aus einem Zuckermolekül 38 ATP-Moleküle gewonnen (z. B. beim Marathon, Walking, Spinning oder Steppaerobic, mit einer Intensität von mindestens 60 %; siehe auch Kapitel 5.1).

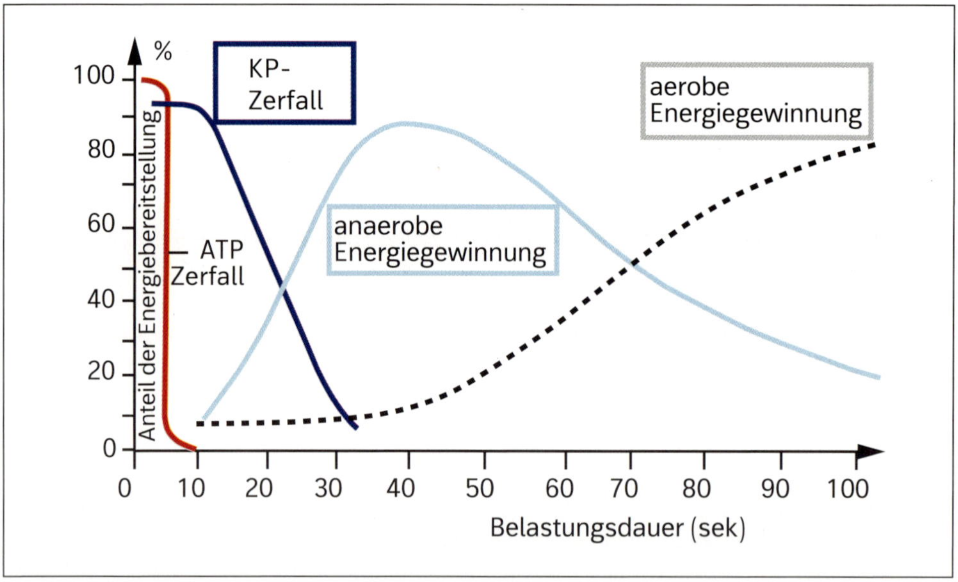

Energiebereitstellung

Aufgaben

1. ***Ordnen Sie folgenden sportlichen Aktivitäten die Energiebereitstellung zu: Gewichtheben, 100-m-Lauf, 800-m-Lauf, Halbmarathon, Kugelstoßen, Fußball, Handball, Schwimmen.***
2. ***Ordnen Sie in Gruppenarbeit die Sportarten, die Ihre Mitauszubildenden trainieren, je nach Art der Energiebereitstellung.***
3. ***Geben Sie weitere Beispiele, bei denen die Energiebereitstellung von aerob zu anaerob geordnet werden kann.***

Laktat und die aerobe/anaerobe Schwelle

Laktat (Milchsäure) ist normalerweise im Blut vorhanden, im Ruhezustand beträgt der Wert zwischen 1,0 und 1,78 mmol/l (Millimol Laktat pro Liter Blut).
Die **aerobe Schwelle** liegt bei 2 mmol/l, das Laktat kann ohne Weiteres durch die ausreichende Sauerstoffaufnahme und niedrige Intensität um 60 % abgebaut werden. Dies ist für das Regenerationstraining von großer Bedeutung, da der Sportler über eine längere Zeit die Belastung halten kann.

Die **anaerobe Schwelle** liegt bei 4 mmol/l, ist aber auch vom Trainingszustand abhängig (siehe Abbildung unten). Die anaerobe Schwelle ist für die Verbesserung der maximalen Sauerstoffaufnahme wichtig und somit vor allem für Leistungssportler von großer Bedeutung.
Beim **aerob-anaeroben Übergang** liegen die Werte zwischen 2 und 4 mmol/l, was einen Parameter für die Steuerung der Intensität im Ausdauertraining darstellt (siehe Kapitel 5.1.2).

Der **Laktat-Steady-State** bezeichnet den Zustand, bei dem ein Gleichgewicht zwischen Laktatproduktion und Laktatelimination entsteht. Der maximale Laktat-Steady-State liegt bei 4 mmol/l. Bei diesem Wert kann das Gleichgewicht gerade noch aufrechterhalten werden. Wenn der Laktatwert über die 4 mmol/l steigt, reicht die Sauerstoffaufnahme nicht aus, um den Gesamtenergiebedarf zu decken, was nach einer gewissen Zeit zur Erschöpfung durch Übersäuerung führt.

Laktat kann bei niedriger Belastungsintensität mit genügend Sauerstoff in der Muskelzelle abgebaut werden (z. B. Regenerationslaufen). Da Laktat auch im Blut transportiert wird, bauen ihn das Herz, die Leber oder auch die Niere ab.

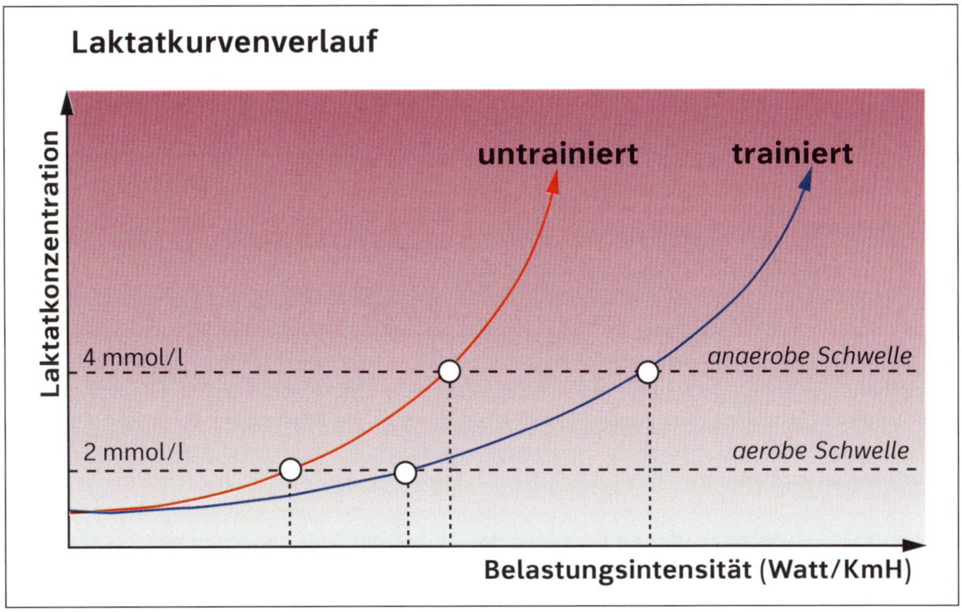

Laktatkurvenverlauf

Zusammenfassung

Energiebereitstellung

- **anaerob-alaktazide** Energiebereitstellung:
  - für kurze und maximale Kontraktionen (bis 12 Sekunden)
  - benötigt keinen Sauerstoff
  - keine Laktatbildung
- **anaerob-laktazide** Energiebereitstellung (anaerobe Glykolyse):
  - für hochintensive Leistungen von 15–45, max. 60 Sekunden
  - benötigt keinen Sauerstoff
  - zunehmende Laktatbildung in der Muskelzelle führt zum Leistungsabfall
- **aerobe** Energiebereitstellung (Glukose- und Fettsäureoxidation):
  - für Belastungen von über einer Minute
  - benötigt genügend Sauerstoff

Das **Laktat** (Milchsäure) ist normalerweise im Blut vorhanden und liegt im Ruhezustand bei einem Wert zwischen 1,0 und 1,78 mmol/l (Millimol Laktat pro Liter Blut).
Die **aerobe Schwelle** liegt bei ca. 2 mmol/l (Belastungsintensität, bei der der Laktatspiegel diesen Wert gerade übersteigt).

Die **anaerobe Schwelle** liegt bei 4 mmol/l, ist aber auch vom Trainingszustand abhängig.

Beim **aerob-anaeroben Übergang** liegen die Werte zwischen 2 und 4 mmol/l.

Der **Laktat-Steady-State** bezeichnet das Gleichgewicht zwischen Laktatproduktion und Laktatelimination.

1.2.4 Muskuläre Balance – Dysbalance

Unser Körper braucht Bewegung, um seine Funktionen aufrechterhalten zu können. Bewegt sich der Körper nicht, wird er krank. Die Skelettmuskulatur z. B. reagiert nicht nur auf Bewegungsmangel und Fehlhaltungen, sondern auch auf falsche Bewegungsabläufe mit einem typischen Muster: Muskelabschwächung und Muskelverspannung, die Muskulatur kann ihre Funktion nicht richtig erfüllen und verursacht u.a. Bewegungseinschränkungen, Schmerzen und das Verletzungsrisiko wird erhöht.

Für optimale Bewegungen und zur Erhaltung des Stütz- und Bewegungsapparats ist eine ausgeglichene Entwicklung der gesamten Muskulatur notwendig (muskuläre Balance). Hierfür spielt das Kraft-, Stabilisations- und Beweglichkeitstraining eine wichtige Rolle (sieh Kapitel 4.5). Eine ungenügende Beweglichkeit führt zur Verkürzung der Muskulatur, ein Mangel an Kraft zu ihrer Abschwächung (muskuläre Dysbalance).
Muskelabschwächungen können durch verschiedene Tests erkannt werden (siehe Kapitel 6).

Beispiele:

- *Die Abschwächung der Rückenmuskulatur und Verkürzung der Bauchmuskulatur führen zu einem Rundrücken.*
- *Die Verkürzung der Rückenstreckmuskulatur sowie eine Abschwächung der tiefen Bauch-, Becken- und Rückenmuskeln verursachen ein langgestrecktes Hohlkreuz.*
- *Bei Dehnübungen ist zu beobachten, dass viele Leute trotz einer guten Aufwärmphase Schwierigkeiten haben, Grätschpositionen mit einer großen Amplitude durchzuführen. Grund dafür ist in der Regel, dass die Adduktoren – auch aufgrund eines unzureichenden Übungstrainings – zur Verkürzung neigen.*

Aufgaben

1. ***Recherchieren Sie, welche Muskeln zur Verkürzung und welche zur Abschwächung neigen.***
2. ***Bei welchen sportlichen Disziplinen oder täglichen Aktivitäten treten muskuläre Dysbalancen auf?***
3. ***Wie reagieren die Rückenmuskeln bei lange gehaltenen Sitzpositionen, z. B. bei Computerarbeit?***

1.2.5 Die wichtigsten Muskelgruppen und ihre Funktionen bei der Bewegung

Sportliche oder alltägliche Bewegungen werden von ganzen Muskelgruppen bzw. auch von Teilen der Muskeln durchgeführt. Ein Muskel wiederum nimmt in der Regel an unterschiedlichen Bewegungen teil und erfüllt dabei verschiedene Funktionen als Agonist, Antagonist oder Synergist. Im Folgenden werden die wichtigen Muskelgruppen anhand der Bewegung des Gelenks bzw. der Körperteile, die dabei beteiligt sind, benannt.

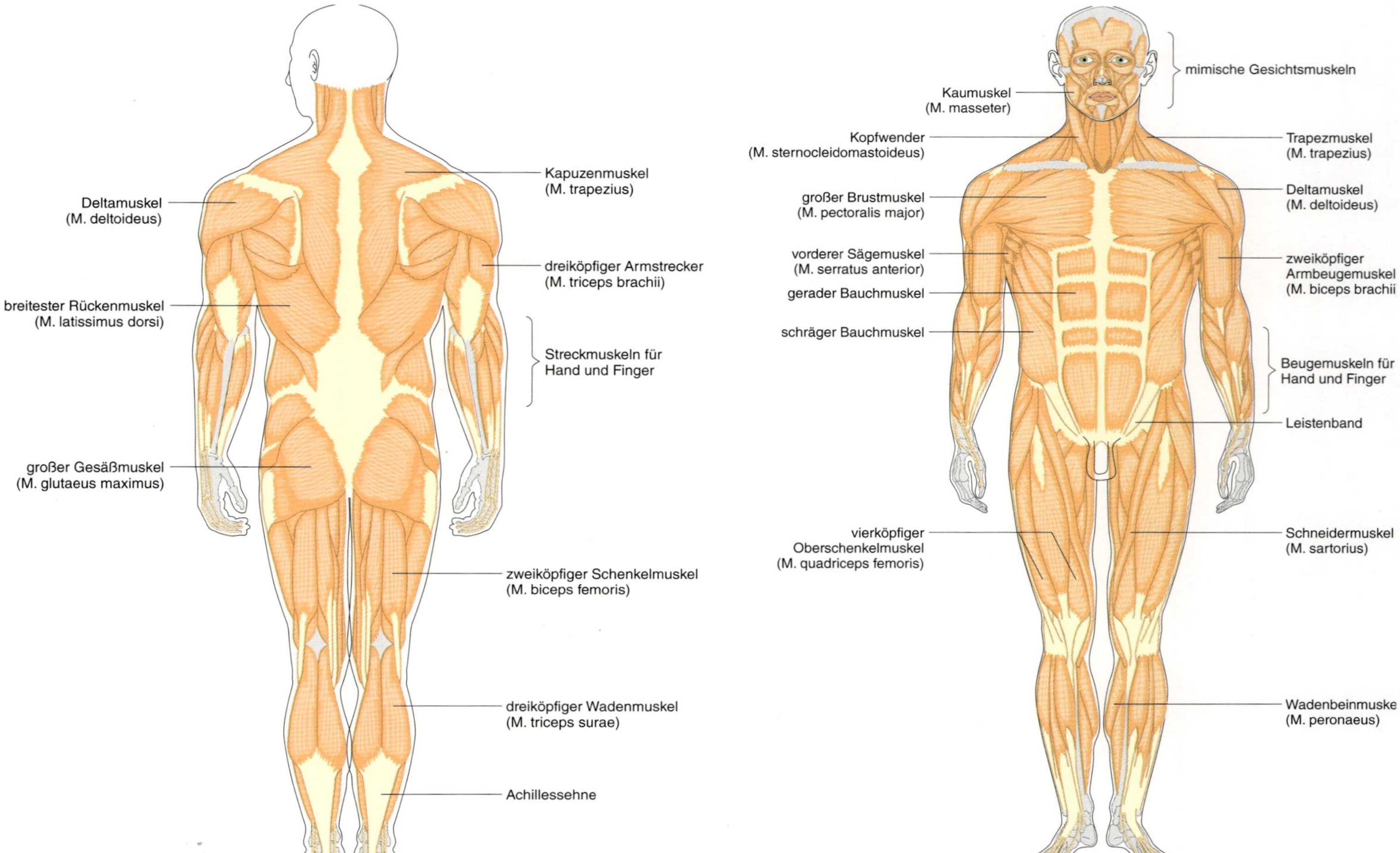

Die Muskulatur

Der Rumpf: Muskulatur und Bewegungsrichtungen

Rumpf-, Hals- und Bauchmuskulatur bewirken die Bewegung der Wirbelsäule bzw. von Kopf und Rumpf in vier verschiedene Richtungen:

- Beugung (Flexion)
- Streckung (Extension)
- Drehung (Rotation)
- Seitenneigung (Lateralflexion)

Darüber hinaus stabilisieren diese Muskeln die Wirbelsäule und ermöglichen ihre Aufrechthaltung. Die Zusammenarbeit von Rumpf-, Hals- und Bauchmuskulatur spielt eine wichtige Rolle, um die Funktionalität und Leistungsfähigkeit der Wirbelsäule zu erhalten.

Die Halswirbelsäule (Kopf)

Die Halswirbelsäule ist der beweglichste Abschnitt der Wirbelsäule. Sie ermöglicht die Bewegung des Kopfs in vier Richtungen: Beugung, Streckung, Drehung, Seitenneigung. Die Muskeln, die bei solchen Bewegungen beteiligt sind, gehören zu drei verschiedenen Muskelgruppen:

- **Rückenstreckermuskulatur:** Halbdornmuskel (M. semispinalis), Riemenmuskel (M. splenius cervicis)
- **Halsmuskulatur:** Rippenhaltermuskel (M. scalenus), Kopfdreher (M. sternocleidomastoideus), langer Kopfmuskel (M. longus capitis)
- **Rumpf-Schultergürtel-Muskulatur:** Kapuzenmuskel (M. trapezius)

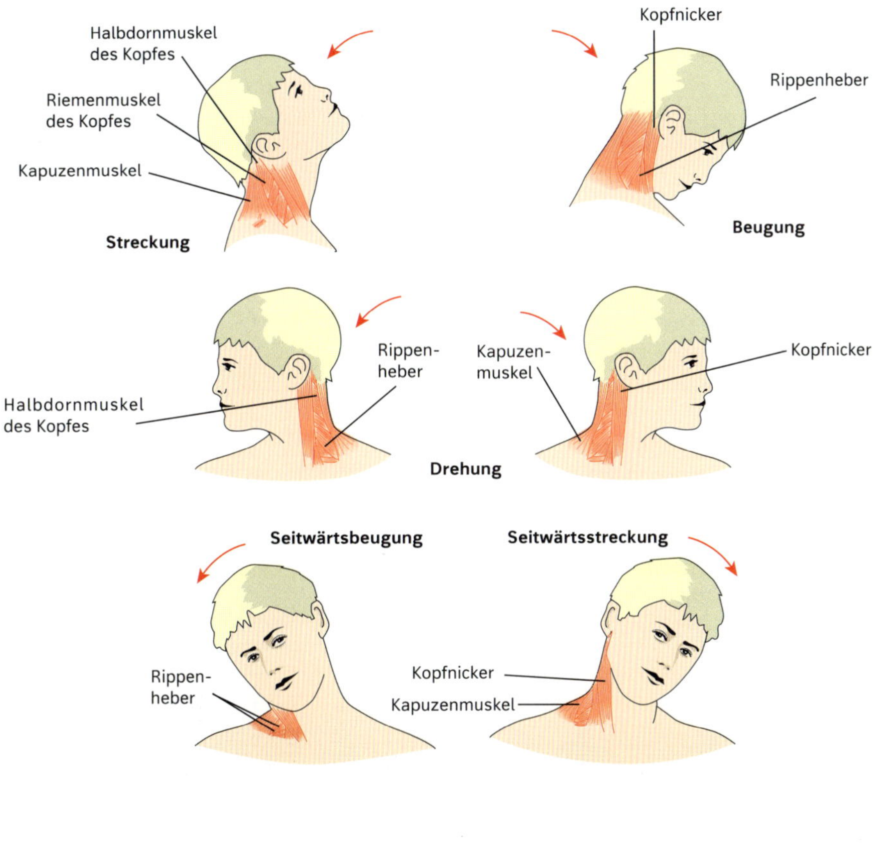

Die wichtigsten Muskeln bei der Bewegung der Halswirbelsäule bzw. des Kopfes

Beteiligte Muskulatur	Bewegung der Halswirbelsäule			
	Beugung	Streckung	Drehung	Seitenneigung
Kapuzenmuskel (M. trapezius)		●●●	●●	
Riemenmuskel (M. splenius cervicis)		●●	●●	●●
langer Kopfmuskel (M. longus capitis)	●●		●●	●●
Halbdornmuskel (M. semispinalis)		●●		
Rippenhalter (M. scalenus)	●●			●●
Kopfdreher (M. sternocleidomastoideus)	●●●		●●	●●●
(Die Punkte geben den Grad der Beteiligung des jeweiligen Muskels an der Bewegungsart an: ●●● = starke Beteiligung.)				

Merksatz

Bei einer muskulär bedingten Versteifung des Halses (z. B. nach langem Sitzen am Schreibtisch oder Liegen im Bett) ist die Verkürzung der Halsmuskulatur oft die Ursache für die Schiefstellung des Kopfes. Mobilisation und Dehnungsübungen helfen, diese Ursache zu minimieren.

Beispiel:

Dehnübung

Ausgangsposition: Aufrecht sitzend oder stehend (im Sitzen wirkt die Dehnung stärker, da sich im Stehen die Dehnfähigkeit verringert); Hände in Scheitelnähe am Hinterkopf verschränken.

Bewegungsführung: Den Kopf in gerader Position nach unten ziehen und versuchen, mit dem Kinn die Brust möglichst weit unten zu berühren. Diese Position 15–20 Sekunden halten und danach langsam lösen, in die Ausgangsposition zurückkehren.

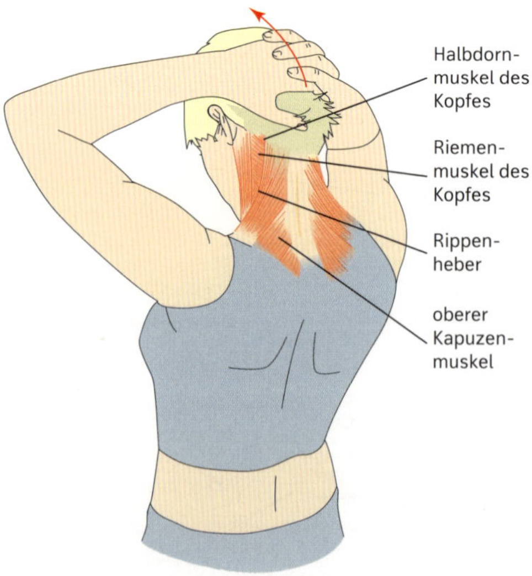

Brust- und Lendenwirbelsäule
Im Bereich der Brustwirbelsäule findet die Drehung (Rotation) des Rumpfes statt. Die Lendenwirbelsäule ermöglicht die Seitenneigung (Lateralflexion) sowie die Beugung (nach vorne) und Streckung. Rücken- und Bauchmuskeln führen alle Bewegungen im Brust- und Lendenbereich aus.

Rückenstreckermuskulatur (autochthone Rückenmuskulatur)
Die Rückenstreckermuskulatur besteht aus verschiedenen Muskelzügen, die vom Becken bis zum Kopf verlaufen. Die Hauptfunktionen dieser Muskeln sind
- die Aufrichtung und die Streckung des Körpers,
- die Drehung und seitliche Neigung der Wirbelsäule.

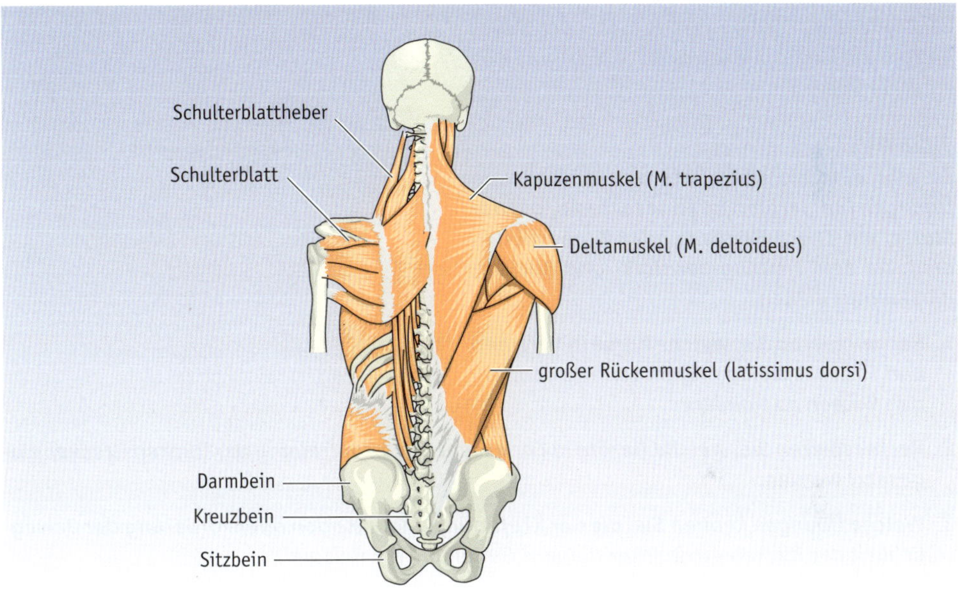

Rückenstreckermuskulatur

Eine unzureichende Kraft dieser Muskulatur kann zu einer Haltungsschwäche führen, dem sogenannten Rundrücken. Dabei werden die Wirbel stark belastet. Auch das Sitzen am Schreibtisch über längere Zeiträume sowie Bewegungsmangel führen oft zur Schwächung dieser Rückenstreckermuskulatur.

Im Bereich der Lendenwirbelsäule neigt der Rückenstrecker dagegen zur Verkürzung (siehe auch Kapitel 6.2.3). Wenn der Muskel verkürzt ist, kann dies die Ursache für den sogenannten Hexenschuss sein.

Der **Hexenschuss (Lumbago)** ist ein plötzlich auftretender, stechender Schmerz vor allem im Lendenwirbelbereich. Als Folge dieses Krankheitsbildes treten meist starke Bewegungseinschränkungen auf.

Training der Rückenmuskulatur

Im Allgemeinen umfasst das Trainingsprogramm der Rückenmuskulatur Übungen, die der Kräftigung, Dehnung und Mobilisation von Muskulatur und Wirbelsäule dienen.
Außerdem wird je nach Sportart der Ausgleich der Wirbelsäulenbelastung durch andere Sportarten nötig. Beispielsweise wird beim Golf, wo die Belastung der Wirbelsäule sehr hoch ist, ein Ausdauertraining durch Laufen oder Schwimmen empfohlen. Dies dient der Erhaltung der Rückenmuskulatur und damit der Verbesserung der Leistungsfähigkeit.

Ausgangposition: Rückenlage, Beine angewinkelt
Bewegungsausführung: Rollen Sie den Kopf langsam ein und ziehen Sie gleichzeitig die angewinkelten Beine an sich heran, indem die Hände unterhalb der Knie ziehen. Position ein paar Sekunden halten und danach langsam lösen, in die Ausgangposition zurückkehren.

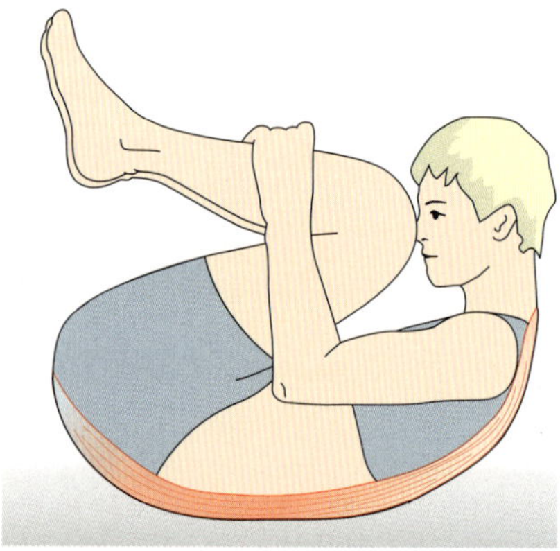

Dehnungsübung bei Verkürzung der Rückenstrecker im Lendenwirbelsäulenbereich

Aufgaben

Es gibt eine breite Palette von Kursen und Übungen (an Geräten im Fitnessstudio, auf der Matte, mit Thera-Bändern oder Fitnessbällen etc.), die dem Training der Hals- und Rückenmuskulatur dienen.

1. ***Recherchieren Sie, welche Kurse in Vereinen und Fitnessstudios angeboten werden, um den Rücken zu trainieren.***
2. ***Recherchieren Sie, welche Geräte in Fitnessstudios zum Training der Rückenstrecker eingesetzt werden.***
3. ***Welche Übungen kennen Sie, die der Kräftigung, Mobilisation oder Förderung der Beweglichkeit der Rückenmuskulatur dienen? Geben Sie ein Beispiel.***
4. ***Stellen Sie, z. B. mithilfe der nachfolgend aufgelisteten Internetseiten, mindestens drei Übungen (mit und ohne Gerät) zusammen, die für die Kräftigung, Mobilisation und Förderung der Beweglichkeit der Rückenmuskulatur infrage kommen:***
   - *www.rueckentraining.de/Rueckenuebungen*
   - *www.gesundheit.de/fitness/fitness-uebungen/rueckenuebungen*
   - *www.fitforfun.de/workout/ruecken/ruecken-workout-die-20-besten-uebungen_aid_6587.html*
5. ***Vergleichen Sie und führen Sie die Übungen mit anderen Personen Ihrer Gruppe durch.***

Bauchmuskulatur

Die Bauchmuskulatur verläuft zwischen den Rippen und dem Darmbeinkamm, sie unterteilt sich in

- die gerade Bauchmuskulatur (M. rectus abdominis),
- die äußere schräge Muskulatur (M. obliquus externus abdominis),
- die innere schräge Muskulatur (M. obliquus internus abdominis) und
- die quer verlaufende Bauchmuskulatur (M. transversus abdominis).

Die Bauchmuskulatur erfüllt wichtige Funktionen, wie
- die Entlastung und Stabilisierung der Wirbelsäule,
- die Unterstützung der Muskulatur bei forcierter Ausatmung und Bauchpresse,
- das Einrollen des Rumpfes und Anheben des Rumpfes aus der Rückenlage,
- die Stabilisation des Beckens, z. B. beim Anziehen der Beine in hängender Körperhaltung (z. B. an der Reckstange), sowie
- die Aufrechterhaltung des Beckens.

Merksatz

Die Bauchmuskulatur neigt zur Abschwächung, was eine fehlerhafte Körperhaltung und Rückenschmerzen verursachen kann.
Ein unzureichender Trainingszustand der Bauch- und Rückenmuskulatur führt zu einer Überbelastung von Wirbelgelenken und Bandscheiben.

Training der Bauchmuskulatur

Eine gut trainierte Bauchmuskulatur ist nicht nur aus ästhetischen Gründen von Vorteil. Da die Bauchmuskulatur zur Abschwächung tendiert, sollte das Training i. d. R. auf den Aufbau der Muskulatur (Krafttraining) abzielen.
Das Bauchmuskeltraining sollte die gerade (obere und untere Bauchmuskulatur) und die seitliche Bauchmuskulatur berücksichtigen.

Beim Training der Bauchmuskulatur ist darauf zu achten, dass
- verschiedene Muskeln durch unterschiedliche Bewegungsmöglichkeiten und Bewegungsamplituden trainiert werden,
- die Wirbelsäule systematisch eingerollt und die Halswirbelsäule entlastet wird,
- die Bewegung korrekt ausgeführt wird,
- die Bewegung ohne Schwung vollzogen wird,
- die Luft während der Anspannung nicht angehalten wird (am besten bei der Entlastung einatmen und bei der Belastung ausatmen),
- die Belastungen der Wirbelsäule minimiert werden,
- der Schwierigkeitsgrad der Übung sowie die Übungsauswahl vom Trainingszustand und der sportlichen Vorgeschichte der zu trainierenden Person abhängt,
- das Training auf der Matte (mit oder ohne Gerät) sowie am Krafttrainingsgerät, z. B. am Seilzug, erfolgen kann.

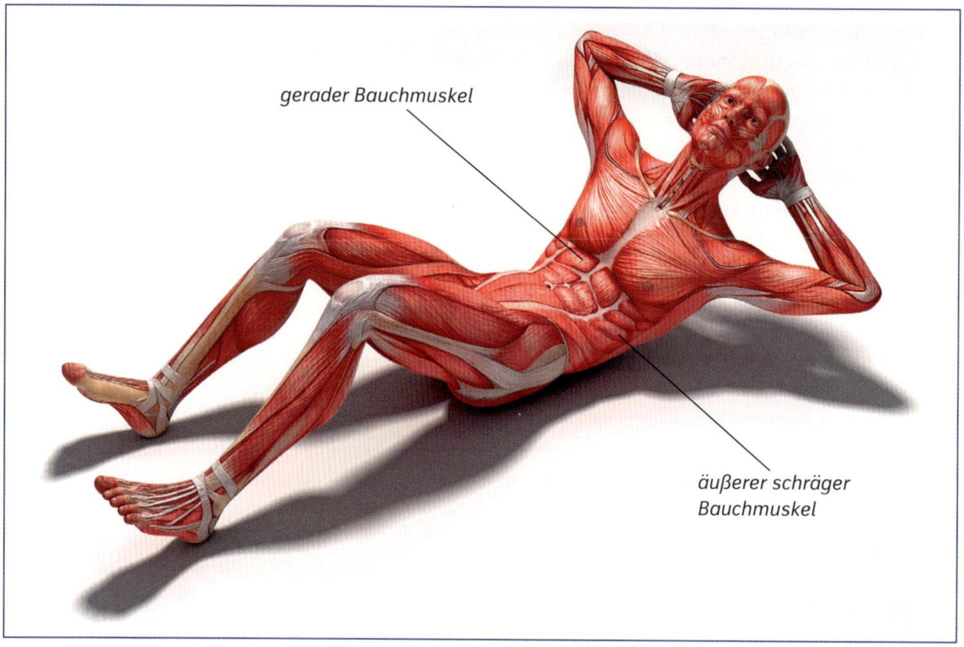

Beispiel:

Übung zur Kräftigung der geraden Bauchmuskulatur (Crunch)

Ausgangsposition: in Rückenlage, Füße anziehen, Arme zur Seite nehmen und mit den Fingerspitzen die Schläfen berühren

Bewegungsführung: Oberkörper langsam Wirbel für Wirbel hochrollen, dabei ausatmen – anschließend zurückrollen, dabei einatmen. Die Lendenwirbelsäule liegt während des kompletten Crunchs unbewegt auf dem Boden auf. Der Bauch sollte während der Bewegung angespannt bleiben. Die Kraft wird nicht über den Kopf erzeugt (keinen Schwung holen und nicht am Kopf ziehen).

Aufgaben

Es gibt eine breite Palette von Kursen und Übungen (an Geräten im Fitnessstudio, auf der Matte, mit Thera-Bändern oder Fitnessbällen etc.), die dem Training der Bauchmuskulatur dienen.

1. **Recherchieren Sie, welche Kurse in Vereinen und Fitnessstudios angeboten werden, um die Bauchmuskulatur zu trainieren.**
2. **Recherchieren Sie, welche Geräte in Fitnessstudios zum Training der Bauchmuskulatur eingesetzt werden.**
3. **Welche Übungen zur Kräftigung der Bauchmuskulatur kennen Sie? Geben Sie mindestens ein Beispiel.**
4. **Stellen Sie, z. B. mithilfe der nachfolgend aufgelisteten Internetseiten, mindestens drei Übungen (mit und ohne Gerät) zusammen, die für die Kräftigung der Bauchmuskulatur infrage kommen:**
   - *www.in-form-sein.de*
   - *www.fitforfun.de/workout/krafttraining*
5. **Vergleichen Sie und führen Sie die Übungen mit anderen Personen Ihrer Gruppe durch.**

Obere Extremitäten: Muskulatur und Bewegungsrichtungen

Die Armbewegungen werden zum großen Teil durch den Schultergürtel (Schulterblatt, Schlüsselbein und Brustbein), das Schultergelenk und das Ellenbogengelenk gesteuert.

Rumpf-Schultergürtel-Muskulatur

In der Rumpf-Schultergürtel-Muskulatur wirken sechs Muskeln (siehe Abbildungen auf S. 37 und 42):
- vorderer Sägemuskel (M. serratus anterior)
- großer und kleiner Rautenmuskel (M. rhomboideus major und minor)
- Schulterblattheber (M. levator scapulae)
- kleiner Brustmuskel (M. pectoralis minor)
- Kapuzenmuskel (M. trapezius)

Die Muskulatur verläuft zum einen Teil entlang der Halswirbelsäule und zum anderen Teil entlang der Rippen und setzt, wie der Name schon andeutet, am Schultergürtel (Schulterblatt, Schlüsselbein und Brustbein) an.

Die Rumpf-Schultergürtel-Muskulatur
- fixiert Schulterblatt, Schlüsselbein und Brustbein (Schultergürtel) am Rumpf. Ohne diese Fixierung wäre die Bewegung des Armes nicht möglich;
- ermöglicht das Heben, Senken, Zurückziehen und Vorschieben des Schultergürtels.

Der bekannteste und größte Muskel der Muskelgruppe ist der Kapuzenmuskel. Er bedeckt fast den gesamten oberen Teil des Rückens und ist an allen Zieh- und Hebebewegungen beteiligt. Bei Gewichthebern ist dieser Muskel deshalb sehr gut entwickelt.

Schultergelenk-Muskulatur

Die Schulter verfügt über mehrere Muskeln, die ihr zur Stabilisation dienen und die Armbewegungen in verschiedene Richtungen ermöglichen.
Zu den großen Muskeln im Schultergelenk gehören u. a. die nachfolgend aufgeführten:

- Der **Deltamuskel** (M. deltoideus), der an Schlüsselbein und Schulterblatt entspringt und am Oberarm ansetzt,
  - ist der wichtigste Muskel des Schultergelenks,
  - ist an allen Bewegungen des Schultergelenks in unterschiedlichem Maße beteiligt und somit wichtig für viele verschiedene Sportdisziplinen, wie z. B. Schwimmen, Gewichtheben oder Ballsportarten,
  - spielt eine wichtige Rolle bei der Stabilisation des Gelenks.
- Der **große Brustmuskel** (M. pectoralis major), der an Schlüssel- und Brustbein entspringt und am Oberarm ansetzt,
  - bedeckt fast den gesamte Brustkorb,
  - zieht kräftig den Arm heran (kräftigster Adduktor),
  - spielt eine wichtige Rolle beim Schwimmen oder bei Wurfdisziplinen.

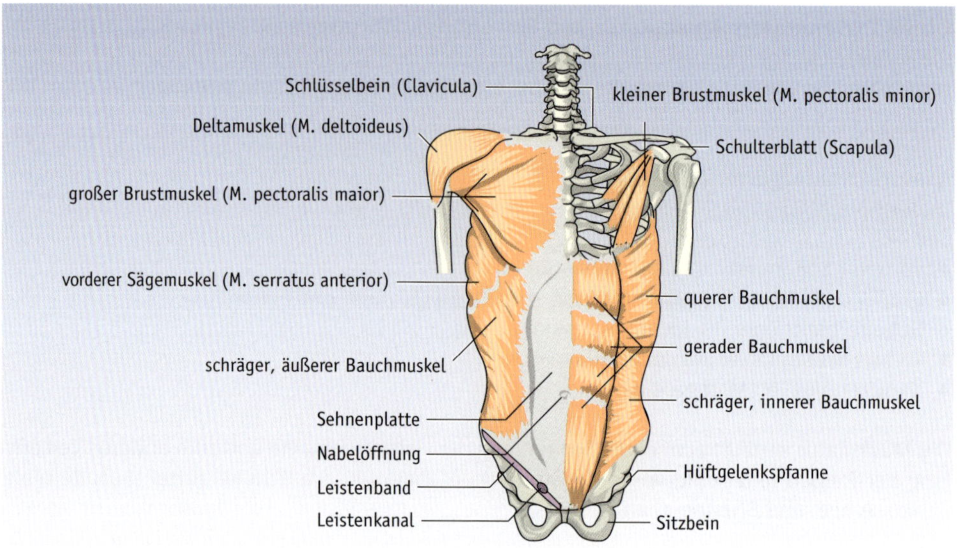

Vordere Ansicht der Rumpfmuskulatur

Merksatz

Der große Brustmuskel neigt neben dem kleinen Brustmuskel zur Verkürzung und kann Haltungsfehler (Rundrücken) verursachen.

- Der **breite Rückenmuskel** (M. latissimus dorsi), der an der Wirbelsäule entspringt und am Oberarm ansetzt,
  - zählt zu den größten Muskeln des Menschen, da er fast den gesamten mittleren bzw. unteren Teil des Rückens bedeckt,
  - ist bei allen Schlag- und Wurfbewegungen (z. B. Handball, Baseball) beteiligt,
  - zieht bei fixiertem Arm den ganzen Körper (in Richtung der Arme) hoch, z. B. beim Klimmzug oder Klettern.
- Die **Rotatorenmanschette** ist eine Gruppe von vier Muskeln, die am Schulterblatt entspringt und sich wie eine Manschette um den Oberarmkopf legt:
  - Obergrätenmuskulatur (M. supraspinatus)
  - kleiner Rundmuskel (M. teres minor)
  - Untergrätenmuskel (M. infraspinatus)
  - Unterschulterblattmuskel (M. subscapularis)

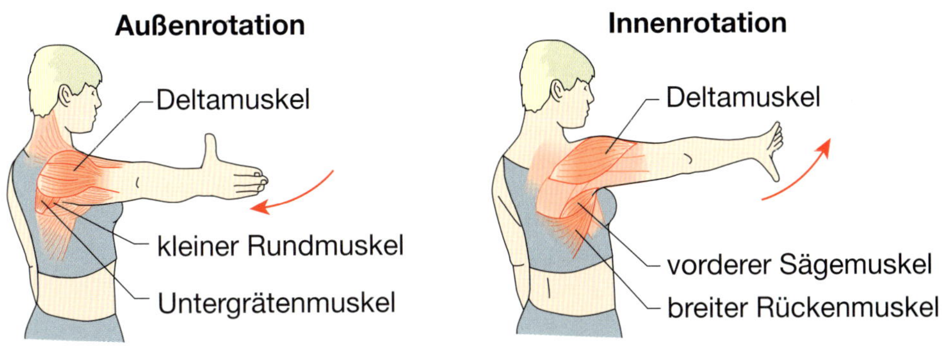

Die Muskeln der Rotatorenmanschette

- wirken, wie ihr Name andeutet, vor allem auf die Innen- bzw. Außenrotation der Schultern,
- spielen eine wichtige Rolle für die Stabilisation des Schultergelenks,
- kommen verstärkt bei Sportarten zum Einsatz, bei denen ein Großteil der Bewegungen über Kopf (Volleyball, Tennis, Handball, Schwimmen) ausgeführt wird. Dies kann zu einer schmerzhaften Überlastung der Muskulatur führen. Daher ist bei diesen Sportarten eine gezielte Kräftigung und Dehnung dieser Muskelgruppen wichtig.

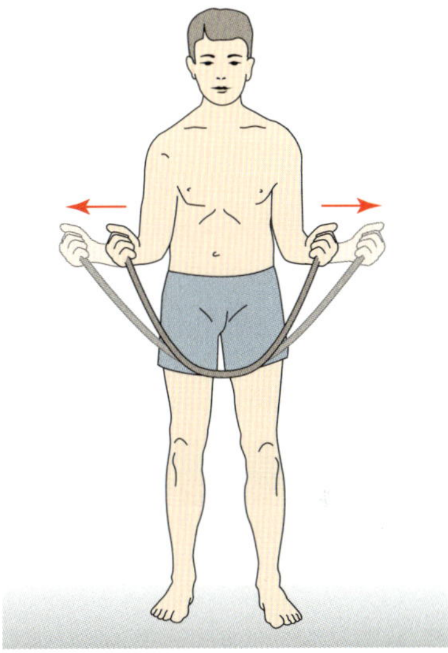
Kräftigung der Rotatorenmanschette

Beispiel:
Übung zur Kräftigung der Rotatorenmanschette
Ausgangsposition: im Sitzen mit geradem Rücken, Beine auseinander oder im Stehen (gegrätschter Stand), die Knie leicht gebeugt; ein Thera-Band vor den Körper halten, die Oberarme fest am Rumpf anlegen, die Ellenbogen in einer Stellung von ca. 90° anwinkeln
Bewegungsausführung: Die Unterarme werden gegen den Zug des Bandes nach außen bewegt und langsam wieder zurück in die Ausgangsposition geführt. Die Ellenbogen bleiben dabei am Körper angelegt.

Das Schultergelenk führt den Arm (aus der Nullstellung) in sieben Bewegungsrichtungen:
- Abduktion
- Elevation
- Adduktion
- Anteversion
- Retroversion
- Innenrotation
- Außenrotation

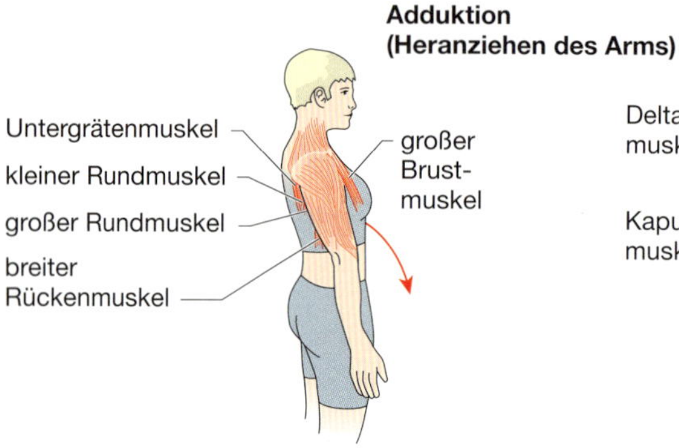

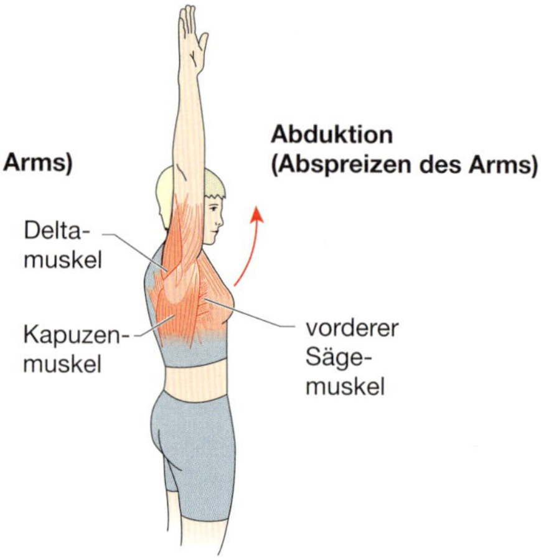

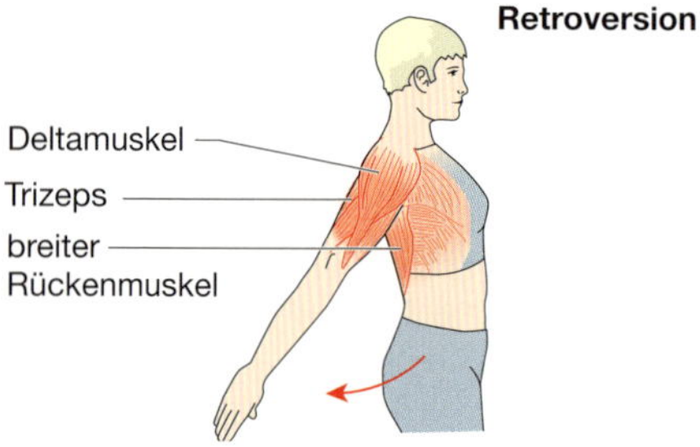

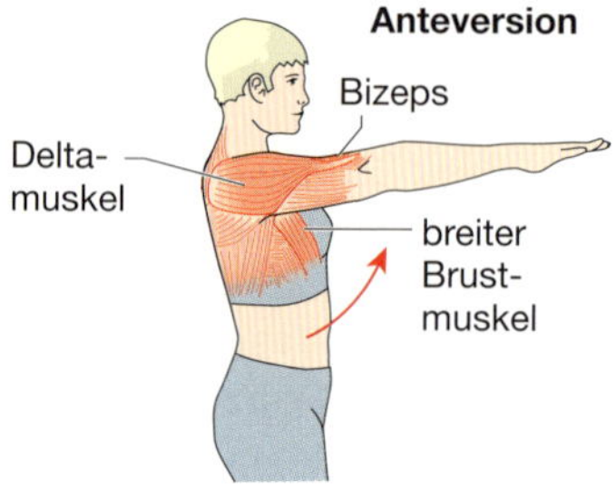

Die wichtigsten Muskeln bei der Bewegung des Schultergelenks

Beteiligte Muskulatur	Bewegung der Schulter						
	Abduktion	Elevation	Adduktion	Anteversion	Retroversion	Rotation	
						innen	außen
Deltamuskel	●●●	●●●		●●●	●	●	●●
Obergrätenmuskel	●●						●●
Sägemuskel		●●		●			
Kapuzenmuskel		●●					
großer Brustmuskel			●●●	●●		●●	
großer Rundmuskel			●●		●●●	●●	
kleiner Rundmuskel			●●				●●
breiter Rückenmuskel			●●		●●	●●	
Untergrätenmuskel	●●	●					●●●
zweiköpfiger Armmuskel	●●		●●	●●		●●	●●
Armstrecker			●●		●		
Unterschulterblattmuskel						●●●	

(Die Punkte geben den Grad der Beteiligung des jeweiligen Muskels an der Bewegungsart an: ●●● = starke Beteiligung.)

Merksatz

Der Aufbau des Schultergelenks ist sehr instabil: Die Gelenkpfanne ist kleiner und flacher als der Gelenkkopf, daher ist die Kräftigung der Schultermuskulatur von großer Bedeutung für die Stabilisation des Schultergelenks.

Armbewegung im Ellenbogengelenk

Im Ellenbogengelenk findet die Beugung und Streckung des Unterarms statt. Alle Muskeln verlaufen über das Ellenbogengelenk. Die Muskulatur unterteilt sich in

- die vordere Muskelgruppe (Beuger) und
- die hintere Muskelgruppe (Strecker)

Die Beugung wird vom Armbeuger (M. brachialis) und vom zweiköpfigen Armmuskel (M. biceps brachii) durchgeführt. Der zweiköpfige Armmuskel ist ein zweigelenkiger Muskel, der an Schulter- und Ellenbogengelenkbewegungen beteiligt ist.

Die Streckung des Unterarms übernimmt der dreiköpfige Armmuskel (M. triceps brachii). Dieser spielt eine außergewöhnliche Rolle bei fast allen Sportarten: Wurf- und Rückschlagsportarten, Boxen, Gewichtheben, Geräteturnen, Fahrradfahren u. v. a.

Merksatz

Die Dehnung des dreiköpfigen Armmuskels ist vor allem nach intensivem Krafttraining oder wiederholten explosiven Bewegungen, wie z. B. beim Tennis, von großer Bedeutung, um ein Überlastungssyndrom am Ansatz (im Ellenbogen) zu vermeiden.

Training der Muskulatur der oberen Extremitäten

Ein ausgewogenes Kraft- und Beweglichkeitstraining ist die Voraussetzung für eine optimale Leistung der Muskulatur. Beim Aufbau der Muskulatur sollte berücksichtigt werden, welche alltäglichen Aktivitäten oder Sportarten die Person ausübt. Die Übungen müssen dann gemäß diesen Erfahrungswerten erstellt werden.

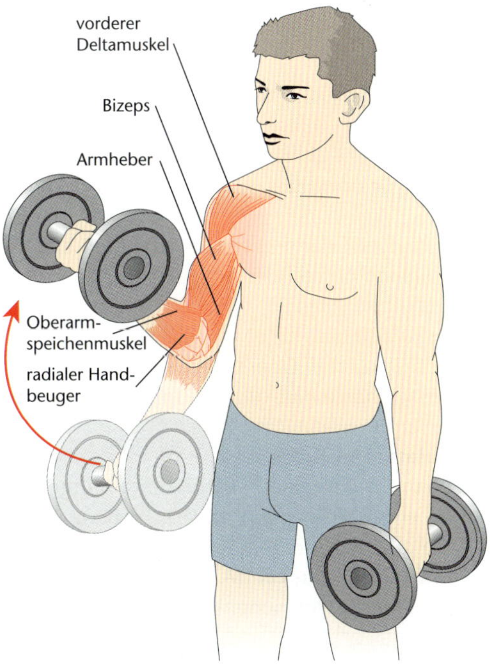

Aufgaben

Es gibt eine breite Palette von Kursen und Übungen (an Geräten im Fitnessstudio, auf der Matte, mit Thera-Bändern, Flexi-Bar etc.), die dem Training der Rumpf-, Schultergürtel-, Schulter- und Ellenbogenmuskulatur dienen.

1. ***Recherchieren Sie, welche Geräte in Fitnessstudios zum Training dieser Muskulatur eingesetzt werden.***
2. ***Welche Übungen kennen Sie z.B. aus der Schule oder dem Verein, um diese Muskulatur zu kräftigen? Geben Sie ein Beispiel.***
3. ***Stellen Sie, z.B. mithilfe der nachfolgend aufgelisteten Internetseiten, mindestens drei Übungen (mit und ohne Gerät) zusammen, die für die Kräftigung der oberen Extremitäten infrage kommen:***
   - *www.fitforfun.de/workout/krafttraining*
   - *www.fitness-xl.de/bodybuilding-kraftsport-uebungen/*
4. ***Vergleichen Sie und führen Sie die Übungen mit anderen Personen Ihrer Gruppe durch.***
5. ***Welche Dehnübungen kennen Sie für diese Muskelgruppen? Stellen Sie mindestens fünf Dehnübungen für diese Muskelgruppen zusammen.***

Untere Extremitäten: Muskulatur und Bewegungsrichtungen

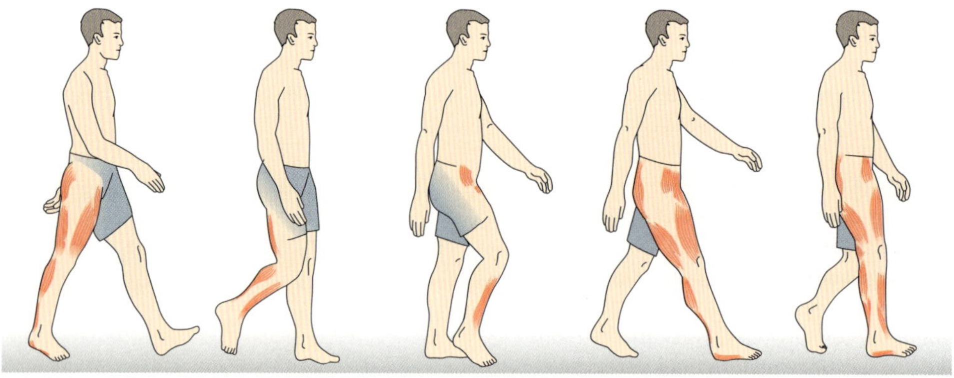

Phasen der Gehbewegung (vorwärts)

Die Muskulatur der unteren Extremitäten spielt für alle Arten der Fortbewegung sowie für die Stabilität und Aufrechthaltung des Körpers eine entscheidende Rolle. Sie lässt sich grob in drei Gruppen unterteilen:

- Muskulatur der Hüfte
- Kniemuskulatur: Oberschenkelmuskulatur
- Sprunggelenksmuskulatur: Unterschenkelmuskulatur

Muskulatur der Hüfte

Wie beim Schultergelenk verfügt das Hüftgelenk über mehrere Muskeln, die der Stabilisation dienen und Bewegungen in verschiedene Richtungen erlauben. Zu den großen Muskeln im Schultergelenk gehören u.a. die nachfolgend aufgeführten:

Der **Hüftlendenmuskel** (M. iliopsoas), der vom unteren Teil der Wirbelsäule über das Becken verläuft und am Oberschenkelknochen ansetzt,

- ist in erster Linie für die Beugung des Beins verantwortlich. Er ist der typische Laufmuskel. Seine Kraft bestimmt die Schrittlänge bzw. die Konstanz der Schrittlänge;
- ist bei der Stabilisation der Beckenstellung beteiligt. Er dreht das Becken nach vorn;
- neigt zur Verkürzung, was zu Beschwerden im Lendenwirbelsäulenbereich führen kann.

Merksatz

Wenn der Hüftlendenmuskel (M. iliopsoas) verkürzt ist, kommt es häufig zu einer Hohlkreuzbildung (Hyperlordosierung). Die Dehnung dieses Muskels spielt eine wichtige Rolle bei der Korrektur dieser Fehlhaltung.

Die **Gesäßmuskulatur** (M. glutaeus) umfasst drei Muskeln (großer, mittlerer und kleiner Gesäßmuskel). Sie verlaufen vom oberen Teil des Beckens bis zum Oberschenkelknochen (Ansatz).

- Der **große Gesäßmuskel** (M. glutaeus maximus)
  - zählt zu den kräftigsten Muskeln des Menschen,
  - ist in erster Linie für die Streckung des Hüftgelenks verantwortlich und damit an allen Lauf-Sprung-Bewegungen beteiligt,
  - wirkt neben der Bauchmuskulatur bei der Beckenstabilisation des Körpers mit,
  - ist bei der Adduktion, Abduktion und bei der Außenrotation des Hüftgelenks beteiligt.
- Der **mittlere** und der **kleine Gesäßmuskel** (M. glutaeus medius und minimus)
  - sind in erster Linie für die Abduktion des Oberschenkels verantwortlich,
  - sind an der Beckenstellung beteiligt und unterstützen erheblich die gerade Haltung des Rumpfes beim Gehen und Laufen.

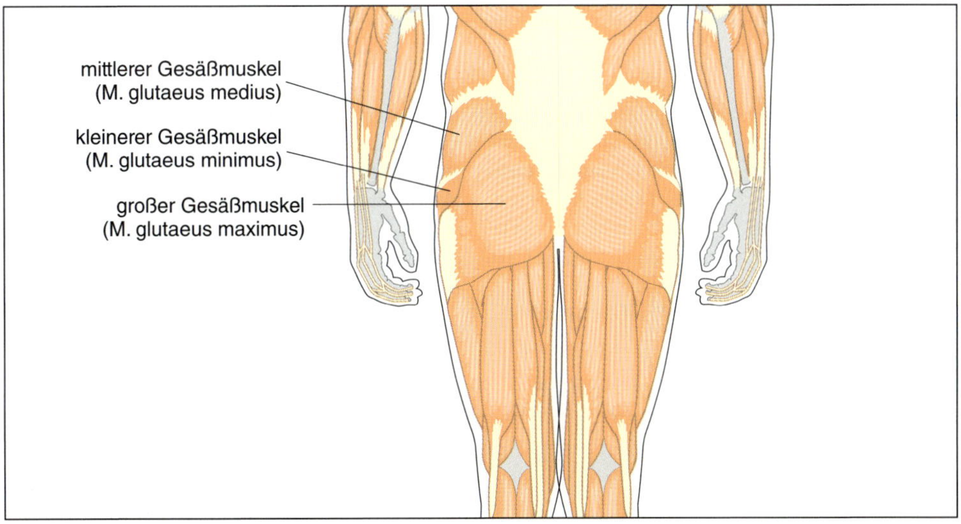

Die Gesäßmuskulatur

Merksatz

Die Gesäßmuskulatur neigt zur Abschwächung, deshalb ist es besonders wichtig, sie regelmäßig zu trainieren bzw. zu kräftigen.

Als **Schenkelanzieher (Adduktoren)** werden fünf Muskeln bezeichnet, die das Schambein mit dem Oberschenkelknochen verbinden und sich an der Innenseite des Oberschenkels befinden. Der **große Schenkelanzieher** (M. adductor magnus) ist der kräftigste Muskel dieser Gruppe und führt zum großen Teil die Adduktion aus.

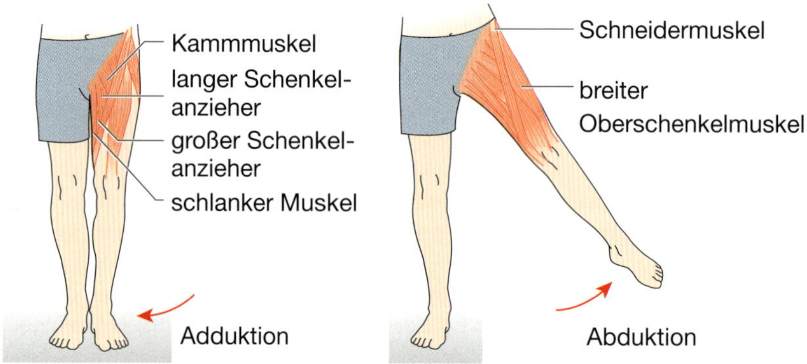

Die gesamte Muskelgruppe

- wirkt bei der Beugung und Streckung im Hüftgelenk mit,
- ist auch an der Beckenstabilisation beteiligt und
- neigt zur Verkürzung.

Hannover-Burgdorf muss länger auf Srsen verzichten

Die TSV Hannover-Burgdorf muss den nächsten personellen Nackenschlag verkraften: Wie der Verein am Montag mitteilte, wird Neuzugang Domagoj Srsen „in den nächsten Wochen nicht zur Verfügung" stehen. Srsen, der bevorzugt in der Abwehr eingesetzt wird, hatte bereits beim ersten Testspiel am letzten Freitag gegen den HSV Hannover passen müssen. Eingehende medizinische Untersuchungen haben nun ergeben, dass er sich einen Muskelfaserriss in den rechten Adduktoren zugezogen hat. Damit steht Srsen den „Recken" in den nächsten Wochen nicht zur Verfügung. [...]

Quelle: msc: Hannover-Burgdorf muss länger auf Srsen verzichten. In: kicker.de, 30.07.2018. https://www.kicker.de/news/handball/startseite/728542/artikel_hannover-burgdorf-muss-laenger-auf-srsen-verzichten.html [18.03.2019].

Merksatz

Bei Spielsportarten mit vielen Richtungswechseln kommt es häufig zu einer Überlastung der Adduktoren, was zu Verletzungen (z. B. Zerrungen) führen kann. Ein gutes Dehnungsprogramm in Zusammenhang mit der Kräftigung der Gesäßmuskulatur und ausreichendes Aufwärmen sind notwendig, um die Verletzungsgefahr zu minimieren bzw. Verletzungen ganz zu vermeiden.

Zu den Muskeln, die auf die Hüfte einwirken, gehören auch solche, die hauptsächlich für die Bewegung des Kniegelenks zuständig sind (zweigelenkige Muskeln). Die folgende Tabelle gibt einen Überblick über die Bewegungsrichtungen unter Berücksichtigung der beteiligten Muskulatur:

Die wichtigsten Muskeln bei der Bewegung der Hüfte

Beteiligte Muskulatur	Bewegung			
	Beugung	Streckung	Abduktion	Adduktion
Hüftlendenmuskel (M. iliopsoas)	●●●			
Schenkelbinderspanner (M. tensor fasciae latae)	●●		●●	
gerade Oberschenkelmuskel (M. rectus femoris)	●			
Schneidermuskel (M. sartorius)	●●		●	
großer Gesäßmuskel (M. glutaeus maximus)		●●●	●●	●
mittlerer Gesäßmuskel (M. glutaeus medius)	●	●●	●●●	
kleiner Gesäßmuskel (M. glutaeus minimus)	●	●	●●	
zweiköpfiger Oberschenkelmuskel (M. biceps femoris)		●●		
großer Schenkelanzieher (M. adductor magnus)				●●●
langer Schenkelanzieher (M. adductor longus)				●●
kurzer Schenkelanzieher (M. adductor brevis)				●●
Kammmuskel (M. pectineus)				●
schlanker Muskel (M. gracilis)				●
(Die Punkte geben den Grad der Beteiligung des jeweiligen Muskels an der Bewegungsart an: ●●● = starke Beteiligung.)				

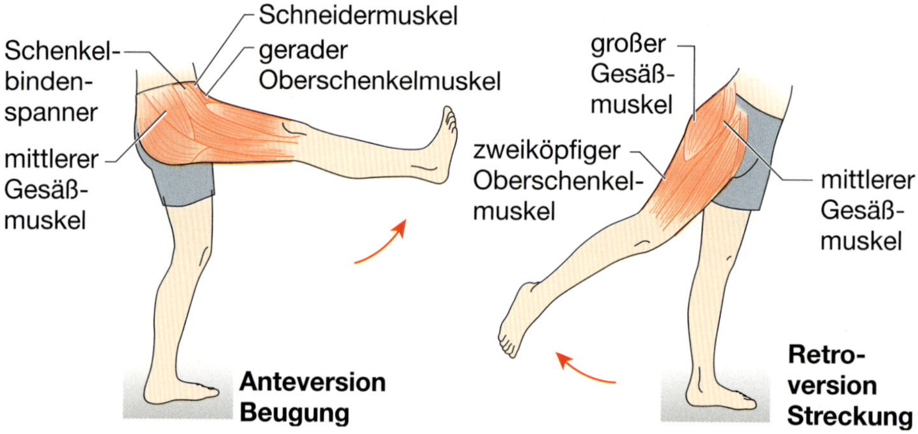

Muskeln des Kniegelenks
Die Muskulatur des Kniegelenks unterteilt sich in zwei Gruppen:

- Kniestrecker (Extensoren), vordere Seite
- Kniebeuger (Flexoren), hintere Seite

Die Kniestrecker, auch als vierköpfiger Schenkelstrecker (M. quadriceps femoris) bezeichnet, umfassen vier Muskeln:

- gerader Schenkelmuskel (M. rectus femoris)
- innerer Schenkelmuskel (M. vastus medialis)
- äußerer Schenkelmuskel (M. vastus lateralis)
- mittlerer Schenkelmuskel (M. vastus intermedius)

Die Muskulatur entspringt am Darmbeinstachel (Spina iliaca) und der Hüftgelenkpfanne und setzt in der Mitte der Kniescheibe an.

Der vierköpfige Schenkelstrecker (M. quadriceps femoris)

- ist der stärkste und größte Muskel des Körpers,
- ist hauptsächlich für die Streckung des Kniegelenks und damit die Aufrichtung des Körpers (z. B. aus der Hocke bzw. aus dem Sitzen) verantwortlich,
- ist bei allen Läufen und Sprüngen beteiligt,
- spielt eine große Rolle für die Stabilisierung des Kniegelenks,
- neigt zur Verkürzung.

Merksatz
Eine Dysbalance des vierköpfigen Schenkelstreckers (M. quadriceps femoris) kann zur Verrenkung (Luxation) der Kniescheibe führen.

Zu den Kniebeugern (Mm. ischiocrurales), auch ischiocrurale Muskulatur genannt, zählen der zweiköpfige Schenkelmuskel (M. biceps femoris), der Halbsehnenmuskel (M. semitendinosus) und der Plattensehnenmuskel (M. semimembranosus). Die Muskeln entspringen am Sitzbeinhöcker, laufen über die Kniekehle und setzen an Schienbein bzw. Wadenbein an.

Die ischiocrurale Muskulatur
- ist zweigelenkig: Sie beugt das Kniegelenk und streckt das Hüftgelenk;
- spielt eine wichtige Rolle beim Gehen: Sie unterstützt das Aufsetzen des Fußes auf dem Boden;
- neigt zur Verkürzung.

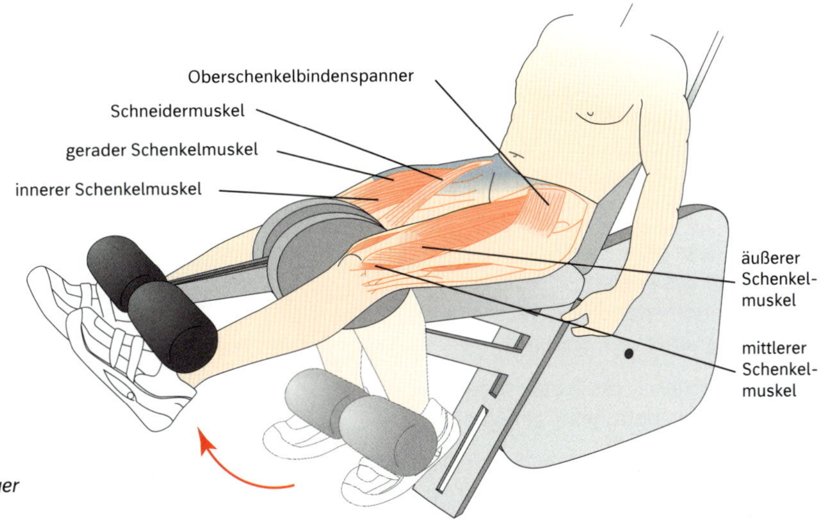

Kniebeuger

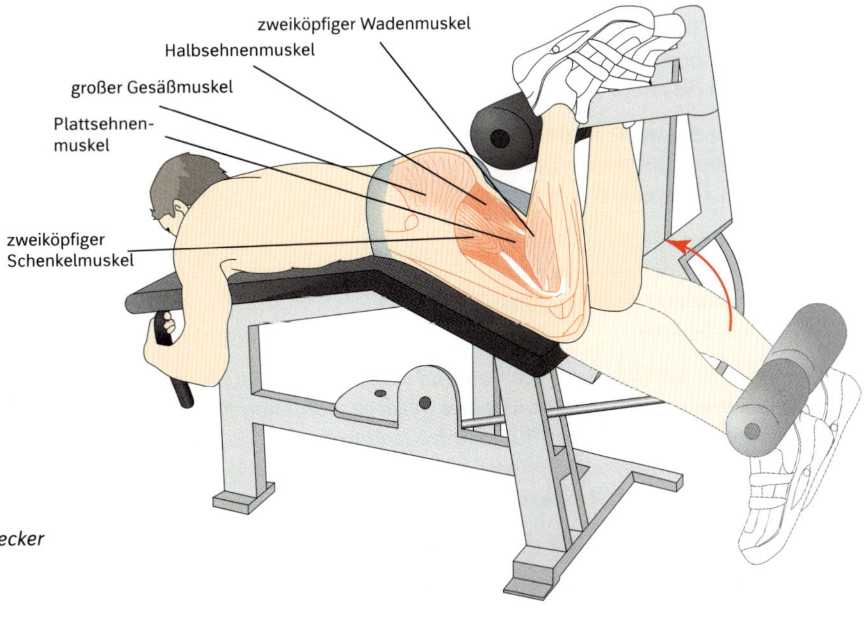

Kniestrecker

Merksatz

Die ischiocrurale Muskulatur ist bei vielen Sportlern verkürzt, was bei einem Sprung z. B. zu einer Zerrung führen kann. Als Prophylaxe werden Dehnübungen empfohlen.

Muskeln des oberen Sprunggelenks

Das obere Sprunggelenk und seine Muskulatur sind bei allen Fortbewegungsarten sowie bei der statischen Trag- und Stützfunktion des Körpers unverzichtbar.

Die hintere Muskulatur wird vom dreiköpfigen Wadenmuskel (M. triceps surae) mit seiner starken Sehne, der Achillessehne, gebildet.

Der dreiköpfige Wadenmuskel umfasst den Zwillingswadenmuskel (M. gastrocnemius) und den Schollenmuskel (M. soleus). Die Muskulatur entspringt an der Oberschenkelrolle bzw. dem Wadenbeinköpfchen und setzt mittels der Achillessehne am Fersenhöcker an.

Der dreiköpfige Wadenmuskel (M. triceps surae)

- ist der kräftigste Wadenmuskel und gibt dem Unterschenkel die Form,
- sorgt dafür, dass beim Gehen, Laufen oder Springen das gesamte Körpergewicht vom Boden abgedrückt wird, er hebt quasi die Ferse vom Boden,
- neigt bei Sportlern, die Lauf- oder Sprungsportarten betreiben, zur Verkürzung.

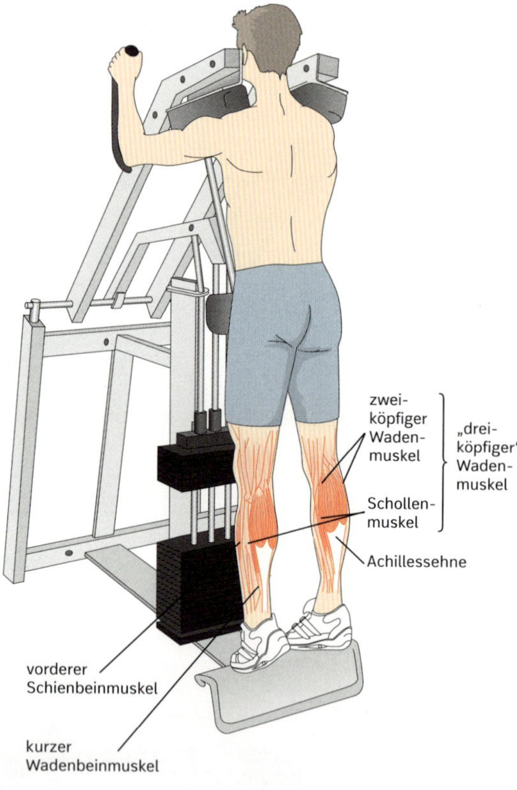

Muskeln des oberen Sprunggelenks

Aufgaben

Es gibt eine breite Palette von Kursen und Übungen (an Geräten im Fitnessstudio, auf der Matte, mit Thera-Bändern oder Flexi-Bar etc.), die zum Training der unteren Extremitäten dienen.

1. ***Recherchieren Sie, welche Geräte in Fitnessstudios zum Training dieser Muskulatur eingesetzt werden.***
2. ***Welche Übungen kennen Sie z. B. aus der Schule oder dem Verein, um diese Muskulatur zu kräftigen? Geben Sie ein Beispiel.***
3. ***Stellen Sie, z. B. mithilfe der nachf-olgend aufgelisteten Internetseiten, mindestens drei Übungen (mit und ohne Gerät) zusammen, die für die Kräftigung der Muskulatur der unteren Extremitäten infrage kommen:***
   - *www.fitforfun.de/workout/krafttraining*
   - *www.fitness-xl.de/bodybuilding-kraftsport-uebungen/*
4. ***Vergleichen Sie und führen Sie die Übungen mit anderen Personen Ihrer Gruppe durch.***
5. ***Welche Dehnübungen kennen Sie für diese Muskelgruppen? Stellen Sie mindestens fünf Dehnübungen für diese Muskelgruppen zusammen.***

2 Physiologische Grundlagen

2.1 Aufbau und Funktionen des Herz-Kreislauf-Systems

Das Herz-Kreislauf-System unterteilt sich in den Körperkreislauf und den Lungenkreislauf. Im Zentrum beider Systeme befindet sich das Herz. Körper- und Lungenkreislauf sind 8-förmig hintereinandergeschaltet.

Das Herz-Kreislauf-System hat folgende wichtige Aufgaben:
- Es versorgt die Zellen des Körpers mit Nähr- und Wirkstoffen bzw. mit Sauerstoff.
- Es transportiert u. a. Stoffwechselendprodukte, Hormone, Antikörper und Wärme.

2.1.1 Das Herz

Aufbau und Funktion des Herzens

Das Herz ist ein komplexes muskuläres Hohlorgan, das zwischen den beiden Lungenflügeln liegt. Der Herzmuskel (Myokard) ist in einen Herzbeutel (Perikard) eingebettet.
Beschaffenheit und Eigenschaften des Herzens (Größe, Gewicht, Funktionen etc.) hängen von vielen Faktoren, wie Alter, Geschlecht, Trainings- oder Gesundheitszustand, ab. Die Herzgröße entspricht allgemein etwa der Faust seines Trägers.

Beispiel:
Das Herz untrainierter Frauen wiegt ca. 250–300 g und das Herzvolumen beträgt ca. 500–600 ml. Bei untrainierten Männern wiegt das Herz ca. 50 g mehr und sein Volumen ist ca. 100–200 ml größer.

Das Herz besteht aus einer rechten und einer linken Herzhälfte. Beide **Herzhälften** sind voneinander durch die **Herzscheidewand** (Septum) getrennt. Jede Herzhälfte verfügt über einen **Vorhof** (Atrium) und eine **Herzkammer** (Ventrikel), die durch die Herzklappen miteinander verbunden sind.

Die **Herzklappen** steuern die Richtung des Blutflusses. Die Herzklappe zwischen der linken Herzkammer und dem linken Vorhof ist die Mitralklappe, die Herzklappe zwischen der rechten Herzkammer und dem rechten Vorhof ist die Trikuspidalklappe.

Rechte und linke **Herzkammer** sind jeweils noch mit einer zweiten Herzklappe (Pulmonalklappe und Aortenklappe) ausgestattet, die sie mit den Blutgefäßen verbindet (siehe Abbildung).

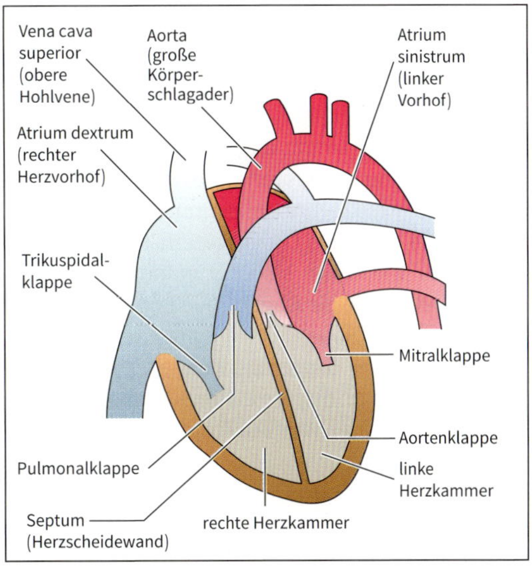

Aufbau des Herzens

Das Herz hat die wichtige Funktion, das Blut in die Arterien zu pumpen. Es ermöglicht so die **Blutzirkulation**. Durch die Gefäße (Arterien und Venen) führt das Blut dem Körper Sauerstoff und

Nährstoffe zu. Die Arterien transportieren das Blut vom Herzen in die Peripherie zu allen Organen und ins Gewebe. Die Venen transportieren das Blut vom Körper zurück zum Herzen. Das Herz wird auch als „Motor“ des Kreislaufsystems bezeichnet. Bleibt man bei diesem Bild, dann sind die Gefäße die „Straßen“, durch die das Blut im Körper fließt.

Der Körperkreislauf

Der Körperkreislauf versorgt alle Organe des Körpers. Er beginnt in der linken Herzkammer und endet im rechten Vorhof des Herzens.

Die Herzkammer kontrahiert sich (Systole) und pumpt so das Blut durch die Aorta in die Arterien. Diese transportieren das Blut in den Körper. Die Abgabe von Sauerstoff und Nährstoffen übernehmen die Kapillare. Sie nehmen auch Kohlendioxid und Schlackestoffe auf. Das sauerstoffarme Blut wird danach durch die Venen zum Herzen zurücktransportiert. Der Körperkreislauf endet, wenn das Blut über den rechten Vorhof in der rechten Herzkammer ankommt.

Der Lungenkreislauf

Der Lungenkreislauf ist verantwortlich für den Gasaustausch: Das kohlendioxidreiche Blut wird über die Lungenarterien zu den Lungen transportiert. Dort findet durch Diffusion die Wandlung in sauerstoffreiches Blut statt.

Der rechte Vorhof nimmt das aus dem Körper stammende sauerstoffarme Blut auf und leitet es in die rechte Herzkammer. Diese pumpt es durch die Lungenarterie in die Lunge. Hier vollziehen sich die Aufnahme von Sauerstoff und die Abgabe von Kohlendioxid. Das mit Sauerstoff angereicherte Blut gelangt über die Lungenvene in den linken Vorhof und die linke Herzkammer. Hier endet der Lungenkreislauf und der Körperkreislauf beginnt.

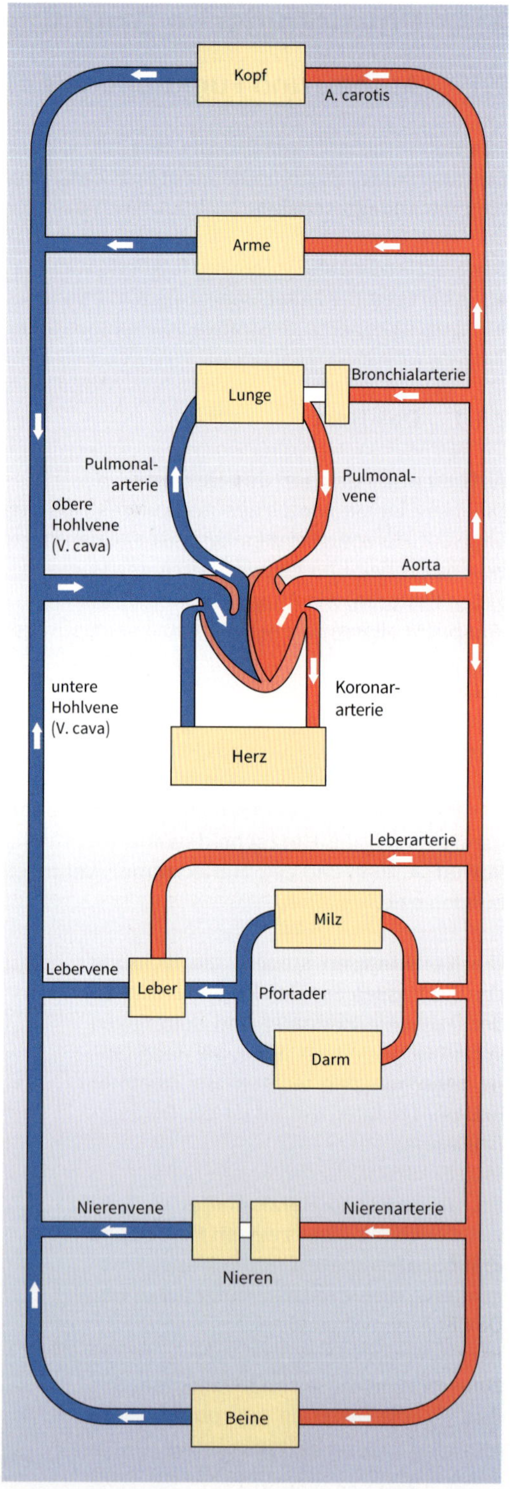

Der Körperkreislauf

Aufgaben

1. ***Beschreiben Sie mit eigenen Worten den Körper- bzw. Lungenkreislauf.***
2. ***Beschreiben Sie mit eigenen Worten den Aufbau und die Funktion des Herzens.***

Herzfrequenz

Die Herzfrequenz (HF) bezeichnet die Anzahl der Herzschläge pro Minute. Im Ruhezustand beträgt die HF eines gesunden Menschen ca. 60–80 Schläge pro Minute. Die maximale HF ist individuell sehr unterschiedlich, kann aber wie folgt berechnet werden:

$$\text{ungefähre maximale Herzfrequenz} = 220 - \text{Lebensalter (in Jahren)}$$

Schlagvolumen

Das Schlagvolumen (SV) bezieht sich auf die Menge an Blut, die das Herz bei jeder Kontraktion auswirft. Das SV bei untrainierten Erwachsenen beträgt im Ruhezustand ca. 60–70 ml. Bei hohen Belastungen weisen ausdauertrainierte Sportler Werte von bis zu 200 ml auf, untrainierte Personen erreichen ca. 105 ml.

Herzminutenvolumen

Das Herzminutenvolumen (HMV) gibt die Menge Blut an, die das Herz während einer Minute auswirft:

$$\text{Herzminutenvolumen} = \text{Herzfrequenz} \cdot \text{Schlagvolumen}$$

Beispiel:

Eine Person hat im Ruhezustand eine HF von 70 und einen SV von 70 ml; das HMV beträgt somit 4,9 l.

Das Sportlerherz

Bei Ausdauertraining über einen längeren Zeitraum sind eine Herzvergrößerung und damit eine Gewichtszunahme des Organs festzustellen. Dabei erweitern sich die Herzinnenräume und die Herzmuskelwand wird kräftiger. In der Folge erhöhen sich Schlagvolumen und Herzminutenvolumen.

Im Ruhezustand weisen Ausdauersportler im Vergleich zu untrainierten Personen fast die Hälfte der Herzfrequenz auf.

2.1.2 Das Blut

Das Blut, die wichtigste Flüssigkeit des Körpers, stellt zusammen mit den anderen Organen des Herz-Kreislauf-Systems den Motor unseres Körpers dar. Dank seiner speziellen Zusammensetzung erfüllt es wesentliche Aufgaben:

- Transport von Sauerstoff und Kohlendioxid (Atemfunktion), Abtransport von Stoffwechselprodukten (Spülfunktion), Zuführung von Nährstoffen zu den Körperzellen (Nährfunktion), Transport von Wärme zur Thermoregulation (Regulationsfunktion)

- Dauererhaltung des Gleichgewichts chemischer Prozesse (Pufferfunktion): Die Pufferung wird besonders bei körperlicher Belastung durch die anfallende Milchsäure beansprucht.
- Abwehr bzw. Eliminierung eingedrungener Krankheitserreger oder Fremdkörper (Abwehrfunktion)

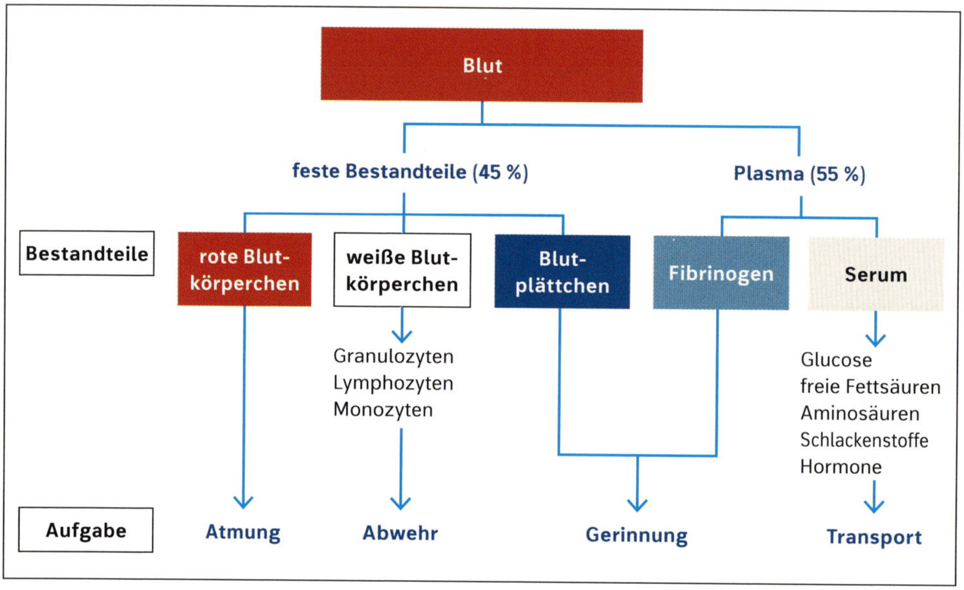

Die Bestandteile des Blutes und ihre funktionelle Bedeutung

Ein untrainierter Erwachsener verfügt durchschnittlich über ein **Blutvolumen** von ca. 4–5 l. Das entspricht 7–8 % seines Körpergewichts. Das Blutvolumen hängt von Körpergröße, Gewicht und Trainingszustand der Person ab. Durch Ausdauertraining mit ausreichender Dauer und Intensität sowie über einen längeren Zeitraum hinweg kann das Blutvolumen bis zu 40 % steigen. Die Vergrößerung des Blutvolumens beeinflusst die Ausdauerleistungsfähigkeit positiv.

Aufgaben

1. ***Recherchieren Sie, warum das Blutvolumen die Ausdauerleistung verbessern kann.***
2. ***Was versteht man unter Blutdoping?***

Blutdruck

Als Blutdruck wird der Druck bezeichnet, mit dem das Blut durch die Arterien und Adern fließt. Die Auswurfkraft des Herzens erzeugt den systolischen Druck. Im arteriellen Gefäßsystem wird der diastolische Druck als Dauerdruck aufrechterhalten.

Der Idealwert des Blutdrucks im Ruhezustand liegt bei ca. 120/80 mmHg. Dabei bezeichnet 120 mmHg den **systolischen Wert** und 80 mmHg den **diastolischen Wert**.

Faktoren, die den Blutdruck beeinflussen

Der Blutdruck hängt mit der Dehnbarkeit der Gefäße zusammen. Da sie im Laufe des Lebens ihre Flexibilität verlieren, steigt der Blutdruck mit zunehmendem Alter. Der Weltgesundheitsorganisation (WHO) zufolge gilt ein Blutdruck ab 140/90 mmHg als krankhaft; Diagnose: Hypertonie (Bluthochdruck).

Der Blutdruck hängt auch von anderen Faktoren ab und kann sich im Laufe des Tages verändern bzw. Schwankungen unterliegen. So können z. B. Stresssituationen, Kaffeekonsum oder Schmerzen zu vorübergehenden Blutdruckerhöhungen führen.
Bei sportlichen Aktivitäten steigt der Blutdruck ebenfalls: Der systolische Blutdruck kann bis auf 240 mmHg steigen, der diastolische Druck nimmt mit bis ca. 120 mmHg bei maximaler Belastung weniger stark zu.

Merksatz

Ein erhöhter Druck in den Blutgefäßen (Hypertonie) ist ein Risikofaktor für Herz-Kreislauf-Krankheiten und wirkt sich somit negativ auf die Gesundheit sowie auf die Lebenserwartung insgesamt aus. Durch regelmäßige Bewegung (moderates Ausdauertraining), eine gesunde Ernährung, Vermeidung von Nikotin sowie einen mäßigen Genuss von Alkohol lassen sich die negativen Auswirkungen des Bluthochdrucks kontrollieren bzw. vermeiden.

Aufgaben

1. ***Recherchieren Sie, welche Sportarten für Personen mit hohem Blutdruck geeignet sind.***
2. ***Dürfen diese Personen Krafttraining machen?***
3. ***Nennen Sie mindestens drei Aspekte, die man beim allgemeinen Training mit Personen mit Hypertonie beachten muss.***

2.2 Aufbau und Funktionen des Atmungssystems

2.2.1 Atemwege

Ob man nur 100 Meter oder einen ganzen Marathon (42,195 km) läuft, ob man lediglich 10 kg oder gar 200 kg mobilisieren will: Der Körper muss Energie aufbringen. Um diese Energie bereitzustellen, benötigt er Sauerstoff. Die Atmung stellt also eine wichtige Voraussetzung für die Durchführung sportlicher Aktivitäten dar.

Definition

Die Atmung ist ein Gasaustauschprozess, der in der Lunge erfolgt. Dort finden die Aufnahme von Sauerstoff und die Abgabe von Kohlendioxid statt.

Die Atemwege bestehen aus oberen Atemwegen, Kehlkopf und unteren Atemwegen:

- **obere Atemwege**
  Nasenhöhle (bei Nasenatmung), Mundhöhle (bei Mundatmung) und Rachen
  Funktionen: Reinigung, Erwärmung und Anfeuchtung der Luft
- **Kehlkopf**
  Funktionen: Der Kehlkopf verbindet die oberen und die unteren Atemwege, durch den Hustenreflex kann er die unteren Atemwege gegen das Eindringen von größeren Partikeln schützen. Er ist zudem an der Stimmbildung beteiligt.
- **untere Atemwege**
  Luftröhre, Bronchien, Lungen

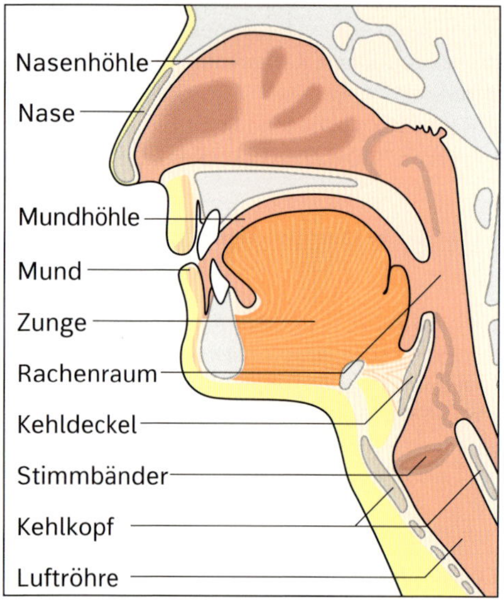

Obere Atemwege

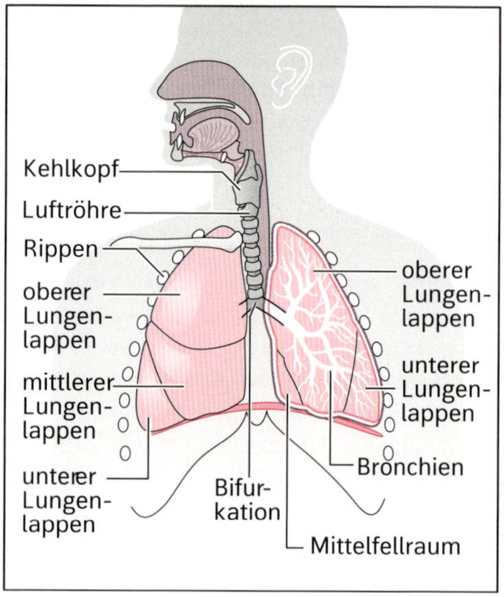

Obere und untere Atemwege

2.2.2 Atmungsphysiologie

Durch das Einatmen (Inspiration) gelangt die Luft aus der Umwelt über die Atemwege in die Lungenbläschen (Alveolen). Dabei werden die Atemmuskeln kontrahiert, der Brustraum erweitert und die Lunge passiv gedehnt. Die Ausatmung (Exspiration) erfolgt meistens passiv, indem die Atemmuskeln erschlaffen. Während einer verstärkten Atmung, z. B. bei einer Lungenerkrankung, müssen die Hilfsmuskeln (Exspirationsmuskeln) die Ausatmung unterstützen. Das Atemzentrum (im Rückenmark) steuert Atemfrequenz und Atemtiefe.

Leistungsgrößen der Lunge

Jede Lunge hat ein vom jeweiligen Individuum abhängiges Fassungsvermögen. Aus diesem Grund schwankt es sehr stark und wird zudem von Körpergröße und Körpergewicht, Alter, Konstitution und Geschlecht beeinflusst – weniger dagegen vom Trainingszustand.

- Die **Atemfrequenz** ist die Anzahl der Atemzüge pro Minute. Beim Erwachsenen beträgt der Normalwert zwischen 12 und 20.
- Das **Atemzugvolumen** ist das Luftvolumen, das bei einem normalen Atemzyklus ein- und ausgeatmet wird. Bei Erwachsenen beträgt es im Ruhezustand ca. 0,5 l, unter Belastung steigt es auf ca. 2,5 l an. Bei ausdauertrainierten Spitzensportlern steigt es auf Werte bis zu 4 l.
- Das **Atemminutenvolumen** steht für die Luftmenge, die in einer Minute ein- und ausgeatmet (ventiliert) wird. Das Atemminutenvolumen ist das Produkt aus Atemzugvolumen und Atemfrequenz. Bei normaler Frequenz sind dies etwa 8 l.
- Das **inspiratorische Reservevolumen** bezeichnet das Luftvolumen, das nach einer normalen Einatmung bei vertiefter Atmung zusätzlich eingeatmet werden kann.
- Das **exspiratorische Reservevolumen** bezieht sich auf das Luftvolumen, das man nach einer normalen Ausatmung mithilfe der Bauchpresse willentlich noch zusätzlich ausatmen kann.

- Das **Residualvolumen** bezeichnet das Luftvolumen, das nach tiefster Ausatmung noch in der Lunge zurückbleibt. Bei gesunden Erwachsenen beträgt es etwa 1,2 l.
- Die **Vitalkapazität** ist die maximale Luftmenge, die nach maximaler Einatmung ausgeatmet werden kann. Sie ist von Größe, Gewicht, Alter, Geschlecht und Ausdauerleistungsfähigkeit abhängig.
- Als **Totalkapazität** bezeichnet man das Luftvolumen, das sich nach maximaler Einatmung insgesamt in der Lunge befindet. Die Totalkapazität ist die Summe aus Residualvolumen und Vitalkapazität.

Bei sportlicher Belastung steigen Atemfrequenz und Atemzugvolumen und in der Folge das Atemminutenvolumen. Die Belastungsintensität kann durch die Atmungsfunktion gesteuert werden. So wird z. B. empfohlen, in einer Geschwindigkeit zu laufen, bei der man sich unterhalten kann, um die Intensität während des Laufens zu kontrollieren.

Sauerstoffaufnahme (VO_2)

Als Sauerstoffaufnahme bezeichnet man die Menge an Sauerstoff, die der Organismus innerhalb einer Minute im Rahmen der Energiebereitstellung im Gewebe verbraucht.
Im Ruhezustand beträgt sie 0,25–0,3 l/min. Unter Belastung kann sie bei untrainierten jungen Männern bis 3 l/min ansteigen, bei einem Ausdauersportler kann sie sich von ca. 3 l/min auf 6 l/min erhöhen.

Maximale Sauerstoffaufnahme (VO_2max)

Die maximale Sauerstoffaufnahme (VO_2max) wird als „Bruttokriterium" für das aerobe Ausdauerleistungsvermögen bezeichnet, da sie von den folgenden Parametern bestimmt wird:
- Sauerstoffzufuhr (Atmung)
- Sauerstofftransport (Herz-Kreislauf)
- Sauerstoffverwertung (Muskelzelle) im Ausdauerbelastungszustand des Organismus

Die VO_2max ist ein wichtiger Faktor, um im Sport – vor allem beim Ausdauertraining – die Leistung zu bestimmen. Man kann sie mittels der Herzminutenvolumenzunahme und einer peripheren Sauerstoffaufnahme ermitteln. Die VO_2max hängt von verschiedenen Faktoren ab, wie Trainingszustand, Alter und Körpergröße.

Beispiel:
Die VO_2max untrainierter junger Männer (25 Jahre) beträgt ca. 3–3,5 l/min, bei älteren Männern (80 Jahre) nur noch ca. 1,5 l/min.

Merksatz
Durch gezieltes Ausdauertraining kann die VO_2max gesteigert werden.

Aufgaben

1. ***Recherchieren Sie, welche der oben genannten Faktoren bei einer intensiven sportlichen Belastung die Leistung begrenzen können.***
2. ***Ist die VO_2max im Erwachsenenalter trainierbar?***

Zusammenfassung

Herz-Kreislauf-System
Das Herz-Kreislauf-System unterteilt sich in Körperkreislauf und Lungenkreislauf. Es
- versorgt die Zellen des Körpers mit Nähr- und Wirkstoffen bzw. mit Sauerstoff und
- transportiert Stoffwechselendprodukte, Hormone, Antikörper, Wärme u. a.

Herz
Im Zentrum beider Systeme befindet sich das Herz, „der Motor des Körpers".

Blut
Das Blut wird durch Gefäße transportiert: Venen, Arterien und Kapillaren. Es ist die wichtigste Flüssigkeit des Körpers und erfüllt wesentliche Aufgaben:
- Atemfunktion
- Spülfunktion
- Nährfunktion
- Wärme zur Thermoregulation
- Pufferfunktion
- Abwehrfunktion

Atmungssystem
Die Atmung
- ist ein Gasaustauschprozess,
- ist notwendig für die Bereitstellung der Energie und somit der Bewegung,
- erfolgt in der Lunge.

Die Leistungsgrößen der Lunge sind
- Atemfrequenz,
- Atemzugvolumen,
- Atemminutenvolumen,
- inspiratorisches und exspiratorisches Reservevolumen,
- Residualvolumen,
- Vitalkapazität,
- Totalkapazität.

3 Sport und Gesundheit

Demografische Entwicklung

Die Botschaft steht seit Jahren im öffentlichen Raum. In ihrer Kurzformel heißt sie „demografischer Wandel" und ihr doppelter Kern besagt: Die Bevölkerung der Bundesrepublik altert und wird kleiner. Beide Prozesse laufen schon einige Zeit, beide werden sich in den kommenden Jahrzehnten verstärken. [...]

Auswirkungen auf den Sport
Natürlich kann der organisierte Sport nicht unberührt bleiben vom demografischen Wandel. Einstweilen aber haben Altern und Schrumpfen der Gesellschaft wenig Spuren in seinen Statistiken hinterlassen – nicht jedenfalls in der Gesamtzahl der bei den Landessportbünden (LSB) gemeldeten Vereinsmitglieder [...].
Der Sport hat just in jener Generation viel aufzuholen, die in Deutschland noch wächst. Keine 20 Prozent der über 60-Jährigen – die im Jahr 2060 ein Drittel statt ein Fünftel (2008) der Gesellschaft bilden dürften – gehörten 2012 einem Sportverein an. [...]

Konsequenzen
Der Sport hat den Beginn des demografischen Wandels gut überstanden. Aber die Herausforderung wird größer, und sie ist nur zu bewältigen, wenn sich Verbände und Vereine umfassend darauf einstellen. Es geht darum, Nachteile der Bevölkerungsentwicklung abzufedern und Vorteile auszubauen – der Wandel eröffnet ja auch Chancen. [...]

Quelle: Deutscher Olympischer Sportbund (DOSB): Demografische Entwicklung, unter: www.dosb.de/sportentwicklung/demografische-entwicklung/, [05.11.2018].

Die **Altersveränderung** in der Gesellschaft und ihre Folgen sind aufgrund der hohen Kosten, die für das Gesundheitssystem in Deutschland entstehen, seit einigen Jahren ein zentrales Diskussionsthema.

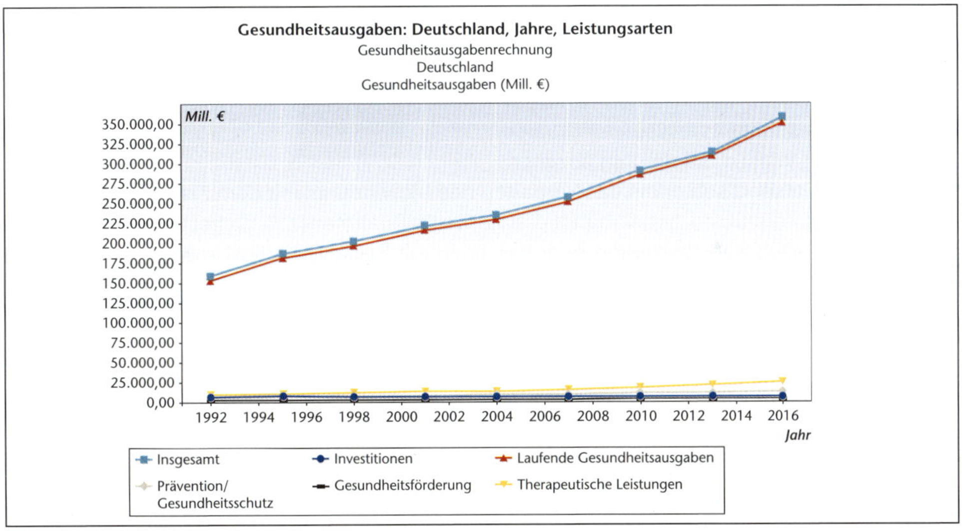

Entwicklung der Kosten für das Gesundheitssystem 1992-2016, erstellt auf www-genesis.destatis.de/genesis/online/logon?language=de&sequenz=tabellen&selectionname=23611, Stand 31.08.2018.*

Prävention und Gesundheitsförderung sollen dazu beitragen, die explosionsartig steigenden Kosten zu verringern und die Lebensqualität und das Gesundheitsbewusstsein der Menschen zu verbessern.

Definition
- ***Als Gesundheitsförderung werden Maßnahmen bezeichnet, die gesundheitliche Verhaltensweisen generell sowie die Gesundheitskompetenz des Einzelnen fördern und zur Verbesserung von gesundheitsrelevanten Lebensbedingungen beitragen, z. B. Informationen über gesundheitsförderliche Ernährungsweisen.***
- ***Prävention wird allgemein als Vorbeugung von Krankheiten verstanden. Für Vereine, Fitnessstudios und Golfanlagen bedeutet dies eine starke Orientierung hin zum Gesundheitssport.***

3.1 Gesundheitssport

Sport Pro Gesundheit

„Mit den zahlreichen Gesundheitssportangeboten in den Sportvereinen möchten wir Ihnen aufzeigen, wie Sie aktiv einen Beitrag zu Ihrer Gesunderhaltung leisten können."
Das Qualitätssiegel SPORT PRO GESUNDHEIT des DOSB zeichnet qualitativ hochwertige Gesundheitssportangebote im Sportverein aus. Ein Garant für hohe Qualität in Leitung und Inhalt.

Quelle: Deutscher Olympischer Sportbund (DOSB): Wissenswertes, unter: https://sportprogesundheit.dosb.de/, [05.11.2018]

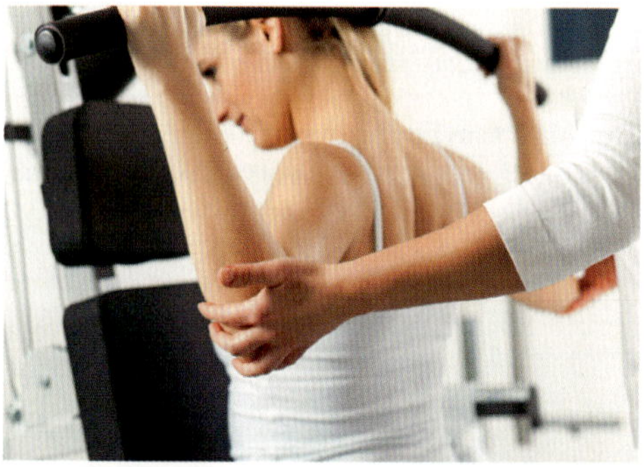

Vereine, Fitnessstudios, Golf- und Wellnessanlagen haben sich in den letzten Jahren stark in Richtung Gesundheit bzw. Gesundheitssport entwickelt. Im Mittelpunkt des Gesundheitssports stehen die Optimierung, Erhaltung oder Wiederherstellung der körperlichen Funktions- und Leistungsfähigkeit des Individuums. Dies umfasst sportliche Aktivitäten, die auf die Stärkung der physischen (Ausdauer, Kraft, Beweglichkeit, Koordination) und psychosozialen Gesundheitsressourcen (Kompetenzerwartung, Wissen, Stimmung) abzielen.
Der Gesundheitssport soll dabei das Verhalten des Individuums mit dem Ziel einer bewussten Lebensweise unterstützen. Er beinhaltet präventive Maßnahmen (z. B. für gesunde Personen mit Bewegungsmangel, Sporteinsteiger oder Personen mit Risikoverhalten) sowie therapeutische oder rehabilitative Maßnahmen (Osteoporose-, Herz-, Diabetesgruppen).

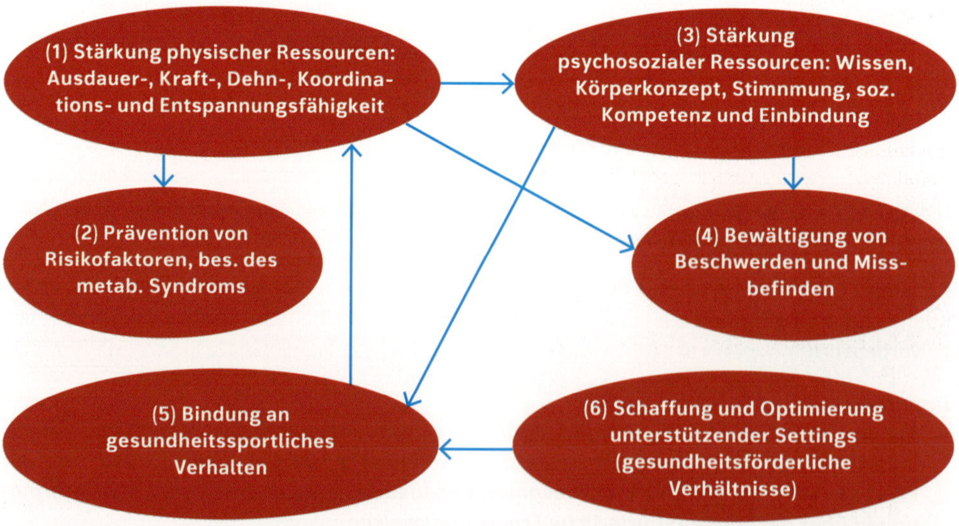

Kernziele von Gesundheitssport und ihre Wechselbeziehungen (nach Walter Brehm, Gesundheitssport -Kernziele, Programme, Evidenzen, 2006)

3.2 Betriebliche Gesundheitsförderung (BGF)

Fit for Work – Wer fit ist, leistet mehr

Wenige Stunden Sport in der Woche stärken den Körper für den Arbeitsalltag, steigern das Wohlbefinden und erhöhen die Leistungsfähigkeit.
Von unserem Firmen-Fitness-Programm „Fit for Work" profitieren bereits über 2.500 Unternehmen und mehr als 80.000 Mitarbeiter.
Fitness First unterstützt auch Sie bei einer Firmenfitness-Mitgliedschaft.

Quelle: Fit for Work – Wer fit ist, leistet mehr. In: https://www.fitnessfirst.de/kooperationen/firmenfitness [18.03.2019].

Die gesellschaftliche Veränderung beeinflusst die Arbeitswelt erheblich. In immer kürzerer Zeit wird immer mehr Leistung gefordert, der Termin- und Erfolgsdruck hat negative Konsequenzen für die Gesundheit der Arbeitnehmer und damit auch entsprechende negative Folgen für den Arbeitgeber. Aus diesem Grund hat die betriebliche Gesundheitsförderung (BGF) in den letzten Jahren zunehmend an Bedeutung gewonnen. Sie ist ein geeignetes Mittel, auf die psychische und physische Beanspruchung der Mitarbeiter angemessen zu reagieren.

Unter betrieblicher Gesundheitsförderung werden alle Maßnahmen verstanden, die notwendig sind, um die Verbesserung bzw. den Erhalt der Gesundheit und des Wohlbefindens aller Mitarbeiter zu sichern. Darüber hinaus wirken solche Maßnahmen auf die Verbesserung des Betriebsklimas, der Motivation und Arbeitszufriedenheit der Mitarbeiter sowie auf die Reduzierung von Fehltagen durch Krankheit hin.

Gesundheitsförderungsmaßnahmen umfassen unterschiedliche Bereiche:

Arbeitgeber	Arbeitnehmer
gesunde Kantinenkost	Ernährungskurse, Ernährungsberatung
gesundheitsfördernde Arbeitsplatzgestaltung	Rückenkurse, Walking
gesundheitsgerechte Mitarbeiterführung	Kurse zur Entspannung, Stressmanagement, Weiterbildung
rauchfreier Betrieb, Verbesserung des Betriebsklimas (Maßnahmen gegen Mobbing, Mitarbeiterführung)	Kurse zur Tabakentwöhnung, Hilfs- und Beratungsangebote
Etablierung von Gesundheitszirkeln, bauliche Maßnahmen zur Gesundheitsförderung	
Arbeitsplatzwechsel, flexible Arbeitszeiten	
Leitbild, transparente Kommunikation, Führungskompetenz	

Quelle: http://www.bundesgesundheitsministerium.de/themen/praevention/betriebliche-gesundheitsfoerderung/umsetzung.html, Stand 23.10.2018

Für Fitnessstudios und Sportvereine stellt die betriebliche Gesundheitsförderung eine gute Möglichkeit dar, das Arbeitsfeld zu erweitern. Die Kooperationen mit den Unternehmen bieten eine neue Herausforderung, qualitätsgesicherte Sport-, Bewegungs-, Entspannungs- und Ernährungsangebote zu entwickeln.

Aufgaben

1. ***Recherchieren Sie, welche Maßnahmen im Bereich Bewegung, Ernährung und Stressmanagement in verschiedenen Firmen durchgeführt werden.***
2. ***Nennen Sie andere Vorteile der betrieblichen Gesundheitsförderung für die Arbeitgeber und Arbeitnehmer.***

3.3 Auswirkungen der sportlichen Aktivität auf den Organismus

Thema: Gesundheitssport

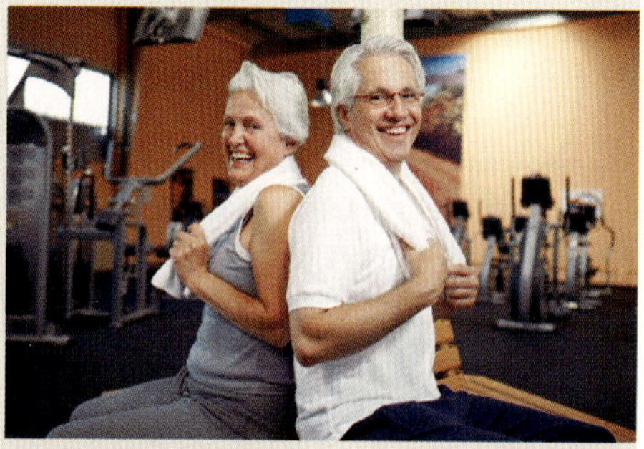

Ältere Menschen erkranken oft nicht deshalb, weil sie älter geworden sind, sondern weil sie sich nicht genug bewegen. Sport und Bewegung können daher einer Vielzahl von Erkrankungen wie Bluthochdruck, Rückenbeschwerden, Arthrosen oder Diabetes mellitus vorbeugen.
Gezielte sportliche Aktivitäten helfen aber auch, wenn es bereits zwickt und zwackt oder man schon erkrankt ist. In vielen Fällen ist Sport ein wichtiger Bestandteil medizinischer Rehabilitation.
Bluthochdruck, Herzbeschwerden, hohe Zuckerwerte und Übergewicht sind deshalb kein Grund, auf Sport zu verzichten. Im Gegenteil: Altersgemäß angeleitet ist Sport oft unverzichtbar, wenn es gilt, „wieder auf die Beine“ zu kommen.

Quelle: Deutscher Olympischer Sportbund (DOSB): Gesundheitssport, unter: https://richtigfitab50.dosb.de/gesundheitssport/, [05.11.2018].

Regelmäßig dosierte sportliche Aktivität gilt als wesentlicher Potenzialfaktor (Nutzungs- und Leistungspotenzial, das über einen längeren Zeitraum zur Verfügung steht) zur Vermeidung bzw. Verminderung einer Reihe von Krankheiten. In verschiedenen wissenschaftlichen Untersuchungen konnte ein enger Zusammenhang zwischen körperlicher Aktivität, Gesundheit und Langlebigkeit belegt werden. Zahlreiche Studien beweisen eine deutlich positive Auswirkung der dosierten sportlichen Aktivität auf die Erhaltung und die Verbesserung der Körpersysteme und die Vorbeugung verschiedener Erkrankungen.

Beispiel:
Frau Glaser berichtet: „Seit einem Jahr trainiere ich die Ausdauer viermal pro Woche – zweimal fahre ich Fahrrad, einmal gehe ich walken und einmal schwimmen. Ich bin definitiv superfit! Nach meinem Training fühle ich mich wohl und beruhigt. Ich merke, dass ich mich besser erhole und bei der Arbeit eine höhere Leistung bringe. Ich schlafe tief und erkälte mich nicht so oft wie früher. Außerdem habe ich viele Lebensgewohnheiten geändert. Jetzt ernähre ich mich bewusster und trinke nicht mehr so viel Alkohol. Sogar das Rauchen habe ich stark reduziert, das mache ich höchstens noch gelegentlich.“

Definition
Trainingsanpassung oder Trainingsadaptation sind die funktionelle und morphologische Veränderung des Organismus, die zu einer Steigerung der Funktionstüchtigkeit, der Leistung und Belastbarkeit führen.

Durch regelmäßiges Sporttreiben und Training kann sich der Organismus auf verschiedene Weise anpassen. Folgende Anpassungen (Adaptionen) können stattfinden (nach Friedrich, 2001):

- biologische Adaptation (Veränderung von Organen und Funktionssystemen)
- morphologische Adaptation (z. B. Energiespeicher, Muskelquerschnitt)
- metabolische Adaptation (z. B. Strukturproteine, Enzyme)
- endokrine Adaptation (z. B. Hormone, Endorphine)
- neuronale Adaptation (Frequenzierung der Muskelfasern)
- kognitive Adaptation (Wahrnehmung, Koordination)

3.3.1 Anpassungseffekte beim Ausdauertraining

Beim Ausdauertraining können Sportler die in der nachfolgenden Tabelle aufgelisteten Anpassungseffekte erzielen–, vorausgesetzt, das Training wird mindestens 3-mal die Woche mit einer Belastungsintensität zwischen 60 und 85 % über einen längeren Zeitraum, mindestens sechs Monate, durchgeführt.

Anpassungseffekte beim Ausdauertraining	
Herz	– Ökonomisierung der Herzarbeit durch Abnahme der HF bei gleichzeitig Zunahme des SV – Vergrößerung des Herzmuskels (Hypertrophie), Erweiterung der Herzkammern (Dilatation) – Vergrößerung der maximalen Sauerstoffaufnahmefähigkeit – Verringerung des Sauerstoffbedarfs des Herzmuskels
Blut	– Blutvolumenzunahme um ca. 1 bis 2 Liter und damit steigende Sauerstoffaufnahme – Zunahme von Erythrozyten und Hämoglobin (Sauerstofftransportkapazität des Blutes) – Optimierung der Funktionen (Transport, bessere Versorgung der Organe und Muskulatur mit Sauerstoff und Nährstoffen, Puffer etc.) – Abnahme des Blutfettspiegels und Vergrößerung des positiven HDL-Anteils (high-density lipoprotein)
Gefäßsystem	– Zunahme der Kapillaren und Vergrößerung ihrer Austauschfläche – Neubildung von Kollateralen (neue Kapillare) – Verbesserung der intramuskulären Blutverteilung – verbesserte arterielle Gefäßfunktion
Muskelzelle	– verbesserte Durchblutung der Kapillare – Energiespeicherung (ATP, KP, Glukose, freie Fettsäuren) – Zahl der Mitochondrien nimmt zu – verbesserte Sauerstoffaufnahme, -speicherung, -verarbeitung
Lunge	– Vergrößerung des maximalen Atemminutenvolumens – Verbesserung der Atemökonomie für vergleichbare Belastungen – Ausweitung des Lungenkapillarnetzes – Weitung von Lungenvenen und -arterien – Hypertrophie der Atemmuskulatur – erhöhte Ermüdungsresistenz des Zwerchfells
Risikofaktoren	– Vorbeugung von Herz-Kreislauf-Erkrankungen und Abschwächung bzw. Beseitigung von Risikofaktoren, wie z. B. Bluthochdruck, erhöhte Blutzuckerwerte, erhöhte Blutfettwerte, erhöhter Harnsäurespiegel, Übergewicht und Bewegungsmangel – geringere Thromboseneigung und geringeres Risiko von Arteriosklerose – vermutlich vorbeugende Wirkung gegen Osteoporose – Steigerung der psychischen Belastbarkeit (Stress)

Merksatz

Das richtig dosierte Ausdauertraining beeinflusst verschiedene Systeme des Organismus positiv, da sowohl die physische als auch die psychische Leistungsfähigkeit erhöht wird, was zu einer stabileren Gesundheit führt.

3.3.2 Anpassungseffekte beim Krafttraining

Die Bedeutung des Krafttrainings hat seit ein paar Jahren deutlich zugenommen, vor allem im Bereich des Gesundheitssports und in der Rehabilitation ist das Krafttraining heutzutage unverzichtbar.

Mit dem Alter gehen verschiedene körperliche Veränderungen einher. Die Abnahme der Muskulatur während des Alterungsprozesses ist unbestritten. Physiologische, hormonelle und metabolische Veränderungen wirken sich auf den muskulären Apparat und den Körper im Allgemeinen aus, was weitere Folgen nach sich ziehen kann: Altersleiden werden zu chronischen Krankheiten.

Gerade aus diesem Grund erscheinen der Erhalt der Muskulatur und die mit dem Erhalt in Zusammenhang stehenden Maßnahmen besonders wichtig, da sie präventive und rehabilitative Wirkungen gerade auch auf metabolische und hormonelle Bereiche haben können.

Wichtigste Effekte eines differenzierten Krafttrainings (Gottlob, 1997)		
Muskelbereiche	**passiver Bewegungsapparat**	**andere Bereiche**
– Kraftzuwachs – Muskelquerschnittsvergrößerung – Kapillarisierung – Verbesserung des Stoffwechsels	– Knochendichteerhöhung – Verstärkung der Sehnen, Bänder, Faszien, Gelenkpartner – Entlastung des Bandapparates – Gelenkstabilisierung und Schutzfunktion – Haltungsverbesserung	– Verbesserung der Koordination und Schnelligkeit – Reduktion des Fettgehalts – schnellere Regeneration nach Verletzungen, Verletzungsprophylaxe – knackige Figur, straffe Haut – Gegensteuerung altersbedingter Abbauvorgänge

Aufgaben

Recherchieren Sie über den Gesundheitssport der Zukunft.

1. ***Welchen Einfluss hat die Entwicklung auf die Vereine, Wellnessanlagen und Fitnessstudios? Prognostizieren Sie die neuen Tendenzen im Breitensport.***
2. ***Welche Kurse oder Trainingsprogramme sind für die Entwicklung des Gesundheitssports geeignet? Welche liegen im Trend?***
3. ***Welche Programme (von Krankenkassen, Sportverbänden etc.) gibt es, die den Gesundheitssport unterstützen?***

3.4 Ernährung, Sport und Gesundheit

Wie man sich als Sportler gesund ernährt

Ob Schwimmen Joggen oder Fußball – Menschen, die in ihrer Freizeit regelmäßig Sport treiben, benötigen mehr Energie als andere. Eine gesunde Ernährung ist dabei unerlässlich. Je nach Sport variieren die Ansprüche an eine gesunde Ernährung. Wer Muskelmasse aufbauen möchte, ernährt sich anders als jemand, der seine Ausdauer trainieren will.
Dennoch benötigt der Körper bei jeder körperlichen Tätigkeit eine ausreichende Nahrungsmittelzufuhr, um seinen Grundbedarf zu decken. Dabei ist die Zusammenstellung der Nahrungsmittel entscheidend. Der Energiebedarf des Körpers ergibt sich aus Grund- und Leistungsumsatz. Der Grundumsatz gibt den Energiebedarf an, den der Körper im Ruhezustand verbraucht, etwa für den Herzschlag oder die Atmung. Er steigt mit dem Anteil der Muskelmasse. Jede darüber hinausgehende körperliche Tätigkeit wird dem Leistungsumsatz zugerechnet. Je nach Aktivität und Dauer kann dieser darum schwanken. sowohl der Grund- als auch der Leistungsumsatz spielen eine wichtige Rolle beim Sport. [...].

Quelle: Alliance Healthcare Deutschland AG: Wie man sich als Sportler gesund ernährt. In: gesundheit.de, 21.09.2018. https://www.gesundheit.de/ernaehrung/gesund-essen/ernaehrung-und-lebensstil/ernaehrung-und-sport [18.03.2019].

Der Organismus benötigt zum Leben Energie – und diese Energie wird von Nahrungsmitteln geliefert. Grundsätzlich fungieren Kohlenhydrate, Fette und Proteine als Energiequelle. Daneben spielen Vitamine, Mineralstoffe und Flüssigkeiten als lebensnotwendige Elemente eine wichtige Rolle.
Der gesamte Energiebedarf eines Menschen umfasst Grund- und Leistungsumsatz und lässt sich in folgender Formel darstellen:

$$\text{Energiebedarf} = \text{Grundumsatz} + \text{Leistungsumsatz}$$

Grundumsatz

Der Grundumsatz ist die Energiemenge, die der Körper täglich bei komplettem Ruhezustand benötigt, um seine grundlegenden Funktionen aufrechtzuerhalten. Der Grundumsatz hängt von Alter, Geschlecht, Körpergröße, Gewicht und Muskelmasse ab.

Beispiel:
Der Grundumsatz von Männern ist aufgrund ihres größeren Anteils an Muskelmasse höher als der von Frauen. Auch junge Leute haben im Vergleich zu älteren einen höheren Grundumsatz. Im Alter nimmt die Muskelmasse ab, dazu verlangsamt sich der Stoffwechsel. Der Grundumsatz sinkt ab dem 30. Lebensjahr um ca. 3 %.

Der durchschnittliche Grundumsatz wird i. d. R. mit ca. 1 kcal (4,2 kJ) pro Kilogramm Körpergewicht pro Stunde angegeben.

Durchschnittliche Höhe des Grundumsatzes				
Alter	**Körpergewicht (kg)**		**Grundumsatz (kcal/Tag)**	
	m	w	m	w
15–19 Jahre	67	58	1.820	1.460
19–25 Jahre	74	60	1.820	1.390
25–51 Jahre	74	59	1.740	1.340
51–65 Jahre	72	57	1.580	1.270
65 Jahre und älter	68	55	1.410	1.170

Quelle: Ernährung Online: Übergewicht. Energiebedarf – Grundumsatz, Leistungsumsatz & PAL, unter: http://ernaehrung-online.com/abnehmen/uebergewicht/defi%20nition/52-energiebedarf-grundumsatz-leistungsumsatz-pal, [05.11.2018].

Leistungsumsatz

Der Leistungsumsatz, auch Arbeitsumsatz genannt, ist die Energiemenge, die der Körper täglich benötigt, um Arbeit nachgehen zu können. Je nach Schweregrad der Arbeit (leicht, mittel, schwer) erhöht sich der Energieumsatz. Bei sportlichen Aktivitäten kann er sich auf ein Vielfaches des Grundumsatzes erhöhen. Der Leistungsumsatz hängt auch von weiteren Faktoren ab:

- Wärmeproduktion (je nach Umgebungstemperatur)
- Verdauungsarbeit
- Muskelarbeit (Sport, Bewegung)
- Bedarf bei Wachstum (Kinder und Jugendliche)
- Schwangerschaft und Stillzeit

Für die Ermittlung des Leistungsumsatzes steht das gesamte Ausmaß an körperlicher Aktivität, kurz der „PAL“ (**P**hysical **A**citivity **L**evel), als Parameter zur Verfügung. Bestimmte körperliche Aktivitäten haben einen bestimmten PAL-Wert, womit man den eigenen Energiebedarf ausrechnen kann.

PAL-Werte für unterschiedliche Personengruppen (Erwachsene)

Aktivität	PAL	Gruppe
Sitzende oder liegende Lebensweise	0,9–1,2	Bettlägerige
Sitzende Tätigkeit, wenig Bewegung	1,4–1,5	Büroangestellte
Sitzende Tätigkeit, zeitweise Bewegung	1,6–1,7	Studenten, Kraftfahrer
Gehende und stehende Betätigung	1,8–1,9	Hausfrauen, Verkäufer, Handwerker
Hohe körperliche Beanspruchung	2,0–2,4	Bauarbeiter, Landwirte, Leistungssportler

Quelle: Ernährung Online: Übergewicht. Energiebedarf – Grundumsatz, Leistungsumsatz & PAL, unter: http://ernaehrung-online.com/abnehmen/uebergewicht/defi%20nition/52-energiebedarf-grundumsatz-leistungsumsatz-pal, [05.11.2018].

Für die Berechnung des Gesamtenergieumsatzes multipliziert man den Grundumsatz mit dem durchschnittlichen PAL-Wert:

$$\text{Gesamtenergieumsatz} = \text{Grundumsatz} \cdot \text{PAL-Wert}$$

Beispiel:
Ein Mann, 45 Jahre, Normalgewicht, Verkäufer, hat einen Grundumsatz von 1.740 kcal. Gemessen an seinen täglichen Tätigkeiten weist er folgende PAL-Werte auf:

Stunden am Tag	PAL-Wert	Tageswert
7 Stunden Schlaf	0,95	7 · 0,95 = 6,65
8 Stunden Arbeit	1,9	8 · 1,9 = 15,2
1 Stunde Sport	2,4	1 · 2,4 = 2,4
8 Stunden Sitzen	1,3	8 · 1,3 = 10,4

Mittlerer PAL-Wert: *6,65 + 15,2 + 2,4 + 10,4 = 34,65 : 24 = 1,44*
Gesamtenergiebedarf: *1.740 · 1,44 = 2.505 kcal*

Der Leistungsumsatz eines Leistungs- und Hochleistungssportlers ist deutlich höher als der eines Nicht- oder Breitensportlers. Das beeinflusst natürlich auch den Energiebedarf.

Beispiel:
Je nach Wettkampf kann der Energieverbrauch beim Leistungssportler kurzzeitig sehr stark ansteigen: Ein kenianischer Läufer, der rund 60 kg wiegt, verbraucht bei einem Marathon, den er in einer Zeit von 2 Stunden, 6 Minuten absolviert, ca. 2.891 kcal.

Um den Leistungsumsatz eines Sportlers genau zu bestimmen, sollte neben dem PAL-Wert auch der spezifische Energieverbrauch während der Belastung berücksichtigt werden.

Energiebedarf bei Sportlern

Die möglichen Einflussfaktoren auf den Energiebedarf sind (nach Weineck, 2009)

- anthropometrische Voraussetzungen (Alter, Geschlecht, Gewicht, Muskelmasse, Größe),
- Krankheiten und Verletzungen,
- Sportart, Trainingsbedingungen, Trainingsumfang, Trainingsintensität, Trainingshäufigkeit und Trainingszustand,
- berufliche Tätigkeit,
- klimatische Bedingungen.

Aufgabe

1. ***Ermitteln Sie anhand der Tabellen und Informationen den Energiebedarf zweier Ihrer Mitauszubildenden. Besuchen Sie dazu die folgenden Internetseiten:***
   - *https://www.uni-hohenheim.de/wwwin140/info/interaktives/energiebed.htm*
   - *www.sportunterricht.ch/Theorie/Energie/energie.php*

   Dort können Sie eine interaktive Energiebedarfsrechnung vornehmen.
2. ***Unterscheiden sich die beiden Berechnungen? Wenn ja, woran könnte es liegen?***

3.5 Nährstoffe als Energielieferanten (Kohlenhydrate, Fette, Eiweiße)

3.5.1 Kohlenhydrate

Die Kohlenhydrate stellen die wichtigste Energiequelle für den menschlichen Organismus dar (Hauptenergielieferanten):

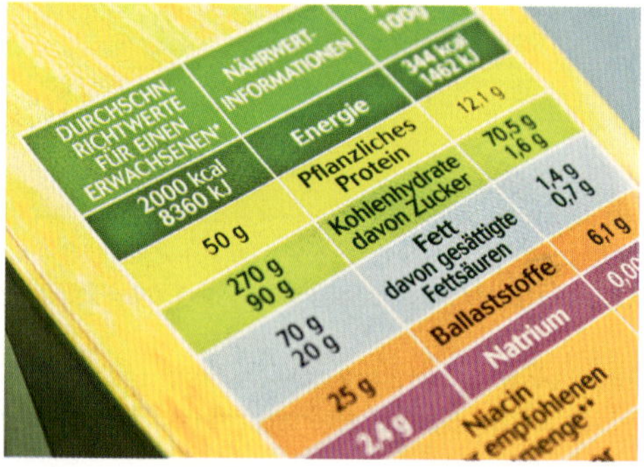

1 g Kohlenhydrate = 4,1 kcal

Kohlenhydrate befinden sich vor allem in Getreide bzw. Getreideprodukten wie Brot, Müsli, Nudeln, Reis, Haferflocken sowie in Kartoffeln, Obst oder Hülsenfrüchten. Diese Art von Kohlenhydraten enthält neben Zucker auch Stoffe, die für die Körperfunktionen notwendig sind: Ballaststoffe, Mineralstoffe, Stärke und Vitamine.

Der Körper wandelt alle Kohlenhydrate in Glukose um, die direkt zur Gewinnung von ATP verwendet wird. Ein großer Teil der Kohlenhydrate wird in Form von Glykogen zu ca. einem Drittel in der Leber und zu ca. zwei Dritteln in den Muskelzellen gespeichert. Dies hat eine große Bedeutung für die Energielieferung während sportlicher Belastungen. Da der Speicherplatz begrenzt ist, wandelt der Körper den Rest der nicht speicherbaren Kohlenhydrate in Fett um. Durch regelmäßiges Training kann der Glykogenspeicher jedoch vergrößert werden.

Beispiel:
Untrainierte Personen haben einen Glykogenspeicher von ca. 250 g im Muskel und von ca. 80 g in der Leber. Ausdauersportler können bis ca. 400 g bzw. 120 g einlagern. Dies beeinflusst auch die Leistungsdauer: So können untrainierte Personen bis ca. 90 Minuten und Ausdauersportler ca. 120 Minuten ohne Nahrungsaufnahme einer Belastung standhalten.

Der Bedarf an Kohlenhydraten macht laut Deutscher Gesellschaft für Ernährung für Nichtsportler und Breitensportler mindestens 50 % des gesamten Energiebedarfs aus. Für Hochleistungssportler werden je nach Sportart andere Werte empfohlen: 60 % für Spielsportarten (Fußball, Handball, Tennis, Squash, Eishockey) und 65–70 % für Ausdauersportarten wie Marathon, Triathlon oder Radsport.

Ballaststoffe

Ballaststoffe kommen vorwiegend in pflanzlicher Nahrung vor. Fast alle Ballaststoffe sind Kohlenhydrate. Der Unterschied zu anderen Kohlenhydraten liegt darin, dass diese nicht vom menschlichen Verdauungssystem verdaut werden können. Sie kommen unverdaut in den Dickdarm, wo sie sich an Wasser binden und u. a. die Verdauungstätigkeit anregen. Zudem haben Ballaststoffe noch weitere Funktionen:

- Verzögerung der Magenentleerung → Sättigungsgefühl
- Bindung von Cholesterin und Gallensäuren → Absenken des Cholesterinspiegels, Vorbeugung von Gallensteinen
- langsamere Verdauung von Kohlenhydraten → geringerer Blutzuckeranstieg
- Förderung der Darmflora → Stärkung der Abwehrkräfte

Prinzipiell wird eine tägliche Ballaststoffzufuhr von mindestens 25 g empfohlen.

Merksatz
Ballaststoffe kommen nur in pflanzlichen Lebensmitteln vor, hauptsächlich in Vollkorngetreideprodukten, Gemüse, Obst und Hülsenfrüchten.

Glykämischer Index

Der glykämische Index bestimmt die Wirkung eines kohlenhydrathaltigen Lebensmittels auf den Blutzuckerspiegel: Je nachdem wie hoch bzw. niedrig der glykämische Wert von Nahrungsmitteln ist, wirken sie schnell oder langsam auf den Blutzuckerspiegel (Nahrungsmittel mit einem hohen glykämischen Wert lassen den Blutzuckerspiegel rapide ansteigen und umgekehrt). Kohlenhydratquellen mit niedrigem glykämischem Index bewirken eine längere Sättigung und enthalten wichtige Ballaststoffe sowie essenzielle Nährstoffe.

Glykämischer Wert	Lebensmittel (Beispiel)
> 70 hoher glykämischer Index	Cornflakes, Wassermelone, Kartoffelbrei (instant), Kartoffeln (gebacken), Cola, Weißbrot, Honig, Marmelade
50–70 mittlerer glykämischer Index	Saccharose (Haushaltszucker), Roggenvollkornbrot, Langkornreis, Kiwi, Banane, Weintraube
< 50 niedriger glykämischer Index	Pudding, Joghurtdrink (fettreduziert), Passionsfrucht, Kakao (aus fettarmer Milch), Milch, Haferflocken (kernig), Spaghetti (Vollkorn)

Merksatz
Personen, die an Diabetes leiden, sollten sich vor allem von Lebensmitteln mit niedrigem glykämischem Index ernähren.

3.5.2 Fette

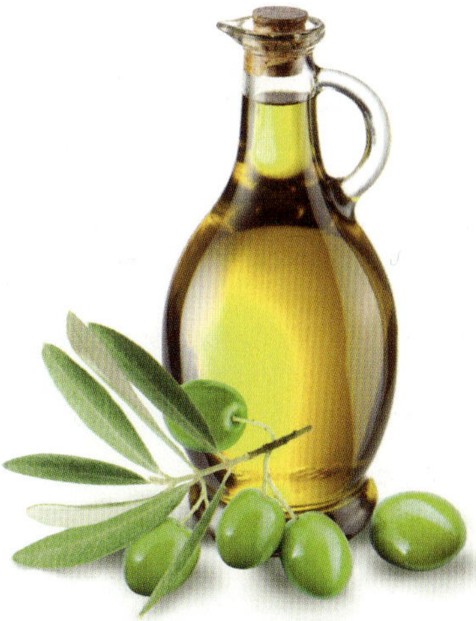

Fette (Lipide) setzen sich aus drei Fettsäuren (gesättigt, einfach ungesättigt, mehrfach ungesättigt) und Glycerin zusammen.

Die Fettzufuhr für einen gesunden Erwachsenen beträgt 60–80 g pro Tag, dies entspricht etwa 25–30 % des Energiebedarfs.

Bei einer Fettaufnahme (bei Erwachsenen) bis zu 30 % des Gesamtenergiebedarfs sollte daher laut Empfehlung der DGE der Anteil

- gesättigter Fettsäuren 10 % (z. B. tierische Produkte wie Fleisch, Wurst, Butter),

- einfach ungesättigter Fettsäuren 10–15 % (z. B. Olivenöl, Rapsöl, Avocados) und
- mehrfach ungesättigter Fettsäuren 7 % (z. B. Sonnenblumen-, Soja- oder Leinöl, Nüsse und fettreiche Fischsorten wie Lachs, Hering oder Makrele)

der zugeführten Energie betragen.

Hauptfunktionen der Fette:

- wichtigste Energiespeicher, Energieversorgung des Organismus; 1 g Fett liefert 9,3 kcal
- Depotfett (Fettpolster im Unterhautfettgewebe oder als Organfett) in geringer Menge schützt den Körper. In größeren Mengen kann es zu Übergewicht führen und damit zu Herz-Kreislauf- sowie Stoffwechselkrankheiten.
- Nahrungsfette sind neben Kohlenhydraten wichtige Energiequellen. Sie sorgen bei Ausdauerbelastungen über einen längeren Zeitraum für die Energiebereitstellung.
- Die essenziellen Fettsäuren sind u. a. am Aufbau von Zellmembranen sowie der Senkung des „bösen" Cholesterins und von entzündlichen Reaktionen beteiligt.
- Fette sind für das menschliche Leben unverzichtbar, da sie u. a. Träger fettlöslicher Vitamine (A, D, E und K) sind.
- Fette sind Träger von Geschmacks- und Aromastoffen.

Cholesterin und Fett

Cholesterin (Cholesterol) ist ein Fettbegleitstoff. Es wird im Körper gebildet (Leber) und kommt auch in Fetten aus tierischer Herkunft vor. Das Cholesterin ist Bestandteil der Zellen und an der Bildung von Hormonen beteiligt.

Man unterscheidet zwischen HDL (high-density lipoprotein), auch als „gutes" Cholesterin bezeichnet, und LDL (low-density lipoprotein), auch als „böses" Cholesterin bekannt. Diese Bezeichnung steht im Zusammenhang mit dem Einfluss hoher Cholesterinwerte auf das Blut.
Ein hoher HDL-Wert im Blut wird als günstig betrachtet, da die Hauptfunktion der Lipoproteine der Abtransport überschüssigen Cholesterins von peripheren Geweben (z. B. aus den Wänden von Arterien) zur Leber ist. Dies hat eine große Bedeutung für das Gleichgewicht des Cholesterinstoffwechsels.

Ein hoher LDL-Wert im Blut wird als ungünstig betrachtet, da er als Risikofaktor von Herz-Kreislauf-Erkrankungen gilt.

Merksatz

Hinsichtlich der Gesundheit sind Fette pflanzlicher Herkunft förderlicher als tierische Fette. Sie enthalten ungesättigte bzw. essenzielle Fettsäuren.

3.5.3 Eiweiße

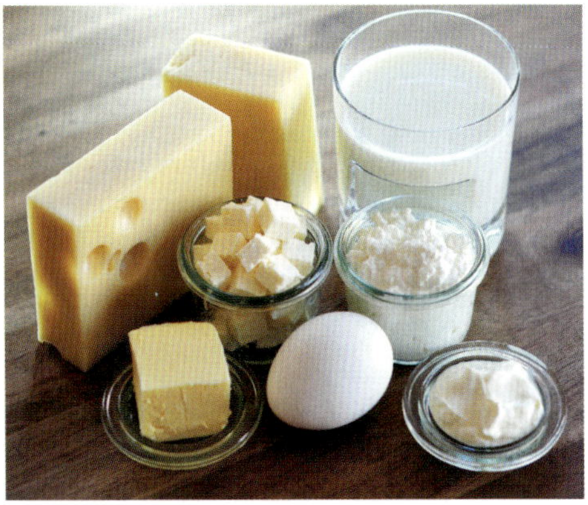

Eiweiße (Proteine) sind für den Körper lebensnotwendig und müssen über die Nahrung aufgenommen werden. Eiweiß findet man in:

- tierischen Lebensmitteln: Fleisch, Fisch, Milch, Milchprodukte, Eier
- pflanzlichen Lebensmitteln: Hülsenfrüchte, Kartoffeln, Sojaprodukte, Getreide und Getreideprodukte

Lebensmittel, die tierisches Eiweiß enthalten, besitzen oft auch einen relativ hohen Fett-, Purin- und Cholesterinanteil. In größeren Mengen können diese negative Auswirkungen auf die Gesundheit haben. Deswegen sollte man bei der Nahrungsaufnahme auf eine Mischung aus tierischen und pflanzlichen Proteinen achten. Gesunde Erwachsene sollen täglich 0,8 g Eiweiß pro kg Körpergewicht aufnehmen. Das entspricht ca. 12–15 % des täglichen Bedarfs.

Im Gegensatz zu Kohlenhydraten und Fetten können Eiweiße nicht im Körper gespeichert werden, sie übernehmen aber wichtige Funktionen (Hauptfunktionen der Proteine):

- strukturelle Funktion (Aufbau von Zellen, Festigkeit und Formbeständigkeit der Organe, z. B. Kollagen)
- Transportfunktion (Hämoglobin → Sauerstoff, Lipoproteine → Lipide)
- Bewegung (Aktin und Myosin)
- Stoffwechselregulation (Enzymfunktion)
- Schutzfunktion (Produktion von Antikörpern)
- homöostatische Funktion (Halten des pH-Werts)

3.6 Essenzielle Substanzen

Essenzielle Substanzen sind Stoffe, die lebensnotwendig sind und nicht im Körper gebildet werden können. Sie müssen mit der Nahrung zugeführt werden.

Vitamine

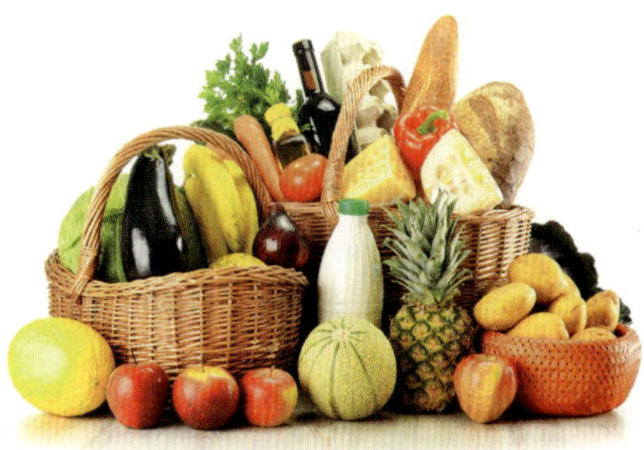

Vitamine sind essenzielle Nährstoffe. Sie kommen zum großen Teil als Bestandteil von Koenzymen vor und sind an Stoffwechselreaktionen beteiligt. Vitamine sind sowohl in tierischen als auch in pflanzlichen Lebensmitteln enthalten. Die unzureichende Zufuhr an Vitaminen kann zu Vitaminmangelerkrankungen wie Infektanfälligkeit, Störung des Stoffwechsels Entkalkung des Knochens u. a. führen.

Merksatz
Aufgrund der höheren Beanspruchung ihres Stoffwechsels haben Sportler einen erhöhten Bedarf an Vitaminen.

Mineralstoffe und Spurenelemente

Wasser ist mit einem Anteil von ca. 60–70 % der größte und einer der wichtigsten Bestandteile des Organismus. Der **Wasseranteil im Organismus** hängt von folgenden Faktoren ab:

- Alter: Der Wassergehalt nimmt mit dem Alter ab.
- Geschlecht: Männer haben aufgrund der größeren Muskelmasse einen höheren Wasseranteil als Frauen.
- Körpergewicht (Relation von Muskelmasse und Fettgewebe): Die Muskulatur besteht zu 75 %, das Fettgewebe hingegen nur zu ca. 10–15 % aus Wasser.

Hauptfunktionen des Wassers im Organismus:
- Transportmittel (Nährstoffe, auszuscheidende Stoffe)
- Bausteine jeder Zelle
- Lösungsmittel (für Salze, Mineralstoffe, Sauerstoff und Kohlendioxid im Blut)
- Harnbildung
- Wärmeregulation (durch Schwitzen)

Der **Flüssigkeitsaufnahme** kommt im Sport eine entscheidende Bedeutung zu. Bei anstrengender körperlicher Bewegung verliert der Körper über den Schweiß und über eine beschleunigte Atmung Flüssigkeit. Auch extreme Umweltbedingungen wie extreme Wetterlagen, Höhenlagen etc. steigern den Flüssigkeitsverlust (Wasser, Mineralstoffe, einige Spurenelemente).
Bei einem erhöhten Flüssigkeitsverlust werden auch Natrium und Kalium ausgespült, was in extremen Situationen zu einem sehr niedrigen Natriumgehalt im Blut führen kann (Hyponatriämie). Dieser kann sich allerdings auch bei stark erhöhter Wasserzufuhr ergeben, wenn hohe Flüssigkeitsverluste mit einer verstärkten Aufnahme von salzarmen Getränken ausgeglichen werden (Hyperhydratation).

In beiden Fällen sind folgende Symptome festzustellen:
Zunächst treten Allgemeinsymptome wie Unwohlsein, Kopfschmerzen, Müdigkeit, Erbrechen und eine Leistungsminderung auf. Bei zunehmender Natriumverarmung im Blut kommt es zu Bewusstseinsstörungen, Koordinationsproblemen, Krämpfen und epileptischen Anfällen. Im schlimmsten Fall kann Natriumarmut zum Tode führen.

Aufgaben

1. ***Recherchieren Sie den Flüssigkeitsbedarf beim Sport. Welche Unterschiede können sich je nach Sportart ergeben? Geben Sie mindestens zwei Beispiele.***
2. ***Was sind Sportgetränke? Welche Aufgabe sollen sie erfüllen und was sind ihre Hauptbestandteile?***
3. ***Was versteht man unter isotonischen, hypotonen und hypertonen Sportgetränken? Wie wirken diese Getränke auf den Körper?***

3.7 Die Ernährung beim Sport

Vollwertig essen hält gesund, fördert die Leistungsfähigkeit und das Wohlbefinden.

Bei der Nahrungsaufnahme sollte der Sportler darauf achten, mindestens 50 % Kohlenhydrate zu sich zu nehmen. Je nach Sportart werden folgende Nahrungsrelationen empfohlen:

Nährstoff/Sportart	Ausdauer	Kraft	Schnelligkeit	Spiele
Kohlenhydrate	60 %	50–55 %	50–55 %	55 %
Eiweiß	14–16 %	20–25 %	20–30 %	15–18 %
Fette	24–26 %	20–25 %	20–25 %	25–33 %

Wenn Sportler/-innen eine optimale Leistung abrufen wollen, spielt die Ernährung eine wichtige Rolle. Dies sollte abhängig von der Trainingsphase beachtet werden.

3.7.1 Vorwettkampfphase

Bei der Ernährung vor dem Wettkampf sollte ein Sportler darauf achten, seine Glykogenspeicher aufzufüllen, da sich das gespeicherte Glykogen schneller mobilisieren lässt. Dafür wird ab ca. 48 Stunden vor dem Wettkampf eine kohlenhydratreiche Diät empfohlen.
Viele Ausdauersportler verwenden die Methode des „Kohlenhydratladens" (Kohlenhydratsuperkompensation). Die ursprüngliche Größe der Glykogenspeicher kann dadurch nochmals um 25–100 % gesteigert werden.
Neben einer kohlenhydratreichen Ernährung sollte der Sportler auf eine ausreichende Zufuhr von Wasser und Kalium achten.

Merksatz
Wenn es sich um Ausdauerleistungen von sehr hoher Intensität handelt, kann der Sportler seine Kohlenhydratzufuhr bis auf ca. 80 % steigern, z. B. nach einem intensiven Training oder vor einem Wettkampf.

3.7.2 Tag des Wettkampfs

Merksatz
Die allgemeine Regel am Wettkampftag lautet: Ein Sportler sollte niemals hungrig oder mit unverdauter Nahrung im Magen in den Wettkampf gehen.

Im Übrigen sollte sich der Sportler vor dem Wettkampf an folgenden Empfehlungen orientieren:

- Die letzte größere Mahlzeit sollte drei bis vier Stunden vor dem Wettkampf eingenommen werden.
- Was die Nahrung betrifft, sollte jeder Sportler für sich selbst entscheiden, welche Lebensmittel für ihn gut und verträglich sind. Allerdings sind bestimmte Kriterien zu beachten: Zu

empfehlen ist eine fett- und ballaststoffarme Mahlzeit mit einem moderaten Proteingehalt, Kohlenhydraten wie Müsli, Brot, Nudeln oder Reis und ausreichend Flüssigkeit.

- Ca. 45 Minuten bis eine Stunde vor dem Wettkampf sollte der Sportler noch eine kleine kohlenhydratreiche Portion (z. B. Banane) aufnehmen.
- Bei der Flüssigkeitsaufnahme sind Sportgetränke zu empfehlen, die sowohl den Flüssigkeitsals auch den Mineralienverlust ausgleichen können.

3.7.3 Während des Wettkampfs

Auch während des Wettkampfs sollte sich ein Sportler an ein paar wichtige Regeln halten:

- Bei einer Belastung von mehr als 45 Minuten sollten Flüssigkeitsverluste ausgeglichen werden: Es wird empfohlen, alle 15 Minuten etwa 200 ml eines Sportgetränks zu sich zu nehmen.
- Bei andauernden Belastungen über eine längere Zeitspanne ist ein stündlicher Verzehr von 30 bis 60 g Kohlenhydraten zu empfehlen.
- Bei Spielsportarten (solche mit kleineren Pausen) oder Sportarten, bei denen der Sportler mehrere Einsätze an einem Tag absolviert (z. B. Kampfsportarten), sollte er in der Zwischenzeit kleinere, leicht verdauliche und kohlenhydratreiche Mahlzeiten aufnehmen.

Merksatz

Um den Blutglukosespiegel aufrechtzuerhalten und eine optimale Leistung zu erbringen, ist zum Ausgleich von Verlusten die Aufnahme von Flüssigkeit, Mineralstoffen und Kohlenhydraten notwendig.

3.7.4 Nach dem Wettkampf

In der Zeit direkt nach dem Wettkampf (und auch nach dem Training) passiert im Körper Folgendes:

- Die Glykogenspeicher werden entleert.
- Der Proteinabbau nimmt zu.
- Das Muskelproteingleichgewicht ist gestört.

Aus diesem Grund muss der Körper nach dem Wettkampf die verbrauchten Nährstoffe in Form von Flüssigkeit, Mineralstoffen, Kohlenhydraten und Proteinen wieder zugeführt bekommen, um die Glykogenspeicher im Muskel aufzufüllen. Dabei ist Folgendes zu beachten:

- Unmittelbar nach der Belastung sollte der Sportler mindestens 300 ml Flüssigkeit mit hohem Kohlenhydratanteil in Form von Glukose (Sportgetränke) zu sich nehmen.
- Die erste Mahlzeit sollte ca. 30 bis maximal 45 Minuten nach dem Wettkampf aufgenommen werden, anschließend sollten alle zwei Stunden weitere vollwertige Zwischenmahlzeiten eingenommen werden.
- In der ersten Stunde nach Wettkampf- oder Trainingsende sollte der Sportler verdauliche Kohlenhydrate mit einem hohen glykämischen Index zu sich nehmen, dazu auch fettarme oder fettfreie Lebensmittel, die Proteine enthalten, um das Auffüllen der Glykogenspeicher zu unterstützen.

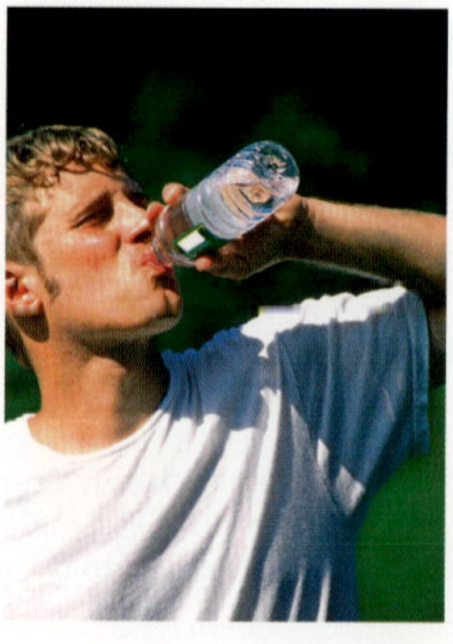

3.8 Einen Ernährungsplan erarbeiten: Was gilt es zu berücksichtigen?

Viele Sportler sind sich unsicher, ob sie über einen geeigneten Ernährungsplan für ihren Sport bzw. ihre sportlichen Ziele verfügen. Die folgenden Ausführungen sollen insbesondere auch Sportanfängern dabei helfen, einen individuellen Ernährungsplan zu erarbeiten, der sie bei der Erreichung ihrer Ziele unterstützt.

Die nachfolgend dargestellten beispielhaften Gesichtspunkte lassen sich in vielfacher Variation im Internet recherchieren, z. B. unter www.ernaehrung.de/tipps/sport/ernaehrungsplan-erstellung.php [19..11.2018].

Wegweiser Ernährungsplan

- Welches Ziel verfolge ich?
- Istzustand erfassen
- täglichen Kalorienbedarf ermitteln
- Welche Nährstoffrelation ist optimal?
- Welche Nahrungsmittel sind geeignet?
- Wann und wie viel soll ich essen?
- Wie stelle ich die einzelnen Mahlzeiten zusammen?
- Wie kann ich den Ernährungsplan überprüfen?

Welches Ziel verfolge ich?
Bei dieser Frage ist es wichtig zu klären, ob der Ernährungsplan darauf abzielt, das Gewicht zu reduzieren, Muskelmasse aufzubauen oder das Gewicht zu halten. Wenn dieses Ziel bekannt ist, erhält der Ernährungsplan eine erste grobe Richtung.

Ist-Zustand erfassen

- Was esse bzw. trinke ich?
- Wie oft esse bzw. trinke ich?
- Wann esse bzw. trinke ich?

Um sich über das eigene Essverhalten klar zu werden, ist es essenziell, ein Ernährungsprotokoll zu führen – im optimalen Fall eine komplette Woche lang. Dabei sollte man sich an die üblichen Ernährungsgewohnheiten halten. Es gibt verschiedene Protokollvorlagen, die helfen, den Ist-Zustand zu erfassen, z. B. das Freiburger Ernährungsprotokoll (abrufbar unter www.ernaehrung.de/software/ernaehrungsprotokoll.php).

Täglichen Kalorienbedarf ermitteln
Dazu muss zunächst der tägliche Energiebedarf ermittelt werden, der sich aus dem Grund- und Leistungsbedarf zusammensetzt (siehe Kapitel 3.4). Dieser sollte anschließend mit dem Trainingsziel verglichen werden. Ist das Ziel der Aufbau von Muskelmasse, sollte eine leicht positive Kalorienbilanz entstehen: ca. 300–500 kcal mehr (bzw. rund 10 % der Gesamtkalorien). Soll eine Gewichtsabnahme erreicht werden, sollte eine leicht negative Kalorienbilanz entstehen: ca. 300–500 kcal weniger.

Welche Nährstoffrelation ist optimal?
Die Nährstoffrelation von Eiweiß, Kohlenhydraten und Fetten ist abhängig von der ausgeübten Sportart (siehe Tabelle zu den Nahrungsrelationen in Kapitel 3.7).

Hinweis:
1 g Kohlenhydrate = 4,1 kcal
1 g Eiweiß = 4,1 kcal
1 g Fett = 9,3 kcal

Welche Nahrungsmittel sind geeignet?
Wenn geklärt ist, wie hoch der Energiebedarf pro Tag ist und wie viel Prozent an Eiweiß, Kohlenhydraten und Fetten verzehrt werden soll, schließt sich die Frage an, aus welchen Bestandteilen sich eine vollwertige Ernährung zusammensetzt und welche Lebensmittel sich anbieten. Dabei gilt es auch, die individuellen Bedürfnisse und Vorlieben des Sportlers zu berücksichtigen.

Wann und wie viel soll ich essen?
Im Idealfall nimmt man täglich 5–6 Mahlzeiten in einem Abstand von 2–3 Stunden zu sich. Dabei sollte auf drei Regeln geachtet werden:
1. Die Proteine sollten gleichmäßig auf die einzelnen Mahlzeiten verteilt werden.
2. Das Frühstück ist unverzichtbar. Es sollte zudem möglichst fettarm sein.
3. Die letzte Mahlzeit am Tag sollte wenig Kohlenhydrate enthalten.

Wie stelle ich die einzelnen Mahlzeiten zusammen?
Für die Planung der Mahlzeiten stehen verschiedene elektronische Nährwertberechnungsprogramme zur Verfügung, z. B. PRODI®, NutriGuide® oder NutriGuide® go.

Wie kann ich den Ernährungsplan überprüfen?
Selbstverständlich muss auch überprüft werden, ob der Ernährungsplan entsprechend den gesteckten Zielen erfolgreich ist. Dazu gibt es verschiedene Möglichkeiten, z. B. durch regelmäßiges Wiegen oder regelmäßige Erfassung der Körpermaße.

Zusammenfassung

Die demografische Entwicklung in unserer Gesellschaft und ihre Folgen erfordern neue Maßnahmen zur Prävention (Vorbeugung von Krankheiten) und Gesundheitsförderung. Vereine, Fitnessstudios sowie Golf- und Wellnesshotels reagieren auf diese Herausforderungen und entwickeln zunehmend Angebote, die stark in Richtung „Gesundheitssport" gehen.
Der Gesundheitssport soll dabei der Stärkung der physischen und psychosozialen Ressourcen einer Person dienen und ihr Verhalten hinsichtlich einer bewussten Lebensweise unterstützen.

Die Teilnahme an regelmäßigen sportlichen Aktivitäten kann verschiedene Auswirkungen auf den Organismus haben:
- biologische Veränderungen (z. B. Organe, Funktionssysteme)
- morphologische Veränderungen (z. B. Energiespeicher, Muskelquerschnitt)
- metabolische Veränderungen (z. B. Strukturproteine, Enzyme)
- endokrine Veränderungen (z. B. Hormone, Endorphine)
- neuronale Veränderungen (Frequenzierung der Muskelfasern)
- kognitive Veränderungen (Wahrnehmung, Koordination)

Zudem können sie zu einer Steigerung der Funktionstüchtigkeit, allgemeinen Leistungsfähigkeit und Belastbarkeit führen.

Die Ernährung spielt, neben dem Sport, ebenfalls eine zentrale Rolle beim Erhalt und bei der Verbesserung der Gesundheit.
Eine ausgewogene und gesunde Ernährung sollte sich an den Bedürfnissen des Organismus orientieren. Für den Sportler müssen dabei die Besonderheiten der Sportart, des Trainings oder des Wettkampfes berücksichtigt werden. Dabei ist es wichtig, auf den gesamten Energiebedarf eines Menschen (Grund- + Leistungsumsatz) zu achten. Die Energie für den Organismus wird von den Nahrungsmitteln geliefert:

- Kohlenhydrate
- Fette
- Proteine

Außerdem benötigt der Körper andere Nährstoffe wie Vitamine, Mineralstoffe und Flüssigkeit, um die lebensnotwendigen Funktionen erfüllen zu können.

4 Motorische Fähigkeiten und Trainingsmethoden

Um beim Sport eine gute Leistung zu erbringen oder auch bei täglichen Aktivitäten, wie Gehen, Fahrradfahren oder Treppensteigen, eine gewisse Fitness vorweisen zu können, braucht der Mensch eine Grundlage in den Bereichen Kraft, Ausdauer, Koordination und Beweglichkeit. Schnelligkeit hingegen spielt präventivmedizinisch und aus Sicht des Gesundheitstrainings keine wesentliche Rolle und benötigt kein spezifisches Training – für Leistungssportler ist sie aber von großer Bedeutung.

4.1 Ausdauer

Beispiel:
Bei Frau Kremp stehen heute 30 Minuten Ausdauer auf dem Laufband auf dem Programm. Da sie aber unbedingt abnehmen möchte, beachtet sie weder die angegebene HF noch die Laufgeschwindigkeit. Sie erhöht nach 2 Minuten die Geschwindigkeit und nach 8 Minuten gibt sie auf; die Beine sind schwer, sie ist außer Atem und hat eine sehr hohe Herzfrequenz. Sie geht jetzt langsam und möchte am liebsten aufhören. Dennoch hat sie den Ehrgeiz, die 30 Minuten zu schaffen. Doch erst nach 10 Minuten langsamen Gehens ist sie wieder in der Lage, die eingangs angegebene Geschwindigkeit zu halten.

Definition
Ausdauer ist die physische und psychische Fähigkeit des Körpers, lang andauernden Belastungen durchzuhalten und sich nach einer Belastung wieder zu erholen.

Ausdauer = Ermüdungswiderstandsfähigkeit + Erholungsfähigkeit

Die Ermüdungswiderstandsfähigkeit bezieht sich sowohl auf die physische Fähigkeit (Leistung des Herz-Kreislauf-Systems, Atmungssystems und Bewegungsapparats) als auch auf die psychische Fähigkeit (Mentalkraft, Willen) des Körpers.

Die Erholungsfähigkeit steht in Zusammenhang mit dem Trainingszustand. Ausdauertrainierte Sportler erholen sich nach einer Belastung schneller als Nichtsportler, die keine gute Ausdauerfähigkeit besitzen.

Arten der Ausdauer (Unterteilung je nach Betrachtungsweise)

Anteil der beteiligten Muskulatur

- lokale Ausdauer: sportliche Belastung, die weniger als ein Siebtel bis ein Sechstel der Gesamtmuskelmasse beansprucht
- allgemeine Ausdauer: sportliche Belastung, die mehr als ein Siebtel bis ein Sechstel der gesamten Muskulatur beansprucht

Energiebereitstellung

- aerobe Ausdauer: ausreichende Sauerstoffversorgung
- anaerobe Ausdauer: unzureichende Sauerstoffversorgung

Sportartspezifität

- allgemein: Grundlagenausdauer, bezieht sich auf die Herz-Kreislauf-Kapazität
- speziell: bezieht sich auf eine sportartspezifische Form der Ausdauer und ist vergleichbar mit der lokalen Ausdauer

Zeitdauer

- kurz: Ausdauerbelastung von 45 Sekunden bis 2 Minuten
- mittel: Ausdauerbelastung von 2 bis 8 Minuten
- Langzeitausdauer (LZA): alle Belastungen über 8 Minuten; sie wird unterteilt in:
  - LZA I: Belastung von 8 bis 30 Minuten
  - LZA II: Belastung von 30 bis 90 Minuten
  - LZA III: Belastung von 90 bis 360 Minuten
  - LZA IV: Belastung von über 360 Minuten

Wechselwirkung mit motorischen Fähigkeiten

- Kraftausdauer
- Schnelligkeitsausdauer

Belastung

- statisch: Haltearbeit
- dynamisch: Bewegung

Grundlagenausdauer

Die Grundlagenausdauer, auch allgemeine oder dynamische Ausdauer genannt, ist in allen Sportarten und auch im Gesundheitssport die wichtigste Fähigkeit, um eine erhöhte Leistung zu erreichen und zudem ein bedeutender Faktor für eine optimale Regeneration nach dem Training. Die Grundlagenausdauer kann z. B. mit der Dauermethode verbessert werden. Beim Laufen können Einsteiger etwas über 30 Minuten schaffen; leistungsorientierte Läufer können über eine Stunde laufen. Wenn man Fahrrad fährt, muss man ca. dreimal so lange fahren, um denselben Effekt wie durch ein Lauftraining zu erzielen. Deswegen wählen viele Sportler zur Entwicklung der Grundlagenausdauer das Laufen.

4.1.1 Trainingsmethoden

Die verschiedenen Arten von Ausdauer können im Training durch unterschiedliche Methoden erreicht werden:

- Dauermethode
- Intervallmethode
- Wiederholungsmethode
- Wettkampfmethode

In Vereinen und Fitnessstudios werden vor allem die Dauer- und Intervallmethode eingesetzt, weil es bei diesen Trainingsmethoden in erster Linie um die Verbesserung der aeroben Kapazität geht. Zudem können auch andere körperliche Effekte erzielt werden (siehe Kapitel 3.3.1).

Dauermethode

Bei dieser Methode handelt es sich um eine kontinuierliche und gleichmäßige Belastung über einen bestimmten Zeitraum hinweg. Je nach Intensität unterscheidet man zwischen extensiver und intensiver Dauermethode.

Merkmale der Dauermethode (modifiziert nach Weineck, 2010)

Belastungsnormative	Extensive Dauermethode	Intensive Dauermethode
Intensität	60–80 % der max. HF	70–95 % der max. HF
Dauer	30–120 min	30–60 min
Häufigkeit	mindestens 2-mal pro Woche 3–4-mal die Woche	2–3-mal pro Woche, um die Regeneration des Glykogenspeichers zu ermöglichen
Zielgruppe	alle	Fortgeschrittene, Fitnessgruppe, Leistungssport

Die Wechselmethode und das Fahrtspiel sind zwei Variationen der Dauermethode:

- Wechselmethode: Die Intensität wird planmäßig geändert (z. B. verschiedene Steigerungsstufen auf dem Laufband; Wechsel der Stufen alle fünf Minuten).
- Fahrtspiel: Die Intensität wird spielerisch zwischen niedrig und maximal variiert (z. B. Laufen in einem Gelände mit unterschiedlichen Eigenschaften, z. B. hügelig, flach, sandig).

Beispiel:
Je nach Trainings- und Gesundheitszustand des Teilnehmers wird die extensive bzw. die intensive Dauermethode gewählt.

Intervallmethode

Bei dieser Methode werden innerhalb des Trainings kurze Pausen eingesetzt, die sogenannten lohnenden Pausen. Nach einer i. d. R. kurzen Belastung (15 Sekunden bis 8 Minuten) folgt die lohnende Pause, die allerdings keine vollständige Erholung ermöglicht. Bei der Methode werden auch eine extensive und intensive Intervallmethode unterschieden, deren Merkmale in der folgenden Tabelle dargestellt werden.

Merkmale der Intervallmethode (modifiziert nach Weineck, 2010)

Belastungsnormative	Extensive Intervallmethode	Intensive Intervallmethode
Intensität	**60–80 % der max. HF**	**80–90 % der max. HF**
Dauer Dichte lohnende Pause Dichte Serienpause Umfang	1–3 min 0:30–1:30 min 3–10 min 12–40 Wiederholungen	15–60 Sek. KZI 1–8 min KZII 8–15 min LZI 1–3 min 5–10 min 10–12-mal in 3-mal 4 Wiederholungen
Häufigkeit	3–4-mal die Woche	2–3-mal pro Woche, um die Regeneration des Glykogenspeichers zu ermöglichen
Zielgruppe	alle	Fortgeschrittene, Fitnessgruppe, Leistungssport

Herzfrequenz und Trainingspuls

Die Intensität des Ausdauertrainings kann mithilfe der Herzfrequenz gesteuert werden. Dabei sollte man beachten, dass die Herzfrequenz ein sehr individueller Parameter ist.

Verschiedene Faktoren können die Herzfrequenz (HF) beeinflussen:

Die HF steigt bei
- hohen Temperaturen,
- hoher Luftfeuchtigkeit,
- Höhenlage,
- Flüssigkeitsdefizit,
- Koffeinkonsum,
- psychischen Belastungen,
- Krankheiten (Infekte).

Die HF fällt niedrig aus bei
- Einnahme bestimmter Medikamente,
- Kohlenhydratmangel,
- Übertraining.

Der Trainingspuls hängt von anderen Faktoren ab und kann im Ausdauerbereich mithilfe verschiedener Methoden ermittelt werden. Am besten ist er durch einen sportmedizinischen Belastungstest mit Bestimmung der Laktatkonzentration unter standardisierten Bedingungen festzustellen. Allerdings gibt es auch Methoden bzw. Formeln, mit denen der Trainingspuls berechnet werden kann.

Die **Karvonen-Formel** stellt eine Möglichkeit dar, die prozentuale Trainingsherzfrequenz (HF-proz. Tr.) zu ermitteln. Die Formel berücksichtigt

- die Herzfrequenz-Reserve (HFres), die sich auf die Differenz von maximaler Herzfrequenz (HFmax) und Ruheherzfrequenz (HFRuhe) bezieht, und
- die Belastungsintensität zwischen 60 % (0,6) und 90 % (0,9).

$$HFproz\ Tr = HFRuhe + (60\ bis\ 90\ \% \cdot HFres)$$
$$HFres = HFmax - HFRuhe$$

Für die Berechnung der maximalen Herzfrequenz (HFmax) findet sich in der Literatur folgende Formel:

$$HFmax = 220 - Lebensalter\ (für\ Männer)$$
$$HFmax = 226 - Lebensalter\ (für\ Frauen)$$

Die HFRuhe sollte morgens direkt nach der Nachtruhe im Liegen gemessen werden.

Beispiel:
Patrick (40 Jahre) und Ralf (30 Jahre) sind gute Freunde. Sie treffen sich im Wald bei 28 Grad und hoher Luftfeuchtigkeit und möchten zusammen laufen. Patrick fährt regelmäßig Fahrrad, Ralf möchte abnehmen und hat seit zwei Jahren keinen Sport mehr getrieben. Sie haben vor, 45 Minuten ohne Pause zu laufen. Die ersten 10 Minuten laufen sie problemlos zusammen, nach 15 Minuten kann Ralf das Tempo von Patrick nicht mehr halten, nach 20 Minuten hört er auf, er kann nicht mehr. Patrick wundert sich.

Patrick	Ralf
HFRuhe = 55 HFmax = 180 (220 – 40) HFres = 120 (180 – 60) HFproz Tr = 55 + (0,7 · 120) HFproz Tr = 139	HFRuhe = 70 HFmax = 180 (220 – 40) HFres = 110 (180 – 70) HFproz Tr = 70 + (0,7 · 110) HFproz Tr = 144

Aufgaben

1. ***Diskutieren Sie die Gründe, warum Ralf das Tempo nicht halten konnte. Welche Faktoren könnten seine Leistung beeinflusst haben?***
2. ***Welche Ausdauermethode haben beide gewählt?***
3. ***Waren das Ziel von 45 Minuten und die Methode für beide geeignet?***

Zusammenfassung

Motorische Fähigkeiten: Ausdauer, Kraft, Beweglichkeit, Koordination (und Schnelligkeit) sind Grundlage für die Bewältigung der Alltagsmotorik, für das Erzielen von sportlichen Leistungen und für die Erhaltung der Gesundheit.

$$Ausdauer = Ermüdungswiderstandsfähigkeit + Erholungsfähigkeit$$

Arten der Ausdauer (Unterteilung je nach Betrachtungsweise)

Anteil der beteiligten Muskulatur	lokale – allgemeine Ausdauer
Energiebereitstellung	aerobe – anaerobe Ausdauer
Sportartspezifität	allgemein – speziell
Zeitdauer	Kurz-, Mittel-, Langzeitausdauer (LZA), LZA I bis LZA IV
Wechselwirkung mit motorischen Fähigkeiten	Kraft- und Schnelligkeitsausdauer
Belastung	statisch – dynamisch

Bestimmende Faktoren der Ausdauer sind
- aerobe Leistungsfähigkeit,
- Bewegungsökonomie,
- Willensfähigkeit.

Grundlagenausdauer

Die Grundlagenausdauer, auch allgemeine oder dynamische Ausdauer genannt, ist in allen Sportarten und auch im Gesundheitssport die wichtigste Fähigkeit, um eine erhöhte Leistung zu erreichen und zudem ein bedeutender Faktor für eine optimale Regeneration nach dem Training.
Trainingsmethoden der Ausdauer:
- Dauermethode
- Intervallmethode
- Wiederholungsmethode
- Wettkampfmethode

Bei Dauer- und Intervallmethode geht es in erster Linie um die Verbesserung der aeroben Kapazität. Sie werden vor allem in Vereinen und Fitnessstudios eingesetzt.
Im Leistungsport werden alle Methoden eingesetzt.

Die Herzfrequenz ist ein wichtiges Mittel zur Bestimmung der Trainingsintensität sowie zur Regulierung des Ausdauertrainings.

Die Ermittlung des Trainingspulses im Ausdauerbereich kann mithilfe verschiedener Methoden erfolgen, z. B. anhand der Karvonen-Formel.

4.1.2 Ausdauertrainingsbereiche

- **Rekomtraining (Rekompensationstraining) oder Regenerationstraining:** In diesem Bereich werden keine überschwelligen Trainingsreize gesetzt.
  Ziel: aktive Regeneration nach langen und schweren Trainingseinheiten
  Belastungsintensität: 60 bis 70 % der maximalen Trainings-Herzfrequenz
  Belastungsdauer: 20–90 min
  Laktatwerte: liegen unter der aeroben Schwelle, zwischen 1,5 und 2,0 mmol/l
  Methode: Dauermethode
- **Trainingsbereich GA1:** In diesem Bereich wird ausschließlich der aerobe Stoffwechsel beansprucht.

Ziel: Entwicklung und Stabilisierung der Grundlagenausdauer, Vorbereitung anderer Belastungen
Belastungsintensität: 65 bis 80 % der maximalen Trainings-Herzfrequenz
Belastungsdauer: > 30 min
Laktatwerte: liegen zwischen 2,0 und 3,0 (Untrainierte) mmol/l
Methode: Dauermethode, Fahrtspielmethode

- **Trainingsbereich GA2:** Hier werden sowohl aerobe als auch anaerobe Stoffwechselanteile trainiert.
  Ziel: Weiterentwicklung der Grundlagenausdauer, Vorbereitung für Wettkampfgeschwindigkeit
  Belastungsintensität: 70 bis 90 % der maximalen Trainings-Herzfrequenz
  Belastungsdauer: 30–60 min
  Laktatwerte: liegen zwischen 3,0 und 6,0 mmol/l
  Methode: Dauermethode, Fahrtspielmethode, Intervallmethode

- **Wettkampfspezifisches Ausdauertraining (WSA):** In diesem leistungsorientierten Bereich dominiert der anaerobe Stoffwechsel.
  Ziel: Entwicklung der Schnelligkeitsausdauer, spezifischer Ausdauerwettkampf
  Belastungsintensität: > 90 % der maximalen Trainings-Herzfrequenz
  Belastungsdauer: 10–60 min
  Laktatwerte: liegen um die anaerobe Schwelle 6,0 mmol/l (für Leistungssportler)
  Methode: Wettkampfmethode, Wiederholungsmethode, intensive Intervallmethode

Ausdauerbereiche (modifiziert nach Neumann, 2011)

	Rekom	GA1	GA2	WSA
Belastungsintensität	bis 60 %	60 bis 70 %	70 bis 80 %	80 bis 90 %
Belastungsdauer	20–90 min	> 30 min	20–120 min	10–60 min
Laktatwerte	1,5 und 2,0 mmol/l	2,0 und 3,0 mmol/l	3,0 und 4,0 mmol/l	4,0 und 6,0 mmol/l

Merksatz
Das Training sollte möglichst auf mehrere Einheiten pro Woche verteilt und regelmäßig durchgeführt werden, um Anpassungen im Organismus zu erzielen. Dazu ist ein Minimalprogramm von 2–3-mal 20–30 Minuten pro Woche erforderlich.

4.2 Kraft

Definition
Kraft ist die Fähigkeit des Nerv-Muskel-Systems, durch Innervations- und Stoffwechselprozesse mit Muskelkontraktionen Widerstände zu überwinden (konzentrische Kontraktion), ihnen entgegenzuwirken (exzentrische Kontraktion) oder sie zu halten (isometrische Kontraktion) (Grosser et al., 1993).

Bei allen körperlichen Bewegungen leistet die Muskulatur eine bestimmte Art von Kontraktion (siehe S. 25), und zwar entweder eine konzentrische oder eine exzentrische Kontraktion.

4.2.1 Kraftarten

Es werden verschiedene Kraftfähigkeiten unterschieden: Maximalkraft, Kraftausdauer, Schnellkraft und Reaktivkraft. Die Maximalkraft stellt dabei die Grundlage für alle anderen Kraftfähigkeiten dar.

- **Maximalkraft**
  Die Maximalkraft ist die höchstmögliche Kraft, die das neuromuskuläre System bei willkürlicher Kontraktion gegen einen Widerstand ausüben kann, z. B. beim Kugelstoßen in der Leichtathletik, Gewichtheben.
- **Kraftausdauer**
  Die Kraftausdauer ist die Ermüdungswiderstandsfähigkeit der Muskulatur bei lang andauernden oder sich wiederholenden Kraftleistungen, z. B. Radsport, Schwimmen, Rudern.
- **Schnellkraft**
  Die Schnellkraft ist die Fähigkeit des neuromuskulären Systems, optimal schnell den eigenen Körper oder Gegenstände (Schläger, Bälle, Speere, Disken) zu bewegen, z. B. bei Spielsportarten wie Fußball, Volleyball, Handball.
- **Reaktivkraft**
  Die Reaktivkraft ist die Fähigkeit, bei Dehnungsverkürzungszyklen der Muskulatur einen hohen Kraftstoß zu erzeugen, z. B. bei Sprüngen (Volleyball, Handball) oder in der Stützphase des 100-m-Sprints.

Bestimmende Faktoren der Kraftfähigkeit

Die Kraft wird von folgenden Faktoren bestimmt:

- **Muskelquerschnitt:** Je größer der Muskelquerschnitt, desto größer ist die Kraftfähigkeit.
- **Muskelfaserverhältnis:** prozentualer Anteil von ST- (slow twitch) bzw. FT-Fasern (fast twitch); FT-Fasern können z. B. mehr Spannung erzeugen als ST-Fasern
- **intermuskuläre Koordination:** das Zusammenspiel verschiedener Muskeln innerhalb einer Bewegung
- **intramuskuläre Koordination:** Hierbei spielen Rekrutierung (Wie viele Muskelfasern eines einzelnen Muskels können bei dem Krafteinsatz rekrutiert werden?) und Frequenzierung (die gleichzeitige Aktivierung einer großen Anzahl motorischer Einheiten) eine wichtige Rolle.
- **Energiebereitstellung:** anaerob-alaktazide Stoffwechsel bei kurzen maximalen Kraftleistungen und glykolytische Energiebereitstellung bei länger anhaltenden zyklischen Belastungen
- **psychische Faktoren:** Motivation und Wille
- **andere körperliche Faktoren:** Geschlecht (Männer haben aufgrund des durchschnittlichen, unterschiedlich hohen Muskelanteils mehr Kraft als Frauen), Alter (die Muskelmasse nimmt mit dem Alter ab ca. dem 30. Lebensjahr ab), Trainingszustand (bei trainierten Sportlern sind Anpassungen der Muskulatur feststellbar, z. B. enzymatische Kapazität, Muskeldicke, Kapillarisierung)

4.2.2 Trainingsmethoden zur Kraftgewinnung

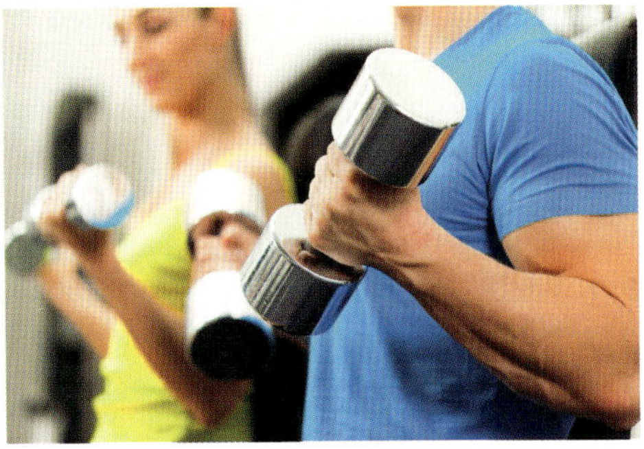

Für den Trainingsbereich im Fitness- und Gesundheitssport sind am Anfang Trainingsmethoden einzusetzen, bei denen Maximal-, Schnell- und Ausdauerkraft kombiniert werden. Das Training soll möglichst viele Muskelgruppen ansprechen. Es können dabei drei Methoden unterteilt werden:

- **Basistraining**
  Das Basistraining ist für Anfänger geeignet.
  Ziel: Anpassung der Muskulatur, Ausgleich muskulärer Dysbalancen, Fettabbau
  Belastungsintensität: niedrig, 30–40 % der maximalen Kraft
  Wiederholungszahl: sehr hoch, zwischen 30 und 50 Repetitionen
  Belastungsumfang: 3–5 Sätze
  Belastungsdichte: ca. 1–3 Minuten zwischen den Serien

- **Fitnesstrainingsmethode für sportliche Anfänger (mit etwas Erfahrung)**
  Ziel: Anpassung der Muskulatur und Entwicklung der Kraftbasis für zukünftiges Krafttraining
  Belastungsintensität: mittel, 50 % der maximalen Kraft
  Wiederholungszahl: zwischen 10 und 15 Repetitionen
  Belastungsumfang: 4–5 Sätze
  Belastungsdichte: ca. 2 Minuten zwischen den Serien

- **Fitnesstrainingsmethode für Fortgeschrittene**
  Ziel: Kraftentwicklung
  Belastungsintensität: 60–80 % der maximalen Kraft
  Wiederholungszahl: zwischen 8 und 15 Repetitionen
  Belastungsumfang: 3–6 Sätze
  Belastungsdichte: 1–2 Minuten zwischen den Serien

Über diese Methoden hinaus werden spezifische Trainingsarten zur Entwicklung von Maximalkraft, Schnellkraft und Kraftausdauer eingesetzt:

Maximalkrafttraining

Für das Training der Maximalkraft muss sich zunächst der Muskelfaserquerschnitt vergrößern und damit verbunden die intramuskuläre Koordination verbessern:

- **Hypertrophiemethode (Standardmethode für Muskelaufbau)**
  Ziel: Muskelmasse aufbauen
  Belastungsintensität: 70–80 % der maximalen Kraft
  Wiederholungszahl: zwischen 8 und 12 Repetitionen
  Belastungsumfang: 3–5 Sätze
  Belastungsdichte: 3–5 Minuten zwischen den Serien
  Bewegungstempo: zügig

- **Methode zur intramuskulären Koordination (IK-Training)**
  Ziel: Fähigkeit des Muskels erhöhen, möglichst viel Kraft in kürzester Zeit aufzubringen
  Belastungsintensität: 95–100 % der maximalen Kraft

Wiederholungszahl: zwischen 1 und 3 Repetitionen
Belastungsumfang: 5 Sätze
Belastungsdichte: 3–5 Minuten zwischen den Serien (vollständige Erholung)
Bewegungstempo: maximal

Pyramidentraining

Das Pyramidentraining ist eine besondere Form des Krafttrainings. Die Methode kombiniert die Hypertrophie- und die IK-Methode. Hierbei kommt es zu einer Zu- und Abnahme der Belastungsintensität.
Es werden drei Formen des Pyramidentrainings unterschieden:

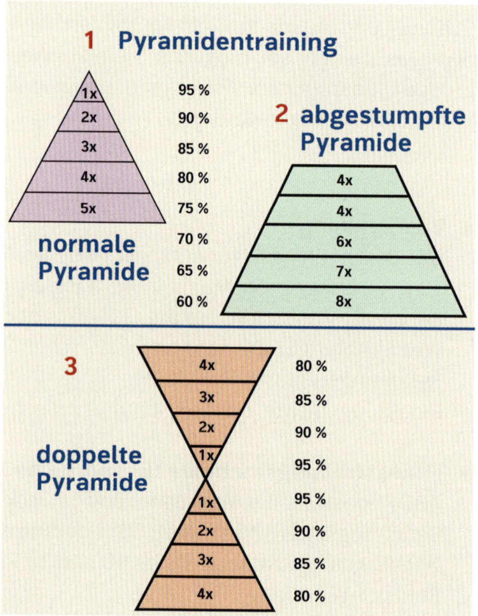

- **spitze Pyramide:** Hierbei stehen der Kraftzuwachs und die Verbesserung der intramuskulären Koordination im Vordergrund.
  Belastungsintensität: 75–95 % der maximalen Kraft
  Wiederholungszahl:
  - 5-mal bei 75 %
  - 4-mal bei 80 %
  - 3-mal bei 85 %
  - 2-mal bei 90 %
  - 1-mal bei 95 %

  Belastungsumfang: 5–6 Sätze
  Belastungsdichte: 2 Minuten zwischen den Serien
- **abgestumpftes Pyramidentraining:** Hierbei stehen die hohen Wiederholungszahlen und die Muskelhypertrophie im Vordergrund.
  Belastungsintensität: 60–80 % der maximalen Kraft
  Wiederholungszahl:
  - 8-mal bei 60 %
  - 7-mal bei 65 %
  - 6-mal bei 70 %
  - 5-mal bei 75 %
  - 4-mal bei 80 %

  Belastungsumfang: 5–6 Sätze
  Belastungsdichte: 2 Minuten zwischen den Serien
- **doppelte Pyramide:** Diese Form wird für die Betonung der Maximalkraft gewählt. Es werden die Belastungen der stumpfen oder spitzen Pyramide eingesetzt.

4.2.3 Trainingsorganisation im Krafttraining

Die Organisation des Krafttrainings bestimmt, auf welche Art und Weise der Sportler die festgelegte Übungsauswahl durchführen soll.

Stationstraining

Beim Stationstraining absolviert der Sportler alle vorgegebenen Sätze und Wiederholungen (mit Pausen) an einer festgelegten Übungsstation, z. B. Beinpresse. Erst danach wird die Station bzw. die Übung gewechselt, z. B. zur Brustpresse.

Das Stationstraining ist im Krafttraining sehr verbreitet, da der Trainingseffekt relativ hoch ist.

Zirkeltraining (Circuittraining)

Das Zirkeltraining ist für jede Leistungsstufe geeignet. Bei dieser Trainingsform wird zunächst eine bestimmte Anzahl von Übungen festgelegt, die i. d. R. verschiedene Muskelgruppen trainieren sollen.
Der Sportler beginnt bei einer Übung und wechselt nach einem Satz zur nächsten Übung, ohne eine Pause zu machen. Die Entlastung bzw. die Erholung der Muskulatur erfolgt durch die richtige Reihenfolge der Übungen. So belastet man bei der ersten Übung die Schulter, bei der zweiten den Oberschenkel, bei der dritten den Bauch etc.
Der Sportler kann den Zirkel zwischen 2- und 4-mal absolvieren.

Diese Art von Training hat vielseitige Variationsmöglichkeiten:

- Man kann eine Muskelgruppe oder Körperregion (z. B. Bauch oder Beine) intensiver belasten.
- Die Belastungsdauer pro Übung kann durch die Wiederholungszahl oder durch Zeit vorgegeben sein.
- Man kann das Gewicht pro Durchgang steigern.

Split-Training

Beim Split-Training wird das ganze Körpertraining auf mehrere Tage aufgeteilt. Dabei werden die verschiedenen Hauptmuskelgruppen unterteilt und an verschiedenen Tagen trainiert. Diese Art von Training wird eingesetzt, wenn man 4- bis 5-mal pro Woche trainiert (z. B. Bodybuilder, Leistungssportler, fortgeschrittene Sportler). Damit kann man die Muskeln mit größerer Intensität beanspruchen, allerdings verlängern sich auch die nötigen Regenerationsphasen. Man unterscheidet verschiedene Split-Systeme (2er-, 3er- und 4er-Split-Systeme). Es gibt vielfältige Möglichkeiten der Zusammenstellung von Muskelgruppen und deren Übungen. Die Entscheidung, welche Kombinationen von Muskelgruppen trainiert werden, ist i. d. R. individuell.

Einfach- und Doppel-Split-Programm

Einfach-Split-Programm	Doppel-Split-Programm
Tag 1 und 4: Gesäß, Oberschenkel, Waden, Bauch	Tag 1 und 4: Rücken, Bizeps, Bauch
Tag 3: Ruhetag	Tag 2 und 6: Oberschenkel, Waden
Tag 2 und 5: Brust, Rücken, Trizeps, Schultern, Bizeps	Tag 3 und 7: Brust, Schultern, Trizeps
Tag 6: Ruhetag	Tag 5: Ruhetag
Tag 7: Ruhetag oder Beginn von vorne	

Obwohl der Einsatz von Geräten eine schnelle und zuverlässige Form des Krafttrainings darstellt, mögen viele Personen diese Art dieses Trainings nicht.

Allgemeine Hinweise zum Krafttraining

- *Zur Anpassung der Muskulatur sollte ein Anfänger mit wenig Gewicht starten und dafür viele Wiederholungen machen.*
- *Um Dysbalancen zu vermeiden, sollten Agonisten und Antagonisten trainiert werden.*
- *Ohne eine Aufwärmphase sollte kein Training durchgeführt werden.*
- *Für Personen mit Herzkrankheiten oder Hypertonie sollten dynamische Übungen gewählt werden. Aufgrund der Pressvorgänge sollte statisches Training vermieden werden.*
- *Für Anfänger ist ein Ganzkörperplan geeignet, der zweimal die Woche absolviert werden sollte. Fortgeschrittene können auch vier- bis fünfmal die Woche trainieren, vorausgesetzt, es besteht eine gute Relation zwischen Training und Erholung.*
- *Beim Gesundheitssport steht der Muskelaufbau im Vordergrund.*
- *Bevor das Training mit Gewichten durchgeführt wird, muss die richtige Bewegungstechnik gelernt werden.*
- *Die Wirbelsäule sollte während des Trainings so häufig wie möglich entlastet werden, dafür können Übungen im Liegen (Bankdrücken, Bankziehen u. a.) gewählt werden.*

Aufgaben

1. ***Recherchieren Sie Vor- und Nachteile anderer Krafttrainingsformen, z. B TRX© oder Vibrationsplatten, gegenüber traditionellen Kraftgeräten.***
2. ***Recherchieren Sie auf verschiedenen Internetseiten von Vereinen, Fitnessstudios oder Wellnessanlagen Angebote, mit denen die Kraft trainiert werden soll.***
3. ***Recherchieren Sie, welche Trainingsmethoden für das Kraftausdauertraining eingesetzt werden. Welche Zielgruppe kann davon profitieren?***
4. ***Recherchieren Sie, welche Trainingsmethoden für das Schnellkrafttraining eingesetzt werden. Welche Zielgruppe kann davon profitieren?***
5. ***Herr Rettig ist 52 Jahre alt und spielt Golf. Er möchte das neue Angebot eines Rückentrainings im Golfhotel ausprobieren. Er hat seit acht Wochen Probleme mit seiner Rückenmuskulatur und in sechs Monaten findet ein Wettkampf statt, an dem er teilnehmen möchte.***
   a. *Recherchieren Sie, welche Muskelgruppen außer der Rückenmuskulatur Herr Rettig trainieren sollte.*
   b. *Stellen Sie eine Reihe von Übungen für Herrn Rettig zur Kräftigung des Rückens zusammen.*
6. ***Nach einem Jahr Training bei der Herzgruppe möchte Herr Doll nun im Kraftraum trainieren. Sein Herz hat sich stabilisiert und er fühlt sich sehr gut. Nur die Knie bereiten ihm leichte Probleme.***
   a. *Recherchieren Sie, welche Trainingsmethoden zum Krafttraining mit Herzpatienten geeignet sind.*
   b. *Welche Übungen kommen für das Kraftprogramm von Herrn Doll infrage?*
   c. *Welche Übungen sollten Herzpatienten beim Krafttraining vermeiden?*
   d. *Worauf muss man beim Krafttraining mit Herzpatienten besonders achten?*

Zusammenfassung

Kraft ist die Fähigkeit des Nerv-Muskel-Systems,
- Widerstände zu überwinden (konzentrische Kontraktion),
- Widerständen entgegenzuwirken (exzentrische Kontraktion),
- Widerstände zu halten (isometrische Kontraktion).

Kraftarten: Maximalkraft, Kraftausdauer, Schnellkraft und Reaktivkraft

Die bestimmenden Faktoren der Kraftfähigkeit sind:
- Muskelquerschnitt
- Muskelfaserverhältnis
- inter- und intramuskuläre Koordination
- Energiebereitstellung
- psychische Faktoren: Motivation und Wille
- andere körperliche Faktoren: Geschlecht, Alter, Trainingszustand

Die Trainingsmethoden der Kraft mit Gewichten für den Trainingsbereich im Fitness- und Gesundheitssport kombinieren am Anfang Maximal-, Schnell- und Ausdauerkraft. Es können dabei drei Methoden unterschieden werden:
- Basistraining: für Anfänger geeignet
- Fitnesstrainingsmethode: für sportliche Anfänger (mit etwas Erfahrung)
- Fitnesstrainingsmethode: für Fortgeschrittene

Spezifische Trainingsarten zur Entwicklung der Maximalkraft sind:
- die Hypertrophiemethode (Standardmethode für Muskelaufbau)
- die Methode zur intramuskulären Koordination (IK-Training)
- Das Pyramidentraining ist eine besondere Form des Krafttrainings. Die Methode kombiniert die Hypertrophie- und die IK-Methode. Hierbei kommt es zu einer Zu- und Abnahme der Belastungsintensität.

Die Trainingsorganisation im Krafttraining bezeichnet die Art und Weise, wie der Sportler die festgelegte Übungsauswahl durchführen soll.
- als Stationstraining an einer festgelegten Übungsstation
- als Zirkeltraining (Circuittraining): bestimmte Anzahl von Übungen, die in der Regel verschiedene Muskelgruppen trainieren
- als Splittraining: Es werden die verschiedenen Hauptmuskelgruppen unterteilt und an verschiedenen Tagen trainiert. Dies ist z.B. für Bodybuilder, Leistungssportler oder fortgeschrittene Sportler, die viermal oder öfter pro Woche trainieren, geeignet.

4.3 Beweglichkeit

Definition
Beweglichkeit ist die motorische Fähigkeit, Bewegungen mit der erforderlichen bzw. optimalen Schwingungsweite (Bewegungsamplitude) ausführen zu können. Sie wird durch die Gelenkigkeit bzw. den Aktionsradius der Gelenke und die Dehnfähigkeit der Muskulatur bestimmt.

Arten der Beweglichkeit (nach Weineck, 2004)

Art	Eigenschaften
allgemeine Beweglichkeit	bezieht sich auf die ausreichende und entwickelte Beweglichkeit in den großen Gelenken (z. B. Wirbelsäule, Hüfte, Schulter)
spezielle Beweglichkeit	bezeichnet die sportartspezifische Bewegungsfähigkeit in einem bestimmten Gelenk
aktive Beweglichkeit	ist die größtmögliche Bewegungsamplitude, die durch Muskelkontraktion erreicht werden kann
passive Beweglichkeit	bezieht sich auf die größtmögliche Bewegungsamplitude in einem Gelenk, die durch die Einwirkung äußerer Kräfte (z. B. Partner, Gewichte) erreicht werden kann
statische Beweglichkeit	bezeichnet das Halten einer Dehnstellung über einen bestimmten Zeitraum hinweg

Bestimmende Faktoren der Beweglichkeit

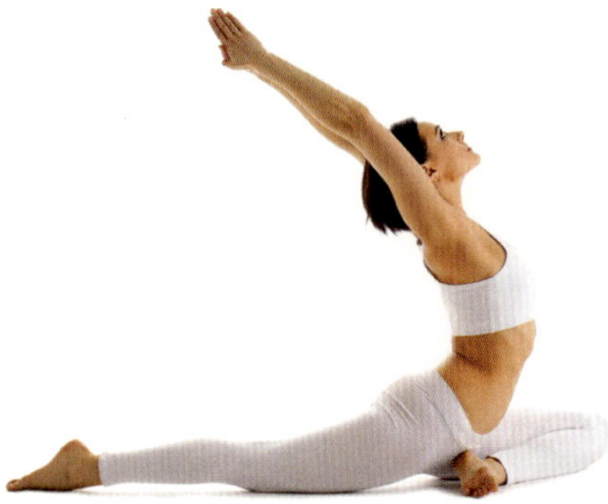

- Gelenkstruktur bzw. Gelenkigkeit
- Dehnfähigkeit von Muskulatur, Sehnen, Bändern, Gelenkkapseln und Haut
- Muskelmasse
- Muskeltemperatur
- muskuläre Ermüdung
- andere Faktoren: Tageszeit, Außentemperatur, Trainingszustand, Alter, Geschlecht

Die Beweglichkeit spielt sowohl im Alltag als auch beim Sport eine wichtige Rolle. Im Alltag kann eine gut entwickelte Beweglichkeit der Muskelentspannung, Körperwahrnehmung und Stressbewältigung dienen. Beim Sportler stellt sie die Voraussetzung für die Qualität bzw. Quantität der Technik und Leistungsfähigkeit dar.

Trainingsmethode Dehnen

Beim **dynamischen Dehnen** wird die Dehnposition mit einer schnellen Bewegung eingenommen und direkt wieder verlassen. Wenn sie mit kurzen Ausholbewegungen wiederholt eingenommen wird, spricht man vom **intermittierenden Dehnen**.
Gleicht diese Bewegungsfolge einem Federn oder Wippen, kann dies als **rhythmisches**, **schwingendes** oder **ballistisches Dehnen** bezeichnet werden. Als Beispiel kann das Dehnen der hinteren Oberschenkelmuskeln (ischiocrurale Muskeln) dienen. Diese lassen sich z. B. im einbeinigen Kniestand mit vorgestrecktem „Dehnbein“ durch ein federndes Vor- und Rückbeugen des möglichst geraden Rumpfes dehnen.

Beim **statischen Dehnen** oder statischen Stretching wird die Dehnposition mit einer langsamen Bewegung eingenommen und dann über mehrere Sekunden „statisch“ beibehalten.

Die **PNF-Methoden** (**P**ropriozeptive **N**euromuskuläre **F**azilitation) können dreifach unterteilt werden (nach Klee & Wiemann, 2001):

1. AC-Stretching (**AC** = **A**ntagonist-**C**ontract)
Gedehnt wird, indem die antagonistische Muskulatur aktiv angespannt wird. Die aktive Kontraktion des Antagonisten löst im Agonisten eine Dauerdehnung aus.
Vom statischen Dehnen unterscheidet sich das AC-Stretching nur durch die maximale Kontraktion vom Antagonisten des Zielmuskels, wodurch die Dehnposition vertieft wird.

2. CR-Stretching (**CR** = **C**ontract-**R**elax, auch Anspannungs-Entspannungs-Dehnen)
Das Einnehmen der Dehnposition erfolgt bei gleichzeitiger maximaler isometrischer Kontraktion der gedehnten Muskulatur. Nach einer kurzen Entspannungsphase folgt eine statische Dauerdehnung.

3. CR-AC-Stretching
Diese Form ist die Verbindung von CR- und AC-Stretching, wovon man sich ein Zusammenwirken der Mechanismen von autogener Hemmung und reziproker Vorwärtshemmung verspricht.

Bei diesen Trainingsmethoden sollte der Ausführende folgende Hinweise beachten:

- Die Dehnung sollte langsam und kontrolliert ausgeführt werden.
- Es sollte sanft gedehnt werden. Extreme Dehnungen in den Schmerzbereich sollten dabei vermieden werden.
- Die Aufmerksamkeit sollte auf die Entspannung des gedehnten Muskels gerichtet werden, um die Wahrnehmung zu unterstützen.
- Die Dehnung sollte von der Atmung unterstützt werden, am besten bewusst regelmäßig ein- und ausatmen.
- Die Dehnung sollte über eine längere Zeit (ca. 20 Sekunden) aufrechterhalten werden.
- Beim Training sollten unterschiedliche Methoden benutzt werden.

Aufgabe
Stellen Sie eine Reihe von Übungen zusammen, um die Beweglichkeit verschiedener Körperteile zu verbessern. Welche Übungen kennen Sie von Ihrer Sportart, welche aus dem Schulsport?

4.4 Koordination

Definition
Die Koordination ist das Zusammenwirken von Zentralnervensystem, Sinnesorganen und Skelettmuskulatur.

Koordinative Fähigkeiten

- sind die Grundlage einer guten sensomotorischen Lernfähigkeit: Wer eine gute Koordination hat, ist in der Lage, neue und schwierige Bewegungen schneller zu lernen.
- dienen der Präzision der Bewegungssteuerung, d. h., die Bewegungen können mit geringerem Aufwand an Muskelkraft durchgeführt werden.
- bewirken, dass in späteren Trainingsjahren sporttechnische Fertigkeiten neu und umgelernt werden können.

- werden auch im Alltag benötigt, z. B. wenn in einer bestimmten Situation schnelles und zielgerichtetes Handeln erforderlich ist.
- zu trainieren, stellt eine wichtige Grundlage in der Therapie dar, z. B. bei der Heilung von Verletzungen.

Es werden **sieben allgemeine koordinative Fähigkeiten** unterschieden (nach Meinel/Schnabel, 1998):

1. **Kopplungsfähigkeit:** Fähigkeit, Teilkörperbewegungen untereinander gezielt zu koordinieren
2. **Differenzierungsfähigkeit:** Fähigkeit, einzelne Bewegungsphasen innerhalb einer komplexen Bewegung zu differenzieren
3. **Gleichgewichtsfähigkeit:** Fähigkeit, während oder nach einer Bewegung das Gleichgewicht zu halten
4. **Orientierungsfähigkeit:** Fähigkeit, Veränderungen der Körperlage und Körperbewegung in Raum und Zeit zu bestimmen
5. **Rhythmisierungsfähigkeit:** Fähigkeit, Rhythmen zu erfassen, zu verinnerlichen und mit Bewegung zu reproduzieren
6. **Reaktionsfähigkeit:** Fähigkeit, in möglichst kurzer Zeit auf ein Signal zu reagieren
7. **Umstellungsfähigkeit:** Fähigkeit, während einer Handlung diese den sich verändernden Umgebungsbedingungen anzupassen oder sogar mit einer völlig anderen, passenderen Handlung zu beginnen

Die **Bewegungskoordination** basiert auf

- Informationsaufnahme und -aufbereitung durch die Sinnesorgane: Diese analysatorische Fähigkeit bestimmt zum großen Teil die Qualität der koordinativen Fähigkeiten.
- der analysatorischen Erfassung der Umgebung und der eigenen Bewegung.

Die **Analysatoren** sind für die Wahrnehmungsprozesse zuständig. Sie bestehen aus Rezeptor (zur Aufnahme von Informationen) und afferenten Nervenbahnen bis hin zur Hirnrinde:

- optischer Analysator: Das Sehen leistet einen wesentlichen Beitrag zur Bewegungsregulierung.
- akustischer Analysator: Verarbeitung akustischer Signale
- kinästhetischer Analysator: Dieser ist in allen Muskeln, Sehnen, Bändern und Gelenken angesiedelt. Er gibt Auskunft über die Stellung der Extremitäten bzw. des Rumpfes sowie über die auf sie einwirkenden Kräfte.
- taktiler Analysator: Er empfängt Signale über die Haut; lokalisiert berührte Gegenstände und informiert über deren Form und Oberfläche.
- statico-dynamischer Analysator: Signale werden über den Vestibularapparat des Innenohres empfangen. Er informiert über Richtung und Beschleunigung des Kopfes.

Sensomotorisches Training als Trainingsmethode

Ziel des sensomotorischen Trainings ist die Verbesserung des Gleichgewichts und die Bewegungskontrolle. Die Koordination und das Gleichgewicht sind das Resultat von optimaler Haltung und idealen Bewegungsabläufen.

Die **Gleichgewichtsfähigkeit** umfasst das statische und das dynamische Gleichgewicht. Alltägliche Bewegungsformen sind durch das dynamische Gleichgewicht charakterisiert, weswegen dieses Gleichgewicht im Gesundheitssport im Mittelpunkt des sensomotorischen Trainings steht. Durch das Training werden Körperwahrnehmung, Bewegungsökonomie und Gelenkstabilität verbessert.

Das sensomotorische Training beginnt immer mit dem **Wahrnehmungstraining**, dabei werden die **Tiefensensibilität** (Kinästhesie) und das **Reaktionsvermögen** verbessert.

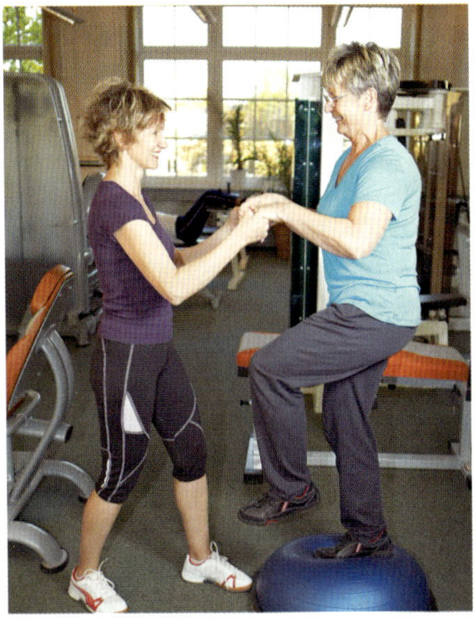

Sensomotorisches Training
Training des neuromuskulären Systems

Stufe	Ziel	Inhalte
Stufe 4	Verbesserung Bewegungsteuerung Bewegungsqualität Bewegungssicherheit Bewegungskoordination	◆ Präzision und Zeitdruck ◆ vertikale und horizontale Bewegungen (verschiedene Ausgangspositionen) ◆ Einbezug verschiedener Körpersegmente ◆ eingelenkige und mehrgelenkige Bewegung (Übungen auf einem Bein/beiden Beinen) ◆ lineare und rotatorische Komponenten ◆ externe Störfaktoren
Stufe 3	Gleichgewichtskontrolle Autostabilisation	Bipedales Monopedales Fortbewegung mit/ohne visuelle Kontrolle (offene/geschlossene Augen)
Stufe 2	dynamische Balance (sich außerhalb der Körperachse bewegen) posturale Balance (statisch)	Fortbewegung auf Linien oder Seilen am Boden (seitwärts, rückwärts, schnell, langsam etc.) Veränderung auf vertikaler und horizontaler Ebene stabiler/instabiler Untergrund mit/ohne visuelle Kontrolle (offene/geschlossene Augen
Stufe 1	Verbesserung der Wahrnehmungsschulung (bewusste Ausführung der Bewegungsaufgabe), Tiefensensibilität (Kinästhesie) und des Reaktionsvermögens	Übungen im Liegen, Sitzen, im Stand, in der Bewegung, z. B. Gelenkwinkelstellungen wieder reproduzieren

Stufenmodell im Rahmen des sensomotorischen Trainings (modifiziert nach Froböse, 2003)

Bei diesen Trainingsmethoden sollte der Ausführende folgende Hinweise beachten:
- Der Sportler sollte bewusst trainieren.
- Die Aufwärmphase sollte 7–10 Minuten dauern.
- Statische Übungen sollten maximal 15 Sekunden dauern.
- Das Training sollte barfuß ausgeführt werden.
- Für die Übungsgestaltung gilt:
  - vom Bekannten zum Unbekannten
  - von leicht zu schwer
  - von einfach zu komplex

Aufgaben

1. ***Stellen Sie mithilfe der oben genannten Methoden eine Reihe von Übungen zusammen, die der Verbesserung sowohl des dynamischen als auch des statischen Gleichgewichts dienen.***
2. ***Welche Übungen zur Verbesserung der Koordination kennen Sie aus Ihrer Sportart, welche aus dem Schulsport?***

4.5 Functional Training

Beim Functional Training werden gleichzeitig mehrere Muskeln bzw. Körperteile trainiert. Es geht dabei um die Durchführung von komplexen Bewegungen mit dem Körpergewicht als Widerstand, um Stabilität, Mobilität, Beweglichkeit, Balance und Kraft zu verbessern und somit die Verletzungsanfälligkeit zu verringern.

Es wird zunächst empfohlen, mit einem Basistraining ohne extra Hilfsmittel anzufangen, mit Übungen, in denen die Rumpfstabilität (Bauch und tiefe Rückenmuskeln, Abduktoren, Adduktoren und Rotatoren der Hüfte), die Stabilisatoren der Schulterblätter sowie die allgemeine Mobilität, Beweglichkeit und Balance im Fokus stehen.

Ein zentraler Punkt des Functional Trainings ist die Bewegungsqualität. Da die Übungen komplex sind, ist ihre korrekte Durchführung entscheidend für den Trainingserfolg und die Verbesserung der Leistung. Wichtig ist dabei auch die Schulung der Körperwahrnehmung (Selbstkorrektur) während der Übungen.

Nach einem erfolgreichen Basistraining können die Übungen auch mit speziellen Hilfsmitteln (Bälle, Balance-Board, Rollen) durchgeführt werden, um die Komplexität der Übungen zu steigern, das Training variabel zu gestalten und die motorischen Fähigkeiten zu verbessern.
Ob für Senioren, Leistungssportler oder untrainierte Menschen - das Functional Training ist eine sehr gute Möglichkeit, Körper und Geist zu trainieren.

Aufgaben

- ***Erstellen Sie eine Reihe von mindestens fünf Übungen zur Rumpfstabilisation.***
- ***Überlegen Sie mindestens zwei Varianten für Teilnehmer, die die vorigen Übungen nicht machen können.***
- ***Vergleichen Sie die Übungen mit Ihren Kommilitonen und diskutieren Sie, für welche Zielgruppe ihre Übungen geeignet sein könnten.***

Was ist TRX© Suspension Training?

TRX© Suspension Training ist ein hoch effektives Ganzkörper-Workout unter Einsatz eines nicht elastischen Gurtsystems, bei dem das eigene Körpergewicht als Trainingswiderstand sowohl im Stehen als auch im Liegen genutzt wird. Mit einer Variationsvielfalt von über 300 Übungen kann jeder Bereich des Körpers effektiv trainiert werden.
Da die Gurte des TRX© beim Training ständig in Bewegung sind, werden neben den großen Muskelketten auch die kleinen, gelenknahen Muskeln aktiviert. Durch diese „Instabilität" kommt es zu einem wesentlich höheren Trainingsreiz. [...]
TRX© Suspension Training bedeutet dreidimensionales Training, das alltagsnahe sowie sportartspezifische Bewegungsmuster ermöglicht. Einzelne Muskeln werden nie isoliert, sondern immer in der ganzen Muskelkette beansprucht. Die Verbesserung des inter- und intramuskulären Zusammenspiels steht im Fokus.
Durch die hohe Trainingsintensität ist ein effektives Ganzkörper-Workout in nur 20 Minuten möglich. Mit der stufenlosen Veränderung des Widerstandslevels der Übungen kann jedes individuelle Trainingsziel realisiert werden.
Egal ob Gewichtsreduktion, Muskelaufbau, Konditionsverbesserung, Bekämpfung/Vermeidung von Rückenschmerzen, Aufbautraining nach (Sport-)Verletzung oder Stärkung des Rumpfes. Mit TRX© Suspension Training sind diese Ziele, sowohl für Reha-Patienten über den Fitnesseinsteiger und Freizeitsportler als auch für den Profi-Athleten, schnell und effektiv erreichbar.
Mit enorm handlichen Maßen und einem Gewicht von nur 700 g sind die TRX© Suspension Trainer immer und überall einsetzbar. Ein Training ist zu jedem Zeitpunkt und an jedem Ort möglich.

Quelle: TRX/Transatlantic Fitness: Was ist TRX Suspension Training?, unter: www.trx-training.de/trx_de/was_ist_trx_suspension_training, [05.11.2018].

5 Ein Trainingskonzept erarbeiten

Sportliches Training ist ein komplexer Handlungsprozess, der von vielfältigen Komponenten beeinflusst wird. Um ein optimales sportliches Training zu erreichen, sind die folgenden Komponenten zu berücksichtigen.

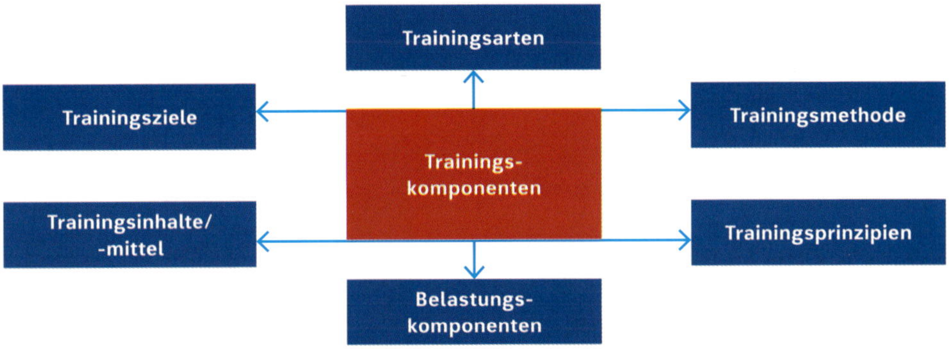

Trainingskomponenten

Beispiele:

- *Frau Kremp ist 33 Jahre alt. Sie besucht ein Fitnesscenter, da sie vor sechs Monaten ein Baby bekommen hat und mit viel Training schnell wieder eine gute Figur bekommen möchte. Außerdem will sie ihre Fitness verbessern, denn sie fühlt sich momentan ziemlich schlapp. Da sie zurzeit nur Kontakte zu anderen Müttern hat, möchte sie raus aus ihrer Alltagsroutine und etwas für sich und ihren Körper tun.*
- *Herr Rettig ist 52 und spielt Golf. Er möchte das neue Angebot eines Rückentrainings im Golfhotel ausprobieren. Er hat seit acht Wochen Probleme mit seiner Rückenmuskulatur, und in sechs Monaten findet ein Wettkampf statt, an dem er teilnehmen möchte.*
- *Herr Doll hatte einen Herzinfarkt. Vor Kurzem ist er aus der Reha zurückgekehrt und der Arzt hat ihm empfohlen, das Training wieder aufzunehmen. Heute fängt er bei der Herzgruppe des Turnvereins an. Er freut sich, dass er jetzt gemeinsam mit anderen Leuten trainieren kann, und hofft, seine Gesundheit in den Griff zu bekommen.*

Aufgaben

Bei den oben genannten Beispielen handelt es sich um sportliches Training.

1. ***Erarbeiten Sie eine eigene Definition von Training.***
2. ***Erkennen Sie die Ziele der drei Personen? Erstellen Sie anhand der oben genannten Beispiele jeweils mindestens drei allgemeine bzw. individuelle Ziele für Frau Kremp, Herrn Rettig und Herrn Doll, die diese für ihr jeweiliges Training festlegen könnten.***

5.1 Trainingsarten

Man unterscheidet vier verschiedene Arten des Trainings:

- **Hochleistungstraining** hat das Ziel, die maximalen persönlichen Leistungsgrenzen zu erreichen, um an internationalen Wettkämpfen teilnehmen zu können. Die Sportler trainieren auf professionellem Niveau und haben einen Trainingsaufwand zwischen 25 und 35 Stunden pro Woche. Je nach Vorbereitungsphase sind auch mehr Stunden möglich.
- **Leistungstraining** hat das Ziel der Leistungssteigerung, um an Wettkämpfen teilnehmen zu können. In der Regel betrifft dies Sportler, die neben ihrem Beruf trainieren und ihre persönliche Leistung verbessern möchten.
- **Fitness- und Gesundheitstraining** hat das Ziel der Leistungserhaltung bzw. Leistungssteigerung, aber ohne an Wettkämpfen teilzunehmen. Das Ziel ist eher, sich wohlzufühlen und die Gesundheit zu erhalten.
- **Rehabilitationstraining** hat das Ziel, die Leistungsfähigkeit bzw. Gesundheit wiederherzustellen, z. B. nach einer Verletzung oder Krankheit.

5.2 Trainingsziele

Ohne ein Ziel ergibt das Training keinen Sinn. Psychologisch gesprochen bezeichnet ein Ziel einen positiven Endzustand, den ein Organismus mit seinem Verhalten erreichen möchte. Merkmale eines Ziels sind z. B. seine Erreichbarkeit, die Selbstbestimmung, sein Inhalt oder ein Zeitrahmen, in dem das Ziel erreicht werden soll.

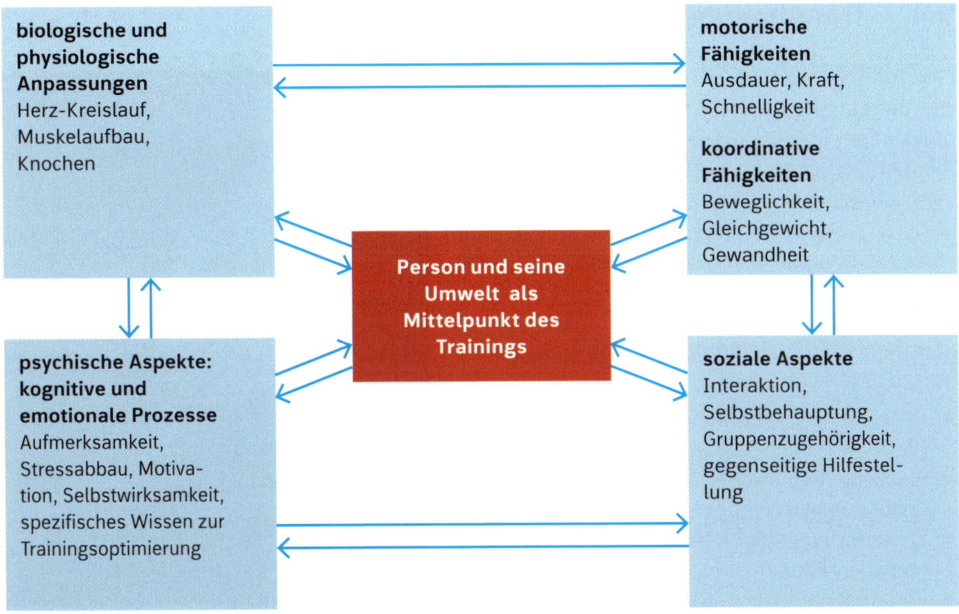

Faktoren, die das Ziel des Trainings beeinflussen

Aus diesen Vorgaben leiten sich allgemeine Trainingsziele ab:

- Wahl der Trainingsart: Hochleistungs-, Leistungs-, Rehabilitations-, Fitness- und Gesundheitstraining
- Verbesserung, Wiederherstellung, Erhaltung oder Vorbeugung: z. B. in Bezug auf die Fitness (Ausdauer, Kraft, Beweglichkeit, Koordination), die Körperformung, (Muskelaufbau, Gewichtsabnahme), psychische Aspekte (Stressabbau), soziale Aspekte (Selbstbehauptung)

Die spezifischen Trainingsziele ergeben sich aus
- selbst bestimmten Bedürfnissen oder Wünschen sowie
- dem Eingangscheck: Anamnese, Messungen, Testverfahren.

5.3 Trainingsinhalte/-mittel

Die **Trainingsmittel** beziehen sich auf alle Maßnahmen, die das Training unterstützen sollen, so z. B. Sportgeräte (Kraftmaschinen, Laufbänder, Fahrräder), Messgeräte (Pulsuhr), visuelle Medien (Poster oder Videos mit Übungen), verbale Informationen (Bewegungsbeschreibung, Beratung). **Trainingsinhalte** beziehen sich auf die Übungen (mit oder ohne Gerät) und, je nach Sportart, auf Technik oder Taktik.

5.4 Trainingsmethoden

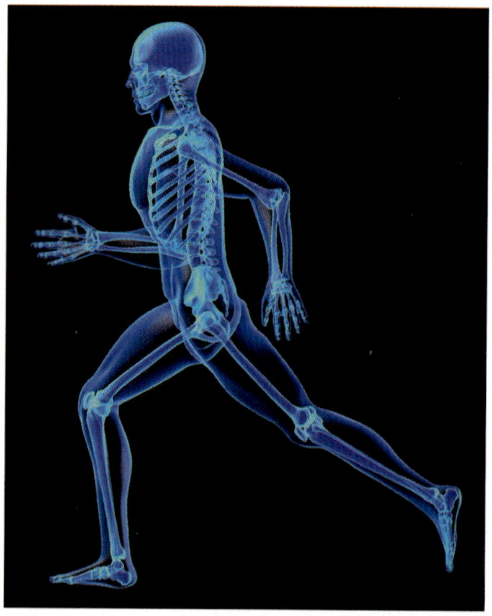

Eine Trainingsmethode ist ein planmäßiges Verfahren, das entsprechend dem Trainingsziel, den Trainingsinhalten und -mitteln die Art der Belastung festlegt. Sie gibt eine Antwort auf die Frage: Wie kann ich trainieren?
Generell sollen Trainingsmethoden eine höhere Leistungsfähigkeit und Leistungsbereitschaft des Sportlers/der Sportlerin herbeiführen.

Beim Konditionstraining sind z. B. folgende Methoden zu unterscheiden

- variable und kontinuierliche Dauermethode (Belastung ohne Pause)
- extensive und intensive Intervallmethode (Belastung mit lohnender Pause)
- Wiederholungsmethode (Belastung mit vollständiger Pause)
- Pyramidenmethode (Belastung mit lohnender Pause)

5.5 Trainingsprinzipien beachten

Definition
Trainingsprinzipien dienen dazu, das Training zu strukturieren, um eine optimale Leistung zu erreichen.

- **Prinzip des trainingswirksamen Reizes:** Ein geeigneter Reiz soll der Anpassung des Organismus dienen. Ein Trainingsreiz muss einen bestimmten Schwellenwert überschreiten, um diese Anpassung zu erreichen. Wie stark dieser Reiz ist, hängt von der Leistungsfähigkeit jedes Einzelnen und vom Trainingsziel ab.

  Beispiel:
  Frau Kremp, Herr Rettig und Herr Doll trainieren an der Beinpresse Muskelaufbau.
  Um das Ziel Muskelaufbau zu erreichen, muss der Trainingsreiz eine Intensität zwischen 60 und 80 % der maximalen Kraft aufweisen.
  Die maximale Kraft der drei Personen an der Beinpresse ist unterschiedlich (einzelne Leistungsfähigkeit) und somit auch der Trainingsreiz.

	maximale Kraft	mind. 60 %	max. 80 %
Frau Kremp	70 kg	42 kg	56 kg
Herr Rettig	90 kg	54 kg	72 kg
Herr Doll	50 kg	35 kg	40 kg

- **Prinzip der individualisierten Belastung:** Die Belastung soll sich an den biologischen (z. B. Alter und Entwicklung), physiologischen (z. B. Leistungsfähigkeit) und psychischen (z. B. Motivation) Eigenschaften des Sportlers ausrichten.

Beispiel:
Frau Kremp, Herr Rettig und Herr Doll unterscheiden sich in Alter, gesundheitlicher Voraussetzung, Leistungsfähigkeit, Zielen etc. Die Belastung soll entsprechend „individuell“ gestaltet werden.

- **Prinzip der progressiven (ansteigenden) Belastung:** Um die Anpassung des Organismus durch das Training zu erreichen, muss die Belastung steigen. Dies kann z. B. durch die Erhöhung von Intensität, Dauer und Anforderungen bei Koordination oder Technik erfolgen.

  Beispiel:
  Das Ausdauertraining absolviert Frau Kremp in den ersten vier Wochen mit einer Herzfrequenz (HF) von 60 %, in der fünften und sechsten Woche mit 70 %.

- **Prinzip der richtigen Belastungsfolge:** Bei der Reihenfolge des Trainingsablaufs müssen Inhalte, die eine hohe Koordination und/oder Konzentration erfordern, am Anfang des Trainings stehen. Wenn Ausdauerbelastungen im Programm vorgesehen sind, sollten sie am Ende des Trainings erfolgen. Eine Reihenfolge für ein Training verschiedener Fähigkeiten wäre:
  1. Koordinationstraining, 2. Krafttraining, 3. Beweglichkeitstraining, 4. Ausdauertraining.

- **Prinzip der variierenden Belastung:** Dieses Prinzip unterstützt nicht nur die Anpassung des Organismus, sondern dient auch der Motivation des Sportlers. Variationen können über Trainingsinhalte, Trainingsmethoden oder Trainingsmittel erfolgen.

  Beispiel:
  Variierende Belastung zum Ausdauertraining
  Trainingsinhalte: Ausdauer beim Laufen und Fahrradfahren
  Trainingsmethode: Dauermethode, Intervallmethode
  Trainingsmittel: Laufband, Spinning-Kurs

- **Prinzip der optimalen Relation von Belastung und Erholung:** Nach einer Trainingseinheit braucht der Körper Zeit, um sich zu erholen bzw. regenerieren. Das Superkompensationsprinzip verdeutlicht die Reaktion des Körpers nach einer Belastung: Nach dem Training findet eine vorübergehende Abnahme des Leistungsniveaus statt (1). Folgt nun eine Erholungsphase, kann sich der Organismus regenerieren und erreicht das Ausgangsniveau (2). Ist die Erholungsphase aber genau richtig lang, kommt es so gar zu einer Erhöhung der Leistungsfähigkeit über das Ausgangsniveau hinaus (3), zur sogenannten Super- bzw. Überkompensation. An diesem Punkt sollte das nächste Training stattfinden, um diese erhöhte Leistungsfähigkeit auszunutzen.

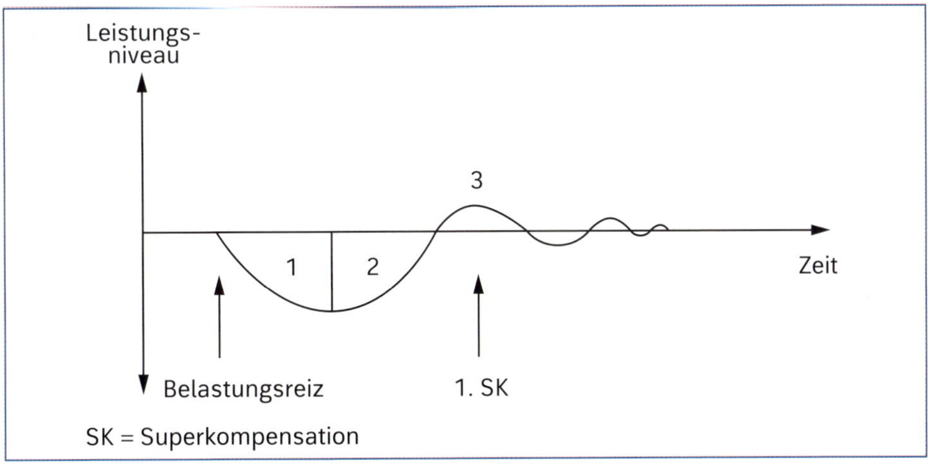

Superkompensation

Beispiel:
Beim Ausdauertraining wird der Organismus u. a. durch den Abbau von Glykogen ermüdet. Nach dem Training (Erholungsphase) findet eine Wiederherstellung (des Glykogens) statt und darüber hinaus eine schnelle Resynthese über das Initialniveau hinaus. Ein genauer Zeitpunkt für die Superkompensation hängt allerdings von vielen Faktoren ab: Intensität und Dauer der Belastung, Trainingszustand und Alter der Sportler, Art der Erholung nach der Belastung (z. B. Schlafzeiten, Massage), Ernährung u. a.
Deswegen kann das Modell gerade keinen genauen Zeitpunkt für den nächsten optimalen Trainingsreiz liefern. Es gibt eine Orientierung dafür, wie der Körper auf eine Belastung reagiert. Klar ist, um die Leistungsfähigkeit zu erhöhen, braucht der Körper mindestens 3-4 Mal Training in der Woche.

Der genaue Zeitpunkt für die Superkompensation hängt allerdings von vielen Faktoren ab: Intensität und Dauer der Belastung, Trainingszustand und Alter der Sportler, Art der Erholung nach der Belastung (z. B. Schlafzeiten, Massage), Ernährung usw.
Deswegen kann das Modell keinen genauen Zeitpunkt für den nächsten optimalen Trainingsreiz liefern. Es liefert aber einen Anhaltspunkt dafür, wie der Körper auf eine Belastung reagiert. Klar ist: Um die Leistungsfähigkeit zu erhöhen, braucht der Körper mindestens drei-bis vier Trainingseinheiten in der Woche.

5.6 Belastungskomponenten berücksichtigen

Die Belastungskomponenten beschreiben die Struktur eines Trainingsprozesses. Mit ihrer Hilfe kann das Training sowohl qualitativ als quantitativ gesteuert werden:

Belastungsintensität
Die Belastungsintensität bezieht sich auf die Höhe der Belastung:
Wie anstrengend soll das Training sein? Wie schnell?
Es kann durch die Herzfrequenz, die Geschwindigkeiten (Zeitnahme) oder die Laktatwerte gesteuert werden.
Wie viel soll trainiert werden?
Man kann mit den kg-, Watt- oder Prozentwerten der besten Leistung (maximale, submaximale) rechnen

Beispiel:
- *Krafttraining: 80 % des maximalen erreichten Gewichts bei der Beinpresse*
- *Ausdauer: 70 % der maximale Herzfrequenz (HF)*

Belastungsumfang
Der Belastungsumfang bezieht sich auf die Gesamtmenge der Belastung in einer Trainingseinheit:
Wie hoch ist die Belastung insgesamt?
Der Umfang kann in km, kg, Anzahl der Wiederholungen, Stunden oder Minuten angegeben werden.

Beispiel:
- *Krafttraining: 5-mal 10 Wiederholungen mit 40 kg; Belastungsumfang: 1.500 kg*
- *Ausdauer: 5 km schnelles Gehen; Belastungsumfang: 5 km*

Belastungsdauer

Die Belastungsdauer begrenzt den zeitlichen Rahmen einer Übung:
Wie lange dauert eine Übung bzw. eine Übungsfolge?
Die Dauer kann in Sekunden, Minuten oder Stunden gemessen werden.

Beispiel:
- *Krafttraining: 45 Sekunden pro Einzelübung beim Zirkeltraining*
- *Ausdauer: 40 Minuten für 5 km schnelles Gehen*

Belastungsdichte

Die Belastungsdichte bezeichnet das Verhältnis zwischen Belastung und Pause:
Wie lang ist die Pause zwischen den Wiederholungen, den Serien, den Strecken?

Beispiel:
- *Krafttraining: Pause von 30 bis 90 Sekunden zwischen Serien bei der Kraftausdauer*
- *Ausdauer: 30 Sekunden Pause beim Intervalltraining zwischen jeder Wiederholung*
- *Beweglichkeit: 30 Sekunden Pause zwischen jeder Wiederholung*

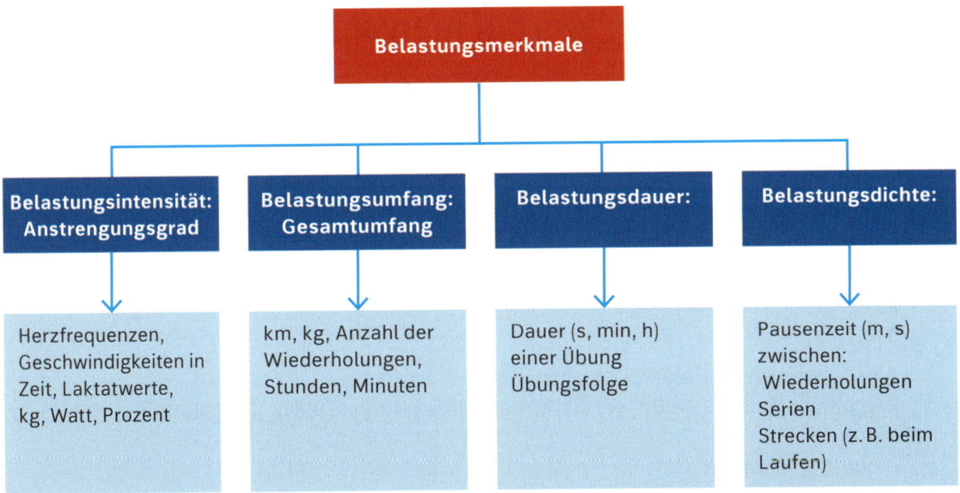

Zusammenfassung

Das sportliche Training ist von vielfältigen Komponenten beeinflusst. Alle diese Komponenten sind zu berücksichtigen, um ein optimales sportliches Training zu erreichen.

- Trainingsziele: allgemein und spezifisch
- Trainingsarten: Hochleistungstraining, Leistungstraining, Fitness- und Gesundheitstraining, Rehabilitationstraining
- Trainingsinhalte/-mittel: Maßnahmen, die das Training unterstützen
- Trainingsmethoden: planmäßiges Verfahren, das entsprechend dem Trainingsziel, den Trainingsinhalten und -mitteln die Belastungsweise festlegt

Trainingsprinzipien sollten bei der Gestaltung von Trainingsprozessen berücksichtigt werden.

- Prinzip des trainingswirksamen Reizes
- Prinzip der individualisierten Belastung
- Prinzip der progressiven (ansteigenden) Belastung
- Prinzip der richtigen Belastungsfolge
- Prinzip der variierenden Belastung

Belastungskomponenten beschreiben die Struktur eines Trainingsprozesses.
Mit ihrer Hilfe kann das Training sowohl qualitativ als quantitativ gesteuert werden:

- Belastungsintensität bezieht sich auf die Höhe der Belastung
- Belastungsumfang: Gesamtmenge der Belastung in einer Trainingseinheit
- Belastungsdauer bezeichnet die Dauer einer Übung
- Belastungsdichte bezeichnet das Verhältnis zwischen Belastung und Pause

6 Trainingspläne: Worauf man achten sollte

6.1 Wie wird ein Eingangscheck durchgeführt?

6.1.1 Anamnese

Als Anamnese bezeichnet man ein freundliches und offenes Gespräch, in dessen Verlauf man vom Sportler wichtige Informationen bezüglich seines aktuellen Gesundheitszustands erhält. Bei der Anamnese sollte nach vorherigen Verletzungen und aktuellen sowie familiären Krankheiten gefragt werden. Grundlegend sind auch die folgenden Punkte:

- Allgemeines:
  - persönliche Daten (Name, Geburtsdatum)
  - körperliche Daten (Größe, Gewicht, Body-Mass-Index (BMI), Bauchumfang, Ruhepuls, Blutdruck)
  - berufliche Situation

  (Zum Gesundheitszustand siehe auch PAR-Q-Fragebogen auf S. 105.)

- Sportverhalten:
  - frühere oder aktuelle Sportkarriere
  - weitere Freizeitaktivitäten
  - Einschätzung der eigenen Leistungsfähigkeit
  - derzeitiges Bewegungsverhalten
  - Leitmotive/Ziele für das Training

- psychisches Verhalten und Ernährungsverhalten:
  - Kenntnisstand über Training und Ernährung

Bei Personen über 35 und unter 60 Jahren ist zudem eine sportärztliche Vorsorgeuntersuchung sinnvoll. Personen über 60 Jahren oder mit Herzkrankheiten, Diabetes oder Hypertonie sollten in jedem Fall eine solche ärztliche Untersuchung vornehmen lassen.

Der **PAR-Q-Fragebogen** (**P**hysical **A**ctivity **R**eadiness **Q**uestionnaire) kann ebenfalls dabei helfen, herauszufinden, ob vor Beginn der körperlichen Aktivität bei Personen zwischen 35 und 60 Jahren eine ärztliche Untersuchung notwendig ist.

Beispiel:

Fragebogen		
Name :	Vorname:	Geburtsdatum:
Anschrift:		

1. Hat Ihnen jemals ein Arzt gesagt, Sie hätten „etwas am Herzen", und hat Ihnen Bewegung und Sport nur unter ärztlicher Kontrolle empfohlen?
   ☐ ja ☐ nein
2. Hatten Sie im letzten Monat Schmerzen in der Brust, im Ruhezustand oder bei körperlicher Belastung (Anstrengung)?
   ☐ ja ☐ nein
3. Haben Sie Probleme mit der Atmung, im Ruhezustand oder bei körperlicher Belastung?
   ☐ ja ☐ nein
4. Sind Sie jemals aufgrund von Schwindelgefühlen gestürzt oder haben Sie schon mal das Bewusstsein verloren?
   ☐ ja ☐ nein
5. Haben Sie Knochen- oder Gelenkprobleme, die sich unter körperlicher Belastung verschlechtern könnten?
   ☐ ja ☐ nein
6. Hat Ihnen jemals ein Arzt ein Medikament gegen hohen Blutdruck oder wegen eines Herz- oder Atemproblems verschrieben?
   ☐ ja ☐ nein
7. Kennen Sie irgendeinen weiteren Grund, warum Sie nicht körperlich/sportlich aktiv sein sollten?
   ☐ ja ☐ nein

Falls Sie eine oder mehrere Fragen mit Ja beantwortet haben, sollten Sie, bevor Sie sportlich aktiv werden, Ihren Arzt aufsuchen und sich untersuchen und beraten lassen.

Datum:	Unterschrift:

6.1.2 Körperanalyse

Gesundheit und Gewicht
BMI ist überschätzt

Die gute Nachricht: Der Body-Mass-Index ist gar nicht so wichtig. Die schlechte Nachricht: Zu viel Fett am Bauch ist trotzdem nicht gut.
Der Taillenumfang spielt eine wesentlich größere Rolle für die Gesundheit als der bislang genutzte Body-Mass-Index (BMI). Das haben Mediziner der Münchner Ludwig-Maximilians-Universität (LMU) in einer Studie belegt. Demnach ist nicht die Menge, sondern die Verteilung des Körperfetts für Herzkrankheiten und andere Leiden entscheidend.
Bislang zeigt die weit verbreitete BMI-Formel „Gewicht durch Körpergröße in Metern zum Quadrat", wer als fettleibig oder untergewichtig gilt. Doch für die Abschätzung von Krankheitsgefahren tauge das Maß nicht, behaupten die Mediziner. „Der BMI spielt keine Rolle für das Schlaganfall-, Herzinfarkt- oder Todesrisiko eines Menschen", sagte Studienleiter Harald Schneider einer LMU-Mitteilung zufolge. Anders als man es beim BMI unterstelle, sei Fett nicht gleich Fett, erläutert Schneider. Es gebe „gutes Fett" an Hüften, Oberschenkeln und Gesäß, das nicht das Risiko für Herz-Kreislauf-Erkrankungen erhöhe. Es könne sogar schützen. Das „böse Fett" um den Bauch könne dagegen schädliche Fettsäuren und andere Stoffe in den Körper abgeben, die unter Umständen Entzündungen hervorriefen. Für ihre Studie beobachteten die LMU-Forscher knapp 11.000 Probanden bis zu acht Jahre lang. [...]

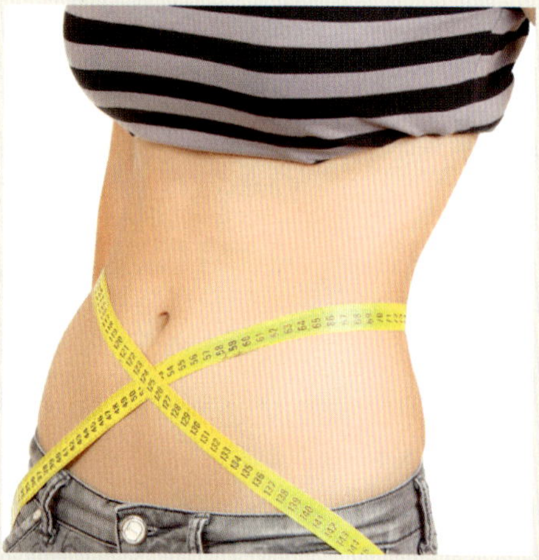

Fett ist nicht immer schlecht – es kommt nur drauf an, wo es ist.

Quelle: Süddeutsche.de: BMI ist überschätzt, vom 02.03.2010, unter: www.sueddeutsche.de/leben/gesundheit-und-gewicht-bmi-ist-ueberschaetzt-1.19695. © dpa

Body-Mass-Index

Der Body-Mass-Index (BMI) ist ein Verfahren zur Bestimmung des Normalgewichts bzw. von Übergewicht oder Untergewicht.

$$\text{BMI} = \frac{\text{Körpergewicht in kg}}{\text{Körpergröße in m}^2}$$

BMI	Bewertung
< 18,5	Untergewicht
18,5–24,9	Normalgewicht
25,0–29,9	Übergewicht
> 30,0	starkes Übergewicht

Zusätzlich sollte der Körperfettanteil gemessen werden. Allerdings ist dieser Wert nur eine Referenz, da es z. B. bei sehr muskulösen Menschen (Bodybuildern) zu Fehleinschätzungen kommen kann.

Der Bauchumfang

Die Messung des Bauchumfangs ist ein einfaches Maß zur Beurteilung des viszeralen (die Eingeweide betreffenden) Fettdepots und somit zur Beurteilung des Risikos für innere Krankheiten.
Bei Personen mit einem BMI ≥ 25 kg/m^2 sollte stets der Bauchumfang gemessen werden. Die Messung sollte unbekleidet am Morgen vor dem Frühstück vorgenommen werden.
Dabei wird das Maßband dort horizontal komplett um den Körper gelegt, wo der Bauch den größten Umfang aufweist (etwa in Nabelhöhe).
Die WHO klassifiziert eine abdominale Adipositas (Fettleibigkeit) bei einem Bauchumfang von ≥ 88 cm bei Frauen bzw. ≥ 102 cm bei Männern.

Risiko für metabolische und kardiovaskuläre Komplikationen (Bauchumfang in cm)		
	Männer	Frauen
erhöht	≥ 94	≥ 80
deutlich erhöht	≥ 102	≥ 88

Bestimmung des Körperfettanteils

Calipometrie

Das calipometrische Verfahren ist eine Methode zur Bestimmung des Körperfettanteils mittels Messung der Dicke von Hautfalten. Bei dem Test wird mithilfe eines Calipers (Messschieber) die Körperfaltendicke an 6–10 Körperstellen (Schenkel, Bauch, Oberarme, Hüfte etc.) gemessen. Die Summe der gemessenen Hautfalten kann eine Aussage über das Körperdepotfett liefern.

Bei der Durchführung
- muss der Caliper einen konstanten Druck auf die Hautfalten ausüben,
- muss das Gewebe an allen Stellen gleich stark zusammengedrückt werden,
- müssen die Kontaktflächen des Calipers in der gleichen Richtung der Hautfalte liegen.

Die Methode ist nicht für stark übergewichtige oder extrem untergewichtige Personen geeignet.

Bioelektrische Impedanzanalyse (BIA)

Die bioelektrische Impedanzanalyse dient der Bestimmung der Körperzusammensetzung und stellt mit einer hohen Genauigkeit das Verhältnis zwischen Muskulatur, Fett und Flüssigkeit im Körper dar. Die Methode ermöglicht das Gewicht einer Person differenziert zu betrachten und hilft somit individuelle Trainingsziele, Trainingsmethoden, therapeutische Maßnahmen u.a. zu erstellen.
Die Messung erfolgt meist im Liegen, in diesem Fall soll die Testperson zuvor mindestens 3 Minuten liegen, um eine gleichmäßige Verteilung der Körperflüssigkeiten zu erreichen. Mit Hilfe von Elektroden, die an Hand- und Fußrücken kleben, wird ein schwacher Strom durch den Körper geschickt, um den Widerstand des gesamten Körper zu erfassen. Die Messung dauert in Regel nur wenige Sekunden.
Es gibt auch High-End-Geräte, die eine Messung im Stehen erlauben und so besonders für Senioren oder Patienten mit Handicaps sinnvoll sind.

Die bioelektrische Impedanzanalyse dient der Bestimmung der Körperzusammensetzung und stellt mit einer hohen Genauigkeit das Verhältnis von Muskulatur, Fett und Flüssigkeit im Körper dar. Die Methode ermöglicht die differenzierte Betrachtung des Gewichts einer Person und hilft dadurch, individuelle Trainingsziele, Trainingsmethoden, therapeutische Maßnahmen u.a. zu erstellen.
Die bioelektrische Impedanzanalyse erfolgt meist im Liegen. Die Testperson sollte schon vor der Messung mindestens drei Minuten liegen, um eine gleichmäßige Verteilung der Körperflüssigkeiten zu erreichen. Mithilfe von Elektroden, die an Hand- und Fußrücken kleben, wird ein schwacher Strom durch den Körper geschickt und anschließend der Widerstand des gesamten Körper gemessen. Die Messung dauert in Regel nur wenige Sekunden.

Bei der Messung per BIA müssen folgende Voraussetzungen beachtet werden:

- Eine BIA-Messung kann nur mit hochwertiger Messtechnik korrekt durchgeführt werden.
- Das Personal muss geschult sein.
- Die eingesetzte Software muss gewisse Besonderheiten aufweisen.
- Die BIA darf nicht an Personen mit Herzschrittmacher oder Defibrillator und auch nicht an Schwangeren durchgeführt werden.

Merksatz
Das Gewicht einer Person setzt sich aus der Fettmasse und der Fettfreimasse zusammen. Die Fettfreimasse verteilt sich wiederum auf Körperzellmasse (Skelettmuskulatur, Organe und Wasser) und Extrazellularmasse (Knochen, Bindegewebe und extrazellulare Flüssigkeit).

Aufgaben

1. ***Ermitteln Sie Ihren BMI und Bauchumfang sowie die Werte eines/einer weiteren Mitauszubildenden. Zeigen die Werte Ihrer Meinung nach eine bestimmte Kohärenz?***
2. ***Welche anderen Formen zur Fettmessung kennen Sie? Wie zuverlässig sind diese wohl?***

6.1.3 Kontrolle von Blutdruck und Herzfrequenz

Die einfachste Form der **Herzfrequenzmessung** ist die mittels Pulsuhr. Falls keine Pulsuhr zur Hand ist, kann der Puls mit Zeige- und Mittelfinger (nicht mit dem Daumen) an der Halsschlagader (Arteria carotis) oder am Handgelenk (Arteria radialis) gemessen werden.
Nach der Belastung sollte der Sportler kurz anhalten und unmittelbar die Herzfrequenz (HF) messen. Sie sollte dabei über mindestens 15 Sekunden kontrolliert werden. Der ermittelte Wert wird dann mal vier genommen, um die HF/Minute zu erhalten.

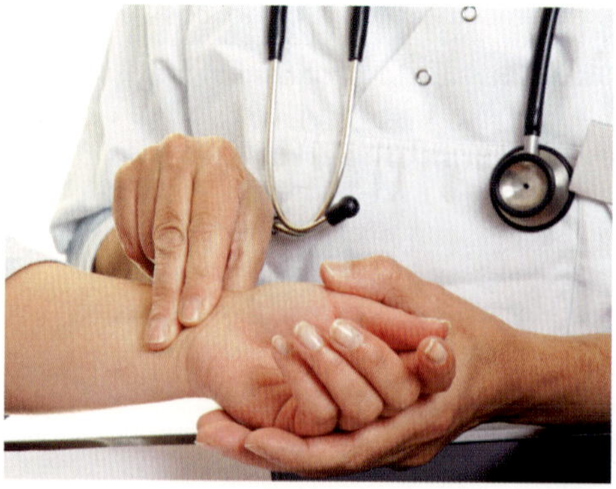

Die arterielle Blutdruckmessung wird mithilfe eines Blutdruckmessgerätes an einer Extremität (meist am Oberarm) vorgenommen. Diese Form der Messung ist zwar nicht zu 100 % genau, jedoch leicht und schnell zu handhaben sowie ungefährlich und kostengünstig. Die Messung kann manuell oder automatisch mittels eines digitalen Gerätes erfolgen.

Bei der Messung es ist wichtig, dass sich die Manschette auf Herzhöhe befindet. Die manuelle Messung kann auskultatorisch (mittels Stethoskop über der Arterie des Arms), palpatorisch (Tasten des Radialispulses) und oszillatorisch (besonders bei Dauerüberwachung, zuverlässig jedoch nur per Messautomat) durchgeführt werden. Die Werte der einzelnen Methoden können dabei leicht voneinander abweichen.

6.2 Einfache Testverfahren zur Bestimmung des Leistungsniveaus

6.2.1 Bestimmung der Ausdauer

Physical Working Capacity (PWC)

Der Test misst die submaximale Ausdauerfähigkeit des Probanden und ermöglicht es, seine körperliche Leistungsfähigkeit zu bestimmen, vor allem die des Herz-Kreislaufs-Systems.
Der PWC-Test wird auf dem Fahrradergometer mit einstellbarer Leistung (Watt) durchgeführt, die Trittfrequenz sollte gleichmäßig zwischen 60 und 80 Umdrehungen pro Minute liegen.
Normalerweise beginnt der Test bei 25 Watt und wird alle zwei Minuten um 25 Watt gesteigert, bis die maximale Leistung erbracht wird.
Die Wahl der maximalen Herzfrequenz hängt vom Leistungsniveau der Testperson ab. Als Parameter können folgende Herzfrequenzen dienen:

- Untrainierte und Senioren max. 130 Schläge/min (PWC 130)
- Trainierte und Jugendliche max. 150 Schläge/min (PWC 150)
- Leistungssportler max. 170 Schläge/min (PWC 170)

Security-Test

Der Security-Test ist ein Sicherheits-Eingangstest für das Herz-Kreislauf-System. Er wurde von deutschen Leistungsdiagnostikern entwickelt. Der Ausdauertest gibt eine schnelle und für den Probanden ungefährliche Auskunft über seine Leistungsfähigkeit.

Für die Testdurchführung werden

- ein Radergometer mit geeichter Widerstandsregelung in Watt,
- ein genaues Pulsfrequenzmessgerät und
- eine Tabelle der Testbewertung

benötigt.

Durchführung

- Einstellung der korrekten Sattelhöhe des Radergometers
  - Die Sattelhöhe sollte auf Hüfthöhe stehen.
  - Die Beine sollten leicht angewinkelt sein.
  - Der Proband sollte sich mit einer Oberkörperbeugung von ca. 45° über dem Lenker befinden.
- Einstellung des Widerstands
  Der Widerstand in Watt entspricht dem Normalgewicht des Probanden. Zur Vereinfachung wird die Broca-Formel benutzt:

Normalgewicht = Körpergröße in cm – 100

Beispiel:
Größe = 175 cm
Broca-Formel: 175 – 100 = 75 kg
Widerstand = 75 Watt

Die Tretgeschwindigkeit beträgt ca. 70 Umdrehungen/Minute. Zunächst radelt der Proband vie4r Minuten, bis sich die Herzfrequenz eingependelt hat. Nach vier Minuten wird dann die Herzfrequenz ermittelt. Die erreichte Herzfrequenz ist der Indikator für die Bewertung. Zuletzt radelt der Proband noch einige Minuten mit geringem Widerstand.

Bewertung Security-Test

	sehr gut	gut	mittel	Vorsicht	Gefahr
HF/Männer	< 95	96–109	110–135	136–150	> 151
HF/Frauen	<105	106–119	120–145	146–160	> 161

6.2.2 Krafttest

Für Anfängersportler und im gesundheitsorientierten Fitnesssport sollte kein Maximalkrafttest durchgeführt werden. Eine Testmöglichkeit für diese Bereiche stellt die ILB-Methode dar (ILB = individuelles Leistungsbild).

Vorteile

- gelenkschonend
- verlangt nur geringe Erfahrung im Einschätzen der eigenen Belastbarkeit
- unriskant

Ziel

Ziel ist es herauszufinden, welches das zurzeit maximal mögliche Gewicht bei ausgewählten Übungen in einem bestimmten Wiederholungsbereich für den betreffenden Probanden ist.

Auswahl der Übungen

Es sollten die gleichen Übungen sein, die auch im Training durchgeführt werden.

Wiederholung/Ablauf

Der Wiederholungsbereich hängt von der Trainingsmethode bzw. dem Trainingsziel ab. Je nach Trainingsziel wird die Trainingsmethode ausgewählt:

- Maximalkraft = IK-Training = 5–8 Repetitionen
- Muskelaufbau = Hypertrophietraining = 8–12 Repetitionen
- Kraftausdauer = Kapillarisierungstraining = 15–20 Repetitionen

Durchführung

- allgemeines Aufwärmen
- spezielles Aufwärmen: 2–3 Sätze mit der Übung, die getestet werden soll

Testsatz

Es wird geprüft, wie viel Gewicht (kg) der Proband im vorgegebenen Wiederholungsbereich maximal drücken kann, bspw. für die Kraftausdauer: Mit wie viel Kilo Gewicht können 15 Wiederholungen absolviert werden?

Berechnung

Die individuellen Trainingsgewichte für jede Übung werden berechnet, nachdem der Test für alle Übungen durchgeführt wurde und daraus die Belastungsintensität je nach Leistung festgelegt wurde.

Trainingsintensität

- Anfänger: 50–70 % des Testgewichts der jeweiligen Übung
- Sportler mit etwas Erfahrung: 70–90 %
- Fortgeschrittene: 80–100 %

6.2.3 Functional Movement Screen (FMS)

Der Functional Movement Screen analysiert Bewegungsmuster mit dem Ziel, muskuläre Defizite sowie Bewegungseinschränkungen während des Bewegungsablaufs zu erkennen. Der Test wurde in den 1990er-Jahren in den USA von Gray Cook in Zusammenarbeit mit seinen Kollegen entwickelt.
Er umfasst sieben komplexe Übungen, die sowohl für Sportler als auch für Nicht-Sportler geeignet sind:

1. Deep Squat – tiefe Kniebeuge: überprüft die bilaterale, symmetrische Mobilität der Hüft-, Knie- und Sprunggelenke sowie die beidseitige Mobilität der Schultergelenke und der Brustwirbelsäule
2. Hurdle Step – Hürdenschritt: überprüft die bilaterale Mobilität und Stabilität der Hüft-, Knie- und Sprunggelenke
3. In-Line-Lunge – Ausfallschritt: überprüft beidseitige Mobilität und Stabilität der gesamten unteren Extremitäten
4. Shoulder Mobility – Schulterbeweglichkeit: überprüft die Mobilität beider Schultergelenke und des Schulterblatts
5. Active Straight Leg Raise – aktives Beinheben: überprüft die Mobilität der dorsalen Oberschenkel- und der Waden-Muskulatur sowie der vorderen Seite der Oberschenkelmuskulatur des Beins, das am Boden liegt
6. Trunk Stability Push-up – Rumpfstabilität: überprüft die Stabilität von Körpermitte und Wirbelsäule
7. Rotary Stability – Rotationstabilität: überprüft die mehrdimensionale Stabilität des Rumpfes

Die Auswertung des Tests ist einfach, allerdings benötigt der Tester ausführliche Kenntnisse und Erfahrung mit den Übungen:

- 3 Punkte für die komplette Bewegung ohne Kompensation
- 2 Punkte für die komplette Bewegung mit Abweichung oder Kompensation
- 1 Punkt für die unvollständige Bewegung

Die Höchstpunktzahl liegt bei 21 Punkten. Studien der amerikanischen NFL-Football League ergaben, dass bei Werten unter 14 das Verletzungsrisiko signifikant steigt.
Mit Hilfe des Testergebnisses kann ein individueller Trainingsplan erstellt werden, dabei sind die so genannten korrigierenden Übungen die Basis für das Trainingsprogramm, um die Defizite zu beheben und das Verletzungsrisiko im Alltag sowie im Sport zu senken.
Quelle: https://www.functionalmovement.com/system/home Stand 31.08.18

6.2.4 Muskelfunktionsdiagnostik

Zur Überprüfung der Muskelverkürzung werden einfache Tests eingesetzt:

Rückenstrecker (Lumbalbereich)
Durchführung: Beim Sitzen soll die getestete Person den Oberkörper nach vorn beugen (einrollen) und mit dem Kopf (so weit es geht) die Knie berühren.
Bewertung: Messung des Abstands zwischen Kopf und Knie

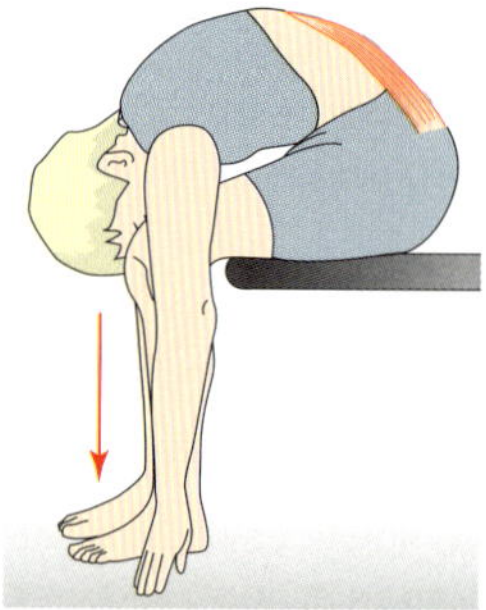

Dehnfähigkeit des Muskels	Parameter
gut	0–10 cm
leichte Verkürzung	10–15 cm
starke Verkürzung	> 15 cm

Kniebeuger (Oberschenkelrückseite)
Durchführung: In der Rückenlage ergreift der Tester ein Bein an der Ferse und am Knie, das andere Bein soll ruhig und gestreckt bleiben. Die Lendenwirbelsäule und das Becken sollen flach aufliegen.

Bewertung: Grad der Hüftbeugung (ausgestrecktes Bein)

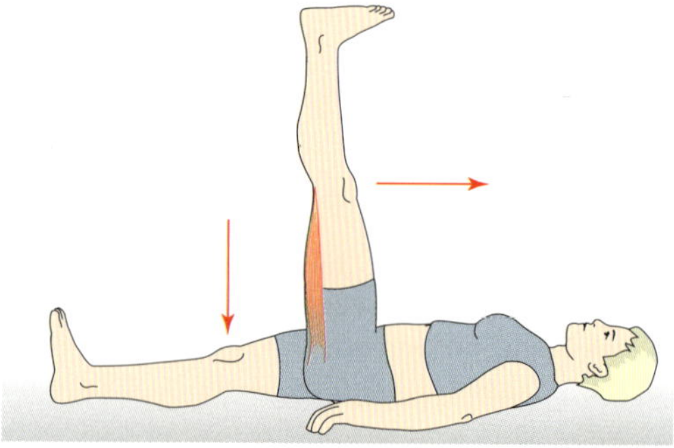

Dehnfähigkeit des Muskels	Parameter
gut	90°
leichte Verkürzung	80°
starke Verkürzung	70°

Hüftbeuger (Iliopsoas)
Durchführung: In der Rückenlage soll die getestete Person auf einem Tisch liegen, das Gesäß soll in der Rückenlage an die Tischkante rücken. Die Testperson soll mit beiden Händen ein angewinkeltes Knie an die Brust ziehen, das andere Bein (Testbein) langsam nach unten führen und es dann frei hängen lassen.

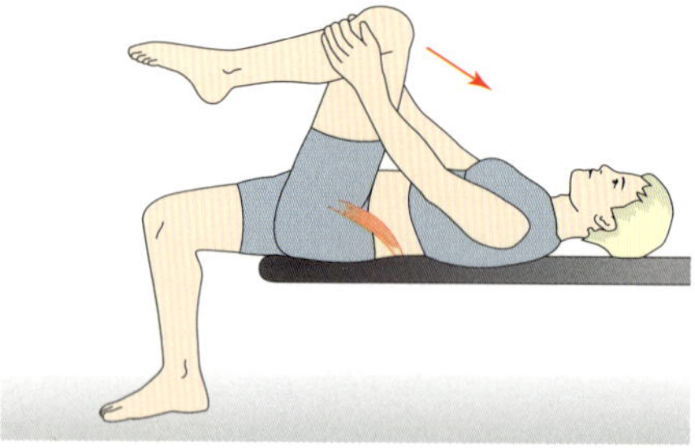

Bewertung: Geht der Oberschenkel des Testbeins nach oben, kann man von einer Verkürzung des Muskels ausgehen. Je höher das Bein nach oben geht, desto stärker die Verkürzung.

Kniestrecker (Oberschenkelvorderseite)
Durchführung: In Bauchlage soll sich die getestete Person auf eine Matte legen, ein Bein bleibt gestreckt, das andere Bein (Testbein) wird (durch manuelles Anziehen) gebeugt, um die Ferse Richtung Gesäß zu bringen.

Bewertung: Je größer der Abstand zwischen Ferse und Gesäß, desto stärker die Verkürzung.

Dehnfähigkeit des Muskels	Parameter (Abstand)
leichte Verkürzung	15 cm
starke Verkürzung	> 15 cm

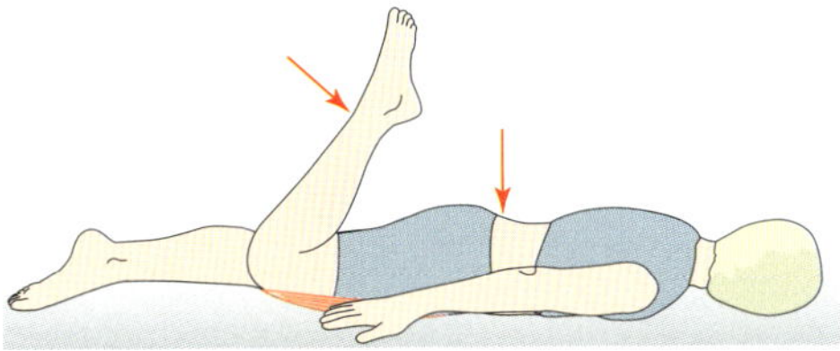

Schenkelanzieher (Adduktoren)
Durchführung: In Seitenlage liegt die getestete Person auf der Matte, das untere Bein leicht angewinkelt, Schulter, Becken und oberes Bein bilden eine gerade, horizontale Linie.

Bewertung: Messung des Grades der Abduktion (abgespreiztes Bein)

Dehnfähigkeit des Muskels	Parameter
gut	60°
leichte Verkürzung	40–60°
starke Verkürzung	25–40°

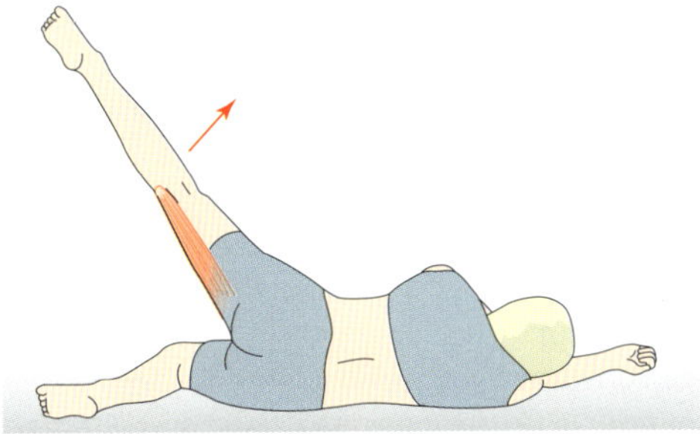

Wadenmuskulatur
Durchführung: Im Stehen hat die Testperson beide Füße schulterbreit auseinander nach vorne ausgerichtet. Die Person soll in die Hocke gehen und versuchen, die Fersen am Boden zu halten.

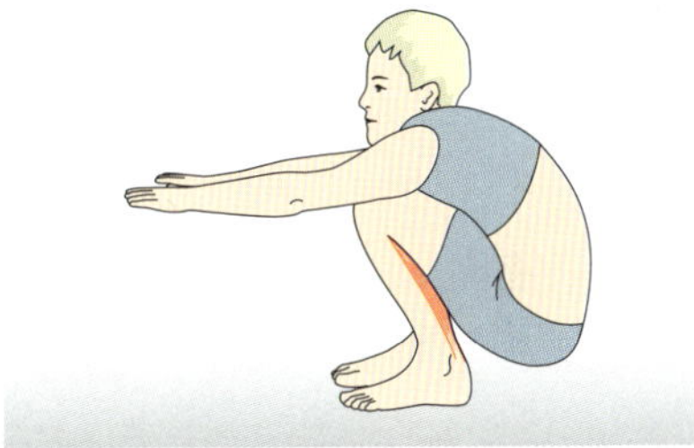

Bewertung: Bleiben die Fersen am Boden und erfolgt die Kniebeugung zu nicht mehr als 90°, kann man von einer verkürzten Wadenmuskulatur ausgehen.
Personen mit Übergewicht oder Knieproblemen sollten den Test nicht durchführen.

6.2.5 Koordinationstests

Einbeintest
Der Test dient der Körperwahrnehmung und überprüft zudem die Gleichgewichtsfähigkeit. Er sollte barfuß durchgeführt werden.

Durchführung
Beide Beine werden (zusammen und einzeln) getestet. Die Schwierigkeitsgrade sollten beibehalten werden:
1. Stand auf beiden Beinen mit geschlossenen Augen (10 Sekunden)
2. Stand auf einem Bein mit offenen Augen (10 Sekunden)
3. Stand auf einem Bein mit geschlossenen Augen (10 Sekunden)
4. Stand auf einem Bein (Zehenstand) mit offenen Augen (10 Sekunden)
5. Stand auf einem Bein (Zehenstand) mit geschlossenen Augen (10 Sekunden)

Bewertung
Die Bewertung erfolgt je nach erreichter Schwierigkeitsstufe

Schwierigkeitsstufe	1	2	3	4	5
schlecht	X				
gering	X	X			
mittel	X	X	X		
gut	X	X	X	X	
sehr gut	X	X	X	X	X

6.2.6 Rückentest

Der Back-Check® ist ein etabliertes mehrfunktionales Messsystem zur Erfassung der Rückenfitness, das wissenschaftlich erprobt ist. Der Test misst die Kraftfähigkeit der HWS-Muskulatur, der Rumpfmuskulatur (Flexion, Extension, Lateralflexion) und der Oberkörpermuskulatur (Druck, Zug) Der Rückentest erfolgt im aufrechten Stand und dauert ca. 15 Minuten.

Bewertung
Die Software erkennt und quantifiziert muskuläre Defizite und Dysbalancen. Die erfassten Daten sollen eine Beurteilung des muskulären Status der Testperson ermöglichen und so die Erstellung des individuellen Trainingsplans erleichtern.

Weitere Informationen zu Testverfahren und Fitnesschecks lassen sich auch unter http://www.ein-bewegtes-leben.de/fitness_check.html [05.11.2018] abrufen.

Aufgabe
Recherchieren Sie, welche anderen Tests in Fitnessstudios, Wellness- oder Golfanlagen zur Messung von Ausdauer, Kraft, Beweglichkeit und Koordination durchgeführt werden.

6.3 Erstellung eines Trainingsplans

Für ein en Traningsplan sollten folgende Vorgänge stattfinden:
1. Durchführung der Anamnese
   - Körperanalyse durch die Messungen
   - Diagnose des Trainingszustandes durch Fitness-Check
   - Bewertung der Ergebnisse (Eintrag der oben genannten Daten in Bögen)

2. Festlegung der individuellen Trainingsziele (allgemein und spezifisch unter Berücksichtigung von Punkt 1).

3. Für die Erstellung des individuellen Trainingsplans sollten beachtet werden:
   - Ziele
   - Trainingsprinzipien
   - Trainingsmethoden
   - Belastungsnormative

   Erst dann erfolgt die Auswahl von:
   - Trainingsinhalten (Trainingsübungen)

- Trainingsmitteln (Information, Geräte)
- Trainingsorganisation

4. Zuletzt ist die Trainingskontrolle zu berücksichtigen (Körperanalyse und Fitness-Check), um die Trainingsziele zu korrigieren oder neue Ziele zu setzen.

6.4 Die Trainingseinheit

Jede Trainingseinheit unterteilt sich in drei Phasen: Aufwärmphase, Hauptteil und Abwärmphase. Diese drei Phasen führen zu einer optimalen Leistung und Anpassung des Körpers während und nach dem Training. Die Inhalte jeder Phase hängen von den Trainingszielen ab. Die Belastung steigt in der Aufwärmphase progressiv an, im Hauptteil ist sie am höchsten und während der Abwärmphase geht sie wieder nach unten.

Aufwärmphase

Ziele:
- Aktivierung des Organismus: physisch und psychisch
- Vorbeugung von Verletzungen
- optimaler Einsatz und Ausschöpfung der konditionellen und koordinativen Fähigkeiten

Auswirkung auf den Organismus:
- Aktivierung des Herz-Kreislauf-Systems (u. a. Erhöhung der Herzfrequenz, Beschleunigung des Bluttransports und Erhöhung der Sauerstoffversorgung der Organe)
- Steigerung der Körpertemperatur
- spezifische Vorbereitung der Muskulatur und des Nervensystems

Inhalte:
- Allgemeines Aufwärmen soll den gesamten Körper aktivieren. Idealerweise sollen die großen Muskelgruppen (z. B. per Fahrrad, Stepper, Laufband, Rudergerät) einbezogen werden.
- Spezielles Aufwärmen soll auf die speziellen Inhalte des Trainings mittels Übungen vorbereiten, die mit der angestrebten Belastungsform direkt zu tun haben.

Hauptteil

Ziel: maximale Belastung des Organismus

Auswirkung en auf den Organismus:
- maximale Aktivierung des Herz-Kreislauf-Systems (Herzfrequenz, Bluttransport, Atmung)
- maximale Erregung der Muskulatur und des Nervensystems
- Konzentration

Inhalte:
spezifische Übungen je nach Trainingsziel, z. B. Krafttraining, Gerätetraining, Ausdauer (30 min Laufband)

Abwärmphase (Cool-down-Phase)

Ziel: Der Körper soll wieder ins Gleichgewicht kommen.

Auswirkungen auf den Organismus:
- Beruhigung des Herz-Kreislauf-Systems (u. a. Herzschlagfrequenz, Blutdruck zum Ruhewert bringen, Atmung normalisieren)
- Abkühlung: Körpertemperatur in die Normallage bringen
- Lockerung Muskulatur

Inhalte:
- Entspannungsübungen
- Auslaufen
- Dehnungsübungen

Aufgaben

Allgemeines

Persönliche Daten

Name: Kremp, Lisa

Alter: 33

Größe: 1,75 m

Gewicht: 85 kg

BMI: ____________________ Bauchumfang: ____________________

Ruhepuls: 68

Blutdruck: 125/80

berufliche Situation: Hausfrau

Gesundheitszustand: gut; Medikamente: keine; Krankheiten: keine

Sportverhalten

frühere Aktivitäten: Volleyball, Aerobic, Schwimmen

aktuelle Sportkarriere: keine

weitere Freizeitaktivitäten: spazieren gehen (Kind im Wagen schieben), tanzen

Einschätzung der eigenen Leistungsfähigkeit: mäßig

derzeitiges Bewegungsverhalten: wenig

Leitmotive/Ziele für das Training ____________________________________

Psychisches Verhalten und Ernährungsverhalten

Kenntnisstand über Training und Ernährung:
Sie kennt sich gut aus mit einigen Kraft- und Dehnübungen, da sie früher viel Volleyball gespielt hat. Sie ernährt sich gesund, isst aber momentan zu viel Schokolade, da sie oft unter Stress leidet.

Anmerkung: Sie joggt nicht gerne, möchte am liebsten einen Kurs besuchen. Da sie seit zwei Jahren kaum Sport macht, hat sie viel Muskelmasse verloren und möchte diese gerne wieder aufbauen.

In Bezug auf die vorhandenen Daten von Frau Kremp:

1. ***Berechnen Sie den BMI von Frau Kremp. Würden Sie auch den Bauchumfang messen?***

2. ***Berechnen Sie den Widerstandsgrad für den Security-Test.***

3. ***Berechnen Sie den Trainingspuls von Frau Kremp nach der Karvonel-Formel.***

4. ***Krafttest nach ILB-Methode:***

   a. *Wählen Sie den Wiederholungsbereich aus.*
   b. *Wählen Sie die Übungen für den Test aus.*
   c. *Führen Sie in Gruppen von drei Personen Übungen zur Muskelfunktionsdiagnostik und Koordination durch. Eine Person stellt den Trainer dar, eine andere die getestete Person (Kunde), die dritte Person achtet auf die Anweisungen des Trainers: Wie geht er/sie mit dem Kunden um? Sind die Anweisungen klar? Hat er/sie gut beobachtet und gemessen?*

Ergebnisse: Test Frau Kremp

Security-Test: HF 106

Krafttest an Geräten

Beinpresse: 70 kg

Beinbeuger: 25 kg

Adduktoren: 15 kg

Abduktoren: 20 kg

Rückenstrecker: 20 kg

Bauch: 15 kg

Trizeps am Kabelzug: 15 kg

Bizeps am Kabelzug: 15 kg

Muskelfunktionsdiagnostik:

Rückenstrecker: 15 cm

Kniebeuger: 70°

Hüftbeuger: Oberschenkel des Testbeins leicht nach oben

Kniestrecker: 15 cm

Schenkelanzieher : 40°

Wadenmuskulatur: Kniebeugung 100°

Koordinationstests: Schwierigkeitsstufe 4

Aufgaben

In Bezug auf die vorhandenen Daten von Frau Kremps Trainingsplan:

1. ***Geben Sie die spezifischen Ziele für den Trainingsplan an.***

2. ***Geben Sie unter Berücksichtigung von Trainingsprinzipien, Trainingsmethoden und Belastungsnormativen einen Überblick über die ersten vier Wochen für Frau Kremp.***

	Woche 1	Woche 2	Woche 3	Woche 4
Krafttraining				
Intensität (in % vom ILB-Test)				
Trainingsmethode				
Trainingseinheiten pro Woche				
Trainingsorganisation				
Sätze				
Wiederholungen				
Übungen pro Muskelgruppe				

	Woche 1	Woche 2	Woche 3	Woche 4
Ausdauertraining				
Intensität Herzfrequenz				
Dauer				
Trainingsmethode				
Trainingseinheiten pro Woche				
Trainingsinhalte				
Beweglichkeit				
Dauer				
Trainingsmethode				
Trainingseinheiten pro Woche				
Zahl der Übungen				
Koordination				
Dauer				
Trainingsmethode				
Trainingseinheiten pro Woche				
Zahl der Übungen				

3. ***Frau Kremp möchte viermal die Woche jeweils eine Stunde trainieren. Stellen Sie die vier Trainingseinheiten der ersten Woche zusammen.***

Aufwärmphase
Dauer:
Inhalte:
Belastungsmerkmale:
Hauptteil
Dauer:
Inhalte:
Belastungsmerkmale:
Abwärmphase
Dauer:
Inhalte:

4. ***Füllen Sie die oben stehende Übersicht aus. Vergleichen Sie Ihre Antwort mit den Antworten Ihrer Gruppenmitglieder und diskutieren Sie die Ergebnisse.***

Zusammenfassung

Für die Erstellung der Trainingspläne sollte erst einmal ein Eingangscheck durchgeführt werden.
Anamnese: Sie ermöglicht es, wichtige Informationen des Sportlers bezüglich seines aktuellen Gesundheitszustands zu erhalten. Sie umfasst
- allgemeine Daten (persönliche, körperliche, berufliche Situation),
- Sportverhalten,
- psychisches Verhalten und Ernährungsverhalten,
- Gesundheitszustand, z. B. über PAR-Q-Fragebogen ermittelt.

Körperanalyse

- Body-Mass-Index (BMI): Verfahren zur Bestimmung des Normalgewichts bzw. von Übergewicht oder Untergewicht
  BMI = (Körpergewicht in kg)/(Körpergröße in m)^2
- Bauchumfang: bei Personen mit einem BMI ≥ 25 kg/m^2 sollte stets der Bauchumfang gemessen werden
- Bestimmung des Körperfettanteils: Calipometrie, bioelektrische Impedanzanalyse (BIA)
- Kontrolle von Blutdruck und Herzfrequenz

Testverfahren zur Bestimmung des Leistungsfähigkeitsniveaus
- Bestimmung der Ausdauer: u. a. Security-Test, Cooper-Test
- Krafttest, u. a. ILB-Methode (individuelles Leistungsbild): für Anfängersportler und im gesundheitsorientierten Fitnesssport
- Muskelfunktionsdiagnostik: zur Überprüfung der Muskelverkürzung
- Koordinationstests: u. a. Einbeintest

Zur Erstellung des Trainingsplans sollten folgende Vorgänge stattfinden:
1. Eingangscheck
   - Durchführen der Anamnese
   - Körperanalyse durch die Messungen
   - Diagnose des Trainingszustandes durch Testverfahren des Leistungsfähigkeitsniveaus
   - Bewertung der Ergebnisse (Eintragen der oben genannten Daten in Bögen)
2. Festlegen der individuellen Trainingsziele (allgemein und spezifisch unter Berücksichtigung des Punktes 1)
3. Bei Erstellung des individuellen Trainingsplans sollten beachtet werden:
   - Ziele
   - Trainingsprinzipien
   - Trainingsmethoden
   - Belastungsnormative
4. Erst dann erfolgt die Auswahl von
   - Trainingsinhalten (Trainingsübungen),
   - Trainingsmitteln (Information, Geräte) und
   - Trainingsorganisation.
5. Zu berücksichtigen ist zuletzt die Trainingskontrolle (Körperanalyse und Fitness-Check), um die Trainingsziele zu korrigieren oder neue Ziele zu setzen.

Trainingseinheit

- Sie unterteilt sich in drei Phasen: Aufwärmphase, Hauptteil, Abwärmphase.
- Die Inhalte jeder Phase hängen von den Trainingszielen ab.
- Die Belastung steigt progressiv in der Aufwärmphase an, im Hauptteil ist sie am höchsten und während der Abwärmphase geht sie wieder nach unten.
- Diese Phasen führen zu einer optimalen Leistung und Anpassung des Körpers während und nach dem Training.

Lernfeld 10
Investitionsentscheidungen vorbereiten und Finanzquellen erschließen

Sarah: Hallo Gabriela, hallo Thomas, ich habe heute nach der Berufsschule frei, wollen wir in der Innenstadt einen Kaffee trinken?

Gabriela: Eigentlich sehr gern, aber ich kann nicht. Wir planen bei uns im Golfresort die Anschaffung von 15 neuen Elektro-Golfbuggys, weil immer mehr Golfspieler danach verlangen. Da helfe ich gerade mit, die Angebote zu vergleichen. Wir müssen nämlich zuerst herausfinden, ob es sich für uns eher lohnt, die 15 Buggys zu kaufen oder zu leasen. Dann müssen wir natürlich noch den günstigsten Anbieter ermitteln. Da geht es um ganz schön viel Geld.

Sarah: Das glaube ich. Weißt du eigentlich, wie das mit dem Leasing genau funktioniert? Ich habe zwar schon viel davon gehört, aber so richtig weiß ich darüber noch nicht Bescheid.

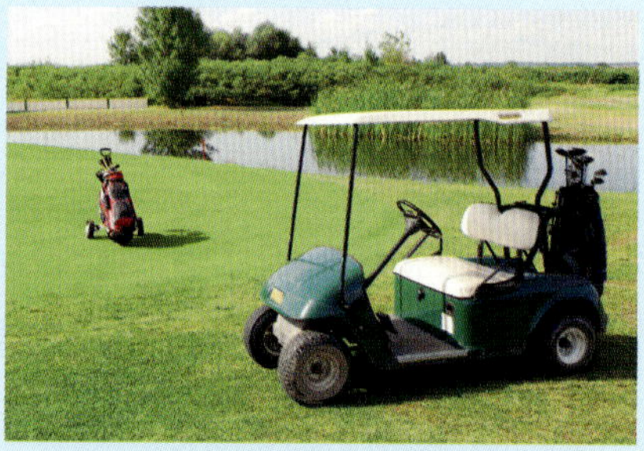

Gabriela: Da muss ich dich leider noch bis zum nächsten Berufsschultag vertrösten, weil das mit dem Leasing heute erst genau bei uns besprochen wird. Dann berichte ich aber.

Thomas: Mich interessiert das auch. Wie ihr ja wisst, plane ich immer noch ernsthaft, mich nach meiner Ausbildung mit einem Fitnessstudio selbstständig zu machen.

Sarah: Stimmt. Hast du da schon mal herausgefunden, was so alles auf dich zukommt?

Thomas: In Ansätzen schon. Ich habe mich schon einmal unverbindlich bei der Industrie- und Handelskammer beraten lassen. Etwas Geld bringe ich ja durch das Erbe von meiner Großtante und dank der Unterstützung durch meine Eltern mit, aber den Großteil müsste ich mir bei der Bank leihen. Der IHK-Berater hat gesagt, dass ich dafür dann einen Businessplan und einen Finanzplan brauche, aus denen meine Geschäftsidee und die notwendigen Investitionen sowie die beabsichtigten Finanzierungswege deutlich werden.

Gabriela: Das hört sich aber kompliziert und nach viel Arbeit an.

Thomas: Ist es auch. Die IHK hat mir auch den Besuch eines Existenzgründerseminars bei ihr empfohlen. Ich habe auch gesehen, dass wir im dritten Ausbildungsjahr dieses Thema in der Berufsschule behandeln werden, da passe ich jetzt ganz genau auf, damit ich schon mal die Grundlagen für das Seminar habe.

Sarah: Richtig, mache ich auch. Ich denke, dass man dieses Wissen über die unterschiedlichen Möglichkeiten von Finanzierungen immer wieder im Beruf, aber auch im Privatleben braucht.

Thomas: Genau. Ich komme übrigens gern mit zum Kaffeetrinken.

Im Zentrum dieses Kapitels stehen die Vorbereitung von Investitionsentscheidungen und das Erschließen von Finanzquellen. Sie finden hier u. a. Antworten auf folgende Fragen:

- Welche Unterschiede bestehen zwischen Investition und Finanzierung?
- Welche internen und externen Finanzquellen stehen einem Unternehmer zur Verfügung?
- Was bedeuten Fristigkeit, Liquidität und Kosten im Zusammenhang mit Eigen- und Fremdfinanzierungsalternativen für den Unternehmer?
- Welche Kreditsicherheiten gibt es?
- Was ist ein Finanzplan?

1 Investitionsentscheidungen vorbereiten

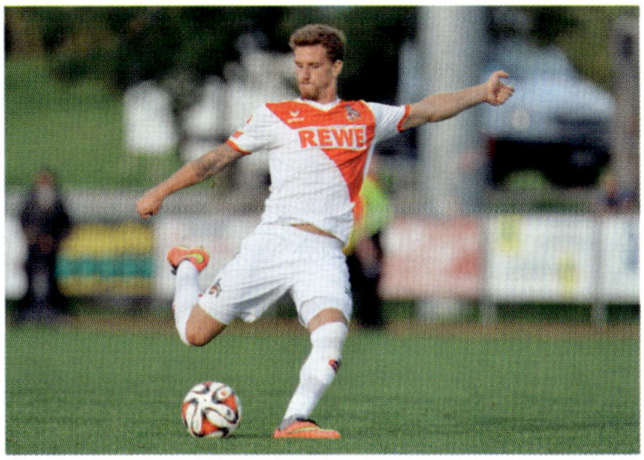

In umgangssprachlichen Unterhaltungen wird der Begriff der **Investition** relativ häufig verwendet, allerdings nicht immer im betriebswirtschaftlichen Sinn. Meist geht es dabei um eine wohlklingende Umschreibung des Begriffs „Geld ausgeben“.

Beispiele:

- *Der 1. FC Köln hat in diesem Jahr mehrere Millionen Euro in neue Spieler investiert.*
- *Gabriela investiert Zeit und Geld in eine Sprachfortbildung (Spanisch) und spricht in diesem Zusammenhang von einer Investition in ihre persönliche und berufliche Zukunft.*
- *Sarah investiert einen Teil ihrer Ausbildungsvergütung in eine weitere Aktie ihres Lieblingsvereins Borussia Dortmund GmbH & Co. KGaA (BVB).*
- *Thomas kauft sich ein neues Pedelec (E-Bike). Er investiert in neue Technik, da sein altes Fahrrad nicht mehr verkehrssicher ist. Er ist jetzt zehn Minuten schneller als vorher bei seinem Ausbildungsbetrieb. Außerdem macht das Fahren mit dem neuen Rad viel mehr Spaß.*
- *„Da muss ich wohl mal wieder richtig investieren und mir eine neue Jeans kaufen.“*

Allen fünf Beispielen ist gemeinsam, dass zunächst Geld abfließt. Zumindest in den ersten drei Fällen soll dabei der erwartete Rückfluss der Investitionen den Abfluss des Geldes übersteigen.

Definition
Investitionen sind durch Zahlungsströme gekennzeichnet, die mit einer Ausgabe (Geldabfluss, Abfluss liquider Mittel) beginnen.

Investitionen (auch Investierungen genannt) werden im Regelfall getätigt, weil ein positiver Effekt der Investition in der Zukunft erwartet wird.
So soll die Investition in einen neuen Wellnessbereich dazu dienen, Kunden zu halten und neue Kunden zu werben. Dadurch kann diese Investition die Zukunft eines Unternehmens der Sport- und Fitnessbranche sichern oder sogar verbessern.
Allerdings sind die Rückflüsse der Investitionen nicht immer in Geld messbar. Zudem müssen die möglichen Rückflüsse geschätzt werden, da die Auswirkungen einer Entscheidung für oder gegen eine Investition häufig schwer zu prognostizieren sind.

Beispiele:
- *Gabriela hofft, durch die Sprachfortbildung einen lukrativeren, d. h. besser bezahlten und interessanteren Job zu bekommen. Allerdings ist dies nicht sicher, da auch andere Faktoren (Konjunktur, Arbeitsmarkt, sonstige Qualifikationen) eine wichtige Rolle spielen.*
- *Sarah kauft Aktien, da sie hofft, dass die Aktien langfristig im Kurs steigen werden. Eventuell zahlt die Aktiengesellschaft auch eine Dividende. Auch diese Entwicklungen sind unsicher.*
- *Das Fitnessstudio FFP plant eine neue Filiale in Augsburg. Die bisherige Marktabdeckung scheint der Unternehmensleitung in dieser Region noch ausbaufähig.*
- *Das Golfresort plant die Anschaffung von 15 neuen Elektro-Golfbuggys (Elektro-Carts), da immer mehr Golfspieler danach verlangen.*

Unternehmen können auch in ihr Image investieren, wenn z. B. ein Unternehmen verstärkt in den Umweltschutz oder in eine Werbekampagne mit einem beliebten TV-Star investiert.
Eine Investition bedeutet also zunächst eine Ausgabe und im Anschluss eventuell ein Rückfluss von Geld, Image, Gesundheit oder anderen nicht monetären Faktoren.

1.1 Investitionsanlässe und -arten unterscheiden

Die Investitionsanlässe lassen sich in Erst- und Folgeinvestitionen untergliedern.

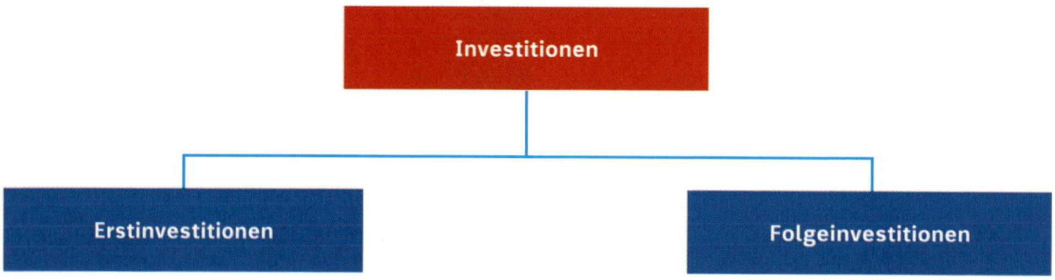

Investitionsanlässe

Erstinvestitionen

Erstinvestitionen (Gründungsinvestitionen) erfolgen bei der Gründung oder dem Kauf von Unternehmungen. Sie dienen dazu, das Unternehmen in Gang zu setzen und werden in der Regel nur einmalig getätigt.

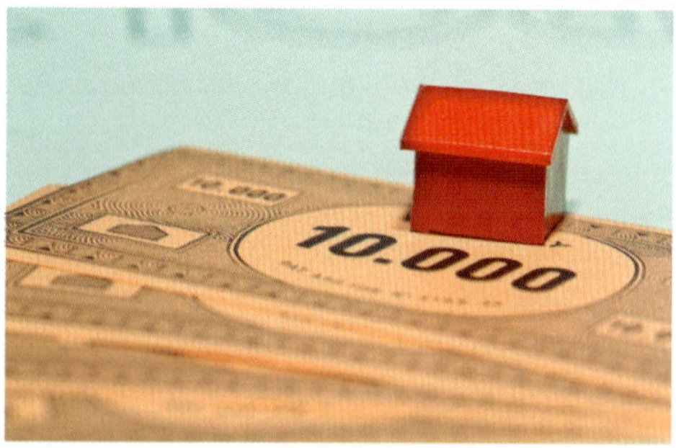

Beispiele:
- *Der Bonner Unternehmer Kurt Harms kauft ein Hotel in Köln. Neben den Anschaffungs- und Renovierungskosten muss er auch in die Umgestaltung des Hotels in eine Wellnessoase investieren, da er plant, sich in diesem Marktsegment zu etablieren.*
- *Der angehende Sport- und Fitnesskaufmann Thomas will sich nach seiner erfolgreichen Prüfung selbstständig machen. Er möchte ein Fitnessstudio eröffnen. Die Erstinvestition liegt bei geschätzten 300.000,00 €.*

Die Gründungsinvestitionen sind häufig die erste große Hürde bei der Umsetzung einer Businessidee eines Unternehmensgründers. Für Betriebe der Sport- und Fitnessbranche sind i. d. R.

hohe Anfangsinvestitionen notwendig. Der Branchenbrief der Volks- und Raiffeisenbanken (Gründungskonzept 105 für Fitnessstudios) nennt als Orientierungsgröße einen Kapitalbedarf in Höhe von 200.000,00 bis 500.000,00 € und als Faustformel 500,00 € Investitionskosten pro Quadratmeter.
Bei einer Ausstattung von 400 Quadratmetern Trainingsfläche schätzt der Branchenbrief folgende Zahlen:

Art der Ausstattung	Fläche (m^2)	Investitionen (€)
Gerätetraining	200	90.000,00
Gruppentraining	160	25.000,00
Cardiofitness	40	40.000,00

Die Anlaufkosten eines Unternehmens der Sport- und Fitnessbranche werden selten bereits im ersten Jahr der Unternehmenstätigkeit erwirtschaftet. Zudem werden die weiteren Kosten häufig zu gering geschätzt. Außer den Personalkosten, der Miete und Energiekosten kommen noch Kreditzinsen und Tilgung (Rückzahlung von Schulden, s. u.) für die erforderliche Fremdfinanzierung hinzu. Aber auch Ausgaben für Briefpapier, die Eröffnungswerbung (Annoncen, die Entwicklung einer eigenen Internetpräsenz, Eintrag ins Branchenbuch etc.) und vieles andere mehr sollten bei der Planung der Investitionssumme berücksichtigt werden (vgl. Gründungskonzept der Volks- und Raiffeisenbanken (GK 105), Download als PDF-Datei möglich, Herausgeber Arbeitsgemeinschaft der Volksbanken und Raiffeisenbanken, Stand 04/2018).

Folgeinvestitionen

Die Folgeinvestitionen (Erweiterungsinvestitionen) dienen der Erweiterung des Geschäftsbetriebes und erhöhen die Kapazität und Leistungsfähigkeit des Unternehmens. Bei Industriebetrieben wird die Produktionskapazität erhöht. Ein wesentlicher Grund für die Notwendigkeit von Folgeinvestitionen ist der hohe Innovationsdruck in der Sport- und Fitnessbranche.

Beispiele:

- *Der Automobilkonzern Volkswagen AG baute in Curitiba (Brasilien) eine Produktionsanlage, um den VW Golf und den VW Fox zu produzieren.*
- *Die Ergometer des Fitnessstudios FFP sind in einem guten Zustand. Die Konkurrenzunternehmen besitzen jedoch neuere Ergometer, die über wesentlich mehr (Fitness-)Programme verfügen.*
- *Der Wellnessbereich des Golfhotels „Zur Eiche" wird um einen Entspannungsraum erweitert.*

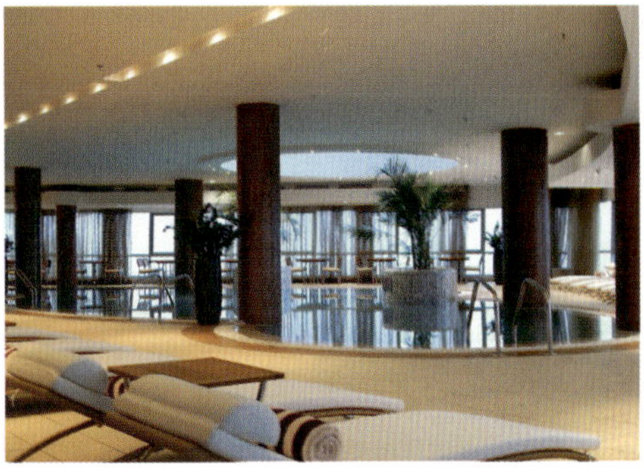

Beide Investitionsarten, Erst- und Folgeinvestitionen, werden erstmalig im Unternehmen getätigt und auch als Nettoinvestitionen bezeichnet, da etwas zum Unternehmen dazukommt. Der Investitionsanlass ist die Ingangsetzung und/oder Erweiterung des Unternehmens.

Im Anschluss an die Nettoinvestitionen werden i. d. R. sogenannte Ersatzinvestitionen nötig:

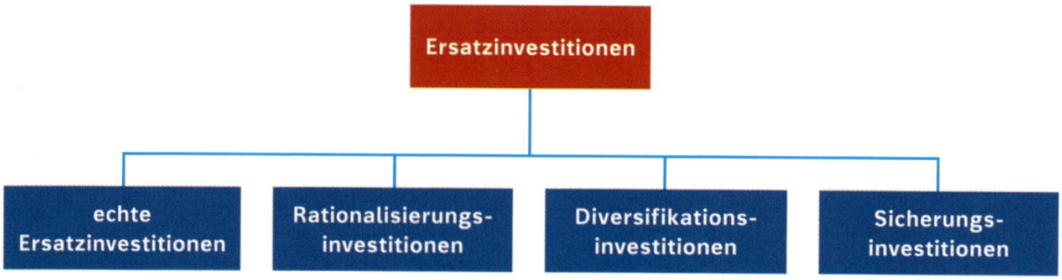

Ersatzinvestitionen

- echte Ersatzinvestitionen: Investitionsgüter werden durch gleichartige ersetzt (Ergometer Typ Ergo 4500 wird durch Ergometer Typ Ergo 4500 ersetzt).
- Rationalisierungsinvestitionen: Investitionsgüter werden aufgrund des technischen Fortschrittes durch leistungsfähigere oder sparsamere ersetzt (Kühlschrank mit Energieeffizienzklasse F wird durch Kühlschrank der Klasse A+ ersetzt).
- Diversifikationsinvestitionen: Investitionen in andere Geschäftsbereiche (Fitnessstudio erwirbt Anteile an einem Sonnenstudio oder einer Bäckerei)
- Sicherungsinvestitionen: Investitionen, die den Fortbestand des Unternehmens, z. B. durch Forschung oder Zukauf eines Konkurrenten, sichern sollen (Fitnessstudio kauft Mitbewerber und dadurch modernere Trainingsgeräte, über die es noch nicht verfügt).

Die Summe aus Nettoinvestitionen und Ersatzinvestitionen wird häufig auch als Bruttoinvestition bezeichnet. Bruttoinvestitionen sind der Gesamtbetrag der durchgeführten Investitionen in einer Abrechnungsperiode.

Zudem lassen sich Investitionen nach ihrem jeweiligen Gegenstand in verschiedene Investitionsarten unterscheiden:

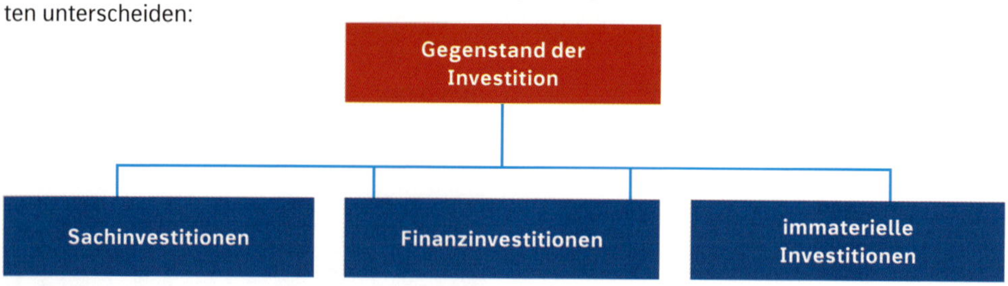

Gegenstand der Investition

- Sachinvestitionen: Investition in Sachanlagen, wie z. B. Maschinen, Gebäude
- Finanzinvestitionen: Investitionen in Beteiligungen an anderen Unternehmen
- immaterielle Investitionen: Investitionen in Rechte, Konzessionen und Lizenzen

Die Investitionen sind in der Bilanz der Unternehmung auf der Aktivseite zu finden (vgl. Lernfeld 3).

Aufgaben

1. ***Finden Sie für alle oben genannten Ersatzinvestitionen ein konkretes Beispiel aus Ihrem Ausbildungsbetrieb.***
2. ***Erläutern Sie die Bestandteile einer Bruttoinvestition.***
3. ***„Rationalisierungsinvestitionen können den Charakter von Nettoinvestitionen haben." Erläutern Sie diese Aussage.***

Diese Systematik der Investitionen ist für die weitere Analyse im Lernfeld 10 ausreichend. Sie dient der Klassifizierung der Investitionen im Hinblick auf ihre Finanzierung. Viele Beispiele und Aufgaben zu diesem Kapitel stammen aus dem Industriebereich, da die Investitionen in Industrieanlagen die Inhalte sehr anschaulich werden lassen. Die Aussagen sind aber auf Unternehmen der Sport- und Fitnessbranche übertragbar.

Zusammenfassung

Investition
Investitionen sind durch Zahlungsströme gekennzeichnet, die mit einer Ausgabe (Geldabfluss, Abfluss liquider Mittel) beginnen.

Investitionsanlässe
Erstinvestitionen: bei Gründung oder Übernahme → Unternehmen in Gang setzen
Folgeinvestitionen: erhöhen die Kapazität/Leistungsfähigkeit des Unternehmens
Ersatzinvestitionen:
- Ersatzinvestitionen (Ersatz Gerät alt – Gerät neu, sonst gleich)
- Rationalisierungsinvestitionen (Ersatz Gerät alt – Gerät neu und besser)
- Diversifikationsinvestitionen (Investitionen in andere Bereiche)
- Sicherungsinvestitionen (Sicherung des Fortbestehens)

Gegenstand der Investition
Sachinvestitionen, Finanzinvestitionen, immaterielle Investitionen

1.2 Verfahren der Investitionsrechnung anwenden

Wüsste ein Unternehmer bzw. ein Unternehmen schon im Vorfeld, ob sich eine Investition lohnt oder sicher ist, würde es keine Fehlinvestitionen geben und jedes Unternehmen würde nur lukrative Investitionen tätigen. Zur Beurteilung der Chancen einer Investition müssen also immer Annahmen getroffen werden. Dazu gehören Annahmen über die Wahrscheinlichkeit des Erfolges und die Kosten des Misserfolges.

1.2.1 Investitionen unter Risiko bewerten

Mögliche Zustände nach der Investition werden mit geschätzten Wahrscheinlichkeiten gewichtet. Die wesentlichen Zustände sind in der folgenden (stark vereinfachenden) Übersichtsgrafik dargestellt.

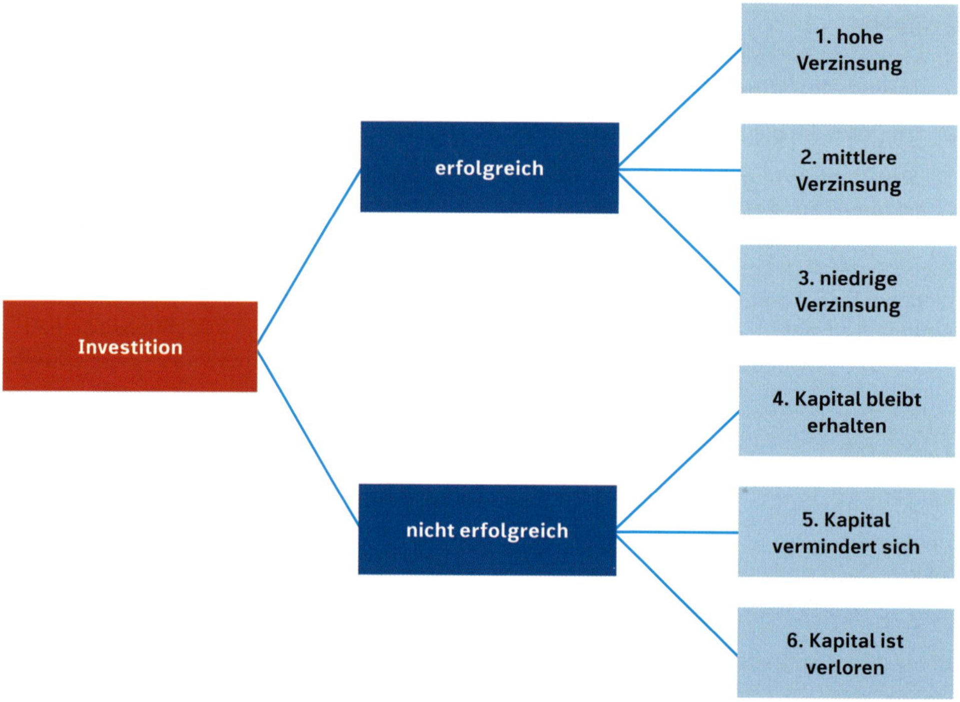

Mögliche Zustände nach der Investition

Im Extremfall („worst case“) ist es auch möglich, dass nach einer Investition ein Totalverlust mit der zusätzlichen Verpflichtung, weiteres Kapital nachzuschießen, entstehen kann.
Wenn für diese Zustände nach der Investition Wahrscheinlichkeiten geschätzt werden können, kann der Erwartungswert der Investition berechnet werden. Diese statistische Größe zeigt die Summe der gewichteten Rückflüsse. Die Entscheidung für oder gegen eine Investition fällt unter Risiko.
Können keine Wahrscheinlichkeiten angegeben werden, handelt es sich um Entscheidungen unter Unsicherheit.

Beispiel:
100,00 € sollen in einer Lotterie investiert werden. Die Chancen (Wahrscheinlichkeiten) sind folgendermaßen:
- *Einsatz verdoppeln – 20 % (P1)*
- *Einsatz zurück – 20 % (P2)*
- *Einsatz verloren – 60 % (P3)*

Der Erwartungswert (E) aus diesem Beispiel errechnet sich aus den erwarteten Rückzahlungen (R) multipliziert mit den Wahrscheinlichkeiten (P).

$$E = P1 \cdot R1 + P2 \cdot R2 + P3 \cdot R3$$

$E = 0{,}2 \cdot 200{,}00\,€ + 0{,}2 \cdot 100{,}00\,€ + 0{,}6 \cdot 0{,}00\,€ = \underline{\underline{60{,}00\,€}}$

Der Erwartungswert zeigt, dass in diesem Fall nicht mit einer positiven Rendite zu rechnen ist, weshalb diese Investition nicht durchgeführt werden sollte. Allerdings bleibt hierbei die Risikobereitschaft der Investoren unberücksichtigt.
Tatsächlich gibt es Investoren, die auch bei dieser Lotterie mitspielen würden, da ja eine Chance besteht, den eingesetzten Betrag zu verdoppeln. Diese Investoren nennt man in der Entscheidungstheorie risikofreudig oder risikoaffin. Risikoscheu sind hingegen Investoren, die bei der obigen Lotterie mit einem Erwartungswert von unter 100,00 € nicht mitspielen würden. Risikoneutral sind Investoren, die weder sichere noch unsichere Alternativen bevorzugen. Sie richten sich bei ihren Entscheidungen nach dem Erwartungswert.

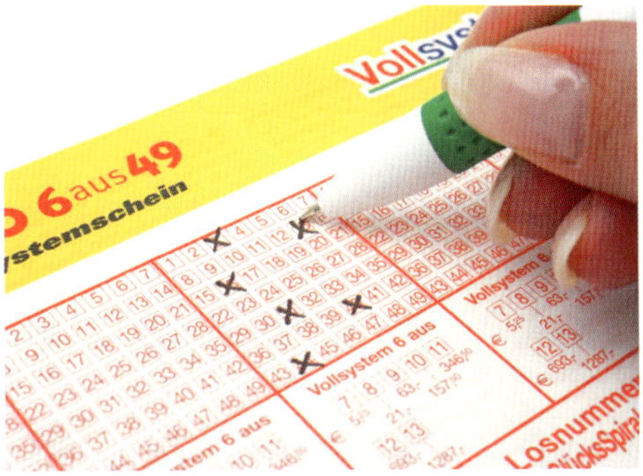

Die Chance, beim staatlichen Lotto (6 aus 49) sechs Richtige plus Superzahl zu erzielen, beträgt 1 zu 139.838.160 – und trotzdem spielen viele Menschen in der Hoffnung auf diesen Jackpot Lotto. Diese Einstellung kann nur als extrem risikofreudig bezeichnet werden, da der Erwartungswert der Rückflüsse deutlich niedriger ist als der zu zahlende Lottoeinsatz.

Aufgaben

Sie sollen über eine Investition in Höhe von 100.000,00 € entscheiden. Es gelten die in der Tabelle dargestellten möglichen Umweltzustände nach der Investition, d.h., es existieren sechs mögliche Konsequenzen aus der Investition. Beurteilen Sie die betreffenden Investitionen, wenn folgende Wahrscheinlichkeiten gelten:

	60 % Verzinsung	10 % Verzinsung	3 % Verzinsung	0 % Verzinsung	– 20 %	– 100 %
Investition 1	5 %	13 %	50 %	30 %	1 %	1 %
Investition 2	40 %	10 %	0 %	0 %	10 %	40 %
Investition 3	0 %	40 %	40 %	15 %	5 %	0 %
Investition 4	20 %	20 %	30 %	20 %	5 %	5 %

1. ***In welche Variante würden Sie auf den ersten Blick (ohne Rechnung) investieren?***
2. ***Berechnen Sie die Erwartungswerte der Investitionen.***
3. ***Welche Investition würden Sie tätigen? Begründen Sie Ihre Entscheidung mit dem Erwartungswert und Ihrer individuellen Risikoeinstellung.***
4. ***„Ohne Risikofreude hätten wir keine Unternehmer, sondern nur Unterlasser!" Nehmen Sie zu dieser Aussage Stellung.***
5. ***Welche Probleme liegen in der Nutzung des Erwartungswertes als Kriterium für eine Investitionsentscheidung?***

1.2.2 Verfahren der statischen Investitionsrechnung

Die statischen Verfahren der Investitionsrechnung bewerten die Investitionen anhand einer Zielvorstellung des Investors, d. h., die ausgewählte Zielgröße (Gewinn, Kosten, Rentabilität) wird bei allen Alternativen verglichen. Die dynamischen Verfahren berücksichtigen die Wirtschaftlichkeit der Investition über mehrere Perioden und zinsen die erwarteten Rückflüsse auf den heutigen Zeitpunkt ab. Gegenstand der folgenden Betrachtung sind die statischen Verfahren.

Kostenvergleichsrechnung

Definition
Bei der Kostenvergleichsrechnung wird die Investitionsalternative gewählt, welche die geringsten Gesamtkosten verursacht.

Diese Investitionsrechnung ist nur bei reinen Ersatzinvestitionen geeignet, da sie die Ertragssituation nicht berücksichtigt.
Für jede Investitionsalternative werden die fixen und variablen Kosten addiert und im Anschluss daran die Gesamtkosten verglichen. Die Wahl fällt auf die Investition mit den geringsten Kosten (siehe unten stehendes Beispiel). Fixe Kosten entstehen unabhängig von der Produktion; variable Kosten entstehen abhängig von der Produktion (mehr zu diesem Thema in Lernfeld 11).

Beispiel:
Ein Unternehmen hat die Investitionsalternativen A1 und A2. Folgende Daten sind bekannt:

	A1	A2
Fixkosten	80.000,00 €	75.000,00 €
+ variable Kosten je Auftrag	100,00 €	110,00 €
Anzahl der Aufträge	100	100
= Gesamtkosten	90.000,00 €	86.000,00 €

Aufgrund dieser Daten entscheidet sich das Unternehmen für Alternative 2.

Aufgabe
Das Maschinenbauunternehmen Schmidt GmbH in Salzwedel möchte eine Stahlpresse ersetzen. Es hat dazu zwei Alternativen: Entscheiden Sie sich anhand der Kostenvergleichsrechnung für ein Jahr für einen Anbieter. Beachten Sie, dass die Anschaffungskosten als fixe Kosten auf die Jahre der Nutzungsdauer verteilt werden müssen.

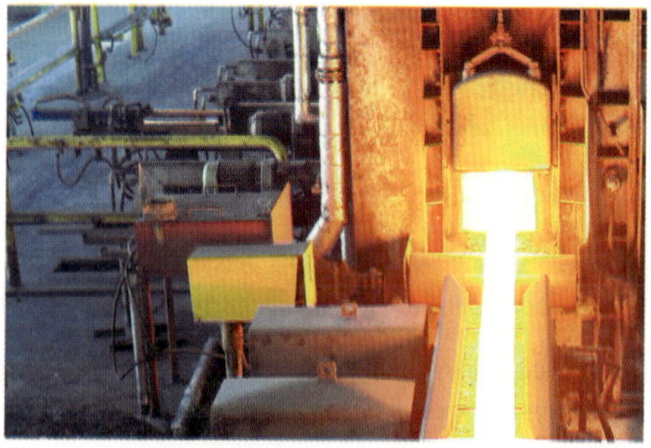

Alternative Zen AG

Wiederbeschaffungskosten	*100.000,00 €*
Nutzungsdauer	*10 Jahre*
Kalkulatorische Zinsen	*5.500,00 € pro Jahr*
Sonstige Fixkosten (ohne Kapitalkosten)	*15.500,00 € pro Jahr*
Variable Kosten je Stück	*50,00 €*
Produktionsmenge	*2.000 Stück pro Jahr*

Alternative Halt GmbH

Wiederbeschaffungskosten	*200.000,00 €*
Nutzungsdauer	*10 Jahre*
Kalkulatorische Zinsen	*10.000,00 € pro Jahr*
Sonstige Fixkosten (ohne Kapitalkosten)	*22.500,00 € pro Jahr*
Variable Kosten je Stück	*40,00 € pro Jahr*
Produktionsmenge	*2.000 Stück pro Jahr*

Gewinnvergleichsrechnung

Definition

Bei der Gewinnvergleichsrechnung wird die Investitionsalternative gewählt, die den höchsten Gewinn erzielt.

Die Gewinnerwartungen der Investitionsalternativen stellen also das Entscheidungskriterium dar. Allerdings vereinfacht auch diese Rechnung die realen Umstände einer Investition sehr stark.

Zunächst wird der Gewinn berechnet:

$$\text{Gewinn} = \text{Umsatzerlöse} - \text{Kosten}$$

Von den erwarteten Umsatzerlösen der Investitionsalternativen werden die variablen und fixen Kosten subtrahiert. Die Wahl fällt auf die Investition mit der höchsten Gewinnerwartung (siehe unten stehendes Beispiel).

Beispiel:

Ein Unternehmen hat die Investitionsalternativen A1 und A2. Folgende Daten sind bekannt:

	A1	A2
Fixkosten	80.000,00 €	75.000,00 €
+ variable Kosten je Auftrag	100,00 €	110,00 €
Anzahl der Aufträge	100	100
Umsatzerlöse	230.000,00 €	220.000,00 €
= Gewinnerwartung	140.000,00 €	134.000,00 €

Aufgrund dieser Daten entscheidet sich das Unternehmen für Alternative 1.

Aufgabe

Das Maschinenbauunternehmen Müller GmbH in Lüneburg möchte eine neue Blechstanze kaufen. Es hat dazu zwei Alternativen:

Alternative „Blechstanze Gimini"

Wiederbeschaffungskosten	*150.000,00 €*

Nutzungsdauer	*10 Jahre*
Kalkulatorische Zinsen	*8.000,00 € pro Jahr*
Sonstige Fixkosten	*15.000,00 € pro Jahr*
Variable Kosten je Stück	*600,00 €*
Verkaufsmenge	*25.000 Bleche pro Jahr*

Alternative „Quick-Stanze"

Wiederbeschaffungskosten	*200.000,00 €*
Nutzungsdauer	*10 Jahre*
Kalkulatorische Zinsen	*10.000,00 € pro Jahr*
Sonstige Fixkosten	*142.000,00 € pro Jahr*
Variable Kosten je Stück	*595,00 €*
Verkaufsmenge	*25.000 Bleche pro Jahr*

a. Für welche Stanze entscheidet sich die Müller GmbH nach der Gewinnvergleichsrechnung, wenn der erzielbare Verkaufspreis je Blech 605,00 € beträgt?

b. Angenommen, die „Blechstanze Gimini" hat lediglich eine Produktionskapazität von 20.000 Blechen. Für welche Blechstanze sollte sich die Müller GmbH dann entscheiden?

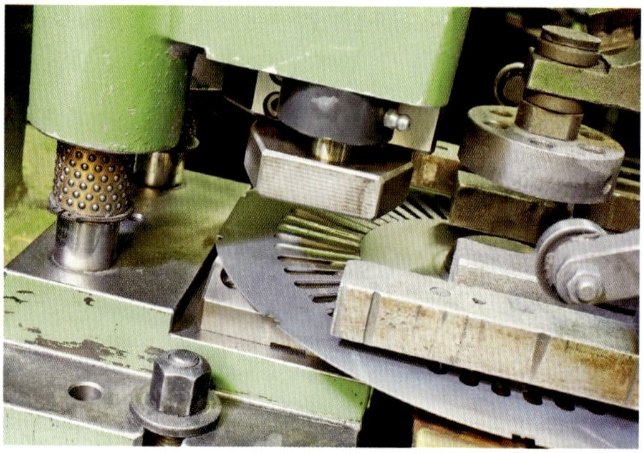

Rentabilitätsrechnung

Definition
Bei der Rentabilitätsrechnung wird die Investitionsalternative gewählt, welche die höchste Rentabilität (Einträglichkeit) aufweist.

Die Rentabilitätsrechnung erweitert die Gewinnvergleichsrechnung um das eingesetzte Kapital. Der durch die Investition erzielte Gewinn wird in das Verhältnis zum durchschnittlich eingesetzten (gebundenen) Kapital gebracht. Die Wahl fällt auf die Investition mit der höchsten Rentabilität. Dabei muss der errechnete Zinssatz über dem kalkulatorischen Zinssatz liegen (siehe unten stehendes Beispiel).

$$\text{Rentabilität} = \frac{\text{Gewinn} + \text{kalkulatorische Zinsen}}{\text{durchschnittlich gebundenes Kapital}}$$

$$\text{kalkulatorische Zinsen} = \text{durchschnittlich gebundenes Kapital} \cdot \text{Kalkulationszinssatz}$$

$$\text{durchschnittlich gebundenes Kapital} = \frac{\text{Anschaffungskosten} + \text{Restwert}}{2}$$

Beispiel:
Ein Unternehmen hat die Investitionsalternativen A1 und A2. Folgende Daten sind bekannt:

	A1	A2
Anschaffungskosten	700.000,00 €	400.000,00 €
Restwert	100.000,00 €	0,00 €
Nutzungsdauer in Jahren	10	10
Zinssatz	8 %	8 %
Gewinnerwartung (s. o.)	140.000,00 €	134.000,00 €
+ kalkulatorische Zinsen	32.000,00 €	16.000,00 €
durchschnittlich eingesetztes Kapital	400.000,00 €	200.000,00 €
Rentabilität	43 %	75 %

Aufgrund dieser Daten entscheidet sich das Unternehmen für Alternative 2.

Aufgabe
Der Bäckermeister Hansen möchte in Hannover eine neue Filiale eröffnen. Folgende Daten sind dazu bekannt:

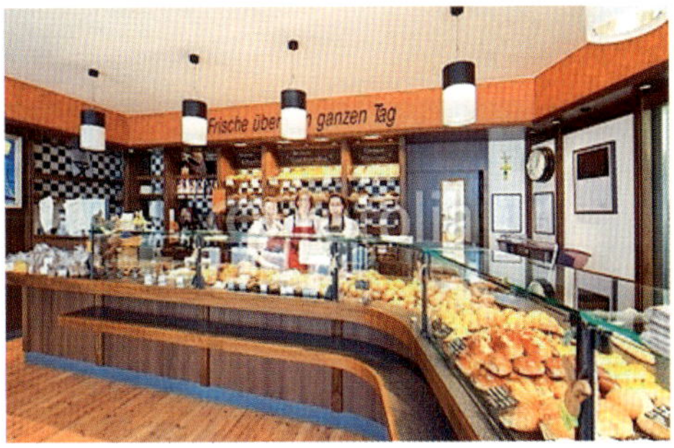

Wiederbeschaffungskosten der Ladeneinrichtung	*250.000,00 €*
Nutzungsdauer	*10 Jahre*
Restwert	*50.000,00 €*
Kalkulatorischer Zinssatz	*8 %*
Sonstige Fixkosten	*100.000,00 €*
Variable Kosten im Jahr	*320.000,00 €*
Umsatzerlöse im Jahr	*470.000,00 €*

Berechnen Sie den erwarteten Gewinn und die Rentabilität.

Amortisationsrechnung

Definition
Bei der Amortisationsrechnung wird die Investitionsalternative gewählt, die die kürzeste Amortisationsdauer besitzt. Die Amortisationsdauer ist die Zeit, nach der sich eine Investition von selbst bezahlt gemacht hat.

Die Amortisationsrechnung stellt die Kosten der Investition den Einsparungen der Investition gegenüber. Sie zeigt, ab wann die Investition lohnender ist als die bisherigen Lösungen bzw. ab wann die Investition sich selbst trägt und positive Rückflüsse verursacht.

Beispiel:

Ein Unternehmen hat die Investitionsalternativen A1 und A2. Folgende Daten sind bekannt:

	A1	A2
Anschaffungskosten	100.000,00 €	125.000,00 €
Restwert	10.000,00 €	0,00 €
Gewinn	33.000,00 €	45.000,00 €
(kalkulatorische) Abschreibungen	10.000,00 €	12.500,00 €

Um diese Investitionsalternativen miteinander vergleichen zu können, muss zunächst der Einnahmenüberschuss (jährlicher Gewinn vor Zinsen) berechnet werden:

$$\text{Einnahmenüberschuss} = \text{Gewinn} + \text{Abschreibung}$$

Damit kann die Amortisationsdauer bestimmt werden:

$$\text{Amortisationsdauer} = \frac{\text{Anschaffungskosten} - \text{Restwert}}{\text{Einnahmenüberschuss}}$$

	A1	A2
Anschaffungskosten – Restwert	90.000,00 €	125.000,00 €
Einnahmeüberschuss	43.000,00 €	67.500,00 €
Amortisationsdauer	2,09 Jahre	1,85 Jahre

Aufgrund dieser Daten entscheidet sich das Unternehmen für Alternative 2.

Aufgaben

1. ***Stellen Sie die wesentlichen Merkmale der vier genannten Methoden der statischen Investitionsrechnung dar.***
2. ***Wodurch ist der Aussagewert dieser Methoden eingeschränkt?***
3. ***Überprüfen Sie diese Aussage: „Wenn die Amortisationsdauer der Nutzungsdauer entspricht, dann ist der Gewinn null."***
4. ***Die Kanuba Software GmbH arbeitet als Internetdienstleister und bietet Cloudcomputing an. Das Unternehmen überlegt, einen neuen Server anzuschaffen, um damit seine Kapazität für Internetdienstleistungen zu erhöhen. Die Nutzungsdauer des Servers beträgt 6 Jahre. Hierzu werden zwei Varianten erarbeitet (Zinssatz = 8 %):***

   Variante 1: Anschaffungskosten des Servers 2.000.000,00 €; Restwert 410.000,00 €; sonstige Kosten (ohne Kapitalkosten) 550.000,00 €; Umsatzerlöse 990.000,00 €
   Variante 2: Anschaffungskosten des Servers 1.800.000,00 €; Restwert 0,00 €; sonstige Kosten (ohne Kapitalkosten) 500.000,00 €; Umsatzerlöse 938.600,00 €. Die Wiederbeschaffungskosten entsprechen den Anschaffungskosten.

   a. *Führen Sie eine Gewinnvergleichsrechnung durch.*
   b. *Führen Sie eine Rentabilitätsvergleichsrechnung durch.*
   c. *Erstellen Sie eine Amortisationsrechnung.*
   d. *Für welche der Varianten entscheiden Sie sich? Diskutieren Sie dabei die einzelnen Ergebnisse. Beachten Sie auch die Aussagen zu Aufgabe 2.*

1.2.3 Einflussgrößen für die Investitionsentscheidungen

Ohne Investitionen entstehen keine Unternehmungen. Die Entscheidung für oder gegen eine Investition ist aber nicht nur von den bisher genannten Größen abhängig. Es existiert eine Vielzahl weiterer, zum Teil entscheidender Einflussgrößen, wie z. B.:

- Liquiditätslage (vorhandene flüssige Mittel)
- Gewinnsituation (Vorjahre, aktuell, Prognose)
- langfristige Planung (Ziele, Zielsystem)
- Auftragslage (positiv, neutral, negativ)
- Konjunktur (aktuell, Prognose)
- Investitionsanreize (z. B. Subventionen)
- Lage auf dem Kapitalmarkt (Zinsen und prognostizierte Zinsentwicklung)
- rechtliche und steuerliche Aspekte (geplante Änderungen am Rechts- oder Steuersystem)
- interne Aspekte (Kostenrechnung, langfristige Planung)
- Lebensplanung des Unternehmers (Expansion, Ausstieg, Risikobereitschaft)

Die genannten Aspekte sind vom Unternehmer zu berücksichtigen und abzuwägen.

Aufgabe

Erstellen Sie eine tabellarische Übersicht der genannten Einflussgrößen für die aktuelle Situation Ihres Ausbildungsbetriebs und des Gesamtmarkts. Sollten einzelne Größen nicht bekannt sein, recherchieren Sie diese oder schätzen Sie aus eigener Erfahrung. Achten Sie trotz der Aufgabenstellung darauf, dass keine Betriebsgeheimnisse Ihres Ausbildungsbetriebes genannt werden dürfen. Im Zweifel können Sie auch auf einen fiktiven Betrieb verweisen.

Einflussgröße	Mein Betrieb	Markt/Branche insgesamt	Wirkung auf Investitionsbereitschaft
Auftragslage	gut	konstant	positiv
Gewinnsituation	unbekannt	sehr gut	positiv
[...]	[...]	[...]	[...]

Zusammenfassung

Entscheidung unter Risiko oder Unsicherheit

Investitionen erfolgen unter Risiko, wenn die Wahrscheinlichkeit des Erfolgs geschätzt werden kann. Ist diese Schätzung nicht möglich, handelt es sich um Investitionsentscheidungen unter Unsicherheit.

Verfahren der statischen Investitionsrechnung

Kostenvergleichsrechnung	Gewinnvergleichsrechnung	Amortisationsrechnung	Rentabilitätsrechnung
Gegenüberstellung der Kosten alternativer Investitionsprojekte	Vergleich von Kosten und Leistungen verschiedener Investitionen	Berechnung der Dauer, nach der sich eine Investition bezahlt gemacht hat	Berechnung der Verzinsung des Kapitals durch die Investition

Einflussgrößen der Investitionsentscheidung

Liquiditätslage, Gewinnsituation, langfristige Planung, Auftragslage, Konjunktur, Investitionsanreize, Lage auf dem Kapitalmarkt, rechtliche und steuerliche Aspekte, interne Aspekte, Lebensplanung des Unternehmers

2 Finanzquellen erschließen

Die Investitionen eines Unternehmens finden sich auf der Aktivseite der Bilanz. Diese wird auch Mittelverwendung genannt, da sie folgende Frage beantwortet:

Merksatz
Wie wurde das Kapital angelegt? (Investition)

Die Finanzierung ist auf der Passivseite der Bilanz zu sehen. Jeder Posten auf der Aktivseite muss immer finanziert worden sein. Die Finanzierung wird auch Mittelherkunft genannt, da sie folgende Frage beantwortet:

Merksatz
Woher stammt das Kapital? (Finanzierung)

Definition
Finanzierungen sind durch Zahlungsströme gekennzeichnet, die mit einer Einnahme (Geldzufluss, Zufluss liquider Mittel) beginnen.

Bevor über die Finanzierung eines Unternehmens nachgedacht wird, sollte der Umfang der Finanzierung bekannt sein. Daher erfolgen zunächst eine Kapitalbedarfsrechnung (Wie viel Kapital wird benötigt?) und ein Finanzplan (Reichen die Einnahmen im Monat XY zur Deckung der erwarteten Ausgaben?).

Aktiva	Bilanz	**Passiva**
(Sach-)Investitionen → Formen des Vermögens		Finanzierung → Herkunft des Kapitals

Investition und Finanzierung sind zwei Seiten einer Medaille.
Die Finanzierung beginnt mit einem Geldmittelzufluss. Sie lässt sich nach der Mittelherkunft gliedern, d. h., ob die Mittel von außen stammen (Außenfinanzierung) oder innerhalb des Unternehmens (Innenfinanzierung) erbracht wurden. Außerdem lässt sich die Mittelherkunft nach der Rechtsstellung der Kapitalgeber (Eigenkapitalgeber bzw. Fremdkapitalgeber) gliedern. Zudem kann eine Finanzierung nach der Fristigkeit unterschieden werden (kurz-, mittel-, langfristig).
Die Kombination der Gliederungskriterien Mittelherkunft und Rechtsstellung führt zu folgenden Finanzierungsarten:

- **Außenfinanzierte Eigenfinanzierung**
  → Beteiligungsfinanzierung (z. B. Aufnahme neuer Gesellschafter)
  Durch diese Form der Finanzierung fließt zusätzliches Eigenkapital von außen in das Unternehmen. Allerdings haben die zusätzlichen Kapitalgeber in der Regel auch einen Anspruch auf den Gewinn und eventuell Mitspracherechte bei der Unternehmensleitung (siehe Lernfeld 1 für nähere Informationen).

◆ **Innenfinanzierte Eigenfinanzierung**

→ Selbstfinanzierung (z. B. aus Gewinnen)

Als offene Selbstfinanzierung bezeichnet man den Vorgang der Einbehaltung (Thesaurierung) von Gewinnen im Unternehmen. Die einbehaltenen Gewinne können zu Investitionszwecken genutzt werden. Bei der verdeckten Selbstfinanzierung werden Aktiva des Unternehmens unterbewertet bzw. Passiva überbewertet. Natürlich ist dies nur im gesetzlichen Rahmen erlaubt. Dabei entstehen durch Ausnutzung von bilanziellen Bewertungsspielräumen sogenannte stille Reserven. Auch diese werden nicht ausgeschüttet. Sie sind erst bei der Auflösung durch Verkauf über dem Buchwert ersichtlich.

Langfristig sollte ein Unternehmen in der Lage sein, sich weitestgehend selbst zu finanzieren, da sonst eine zu große Abhängigkeit von Kapitalgebern entsteht.

◆ **Außenfinanzierte Fremdfinanzierung**

→ Kreditfinanzierung (z. B. Bankdarlehen, Lieferantenkredite, Wechsel)

Das Unternehmen beschafft sich Geld- und Sachkapital außerhalb des Unternehmens und muss dieses üblicherweise mit Zinsen zurückzahlen. Dieses Kapital wird als Fremdkapital ausgewiesen.

◆ **Innenfinanzierte Fremdfinanzierung**

→ Finanzierung aus Rückstellungen (z. B. Rückstellungen gem. § 249 HGB – Rückstellungen für Reparaturen)

Unternehmen müssen Rückstellungen bilden, wenn Verbindlichkeiten zum Bilanzstichtag dem Grunde nach feststehen, aber die genaue Höhe und der Zeitpunkt der Fälligkeit nicht bekannt sind. Rückstellungen sind dem Charakter nach Fremdkapital und werden so auch bilanziert. Der Gewinnausweis kann durch die Bildung von Rückstellungen vermindert werden. Ist der Rückstellungsgrund entfallen, ist die Rückstellung aufzulösen.

Die Auswahl der geeigneten Finanzierung ist im hohen Maße von der gesamtwirtschaftlichen Situation abhängig. Jede Form der Finanzierung hat je nach Unternehmen Vor- und Nachteile. So ist eine Finanzierung mit eigenen Mitteln vorteilhaft, da diese in der Regel nicht zurückgezahlt werden muss. Allerdings kann es bei der Beteiligungsfinanzierung zu Ansprüchen aufseiten der Kapitalgeber kommen. Auch die Fremdfinanzierung hat Vorteile. Der Kapitalgeber hat normalerweise nur ein begrenztes Mitspracherecht. Sein primäres Ziel ist die Erzielung von Gewinnen durch Verzinsung des verliehenen Kapitals. Bei einer umfassenden Fremdfinanzierung können aber auch die Fremdkapitalgeber ein massives Mitspracherecht bekommen, z. B. durch die Weigerung, weiteres Kapital zur Verfügung zu stellen. Zudem ist der Fremdkapitalgeber nicht am Gewinn beteiligt.

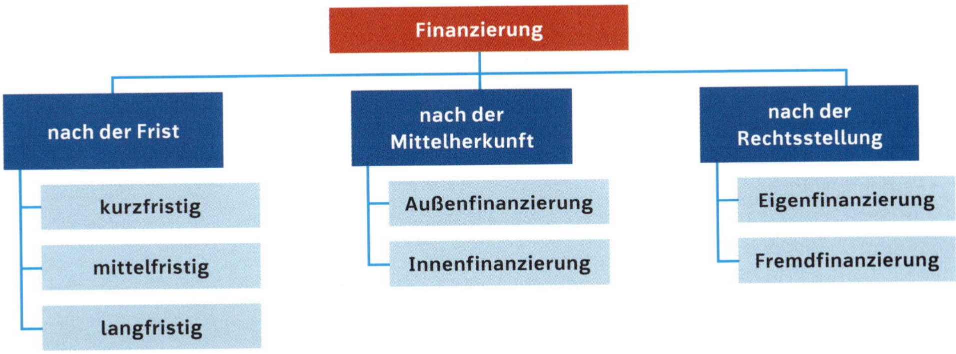

Übersicht Finanzierung

Die Entscheidung für oder gegen eine dieser Formen der Finanzierung hat weitreichende Auswirkungen für das gesamte Unternehmen. Die Aufnahme einer neuen Gesellschafterin oder eines neuen Gesellschafters in einer OHG kann z. B. zu erhöhtem Kommunikationsbedarf führen. Außerdem kann eine Außenfinanzierung mit fremden Mitteln die Kreditwürdigkeit vermindern, da der Fremdkapitalanteil dadurch wächst.

Aufgaben

1. ***Erstellen Sie eine tabellarische Übersicht der vier o. g. Finanzierungsarten und vermerken Sie bei jeder Art der Finanzierung mögliche Vor- und Nachteile.***
2. ***Sie sollen den gesamten Gerätepark eines Fitnessstudios finanzieren, welches aktuell hervorragende Mitgliedseinnahmen hat und als GbR von der Inhaberin und ihrem Ehemann allein geleitet wird. Erläutern Sie mögliche Arten der Finanzierung und schlagen Sie eine sinnvolle Kombination der Arten vor.***

2.1 Den Kapitalbedarf ermitteln

Bei Finanzierungsproblemen geht es zunächst um die Ermittlung des erforderlichen Umfangs der Finanzierung. Möglich sind dabei Mischformen der o. g. Finanzierungsarten, sodass z. B. ein Teil der Finanzierung durch eigene Mittel und ein Teil durch fremde Mittel realisiert wird.

Beispiel:
Das Unternehmen FFP benötigt einen neuen Firmen-Pkw. Zu den 5.000,00 € liquiden Mitteln werden noch 25.000,00 € benötigt. Die betriebsgewöhnliche Nutzungsdauer beträgt fünf Jahre, sodass sich die nötige Fremdfinanzierung ebenfalls über diesen Zeitraum erstrecken sollte. Diese Fristengleichheit nennt man auch Fristenkongruenz.

Der Kapitalbedarf in diesem einfachen Fall beträgt 25.000,00 €. Die Kapitalbindung beträgt fünf Jahre.
Die Kapitalbedarfsrechnung ermittelt den Bedarf an Anlage- und Umlaufkapital eines Unternehmens (umfassende Rechnung) oder einer Investition (Einzelfallrechnung). Der Anlagekapitalbedarf umfasst Gegenstände des Anlagevermögens (Grundstücke, Gebäude, Maschinen, Betriebs- und Geschäftsausstattung), der Umlaufkapitalbedarf beschreibt hingegen Gegenstände des Umlaufvermögens.
Die Berechnung der nötigen Mittel für die Leistungserstellung beinhaltet dabei auch die Kapitalbindungsdauer, da z. B. auch Zahlungsziele, Lagerdauern und andere zeitliche Komponenten berücksichtigt werden müssen. Die Berechnung des Kapitalbedarfs lässt sich mithilfe eines Industriebetriebs besonders plastisch darstellen.

Beispiel:
Ein Industrieunternehmen benötigt:

Roh-, Hilfs- und Betriebsstoffe (RHB) im Wert von	*1.000,00 €/Tag*
Fertigungslöhne	*750,00 €/Tag*
weitere Kosten (Verwaltung, Vertrieb – Gemeinkosten siehe Lernfeld 11)	*750,00 €/Tag*

Kapitalbindungsdauer:
Lagerdauer RHB (7 Tage)
Fertigungsdauer (5 Tage)
Lagerdauer Fertigerzeugnisse (10 Tage)
Lieferantenzahlungsziel (Lieferantenkredit 20 Tage)
Kundenzahlungsziel (30 Tage)

Berechnung des kurzfristigen Kapitalbedarfs:

RHB	*(7 + 5 + 10 + 30 − 20) · 1.000,00 € =*	*32.000,00 €*
Löhne	*(5 + 10 + 30) · 750,00 € =*	*33.750,00 €*
weitere Kosten	*(7 + 5 + 10 + 30) · 750,00 € =*	*39.000,00 €*
Summe (Kapitalbedarf)		*104.750,00 €*

Die Kapitalbedarfsrechnung ist eine Planungsrechnung. Sie umfasst alle finanziellen Mittel, die für eine Investition notwendig sind. Dazu gehören z. B.:

- Materialkosten
- Löhne und Gehälter
- Abschreibungen
- Zahlungsziele (Lieferantenkredit)
- Dauer der Investition

Die Kapitalbedarfsrechnung ist Teil der betrieblichen Finanzplanung. Sie rechnet mit Erfahrungswerten und versucht eine Prognose der erforderlichen liquiden Mittel. Bei jeder Unternehmensgründung sollte zunächst eine Kapitalbedarfsplanung erfolgen (siehe auch oben unter Erstinvestitionen).

2.2 Einen Finanzplan aufstellen

Definition
Der Finanzplan ist die Gegenüberstellung aller Ausgaben und Einnahmen eines Unternehmens innerhalb eines bestimmten Zeitabschnitts.

Um die mittel- oder langfristige Liquidität (Zahlungsfähigkeit) des Betriebs zu beurteilen, werden anhand unterschiedlicher Teilpläne (z. B. geplante Beschaffungen, geplante Produktion) die zukünftigen Einnahmen und Ausgaben geschätzt. Dabei werden außer den geplanten betrieblichen Maßnahmen auch die erwarteten wirtschaftlichen Rahmenbedingungen berücksichtigt.
Die verschiedenen Ergebnisse der unternehmerischen Planung werden im Management ausgewertet. Die einzelnen (Teil-)Pläne werden zu einer gesamten Planung zusammengefasst und aufeinander abgestimmt. Diese Abstimmung ist notwendig, damit die jeweiligen Pläne nicht miteinander kollidieren (z. B. Kostensenkung und Neueinstellung von 200 Mitarbeitern). Einzelne Pläne können dabei den Umsatz, den Gewinn, die Finanzen, das Personal und viele andere Bereiche betreffen.

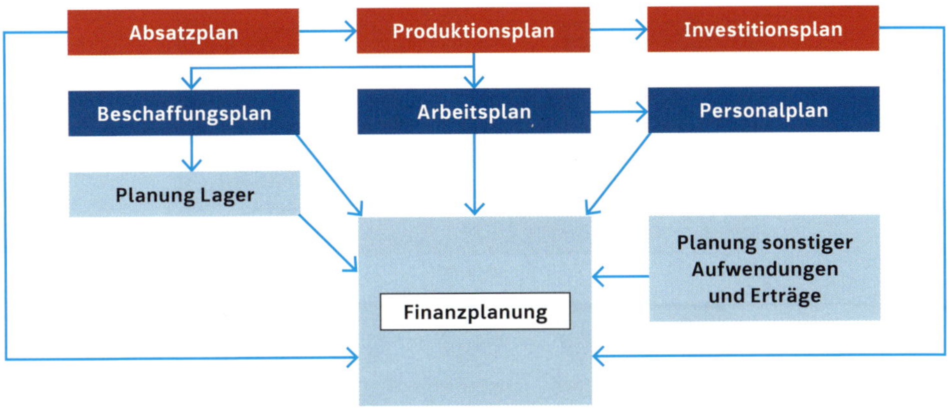

Bei langfristigen Finanzplänen werden die tatsächlichen Istwerte von der Prognose abweichen. Die Ungenauigkeiten nehmen mit zunehmender Länge der Planungsperiode zu. Korrekturen sind daher sofort in den Finanzplan einzuarbeiten.
Neben der Informationsfunktion hat der Finanzplan die Aufgabe, die Liquidität des Unternehmens zu sichern. Falls die Ausgaben die Einnahmen übersteigen, ist eine Finanzierung der Unterdeckung sicherzustellen. Dies ist besonders wichtig bei Ausgaben, die unaufschiebbar sind, wie z. B. Steuern, Lohnzahlungen und anderes mehr.

Ausgaben > Einnahmen = Unterdeckung
Einnahmen > Ausgaben = Überdeckung

Überdies hat der Finanzplan eine wichtige Kontrollfunktion. Gründe für Abweichungen zwischen geplantem und tatsächlichem Finanzplan sollten festgestellt und analysiert werden.
Entsprechend den Planungsperioden unterscheidet man zwischen kurz-, mittel- und langfristigen Finanzplänen. Kurzfristige Finanzpläne werden für ein bis sechs Monate aufgestellt. Mittelfristig sind Jahresfinanzpläne, langfristig hingegen mehrjährige Pläne.
Finanzpläne sind nicht an eine besondere Form gebunden.

Rechercheauftrag: Unternehmensgründung

Für Unternehmensgründer bietet das Bundesministerium für Wirtschaft und Technologie (BMWi) wertvolle Informationen im Internet an. Die Informationen umfassen u. a. Hilfsmittel zur Erstellung eines Businessplans, Förderdatenbanken des Bundes, Software zur Erstellung eines Finanzplans, interaktive Checklisten und viele weitere Informationen und Anregungen für Unternehmensgründer/-innen.

Aufgabe

Die Erstellung eines Businessplans für ein neu zu gründendes Unternehmen ist für die Unternehmensgründer i. d. R. völliges Neuland. Daher stellt die Bundesregierung mehrere Internetportale zur Verfügung, die Interessierten bei der Suche nach Lösungen behilflich sein sollen. Ein Teil des Businessplans ist der Finanzplan. Recherchieren Sie im Internet auf der Seite

- ***www.existenzgruender.de***

und versuchen Sie, einen Finanzplan für ein fiktives Unternehmen zu erstellen. Beachten Sie auch den unten stehenden Finanzplan als Orientierungshilfe.

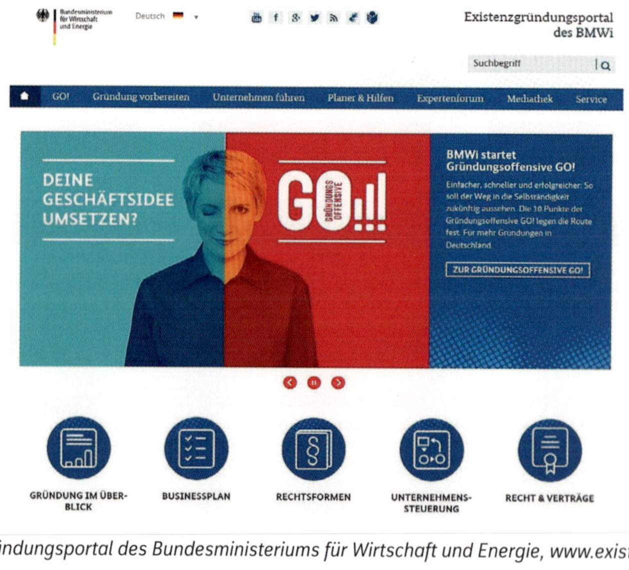

Quelle: Existenzgründungsportal des Bundesministeriums für Wirtschaft und Energie, www.existenzgruender.de

Ein Finanzplan kann folgendes Aussehen haben (vereinfachte Darstellung eines fiktiven Finanzplans für das erste Quartal; erstellt mithilfe der Software für Unternehmensgründer vom BMWi):

	Januar	Februar	März
Einnahmen			
Umsätze	100	80	100
Kredite	10	10	10
Summe Einnahmen	110	90	110
Ausgaben			
Investitionen	10	15	10
Privatentnahmen	5	5	5
Materialkosten	2	5	4
Handelswaren	7	10	7
Personalkosten	28	30	28
Gründungskosten	12	12	12
sonst. betr. Kosten	22	25	24
Zinsen	5	4	4
Tilgungen	2	3	3
Summe Ausgaben	93	109	97
Überschuss/Fehlbetrag	17	–19	13
Saldo/Vormonat	0	17	–2
effektive Liquidität	17	–2	11

Finanzplan 1. Quartal 20..

An diesem einfachen Finanzplan für ein Quartal wird deutlich, dass im Februar 20.. eine Unterdeckung mit liquiden Mitteln vorliegt. Diese Unterdeckung gilt es zu finanzieren, damit keine Insolvenz droht.

Aufgaben

1. ***Ein Unternehmen hat im Januar sonstige Aufwendungen in Höhe von 10.000,00 €, im Februar und März von jeweils 12.000,00 €. Die Umsätze betragen je Monat 100.000,00 €. 90 % der Forderungen werden in 30 Tagen bezahlt, 5 % innerhalb von 60 Tagen. Weitere 5 % fallen völlig aus. Der Anfangsbestand der Geldmittel beträgt 90.000,00 €. Die Materialaufwendungen werden im Februar zu 50.000,00 € und im März zu 60.000,00 € bezahlt.***
   Erstellen Sie auf Grundlage der Zahlen einen Finanzplan von Januar bis März.
2. ***Das Maschinenbauunternehmen Henke & Söhne, Köln GmbH fertigt komplette Anlagen in Einzelfertigung. Die Fertigungszeit je Anlage beträgt zwei Wochen. Erst nach Abschluss aller***

Arbeiten an einer Anlage kann mit der nächsten Anlage begonnen werden. Die Unternehmensleitung möchte einen fertigungsbezogenen Finanzplan erstellen, dazu liegen die folgenden Angaben vor: In der ersten Woche der Fertigung fallen 120.000,00 €, in der zweiten 80.000,00 € an ausgabenwirksamen Kosten an. Die Umsatzerlöse je Anlage betragen 310.000,00 €. Das Zahlungsziel der Debitoren beträgt durchschnittlich zwei Wochen nach Fertigstellung der Anlage.

a. Erstellen Sie einen Finanzplan für die ersten zwölf Wochen.

b. Bestimmen Sie den Kapitalbedarf und dessen Dauer, wenn der Anfangsbestand der Geldmittel zu Beginn null ist.

Zusammenfassung

Finanzierung

Die Finanzierung beginnt mit einem Geldmittelzufluss.

Mittelherkunft	eigen	fremd
außen	Beteiligungsfinanzierung (z. B. durch Aufnahme neuer Gesellschafter)	Kreditfinanzierung (z. B. durch Bankkredite, Lieferantenkredite)
innen	Selbstfinanzierung (z. B. durch Erzielung von Gewinnen)	Finanzierung aus Rückstellungen (z. B. Pensionsrückstellungen)

Kapitalbedarf

Die Kapitalbedarfsrechnung als Planungsrechnung ermittelt den Bedarf an Anlage- und Umlaufkapital eines Unternehmens (umfassende Rechnung) oder einer Investition (Einzelfallrechnung). Sie berücksichtigt auch die Kapitalbindungsdauer.

Finanzplan

Der Finanzplan ist die Gegenüberstellung aller Ausgaben und Einnahmen eines Unternehmens innerhalb eines bestimmten Zeitabschnitts. Er hat folgende Funktionen:

- Informationsfunktion
- Liquidität
- Finanzierung einer Unterdeckung sicherstellen:
  - Ausgaben > Einnahmen = Unterdeckung
  - Einnahmen > Ausgaben = Überdeckung
- Kontrollfunktion

Beispiel eines Finanzplans (2. Quartal 20..)

	April	Mai	Juni
Einnahmen	120	110	115
Ausgaben	100	125	100
Überschuss/Fehlbetrag	20	–15	15
Saldo/Vormonat	–10	10	–5
effektive Liquidität	10	–5	10

2.3 Das Bankdarlehen als Instrument der Fremdfinanzierung nutzen

Die bekannteste Art der Fremdfinanzierung ist das Bankdarlehen. Ein Darlehen ist ein langfristiger Kredit, der in Form von Geld oder anderen vertretbaren Sachen gewährt werden kann. Das Darlehen ist im BGB im § 488 geregelt.

Bürgerliches Gesetzbuch (BGB)

§ 488 Vertragstypische Pflichten beim Darlehensvertrag

(1) Durch den Darlehensvertrag wird der Darlehensgeber verpflichtet, dem Darlehensnehmer einen Geldbetrag in der vereinbarten Höhe zur Verfügung zu stellen. Der Darlehensnehmer ist verpflichtet, einen geschuldeten Zins zu zahlen und bei Fälligkeit das zur Verfügung gestellte Darlehen zurückzuzahlen.
(2) Die vereinbarten Zinsen sind, soweit nicht ein anderes bestimmt ist, nach dem Ablauf je eines Jahres und, wenn das Darlehen vor dem Ablauf eines Jahres zurückzuzahlen ist, bei der Rückzahlung zu entrichten.
(3) Ist für die Rückzahlung des Darlehens eine Zeit nicht bestimmt, so hängt die Fälligkeit davon ab, dass der Darlehensgeber oder der Darlehensnehmer kündigt. Die Kündigungsfrist beträgt drei Monate. Sind Zinsen nicht geschuldet, so ist der Darlehensnehmer auch ohne Kündigung zur Rückzahlung berechtigt.

Ein Darlehen wird umgangssprachlich auch Kredit genannt, obwohl rechtliche Unterschiede zwischen einem Darlehen und einem Kredit bestehen und es sich bei einem Kredit eher um den Oberbegriff handelt. Das (Geld-)Darlehen ist ein schuldrechtlicher Vertrag, bei dem ein Kreditgeber (Darlehensgeber) dem Kreditnehmer (Darlehensnehmer) einen Geldbetrag zur Verfügung stellt. Für die Überlassung des Geldes muss der Darlehensnehmer dem Darlehensgeber einen Zins bezahlen. Der Zins ist somit der Preis für die Überlassung von Geld.

Beispiel:
Sie benötigen 500,00 € für die Anschaffung eines neuen Fahrrades. Allerdings haben Sie bisher nur 200,00 € gespart. Daher beschließen Sie, die fehlenden 300,00 € bei einer Bank zu leihen. Der aktuelle Zinssatz für Privatkredite beträgt 6,5 %. Der Zinssatz bezieht sich immer auf ein Jahr.

2.3.1 Endfälligkeitsdarlehen

Möchte die Bank am Ende einer vereinbarten Laufzeit das geliehene Geld zurückhaben, spricht man von einem Endfälligkeitsdarlehen. Das bedeutet, dass der gesamte Betrag zu einem fest vereinbarten Termin zurückgezahlt werden muss. Zudem müssen am Ende eines Jahres die Zinsen bezahlt werden. Wenn im oben genannten Beispiel die Rückzahlung nach drei Jahren vereinbart wird, dann sieht die Rechnung folgendermaßen aus:
300,00 € ist der Betrag, der zurückgezahlt werden muss. Hinzu kommt der Zins, der 6,5 % pro Jahr beträgt.
In diesem Falle also für das erste Jahr: 300,00 € · 0,065 = 19,50 €.
Allerdings handelt es sich hierbei nur um die Verzinsung für ein Jahr.

Jahr	Tilgung	Restschuld	Zinsen	Gesamt-ausgaben
1	0	300	19,50	19,50
2	0	300	19,50	19,50
3	300	0	19,50	319,50

Am Ende der Laufzeit müssen also 358,50 € zurückgezahlt werden. Dadurch kostet das Fahrrad insgesamt 558,50 €.

2.3.2 Ratendarlehen

Bei einem Ratendarlehen erfolgt die Tilgung in stets gleichbleibenden Raten zu vereinbarten Tilgungsterminen. Die Zinsbelastung nimmt daher proportional ab.

Jahr	Tilgung (Ende des Jahres)	Restschuld	Zinsen	Gesamt-ausgaben
1	100	200	19,50	119,50
2	100	100	13	113,00
3	100	0	6,50	106,50

Insgesamt werden also 339,00 € zurückgezahlt. Allerdings sind nach dem 1. Jahr insgesamt schon 119,50 € bezahlt worden. Dadurch kostet das Fahrrad insgesamt 539,00 €.

2.3.3 Annuitätendarlehen

Bei einem Annuitätendarlehen wird eine gleichbleibende Zahlung (Annuität) vereinbart. Diese setzt sich aus Tilgung und Zinsen zusammen. Im Laufe der Zeit steigen die Tilgungsbeträge, während die Zinsbelastung abnimmt.

Jahr	Tilgung (Ende des Jahres)	Restschuld	Zinsen	Gesamt-ausgaben
1	93,77	206,23	19,50	113,27
2	99,88	106,35	13,40	113,27
3	106,35	0	6,91	113,27

Insgesamt werden 339,81 € zurückgezahlt. Die Summe aus Zins und Tilgung bleibt dabei gleich. Dadurch kostet das Fahrrad insgesamt 539,81 €.

$$\text{Annuität} = \text{Kreditsumme} \cdot \frac{\text{Zinssatz} \cdot (1 + \text{Zinssatz})^{\text{Laufzeit}}}{(1 + \text{Zinssatz})^{\text{Laufzeit}} - 1}$$

Diese Darlehensgewährung (Annuitätendarlehen) stellt für Privathaushalte die bekannteste und häufigste Art der Fremdfinanzierung dar.
Häufig werben Unternehmen mit Texten wie z. B. „monatlich nur 24 € ..." oder „0 Prozent Finanzierung". Allerdings kann es bei einer sogenannten Nullprozentfinanzierung vorkommen, dass der Kaufpreis vorher um einen gewissen Betrag (ursprünglicher Finanzierungssatz) erhöht wurde. Zudem können diese Angebote auch noch weitere versteckte Kosten enthalten, z. B. weil die Anbieter Bearbeitungsgebühren berechnen.
Bei Baukrediten reicht die vereinbarte Laufzeit zur vollständigen Tilgung eines Kredites häufig nicht aus. Bei der anschließenden Anschlussfinanzierung ist dann der Kreditzins neu zu verhandeln.

Aufgaben

1. ***Erläutern Sie die folgende Aussage: „Eine Nullprozentfinanzierung sollte man unter Liquiditätsgesichtspunkten immer wählen. Außerdem sind monatlich 1.000,00 € in den nächsten 10 Monaten deutlich günstiger, als 10.000,00 € sofort zu bezahlen."***

2. ***Ein Unternehmen benötigt einen Kredit in Höhe von 10.000,00 €. Die Laufzeit beträgt 5 Jahre. Die Auszahlung beträgt 100 %. Zinsen sind monatlich zu berechnen.***
   Erstellen Sie je eine Tabelle, z. B. in einer Tabellenkalkulation, für ein Endfälligkeitsdarlehen, ein Ratendarlehen und ein Annuitätendarlehen (eine kostenlose Tabellenkalkulation finden Sie u. a. unter http://de.openoffice.org oder http://de.libreoffice.org).

2.3.4 Die unterschiedlichen Kreditformen

Kredite werden nicht nur nach den verschiedenen Arten der Rückzahlung, sondern auch nach dem Gegenstand der Finanzierung unterschieden. Neben dem klassischen Bankkredit unterscheiden Unternehmen weitere Kreditformen, z. B. nach der Art der Verwendung in Betriebsmittel- und Investitionskredit. Im Folgenden werden einige dieser Kreditformen kurz beschrieben.

Investitionskredit

Dies ist ein langfristiger Kredit, der für Investitionen im Bereich des Anlagevermögens aufgenommen wird.

Betriebsmittelkredit

Bei diesem eher kurzfristigen Kredit werden Wirtschaftsgüter des Umlaufvermögens finanziert. Häufig räumt das Kreditinstitut dem Kunden (Kreditnehmer) eine Kreditlinie in Form eines Kontokorrentkredites (Konto in laufender Rechnung) ein, damit die Flexibilität des Unternehmens steigt. So können kurzfristige Angebote der Lieferanten genutzt werden, ohne dass das Unternehmen Kreditanträge ausfüllen muss. Die verfügbare Liquidität wird dadurch erhöht. Allerdings sollte dieser Kontokorrentkredit nicht dauerhaft genutzt werden, da die Konditionen im Normalfall schlechter sind als bei langfristigen Krediten.

Lieferantenkredit

Lieferanten räumen ihren Kunden Zahlungsziele ein, damit die Kunden im Zeitraum des Zahlungsziels die gelieferten Sachen verkaufen können und so die nötige Liquidität zur Zahlung der Rechnung haben. Es handelt sich also nicht um die Vergabe von liquiden Mitteln, sondern um eine zeitliche Verschiebung des Forderungseinzugs. Dieser Zeitraum entspricht einer Kreditgewährung seitens des Verkäufers (Lieferanten).

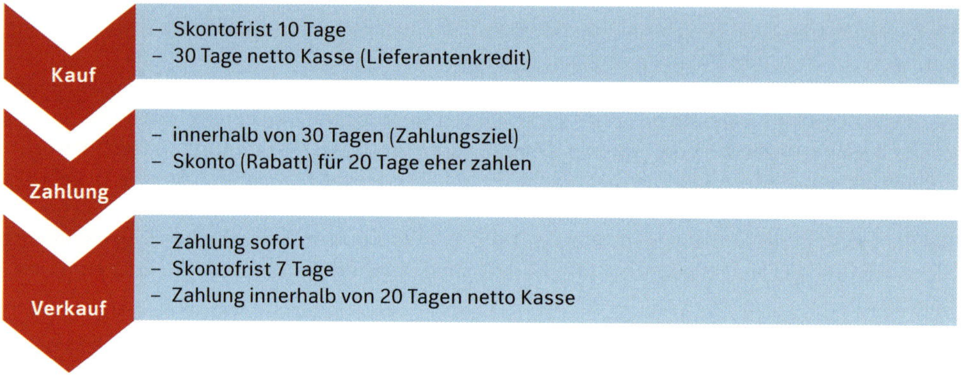

Lieferantenkredit, Skonto

Der Händler kann gegebenenfalls die Ware verkaufen und liquide Mittel erlangen, bevor er selber zahlen muss. Damit die Kunden trotzdem eher zahlen, gewähren Lieferanten als Anreiz zur früheren Zahlung einen Rabatt, den sogenannten Skonto (siehe auch Lernfeld 6).
Kommt der Geldschuldner in Verzug (zum Zahlungsverzug siehe auch Lernfeld 6), sind die offenen Forderungen zuzüglich Zinsen zurückzuzahlen. Der Zinssatz wird i. d. R. vertraglich vereinbart. Ist dies nicht der Fall, gilt ein gesetzlicher Verzugszinssatz (§ 288 BGB)

- von 9 % beim zweiseitigen Handelskauf,
- von 5 % beim einseitigen Handelskauf

über dem Basiszinssatz (§ 247 BGB) der Deutschen Bundesbank. Bezugsgröße ist der Zinssatz der EZB (siehe Lernfeld 12).

Lombardkredit

Beim Lombardkredit verpfändet der Kreditnehmer Teile seines Vermögens. Meist wird auf die Übergabe an den Kreditgeber verzichtet, damit der Kreditnehmer weiter mit den verpfändeten Wirtschaftsgütern arbeiten kann. Anstelle der Übergabe wird der Anspruch auf Herausgabe abgetreten (§ 1205, Absatz 2 BGB). Kredite bei Pfandleihern gehören zu den Lombardkrediten.

Diskontkredit

Verkauft ein Unternehmen eigene (Wechsel-)Forderungen vor deren Fälligkeit an die Bank, spricht man von einem Diskontkredit. Die Bank behält einen Betrag für die vorzeitige Zahlung ein, der sich aus dem Zinssatz für die Restlaufzeit (Diskont) und Bearbeitungsgebühren zusammensetzt.

2.3.5 Angebote der Banken vergleichen

Nach der Unterscheidung der verschiedenen Darlehensarten gilt es für den Darlehensnehmer, aus den Angeboten der Geldinstitute das für ihn geeignetste herauszufinden. Hierzu vergleicht er verschiedene Alternativen nach festgelegten Kriterien. Die wichtigsten Kriterien sind Fristigkeit, Liquidität und Kosten der Fremdfinanzierung.

Fristigkeit

Die Fristigkeit eines Darlehens beschreibt die Laufzeit. Üblicherweise wird in kurz-, mittel- und langfristige Darlehen untergliedert, wobei es keine allgemeingültige Definition dieser Begriffe gibt.

Folgende Angaben gelten als Näherungswerte:
- kurzfristig: bis zu einem Jahr
- mittelfristig: ein bis fünf Jahre
- langfristig: über fünf Jahre

Besonders zu beachten ist dabei die Übereinstimmung von Nutzungsdauer des Wirtschaftsgutes und Fristigkeit der Finanzierung. So sollten Investitionsgüter, die lange Zeit im Unternehmen bleiben, auch eher langfristig finanziert werden. Ein Computer mit einer betriebsgewöhnlichen Nutzungsdauer von etwa drei Jahren sollte eher mittelfristig finanziert werden. Dieser Grundsatz der Fristengleichheit war bereits Gegenstand des Lernfeldes 3.

Liquidität
Mit diesem Begriff wird die Geldnähe eines Wirtschaftsgutes beschrieben, d. h., wie schnell lässt sich ein Wirtschaftsgut zu Geld machen (die „Flüssigkeit" eines Objektes). Außerdem spricht man von Liquidität im Zusammenhang mit der Fähigkeit, Zahlungsverpflichtungen nachzukommen. Ein Unternehmen ist liquide, wenn es alle Zahlungsverpflichtungen bedienen kann. Ein Unternehmen, das seinen Zahlungsverpflichtungen nicht nachkommen kann, ist illiquide und muss demnach Insolvenz anmelden. Die Auswirkungen eines Kredites auf die Liquidität sind abhängig von der Kreditrate, der Laufzeit und der Kredithöhe.

Kosten
Die Kosten eines Kredites sind nur zum Teil sofort ersichtlich. Banken werben mit Zinssätzen und Laufzeiten. Allerdings entstehen in der Praxis weitere Kosten, daher müssen bei der Analyse von Krediten immer alle Kriterien beachtet werden. Kriterien, die die Kosten beeinflussen, könnten z. B. sein:

- Darlehensart (s. o.)
- Kreditsumme
- Disagio, d. h. Abschlag von der Kreditsumme: Bei einigen Krediten werden nicht 100 % der vereinbarten Kreditsumme ausgezahlt, sondern z. B. nur 98 %. Die 2 % Auszahlungsabschlag werden Disagio genannt.
- Zinssatz (effektiv, nominell, fest oder variabel, Abhängigkeit von Bonität und Beleihungsgrenze), Tilgungssatz
- Zinszahlungstermine (monatlich, vierteljährlich, jährlich)
- Annuität (Rate aus Zins und Tilgung)
- Laufzeit: Die Laufzeit kann – abhängig von der Prognose der Konjunkturentwicklung – einen entscheidenden Einfluss auf die Konditionen des Kredits haben.
- Endwert, d. h. der Betrag, der nach der letzten Zahlung noch zu tilgen ist; bei vollständiger Tilgung beträgt der Endwert 0,00 €
- Nebenkosten (Kontoführungsgebühren, Bearbeitungsgebühren)
- Nebenleistungen
- Flexibilität des Kreditgebers (z. B. vorzeitige Tilgung, Änderung der Annuität, Änderung der Laufzeit, Anpassung der Raten bei Änderung der Rahmenbedingungen)
- Möglichkeiten der Restschuldversicherung (bei Tod, Krankheit, Insolvenz des Kreditnehmers)

- Beratung, Vertrautheit mit dem Kreditinstitut, persönlicher Kontakt, Seriosität und Auftreten des Anbieters
- benötigte Sicherheiten (erforderliche Kreditsicherheiten)

Aufgaben

Das Fitnessstudio FFP beabsichtigt, Teile des Geräteparks neu zu beschaffen. Die Finanzierung dieser Investition soll über einen Kredit (Gelddarlehen) erfolgen. Der geplante Umfang der Finanzierung beträgt 48.000,00 €. Die Laufzeit des Darlehens soll bei maximal 36 Monaten liegen.

1. ***Recherchieren Sie im Internet mindestens fünf unterschiedliche Angebote. Besuchen Sie auch die verschiedenen Seiten von Vergleichsportalen.***
2. ***Schlagen Sie dem Unternehmen ein Kreditinstitut vor und begründen Sie Ihre Entscheidung. Achten Sie bei der Begründung auch auf „weiche Fakten", wie z. B. Seriosität und Auftreten des Anbieters.***
3. ***Erstellen Sie eine Kurzpräsentation zu Ihrer Empfehlung.***
4. ***Erläutern Sie die Aussage: „Jetzt muss das Unternehmen nicht nur weiter gut arbeiten, sondern auch noch zusätzlich die Zinsen verdienen."***

Neben den renommierten Kreditinstituten werden immer häufiger auch alternative Möglichkeiten der Finanzierung durch Fremdmittel von außen genutzt. Unternehmungen schalten Anzeigen in Fachzeitschriften mit der Beschreibung des Investitionsvorhabens, der gewünschten Darlehenshöhe und Darlehensart und der voraussichtlichen Verzinsung. Außerdem existieren im Internet Kreditbörsen, die private und geschäftliche Geldgeber und Geldleiher zusammenbringen können. Die Zahl dieser sogenannten p2p-Kredite (private to private) wird voraussichtlich in Zukunft im Bereich der Kleinkredite wachsen.

Zusammenfassung

Bankdarlehen

Ein Darlehen ist ein langfristiger Kredit, der in Form von Geld oder anderen vertretbaren Sachen gewährt werden kann. Das Gelddarlehen ist ein schuldrechtlicher Vertrag, bei dem ein Kreditgeber (Darlehensgeber) dem Kreditnehmer (Darlehensnehmer) einen Geldbetrag zur Verfügung stellt.

Darlehensarten

Darlehensarten		
Endfälligkeitsdarlehen	**Ratendarlehen**	**Annuitätendarlehen**
Für die Rückzahlung der Darlehenssumme ist ein Termin vereinbart. Während der Laufzeit sind Zinsen zu zahlen.	Die Tilgung erfolgt in stets gleichbleibenden Raten. Die Zinsbelastung nimmt daher proportional ab.	Es wird eine gleichbleibende Gesamtzahlung errechnet, die aus Zins und Tilgung besteht. Daher steigt während der Laufzeit der Tilgungsanteil, während der Zinsanteil sinkt.

Annuitätendarlehen
Berechnung der Annuität

$$\text{Annuität} = \text{Kreditsumme} \cdot \frac{\text{Zinssatz} \cdot (1 + \text{Zinssatz})^{\text{Laufzeit}}}{(1 + \text{Zinssatz})^{\text{Laufzeit}} - 1}$$

Kreditformen
- Investitionskredit ↔ Betriebsmittelkredit (Anlagevermögen ↔ Umlaufvermögen)
- Lieferantenkredit (Zahlungsziel des Lieferanten)
- Lombardkredit (Kredit gegen Verpfändung)
- Diskontkredit (Wechselkredit)

Kriterien zum Angebotsvergleich von Banken
- Fristigkeit
- Liquidität
- Kosten (Disagio, Zinssatz, Nebenkosten)
- Darlehensart
- Kreditsumme
- Laufzeit
- Annuität
- Endwert
- Nebenleistungen
- benötigte Sicherheiten
- Beratung
- mögliche Restschuldversicherungen
- Flexibilität des Kreditgebers

2.4 Leasing als Alternative zur Fremdfinanzierung

Unternehmen nutzen Gegenstände des Anlagevermögens zur Erzielung von Umsätzen. Ob diese Gegenstände eigen- oder fremdfinanziert sind, kann man ihnen allerdings nicht ansehen. Daher ist es aus Sicht des Unternehmens bei der Entscheidung für eine Finanzierung auch nicht immer relevant, ob das Investitionsgut rechtlich dem Unternehmen gehört und damit auch dort bilanziert werden muss oder nicht. Wesentlich wichtiger ist für das Unternehmen, dass es das Anlagegut nutzen kann. Das Leasing stellt dabei eine Finanzierungsalternative dar, die über das Mieten hinausgeht. Das Unternehmen nutzt als Besitzer ein Leasingobjekt.
Normalerweise sind die vereinbarten, meist monatlichen Leasingraten höher als die Raten bei einem Kredit zum Erwerb des Leasinggutes. Allerdings hat das Leasing Vorteile gegenüber einer Kreditfinanzierung.

Beispiele:
- *Das Sporthotel Grundmehr in Darmstadt bietet 42 Zimmer mit Dusche/WC, Föhn, Telefon und WLAN. Die komplette Innenausstattung der Zimmer (Mobiliar, Technik, Wäsche) wurde geleast. Dem Hotelgast ist dies weder bekannt, noch ist es für ihn interessant.*
- *Das Fitnessstudio FFP plant eine neue Filiale in Augsburg. Der Gerätepark soll komplett bei einem Hersteller geleast werden (direktes Leasing). Allerdings will FFP einen Full-Service-Leasingvertrag, der auch die Wartung und Pflege beinhaltet.*
- *Der Sportverein VfL Gera möchte für die Jugendabteilung im Vereinsheim eine Teeküche einrichten. Da die Nutzung im Vordergrund steht, beabsichtigt man diese zu leasen.*

Eigentlich bedeutet das englische Verb „to lease“ nichts anderes als „mieten“ oder „pachten“. In der Betriebswirtschaftslehre ist die Definition allerdings etwas differenzierter.

Definition
Beim Leasing werden Nutzungsrechte an beweglichen und unbeweglichen Gütern befristet gegen Entgelt übertragen.

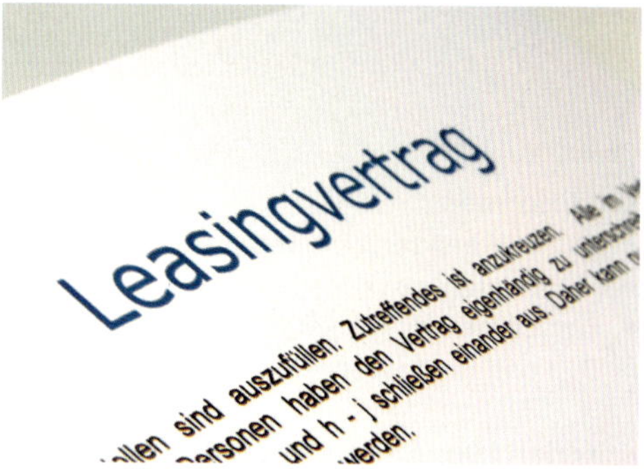

Das Vertragsverhältnis wird oft auch als „atypischer Mietvertrag“ bezeichnet, da die mietvertraglich geschuldete Wartungs- und Instandsetzungsleistung bzw. der Gewährleistungsanspruch auf den Leasingnehmer übertragen wird. Ursprünglich handelte es sich um eine „exotische“ Sonderform der Finanzierung. Heute ist sie jedoch häufig in Unternehmen der Sport- und Fitnessbranche anzutreffen. Grundsätzlich unterscheidet man beim Leasing folgende Kriterien:

- Dauer und Kündbarkeit des Vertrages (Operate- und Finance-Leasing)
- Art des Leasinggegenstandes (Mobilie, Immobilie – Investitionsgut, Konsumgut)
- Anzahl der Leasinggüter (Equipment, Plant)
  - Equipment: einzelne bewegliche Güter des Anlagevermögens (z. B. Ergometer)
  - Plant: alle beweglichen und unbeweglichen Güter sind geleast (kompletter Cardiofitnessbereich)
- Stellung des Leasinggebers (direkt – Hersteller, indirekt – Vermittler)
- Umfang der Amortisation (Voll- und Teilamortisationsverträge)
  - Wenn die Vertragsdauer und die Leasinggebühren so gewählt sind, dass die Investitionskosten des Leasinggebers voll gedeckt sind, spricht man von Vollamortisationsverträgen.
  - Bei Teilamortisationsverträgen muss das Leasinggut im Anschluss an die Laufzeit entweder weitervermietet oder verkauft werden, um die Amortisation beim Leasinggeber zu erreichen.

Weitere Kriterien sind denkbar und je nach Anlass des Leasings auch sinnvoll.

Operate- und Finance-Leasing

Beim **Operate-Leasing** (kündbarer Leasingvertrag) kann der Leasingnehmer unter Einhaltung einer vereinbarten Kündigungsfrist vom Leasingvertrag zurücktreten. Ein Kauf des Leasinggegenstandes ist nicht vorgesehen. Der Leasinggeber garantiert häufig, dass der Leasinggegenstand dem Stand des technischen Fortschritts angepasst wird, und übernimmt üblicherweise auch die Wartung und Instandhaltung. Diese Art des Leasings ist der Miete sehr ähnlich. Das Leasinggut wird beim Leasinggeber bilanziert. Der Leasingnehmer kann die Leasingraten als Aufwand steuerlich geltend machen. Eine Kündigung ist frühestens nach Ablauf von 40 % der betriebsgewöhnlichen Nutzungsdauer möglich, da der Vertrag sonst als Mietkaufvertrag zu werten wäre, was steuerliche Nachteile hätte.
Beim **Finance-Leasing** (unkündbarer Leasingvertrag) wird ein Vermögensgegenstand für eine längere festgelegte Zeit (Grundmietzeit) vom Leasinggeber zur Verfügung gestellt. Der Vertrag ist in der Grundmietzeit nicht kündbar. Nach Ablauf der Grundmietzeit gibt es i. d. R. zwei Optionen:

- Verlängerung des Vertrages (Vertragsverlängerungsoption)
- Kauf des Leasinggutes zum vereinbarten Restwert (Kaufoption)

Merkmale von Operate- und Finance-Leasing

Operate-Leasing	Finance-Leasing
kurzfristige Erweiterung der Kapazitäten	langfristige Erweiterung der Kapazitäten
kündbar	nicht kündbar
kurze Laufzeit	mittlere oder lange Laufzeit

Eine weitere wichtige Unterscheidung ist die Bilanzierung nach dem Leasing-Erlass von 1975:

Bilanzierung beim Leasinggeber	Bilanzierung beim Leasingnehmer
Grundmietzeit 40 bis 90 % der betriebsgewöhnlichen Nutzungsdauer	Grundmietzeit unter 40 oder über 90 % der betriebsgewöhnlichen Nutzungsdauer
Leasingraten → Aufwand	Zins- und Kostenanteil der Leasingrate und Abschreibungen → Aufwand

Liquidität

Der Kauf eines Wirtschaftsgutes vermindert die Liquidität (weniger liquide Mittel, mehr Anlagevermögen).
Das Leasen vermindert die Liquidität nicht bzw. in wesentlich geringerem Umfang („pay as you earn"). Allerdings ist die vereinbarte Leasinggebühr zu bezahlen. Der Nutzer des Gutes ist nicht Eigentümer des Gutes. Er kann es beim Finance-Leasing am Ende der Vertragslaufzeit aber eventuell werden.

Bonität

Um einen Kredit zu bekommen, muss die Bonität des Kreditnehmers geprüft werden. Mit der Aufnahme von Krediten sinkt die Bonität bei gleichbleibendem Eigenkapital. Beim Leasing hingegen wird lediglich eine vereinbarte Leasingrate gezahlt. Die Verbindlichkeiten (Schulden) werden nicht erhöht; auch steigt der Fremdkapitalanteil am Gesamtkapital nicht. Trotzdem ist auch hier eine gute Bonität Voraussetzung für einen Leasingvertrag.

Vorteile und Nachteile des Leasings

Vorteile des Leasings	Nachteile des Leasings
bessere Liquidität	deutlich teurer als Finanzierung des Leasinggutes mit Fremdkapital
nur geringe Eigenmittel erforderlich	laufende Zahlungen sind unabhängig von der eigenen wirtschaftlichen Lage
keine Sicherheiten erforderlich	Bindung an einen Leasinggeber über viele Jahre
immer auf dem aktuellen Stand des technischen Fortschritts – Leasingobjekt kann vor Vertragsablauf gegen neues Objekt getauscht werden	häufig strenge Kriterien für die Nutzung und Rückgabe des Leasinggutes (z. B. Nutzung eines Pkw maximal 15.000 Kilometer pro Jahr)
vereinfachte Kalkulation, da die Leasingrate i. d. R. konstant bleibt – eindeutige Kosten	Leasingnehmer trägt fast das komplette Risiko für Wartung und Instandhaltung

Vorteile des Leasings	Nachteile des Leasings
Leasingrate mindert als Aufwand den steuerlichen Gewinn in voller Höhe	Leasinggut muss am Ende der Laufzeit zurückgeben werden – außer eine Kaufoption wurde vereinbart
Anpassung der Mietzeit an betriebliche Bedürfnisse möglich	keine Kündigung während der Grundmietzeit möglich
Leasingrate wird aus laufendem Geschäft erwirtschaftet	Kosten für Transport, Montage, Einarbeitung beim Leasingnehmer
keine Bilanzierung der Leasinggüter	kein Eigentum – keine Bilanzierung – kein haftendes Kapital
erhöhte Flexibilität – Anpassung an geänderte Rahmenbedingungen	Gerät der Leasingnehmer mit der Zahlung der Leasingraten in Verzug, kann der Leasinggeber den Vertrag kündigen und eventuell noch Schadenersatz verlangen.
Kennzahlen der Bilanzanalyse werden verbessert	

Beispiel:

Das Golf- und Wellnesshotel plant die Anschaffung von 15 Elektro-Golfbuggys. Der Stückpreis des günstigsten Golfcarts liegt bei 3.000,00 € (netto). Die gesamten Investitionskosten belaufen sich also auf 45.000,00 €. Die Geschäftsleitung hat beschlossen, die verschiedenen Finanzierungsvarianten (Kauf, Leasing) zu vergleichen. Der Kauf müsste über einen Kredit finanziert werden.

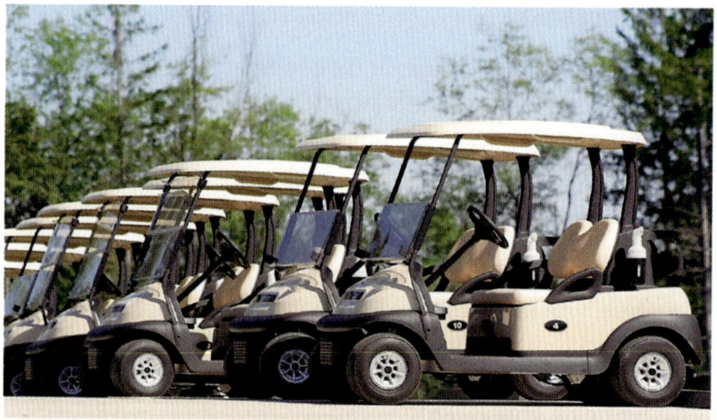

Folgende Rahmendaten sind bekannt:

- *Leasing*
  Die übliche Vorgehensweise wäre ein Leasing der Golfcarts. Die Leasingdauer beträgt vier Jahre. Zur Anzahlung in Höhe von 3.300,00 € kommen monatliche Leasingraten in Höhe von 1.200,00 €.
- *Darlehen*
  Die Darlehenshöhe wird zur Vergleichbarkeit mit dem Leasingangebot um die Anzahlung verringert. Sie beträgt also 41.700,00 €. Der Bankzinssatz liegt bei 7,0 % p. a. Es fällt eine Bearbeitungsgebühr bei Abschluss in Höhe von 450,00 € an.

Daraus resultiert die folgende Übersicht:

Leasing		Darlehen	
Leasingbetrag	45.000,00	benötigte Summe	41.700,00
monatliche Leasingrate	1.200,00	Bearbeitungsgebühr	450,00
Anzahlung	3.300,00	Zinssatz p. a.	7,00 %

Leasing		Darlehen	
Laufzeit (Monate)	48	Laufzeit (Monate)	48
Nominalbetrag	41.700,00	Nominalbetrag	42.150,00
gezahlte Beträge	57.600,00	monatliche Rate	1.003,48
aufgelaufene Zinsen	15.900,00	gezahlte Beträge	48.167,07
annähernd effektiver Zinssatz	19,06 %	aufgelaufene Zinsen	6.017,07
		annähernd effektiver Zinssatz	7,21 %

Wenn nur die monatliche Belastung verglichen wird, ist die Finanzierung über ein Darlehen günstiger. Die Fristigkeit ist identisch und beim Verkauf der Golfcarts könnte am Ende noch ein Restwert erzielt werden. Allerdings bleiben die Golfcarts auf dem technischen Stand des Zeitpunkts des Einkaufs. Zudem hat die Darlehensfinanzierung auch bilanzpolitische Nachteile (Erhöhung der mittelfristigen Schulden). Es gibt daher Argumente für und gegen die beiden Formen der Finanzierung.
Bei der Kreditfinanzierung sind der Zinsaufwand und die lineare Abschreibung als steuerlicher Aufwand zu berücksichtigen. Beim Leasing hingegen nur die Leasingrate. (Die Ausnahmen zu diesem Fall wären zu speziell und würden den Rahmen des Lehrbuches sprengen.)

Aufgaben

1. ***Das Fitnessstudio FFP will einen Pkw für 19.990,00 € (geschätzte Nutzungsdauer 8 Jahre) bei der Autolease GmbH leasen. Der Leasingvertrag hat folgende Bedingungen:***

Grundmietzeit	***48 Monate***
Leasingraten in der Grundmietzeit	***290,00 € je Monat***
Kaufpreis nach Ablauf der Grundmietzeit	***9.540,00 €***

Alternativ holt sich das Fitnessstudio ein Angebot der Hausbank ein:

Darlehensbetrag	***19.990,00 €***
Zinssatz	***5 %***
Auszahlungssatz	***100 %***
Darlehensform	***Ratendarlehen***
Laufzeit	***8 Jahre***

   a. *Beurteilen Sie die beiden Finanzierungsmöglichkeiten anhand der Gesamtausgaben. Für welche der beiden Alternativen entscheiden Sie sich?*
   b. *Welche Aspekte müssten Ihrer Meinung nach bei der Finanzierungsentscheidung berücksichtigt werden?*

2. ***Welche Vor- und Nachteile hat das Leasing?***

3. ***Recherchieren Sie im Internet verschiedene Leasinggesellschaften, die Wirtschaftsgüter der Sport- und Fitnessbranche als Leasinggeber anbieten. Vergleichen Sie die Angebote, indem Sie das Beispiel der 15 Elektro-Golfbuggys als Gegenstand der Recherche nutzen. Unterbreiten Sie dem Golfresort ein überzeugendes Leasingangebot, z. B. in Form einer Präsentation.***

2.5 Factoring – Finanzierung durch Forderungsverkauf

Die offenen Posten (Forderungen) eines Unternehmens stellen zwar einen Vermögensteil dar, sie sind aber nicht sofort verfügbar, da sie erst eingezogen und durch die Kunden beglichen werden müssen. Bei schlechter Liquiditätslage oder einer gescheiterten Kreditanfrage bei einem

Kreditinstitut liegt der Wunsch nahe, die Forderungen sofort zu Geld zu machen. Diese Finanzdienstleistung wird als Factoring bezeichnet.

Definition

Beim Factoring verkauft ein Unternehmen seine Forderungen aus Warenlieferungen und Dienstleistungen gegen seine Kunden fortlaufend an ein Factoring-Institut. Auf diese Weise erhält das Unternehmen sofort Liquidität unmittelbar aus seinen Außenständen. Der Factor prüft vor Vertragsabschluss und fortlaufend die Bonität der Abnehmer und übernimmt im Rahmen eines vereinbarten Limits das volle Ausfallrisiko. Diese Form der Finanzierung wächst dabei quasi automatisch mit eventuell steigenden Umsätzen des Unternehmens mit, weshalb Factoring auch in Branchenkreisen als „umsatzkongruente Finanzierungsform" gilt.

Quelle: Deutscher Factoring-Verband e. V.: Factoring – Was ist das? In: https://www.factoring.de/factoring-%e2%80%93-was-ist-das [05.11.2018].

Diese Art des Forderungsverkaufs kann eine Alternative zur Fremdfinanzierung darstellen. Allerdings lässt sich der Factor diese Dienstleistung natürlich bezahlen, da er auch das Ausfallrisiko (Delkredererisiko) übernimmt. Häufig haben der Factor und der Kreditnehmer längerfristige Rahmenverträge, damit nicht bei jedem Forderungsverkauf alle Details erneut verhandelt werden müssen.

Übliche Kosten des Factorings sind:
- Zinsen
- Dienstleistungsgebühr
- Delkrederegebühr

Aufgaben

1. ***Erstellen Sie eine Übersicht über die Vor- und Nachteile des Factorings. Nutzen Sie dazu auch kritischere Quellen aus dem Internet.***
2. ***Beurteilen Sie, inwieweit Factoring für Ihren Ausbildungsbetrieb geeignet wäre.***
3. ***Unterscheiden Sie Factoring- und Inkasso-Unternehmen.***

Zusammenfassung

Alternativen zur Fremdfinanzierung: Leasing und Factoring

Leasing

Beim Leasing werden Nutzungsrechte an beweglichen und unbeweglichen Gütern befristet gegen Entgelt übertragen. Es wird zwischen Finance- und Operate-Leasing unterschieden:

Operate-Leasing	Finance-Leasing
kurzfristige Erweiterung der Kapazitäten	langfristige Erweiterung der Kapazitäten
kündbar	nicht kündbar
kurze Laufzeit	mittlere oder lange Laufzeit

Vor- und Nachteile des Leasings

Vorteile des Leasings	Nachteile des Leasings
bessere Liquidität	teurer
geringe Eigenmittel erforderlich	laufende Zahlungen unabhängig von der eigenen wirtschaftlichen Lage
keine Sicherheiten erforderlich	Bindung an einen Leasinggeber über viele Jahre
immer auf dem aktuellen technischen Stand	häufig strenge Kriterien für die Nutzung
vereinfachte Kalkulation	Leasingnehmer trägt fast das komplette Risiko
Leasingrate = Aufwand	Leasinggut muss am Ende der Laufzeit zurückgegeben werden
Anpassung der Mietzeit an betriebliche Bedürfnisse möglich	keine Kündigung während der Grundmietzeit möglich
Leasingrate wird aus laufendem Geschäft erwirtschaftet	Kosten für Transport, Montage, Einarbeitung beim Leasingnehmer
keine Bilanzierung der Leasinggüter	kein Eigentum – keine Bilanzierung – kein haftendes Kapital
erhöhte Flexibilität – Anpassung an geänderte Rahmenbedingungen	Bei Verzug kann der Leasinggeber den Vertrag kündigen und eventuell noch Schadenersatz verlangen.
Kennzahlen der Bilanzanalyse werden verbessert	

Factoring
Beim Factoring verkauft ein Unternehmen seine Forderungen aus Warenlieferungen und Dienstleistungen gegen seine Kunden fortlaufend an ein Factoring-Institut.

2.6 Kreditsicherheiten – Kredite absichern

Zur Absicherung von Krediten verlangen Banken oder andere Kreditgeber im Normalfall Sicherheiten. Sollte der Schuldner nicht seinen Zahlungen nachkommen, können die Sicherheiten verwertet werden.

Sicherheiten können dabei durch Personen und/oder Sachen bestellt werden. Natürlich muss die Sicherung des Kredites auch einen Wert für den Kreditgeber haben. Das bloße Versprechen eines potenziellen Kreditnehmers, dass er die Schuld schon begleichen werde, reicht im Normalfall nicht aus. Selbst bei ausgezeichneter Bonität des Kreditnehmers wird die Bereitstellung von Personal- und/oder Realsicherheiten für eine seriöse Bank die Voraussetzung für eine Kreditgewährung sein.

Beispiele:
- *Das Golfresort plant die Anschaffung von 15 neuen Elektro-Golfbuggys (Elektro-Carts), da immer mehr Golfspieler danach verlangen. Als Sicherheit für einen Kredit wird das schuldenfreie Hotelgebäude mit einer Grundschuld belastet (Realsicherheit).*
- *Ein Freund möchte sich von Ihnen 100,00 € leihen. Die Mutter des Freundes versichert Ihnen, dass sie zahlen würde, wenn ihr Sohn dazu nicht in der Lage sein wird (Personalsicherheit).*

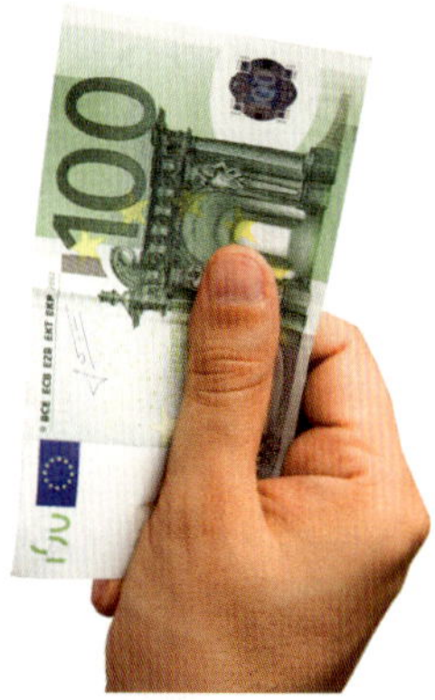

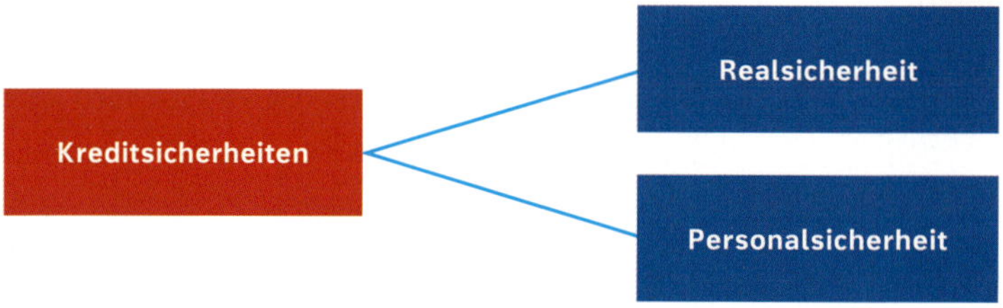

Kreditsicherheiten

Die Sicherheiten können von dem Fortbestand der Forderungen abhängig oder unabhängig sein.

Akzessorische Sicherheiten
Sicherheiten, die nur so lange bestehen bleiben, wie der Kreditgeber Forderungen gegenüber dem Kreditnehmer hat, nennt man akzessorische Sicherheiten. Hierzu zählen u. a. die Bürgschaft, die Verpfändung und die Hypothek.

Abstrakte Sicherheiten
Sicherheiten, die trotz des Wegfalls der ursprünglichen Forderung bestehen bleiben, heißen abstrakte oder fiduziarische Sicherheiten. Diese können für andere Kredite wiederverwendet werden. Zu diesen Sicherheiten zählen u. a. die Grundschuld, die Sicherungsübereignung und die Garantie.

Personalsicherheiten
Bei den Personalsicherheiten haftet der Kreditnehmer selbst bzw. eine oder mehrere andere Personen für den Kredit. Zu den Personalsicherheiten gehören u. a.

- die Bürgschaft (siehe unten),
- die Zession (Abtretung von Forderungen des Kreditnehmers an den Kreditgeber),
- die Garantie (der Garantiegeber tritt für einen bestimmten Erfolg ein, in diesem Fall Rückzahlung des Kredites, und verpflichtet sich zur Zahlung),
- der Schuldbeitritt (Person haftet neben dem bisherigen Schuldner),
- die Schuldübernahme (Person tritt an die Stelle des bisherigen Schuldners, § 414 ff. BGB),
- die Patronatserklärung. Diese entspricht einer positiven Referenz für den Kreditnehmer durch eine angesehene Person oder ein Unternehmen. Ein Dritter, der sog. „Patron“, erklärt

den potenziellen Schuldner für glaubwürdig, zuverlässig und kreditwürdig. Er kann das Ausfallrisiko mit übernehmen oder nur eine rechtlich unverbindliche Erklärung für den Schuldner abgeben.

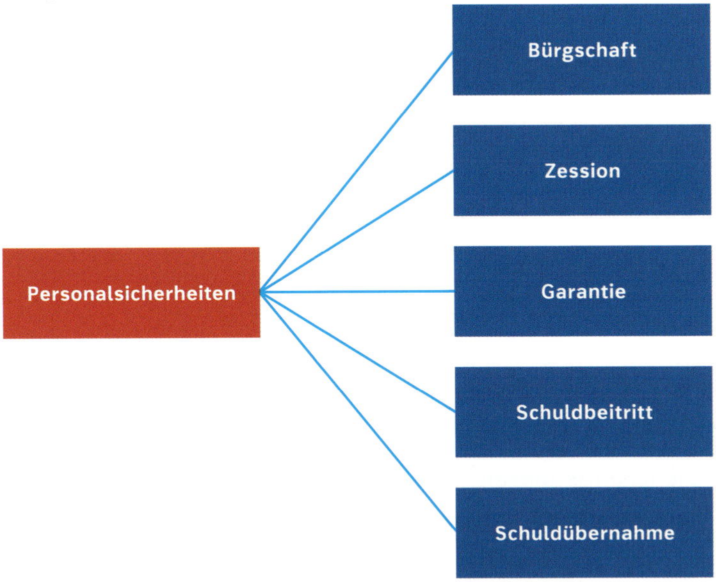

Personalsicherheiten

Realsicherheiten

Während die Personalsicherheiten die Person als Sicherung eines Kredites in den Vordergrund stellen, sind es bei den Realsicherheiten bewegliche und unbewegliche Sachen. Diese besitzen im Normalfall einen Wert, d. h., für diese Güter existiert ein Marktpreis. Der Gläubiger kann auf einen Vermögensgegenstand exklusiv zugreifen und diesen zur Deckung seiner Forderung verwenden.

Zu den Realsicherheiten zählen:

- der Eigentumsvorbehalt (Lieferantenkredit)
  Der Verkäufer einer Ware (bewegliche Sache) bleibt bis zur vollständigen Zahlung Eigentümer. Der Käufer der Sache erwirbt lediglich ein Anwartschaftsrecht, was zum Besitz der Ware berechtigt. Die vollständige Entrichtung des Kaufpreises ist Voraussetzung für den Eigentumsübergang (§ 449 BGB). Sie wirkt als aufschiebende Bedingung für die Übereignung und damit als Sicherung des Lieferantenkredits.
  Beim einfachen Eigentumsvorbehalt erlischt der Anspruch des Lieferanten auf Herausgabe durch Verkauf oder Verarbeitung der Ware. Daher existiert das rechtliche Konstrukt des verlängerten Eigentumsvorbehalts. Hier muss der Käufer auch die Forderungen aus der Veräußerung der Ware an den Verkäufer abtreten. Beim erweiterten Eigentumsvorbehalt wird vereinbart, dass sich der Zugriff des Verkäufers auch auf alle anderen von ihm gelieferten Waren erstreckt. Diese Abtretung wird auch mit dem Begriff „Anschlusszession“ bezeichnet.

Bürgerliches Gesetzbuch (BGB)

§ 449 Eigentumsvorbehalt

Hat sich der Verkäufer einer beweglichen Sache das Eigentum bis zur Zahlung des Kaufpreises vorbehalten, so ist im Zweifel anzunehmen, dass das Eigentum unter der aufschiebenden Bedingung vollständiger Zahlung des Kaufpreises übertragen wird (Eigentumsvorbehalt).
(...)

- die Sicherungsübereignung (siehe unten)
- der Lombardkredit (siehe oben)
- Grundpfandrechte
  - Hypothek (akzessorische Sicherheit, Sicherungsmittel ist ein Grundstück)
  - Grundschuld (abstrakte Sicherheit, Sicherungsmittel ist ein Grundstück)

2.6.1 Die Sicherungsübereignung

Die einfachste Form der Sicherung eines Kredites ist die Herausgabe eines Pfands. Solange der Kredit zurückgezahlt wird, bleibt das Pfand im Besitz des Kreditgebers. Sollte der Schuldner seinen Zahlungen nicht nachkommen, kann der Kreditgeber das Pfand verwerten, d. h. im Normalfall verkaufen. Problematisch ist dabei im klassischen Pfandrecht die Übergabe des Pfands an den Kreditgeber (vgl. hierzu die Aussagen zum Lombardkredit). Dadurch ist es dem Kreditnehmer nicht möglich, weiter mit dem Pfand zu arbeiten.

Beispiel:
Der Personal-Fitnesscoach Frank Gröbelmann möchte sich Geld von einem seiner Kunden leihen. Dieser will als Pfand den Pkw des Coachs, mit dem Gröbelmann seine Kunden besucht. Lässt sich der Fitnesscoach darauf ein, erhält er zwar das Geld, kann aber nicht mehr seiner Tätigkeit nachgehen.

Die Kreditinstitute haben die Schwächen des Pfandrechts erkannt und das Konstrukt der Sicherungsübereignung entwickelt.
Zur Sicherung eines Kredites übereignet der Kreditnehmer bewegliche Sachen an den Kreditgeber. Der Kreditnehmer ist Eigentümer der beweglichen Sachen. Die übereigneten Sachen sind frei von Rechten Dritter. Die Übereignung geschieht durch Einigung (§ 929 BGB), aber nicht durch Übergabe, sondern durch Besitzkonstitut (§ 930 BGB). Dadurch bleibt der Kreditnehmer Besitzer der beweglichen Sachen und ist dem Kreditgeber nur zur Herausgabe verpflichtet, wenn er bspw. die Kreditraten nicht bezahlt.
Die Sicherungsübereignung wird häufig auch auf komplette Räume (z. B. Lager) eines Unternehmens ausgedehnt. So könnte ein Unternehmen der Sport- und Fitnessbranche z. B. den kompletten Gerätepark (Fitnessstudio), den Wellnessbereich (Golfhotel) oder die Außenanlagen (Sportverein) sicherungsübereignen.
Der Kreditgeber ist rechtlicher Eigentümer der Sachen, der allerdings kein Interesse an ihrem Besitz, sondern an einer vollständigen (Rück-)Zahlung des Kredites hat. Der Kreditnehmer ist Besitzer der Sachen und bemüht, dies auch zu bleiben.
Problematisch ist die Sicherungsübereignung nur dann, wenn der Kreditnehmer Sachen im Besitz hat, die unter Eigentumsvorbehalt der Lieferanten geliefert wurden. Dann würde er Eigentum an den Kreditgeber übereignen, welches noch gar nicht existiert. Der Lieferant gewährt das Eigentum nur unter dem Vorbehalt der vollständigen Zahlung.

Vor- und Nachteile der Sicherungsübereignung

Vorteile der Sicherungsübereignung	Nachteile der Sicherungsübereignung
Kreditnehmer bleibt im Besitz der beweglichen Sachen und kann weiter damit arbeiten	hohe Versicherungskosten (z. B. Pkw mit Vollkaskoversicherung)
Aufbewahrung beim Gläubiger ist nicht notwendig	mögliche Kollision mit Eigentumsvorbehalten (eventuell sind sicherungsübereignete Güter noch gar nicht im Eigentum des Übereigners)
Kreditgeber hat im Insolvenzfall ein Absonderungsrecht für die sicherungsübereigneten, beweglichen Sachen	Wertverlust der übereigneten Sachen
	Riskio, dass der tatsächliche Wert im Insolvenzfall niedriger ist als der bewertete Wert im Fall der Geschäftsfortführung

Aufgaben

1. ***Erläutern Sie den Begriff „Sicherungsübereignung“.***
2. ***Welche Probleme können bei der Sicherungsübereignung ganzer Räume entstehen?***
3. ***Erläutern Sie den Unterschied zwischen Sicherungsübereignung und Lombardkredit.***
4. ***Was versteht man unter Besitzkonstitut? Erläutern Sie in diesem Zusammenhang die Begriffe „mittelbarer“ und „unmittelbarer“ Besitz. Lesen Sie dazu den § 930 BGB (z. B. bei http://www.gesetze-im-internet.de/bgb/index.html).***

2.6.2 Die Bürgschaft

Die Sicherung von Krediten und anderen Verbindlichkeiten (z. B. Miete) kann auch durch eine Person (Bürge) erfolgen. Der Bürge schließt einen einseitig verpflichtenden Vertrag ab und verspricht dem Gläubiger, für die Verbindlichkeiten des Schuldners einzutreten. Grundsätzlich ist die Bürgschaft akzessorisch, d. h. vom Bestehen der Hauptschuld abhängig.

Bürgerliches Gesetzbuch (BGB)

§ 765 Vertragstypische Pflichten bei der Bürgschaft

(1) Durch den Bürgschaftsvertrag verpflichtet sich der Bürge gegenüber dem Gläubiger eines Dritten, für die Erfüllung der Verbindlichkeit des Dritten einzustehen.
(2) Die Bürgschaft kann auch für eine künftige oder eine bedingte Verbindlichkeit übernommen werden.

Die Bürgschaft muss schriftlich erfolgen (§ 766 BGB). Die schriftliche Erklärung des Bürgen sollte die Nennung der Hauptschuld, den (Höchst-)Betrag der Bürgschaft sowie die Bezeichnung des Gläubigers und des Schuldners enthalten. Bei der gewöhnlichen BGB-Bürgschaft kann der Bürge verlangen, dass zuerst alle Zwangsvollstreckungsmaßnahmen beim Hauptschuldner ausgeschöpft werden, bevor der Gläubiger mit seinen Forderungen an den Bürgen herantritt.

Beispiel:
Sarah macht eine Ausbildung zur Sport- und Fitnesskauffrau im Sportverein. Neben ihrer Ausbildungsvergütung hat sie weder Vermögen noch weitere Einkünfte. Als sie ihre erste eigene Wohnung mieten möchte, verlangt die Vermieterin eine Bürgschaft von Sarahs Eltern. Durch die Übernahme des Ausfallrisikos der Mietzahlung durch die Eltern ist die Vermieterin bereit, den Mietvertrag mit Sarah abzuschließen.

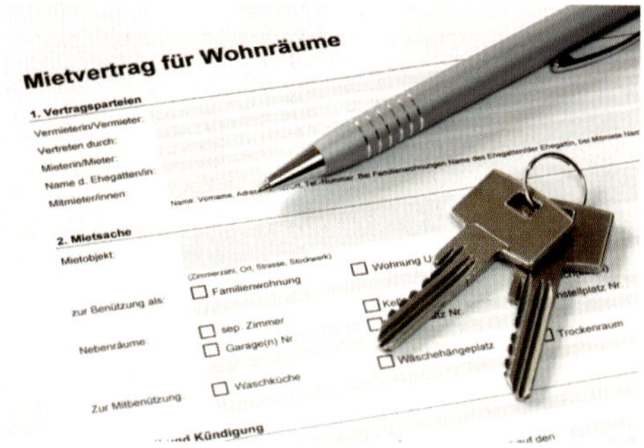

Unter Kaufleuten muss die Bürgschaft selbstschuldnerisch sein, d. h., der Bürge verzichtet auf die Einrede der Vorausklage nach § 773 BGB. Dadurch kann der Kreditgeber direkt auf den Bürgen zugreifen, ohne eine Zwangsvollstreckung gegen den Schuldner versuchen zu müssen. Außerdem kann ein Vollkaufmann auch mündlich bürgen.

Im Folgenden sind nur ansatzweise einige Vor- und Nachteile der Kreditsicherung mittels Bürgschaft genannt:

Vorteile für den Gläubiger:

- Bürge haftet mit gesamtem Vermögen.
- Solvente Bürgen mit hoher Bonität sichern Forderungen des Gläubigers gegen den Hauptschuldner.

Vorteil für den Schuldner:
- Beim Mietvertrag kann eventuell auf eine Mietkaution verzichtet werden.

Nachteil für den Schuldner:
- Die Bürgschaft kann das Verhältnis zum Bürgen belasten (z. B. bei Nichtzahlung).

Aufgaben

1. ***Erläutern Sie das Wesen der Bürgschaft.***
2. ***Der Volksmund sagt: „Bürgen sollst du würgen“. Was könnte mit dieser Aussage gemeint sein? Recherchieren Sie diese Aussage im Internet.***
3. ***Finden Sie weitere Vor- und Nachteile der Bürgschaft für alle Beteiligten (Schuldner, Gläubiger, Bürge).***

Zusammenfassung

Kreditsicherheiten

- Personalsicherheiten
  - Bürgschaft
  - Zession
  - Garantie
  - Schuldbeitritt
  - Schuldübernahme
  - Patronatserklärung
- Realsicherheiten
  - Eigentumsvorbehalt
  - Sicherungsübereignung
  - Lombardkredit
  - Grundpfandrechte

Lernfeld 11
Geschäftsprozesse erfolgsorientiert steuern

Thomas trifft Gabriela und Sarah kurz vor der Berufsschule.

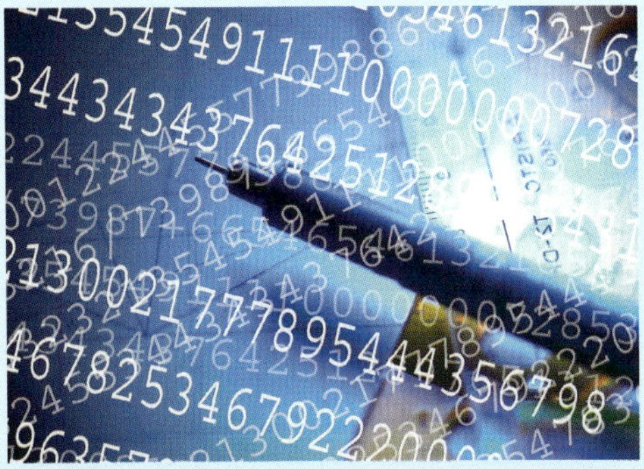

Thomas: Hallo ihr beiden! Bin ich froh, dass heute Berufsschule ist. Bei uns ist mal wieder die Quartalsabrechnung dran, da müssen alle Zahlen zusammengetragen und dann nach „oben" gemeldet werden, echt stressige Aufgabe. Müsst ihr das auch so oft im Jahr machen?

Sarah: Bei uns im Sportverein wird es nur kurz vor der Mitgliederversammlung so richtig anstrengend, aber die ist ja nur einmal im Jahr. Im Kern geht es dann darum, wie sich die Mitgliederzahlen und unsere Sparten entwickelt haben. Dann wird geschaut, wie die Einnahmen und Ausgaben aussehen – Ziel ist ja die Kostendeckung, wir brauchen bzw. dürfen ja gar keinen Gewinn machen.

Thomas: Das ist bei uns ganz anders. Wir sind ja Teil einer Fitnesskette. Da wird dann vierteljährlich geschaut, wie sich die Mitgliederzahlen und Einnahmen entwickelt haben. Anschließend wird berechnet, welchen Anteil die einzelnen Studios am Gesamtumsatz und Gesamtgewinn haben. Das geht sogar so weit, dass berechnet wird, welcher Kurs und welche unserer Dienstleistungen welchen Beitrag zum Gesamtergebnis der ganzen Kette liefert. In der Controlling-Abteilung bei unserer Zentrale laufen diese ganzen Zahlen zusammen.

Gabriela: Bei uns ist es ähnlich. Allerdings werten wir die kompletten Daten nur halbjährlich so genau aus. Bei uns wird dann aufgeschlüsselt nach Golfbetrieb, Hotel mit Wellnessanlage sowie Restaurant. Hier wird auch geschaut, welcher Bereich wie viel Kosten verursacht und wie viel Gewinn einbringt. Das macht bei uns allerdings die hausinterne Controlling-Abteilung. Natürlich haben die aber auch zu jeder anderen Zeit den Überblick, weil sie ja bei uns im Hause sind, also nah dran am Geschehen, da laufen alle Zahlen des Tages zusammen.

Thomas: Im Großen und Ganzen haben wir auch den Überblick für unser Studio, da wir ja auch täglich genau abrechnen und monatlich auswerten. Mein Chef berechnet anhand der Zahlen beispielsweise immer im Voraus relativ genau, wie viele Teilnehmer und welchen Beitrag ein Kurs aufweisen muss, damit er Gewinn abwirft. Das ist eigentlich eine gute Orientierung, da wissen wir dann, ob wir zum Beispiel noch mehr Werbung machen müssen, damit der Kurs auch die angepeilte Teilnehmerzahl erreicht.

Sarah: Aber wenn ihr den Überblick habt, warum dann die Quartalsabrechnungen?

Thomas: Das machen wir, um unsere ganze Fitnesskette überblicken zu können und bei Fehlentwicklungen, die viele Studios oder gar alle betreffen, rechtzeitig gegensteuern zu können. Darüber hinaus sind wir als Unternehmen ja auch unseren Geldgebern, also den Anteilseignern, Rechenschaft schuldig. Was haben wir mit dem Geld gemacht? Wie haben wir gewirtschaftet? Wie hoch ist die Rendite für das eingesetzte Geld usw.? Dann wird geschaut, ob sich die getätigten Investitionen – beispielsweise in neue Geräte oder Software – gelohnt haben. Und zu guter Letzt werden Prognosen für die Zukunft aufgestellt, damit wir auf Entwicklungen am hart umkämpften Fitnessmarkt schnell und richtig reagieren können.

Sarah: Dann ist die Controlling-Abteilung ja immens wichtig für erwerbswirtschaftliche Unternehmen, die gewinnorientiert arbeiten.

Gabriela: Na ja, nicht nur dort. Bei euch im Verein wird der Vorstand bzw. die Geschäftsführung ja auch die Zahlen während des Jahres im Blick haben und nicht erst zur Mitgliederversammlung, oder?

Sarah: Stimmt auch wieder. Insgesamt geht es also nicht ohne regelmäßige Auswertung von Zahlen – egal ob Verein, Golfanlage oder Fitnessstudio.

Thomas: Genau, deshalb lasst uns doch mal genauer schauen, was es da alles zu beachten gibt ...

Im Zentrum dieses Kapitels steht die erfolgreiche Steuerung von Geschäftsprozessen. Zu diesem Zweck werden die Wechselbeziehungen zwischen den Kosten und Leistungen eines Unternehmens betrachtet und ausgewertet. Sie finden hier u. a. Antworten auf folgende Fragen:

- Welcher Zusammenhang besteht zwischen den Kosten und den Leistungen im betrieblichen Leistungsprozess?
- Welche Funktionen erfüllt das Controlling in einem Unternehmen?
- Welche Kostenarten werden unterschieden?
- Welche Möglichkeiten der Kalkulation gibt es?
- Welche Kennzahlen sind für die Darstellung des Betriebserfolgs geeignet?
- Welche Bedeutung hat die Budgetierung für eine zukunftsorientierte Unternehmensausrichtung?

1 Bedeutung und Zusammenhang von Kosten und Leistungen im betrieblichen Leistungsprozess

Nachdem in Lernfeld 10 bereits die Themengebiete Erstinvestitionen, Ersatzinvestitionen, Erweiterungsinvestitionen etc. behandelt wurden, wird nun in Lernfeld 11 dargelegt, wie ein Unternehmen durch geeignete Analyseinstrumente erfolgsorientiert geführt und somit langfristig im Wettbewerb gehalten werden kann.
Die Unternehmenssteuerung und die Steuerung von Geschäftsprozessen ist klassischerweise eine Managementaufgabe. Um das Management zu unterstützen, werden die unternehmerischen Daten durch Mitarbeiter des Controllings analysiert und aufbereitet.

Die wichtigsten Controlling-Instrumente
Für das Controlling in (Klein-)Unternehmen gibt es einige Standardinstrumente. Sie werden vor allem in den Unternehmensbereichen Finanzen und Markt angewandt. Um eine verlässliche Grundlage für Ihre Planung und Kontrolle zu schaffen, können Sie mit diesen Instrumenten regelmäßig die wichtigsten Daten und Zahlen erheben.

Leistung des Unternehmens	Kunden des Unternehmens	Wettbewerber des Unternehmens	Finanzen des Unternehmens
Fragen: – Ist Ihr Betriebsergebnis wirklich gut? – Steigt Ihr Umsatz? – Haben Sie die Kosten im Griff?	**Fragen:** – Könnten Sie mit Ihren Kunden mehr Umsatz machen? – Haben Sie genügend neue Kunden gewonnen? – Sind Ihre Kunden mit Ihnen zufrieden?	**Fragen:** – Wer sind Ihre wichtigsten Wettbewerber? – Können Sie gegen die Konkurrenz bestehen? – Was müssen Sie von der Konkurrenz lernen?	**Fragen:** – Reichen Ihre finanziellen Mittel aus? – Können die Kredite weiter bedient werden? – Ist es sinnvoll, Kredite umzuschulden, um Zinsen zu sparen?
Instrumente: – Break-even-Analyse – Gewinn- und Verlustrechnung (GuV) – Bilanz – Deckungsbeitragsrechnung – Kostenartenrechnung – Kostenstellenrechnung	**Instrumente:** – Kundenanalyse – ABC-Analyse	**Instrumente:** – Konkurrenzanalyse – ABC-Analyse	**Instrumente:** – Liquiditätsplanung – Kredite und Rückführung

vgl. http://www.bmwi-unternehmensportal.de/DE/Unternehmensfuehrung/Planung-Kontrolle/Unternehmensentwicklung-steuern/Controlling-Instrumente/inhalt.html [05.11.2018]

Ein anderes wichtiges Instrument des Rechnungswesens stellt die Kosten- und Leistungsrechnung dar. Ihre wesentlichen Aufgaben und Ziele werden in der folgenden Übersicht denen des Controllings gegenübergestellt.

Die Kosten- und Leistungsrechnung	Controlling
Die Kosten- und Leistungsrechnung (KLR), auch als Kosten- und Erlösrechnung (KER), Kostenrechnung (KoRe) oder Betriebsergebnisrechnung bezeichnet, ist ein Aufgabengebiet der Betriebswirtschaftslehre. Sie ist Teil des internen Rechnungswesens und unterliegt im Vergleich zur Finanzbuchhaltung kaum gesetzlichen Vorschriften. Die KLR dient in erster Linie der internen Informationsbereitstellung für die kurzfristige (operative) Planung von Kosten und Erlösen sowie deren Kontrolle anhand von Plan-, Soll- und Istdaten. Die langfristige (strategische) Planung erfolgt mithilfe der Investitionsrechnung.[1]	„To control" oder „Controlling" kommt aus dem amerikanischen Sprachgebrauch und bedeutet sinngemäß Beherrschung, Lenkung und Steuerung eines Vorganges. [...] Es müssen also genaue Ziele festgelegt worden sein, die in der operativen und der daraus abgeleiteten taktischen Planung ihren Niederschlag finden. [...] Die Hauptmerkmale eines Controllingsystems sind laut dieser Definition als Planung, Steuerung und Kontrolle zu verstehen. Als weitere Aufgabe des Controllings kann die Beschaffung und Interpretation von Informationen verstanden werden.[2] Mitarbeiter des Controllings (Controller) wachen demnach im Auftrag des Managements über die Wirtschaftlichkeit des Unternehmens.

[1] Quelle: Die Kosten- und Leistungsrechnung. In: de.wikipedia.org, zuletzt bearbeitet am 30.01.2019. https://de.wikipedia.org/wiki/Kosten-_und_Leistungsrechnung [30.04.2019]. (CC-by-sa-3.0)

[2] Binder, Ursula: Was ist Controlling? In: controllingportal.de, 04.04.2018. https://www.controllingportal.de/Fachinfo/Grundlagen/Was-ist-Controlling.html [21.03.2019].

Aufgaben

1. ***Bearbeiten Sie die Tabelle „Die wichtigsten Controlling-Instrumente".***
   a. *Überprüfen Sie, welche der aufgeführten Instrumente des Controllings Sie in Ihrer Ausbildung bereits kennengelernt haben.*
   b. *Finden Sie (mithilfe des Inhalts- und Stichwortverzeichnisses) heraus, in welchen Lernfeldern die Ihnen unbekannten Instrumente behandelt werden.*
2. ***Beschreiben Sie kurz mit eigenen Worten die Hauptaufgabe der Kosten- und Leistungsrechnung.***
3. ***Nennen Sie Beispiele aus Ihrem Ausbildungsbetrieb, bei denen die Kosten und/oder Erlöse geplant und kontrolliert werden.***
4. ***Beschreiben Sie kurz mit eigenen Worten die Hauptaufgabe eines Controllers.***
5. ***Welches Ziel soll das Controlling langfristig gewährleisten?***

Vereine und Unternehmen der Sport- und Fitnessbranche erzielen ihre Erträge (Leistungen) überwiegend durch die Mitgliederbeiträge. Um festzustellen, welchen Mitgliederstatus man benötigt, um gewinnbringend zu wirtschaften, müssen die Kosten genauestens analysiert werden.

Hauptaufgaben der Kosten- und Leistungsrechnung in Vereinen und Unternehmen der Sport- und Fitnessbranche

- Analyse der Ergebnisse einzelner Bereiche/Abteilungen des Vereins/des Unternehmens
- Kalkulation der Mitgliederbeiträge
- Kalkulation der Preise für Zusatzangebote (z. B. Speisen, Getränke, Kurse)
- Bereitstellung von Zahlen zur Steuerung der Wirtschaftlichkeit eines Vereins/eines Fitnessstudios

Die Kosten- und Leistungsrechnung gliedert sich grundsätzlich in drei große Bereiche: die Kostenartenrechnung, die Kostenstellenrechnung und die Kostenträgerrechnung.

Kostenartenrechnung	Kostenstellenrechnung	Kostenträgerrechnung
Welche Kosten sind in einem Unternehmen der Sport- und Fitnessbranche angefallen?	Wo innerhalb des Unternehmens der Sport- und Fitnessbranche sind die Kosten angefallen? Welche unterschiedlichen Bereiche werden angeboten?	Welches Produkt/welche Dienstleistung trägt die Kosten?

Beispiele:

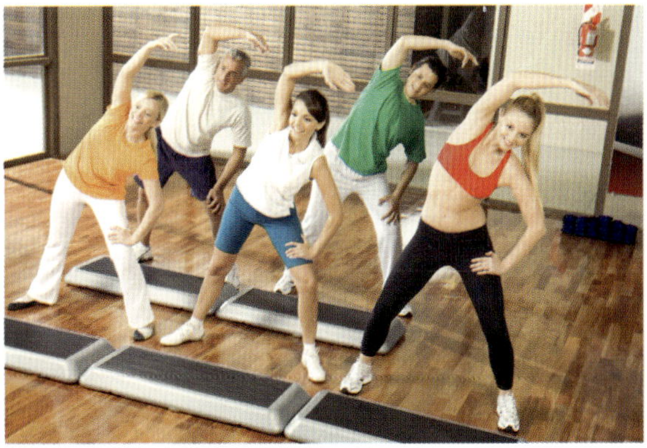

- *Ein Fitnesscenter bietet einen Aerobic-Kurs an. Es fallen Kosten für den Trainer, für Strom, für Heizung, für die GEMA etc. an (Kostenartenrechnung).*
- *Das Fitnesscenter bietet neben Kursen auch noch Wellness, Squash, Tennis, Fitness etc. an. Die Kosten für den Aerobic-Kurs fallen also im Bereich der Kurse an (Kostenstellenrechnung).*
- *Das Fitnesscenter hat mehrere Kostenträger, d. h. Dienstleistungen und Produkte. Neben Fitnessangeboten werden auch Speisen und Getränke, Wellnessangebote etc. verkauft. Wie viele Kosten verursacht der Aerobic-Kurs (Kostenträgerrechnung)?*

Der Arbeitgeberverband deutscher Fitness- und Gesundheitsanlagen (DSSV) hat folgende Kostenrichtwerte für Fitnessanlagen veröffentlicht:

Kostenrichtwerte laut DSSV

Kostenarten	Richtwerte pro Monat
Betriebskosten, wie Warmwasser, Abwasser, Heizung	2,50 bis 3,00 € pro m²
Energiekosten (Strom) abhängig von der Anzahl der Saunen, Solarien, Whirlpools und Schwimmbäder	ab 2,20 € pro m²
GEMA (abhängig vom Kursangebot und der beschallten Fläche), VG Media und GEZ	250,00 bis 400,00 €
Reinigung	2,00 bis 2,50 € pro m²
Steuerberater/Bilanzerstellung	1,2 bis 1,5 % vom Umsatz
Bankgebühren	0,2 % bis 0,3 % vom Umsatz
Wareneinsatz	30 bis 40 % vom Warenumsatz (abhängig vom Einzelfall; sinnvoll ist die Dokumentation der Ausgabe von Freigetränken)
Telefon/Internet	100,00 €
Portokosten	ab 100,00 €
Versicherung	250,00 bis 280,00 €
Kfz	1,5 % vom Umsatz
Bürobedarf	0,2 % vom Umsatz

Quelle: Arbeitgeberverband deutscher Fitness- und Gesundheits-Anlagen (DSSV): Kostenrichtwerte, unter: www.dssv.de/existenzgruendung/allgemeine-gruendung/kostenrichtwerte/ [05.11.2018].

Außerdem müssen folgende Kostenrichtwerte berücksichtigt werden:

Kostenrichtwerte in % vom Nettoumsatz	maximal	optimal
Personalkosten	38 %	35 %
Raumkosten (ohne Nebenkosten)	18 bis 20 %	16 %
Kapitaldienst	6 %	4 %
Werbungskosten	6 %	5 %
sonstige Kosten (Rechts- und Unternehmensberatung, Ausbildungs-, Fortbildungs- und Reisekosten, Kosten für Berufsbekleidung, Bewirtung, Geschenke etc.)	6 %	5 %

Quelle: Arbeitgeberverband deutscher Fitness- und Gesundheits-Anlagen (DSSV): Kostenrichtwerte, unter: www.dssv.de/existenzgruendung/allgemeine-gruendung/kostenrichtwerte/ [05.11.2018].

Aufgaben

1. ***Erklären Sie in eigenen Worten den Begriff „Kostenartenrechnung".***
2. ***Welche Kostenarten fallen in Ihrem Ausbildungsbetrieb an?***
3. ***Erklären Sie in eigenen Worten den Begriff „Kostenstellenrechnung".***
4. ***Welche Kostenstellen/Angebotsbereiche existieren in Ihrem Ausbildungsbetrieb?***
5. ***Erklären Sie in eigenen Worten den Begriff „Kostenträgerrechnung".***
6. ***Ein Sport- und Fitnesscenter mit einer Fläche von 1.000 m² hat derzeit 688 Mitglieder. Der Mitgliederbeitrag liegt monatlich bei 80,00 €. Zusätzlich werden monatlich 5.000,00 € Umsätze durch den Warenverkauf erzielt.***
   a. *Berechnen Sie den monatlichen Umsatz, der durch die Mitgliederbeiträge erzielt wird.*
   b. *Berechnen Sie den monatlichen Umsatz des Fitnesscenters insgesamt.*
   c. *Ermitteln Sie mithilfe der oben genannten Kostenrichtwerte tabellarisch die niedrigsten Kosten. Setzen Sie dazu jeweils die geringsten (die optimalen) Kostenrichtwerte an.*

1.1 Kosten und Leistungen in Sport- und Fitnessunternehmen identifizieren (Kostenartenrechnung)

Die Kosten- und Leistungsrechnung ist – neben der Buchführung – ein weiterer wichtiger Bereich des betrieblichen Rechnungswesens.
In der Buchführung werden die gesamten Aufwendungen und Erträge eines Unternehmens erfasst. In der Kosten- und Leistungsrechnung dagegen werden lediglich die sogenannten betriebsbedingten (vereinsbedingten) Kosten und Leistungen betrachtet.

Merksatz

- *Kosten stellen den in Geld gemessenen Verbrauch an Ressourcen dar, der zur Leistungserstellung des Produktes/der Dienstleistung eines Vereins bzw. eines Unternehmens erforderlich ist.*
- *Leistungen stellen den Geldwert dar, der durch die Leistungsverwertung des Produktes/der Dienstleistung in das Unternehmen bzw. den Verein fließt.*

Im Folgenden ist das (stark vereinfachte) Gewinn- und Verlustkonto einer Fitnesskette dargestellt:

Soll	Gewinn- und Verlustkonto		Haben
Betriebskosten	100.000,00 €	Mitgliederbeiträge	380.000,00 €
Personalkosten	220.000,00 €	Mieterträge	50.000,00 €
Abschreibungen	100.000,00 €	Zinserträge	20.000,00 €
Grundsteuer für vermietete Gebäude	5.000,00 €		
EK (Gewinn)	25.000,00 €		
	450.000,00 €		450.000,00 €

Die Geschäftsbuchführung ermittelt aufgrund der gesetzlichen Buchführungsvorschriften einen Gewinn von 25.000,00 € (Unternehmensergebnis). Die Kosten- und Leistungsrechnung (Betriebsbuchführung) beachtet jedoch nicht alle Aufwendungen und Erträge, sondern untersucht nur die

betriebsbedingten (vereinsbedingten) Aufwendungen, die Kosten, und die betriebsbedingten (vereinsbedingten) Erträge, die Leistungen.
Betriebsbedingte Aufwendungen und Erträge stehen im engen Zusammenhang mit der Leistungserstellung.

Beispiele:

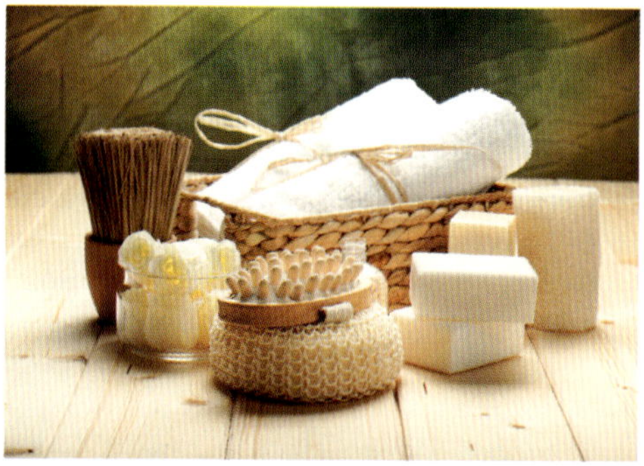

Der Betriebszweck der oben dargestellten Fitnesskette ist das Anbieten und Verkaufen von Fitness- und Wellnessdienstleistungen und -produkten. Kosten fallen für die Leistungserstellung (Betriebskosten der Anlagen, Personalkosten, Abschreibungen etc.) an. Leistungen entstehen u. a. durch die Einnahmen aus den Mitgliederbeiträgen.

- *Mieterträge sind nicht betriebsbedingt, da sie auch erzielt würden, wenn keine Fitness- und Wellnessangebote verkauft werden. Mieterträge sind daher keine Leistungen.*
- *Zinserträge sind ebenfalls keine Leistungen. Sie entstehen nicht durch den eigentlichen Betriebszweck.*
- *Die Grundsteuer für vermietete Gebäude ist nicht betriebsbedingt, da die Gebäude nicht von der Fitnesskette genutzt werden.*
- *Bei den Abschreibungen sind 10.000,00 € nicht als Kosten zu betrachten, da diese Abschreibungen auf das vermietete Gebäude berechnet wurden.*

Nachfolgend ist das betriebsbedingt bereinigte „Kosten- und Leistungskonto" der Fitnesskette aufgeführt:

Kosten und Leistungen

Betriebskosten	100.000,00 €	Mitgliederbeiträge	380.000,00 €
Personalkosten	220.000,00 €	Betriebsverlust	30.000,00 €
Abschreibungen	90.000,00 €		
	410.000,00 €		410.000,00 €

Mit dem Angebot und Verkauf von Fitness- und Wellnessdienstleistungen und -produkten, dem eigentlichen Betriebszweck der Fitnesskette, wird ein Verlust von 30.000,00 € (Betriebsergebnis) erwirtschaftet.
Das Beispiel der Fitnesskette hat verdeutlicht, dass der Kosten- und Leistungsrechnung eine wichtige Rolle im Rechnungswesen zufällt.

Merksatz

- *Die Geschäftsbuchführung erfasst alle Aufwendungen und Erträge des Unternehmens nach den gesetzlichen Bestimmungen (z. B. HGB, EStG).*
- *In der Betriebsbuchführung (Kosten- und Leistungsrechnung) werden ausschließlich die betriebsbedingten (vereinsbedingten) Aufwendungen (Kosten) und die betriebsbedingten (vereinsbedingten) Erträge (Leistungen) berücksichtigt.*
- *Die Kosten und Leistungen eines Unternehmens müssen daher von den Aufwendungen und Erträgen der Geschäftsbuchführung abgegrenzt werden.*

Aufgaben

1. ***Was versteht man unter betriebsbedingten Aufwendungen und Erträgen?***
2. ***Erklären Sie den Unterschied zwischen dem Unternehmensergebnis und dem Betriebsergebnis.***
3. ***Erklären Sie in eigenen Worten den Begriff „Kosten“.***
4. ***Erklären Sie in eigenen Worten den Begriff „Leistungen“.***
5. ***Nennen und beschreiben Sie die drei größten Leistungen, die in Ihrem Ausbildungsbetrieb anfallen.***

1.1.1 Grundbegriffe der Kosteneinteilung

Die Kostenartenrechnung untersucht, wodurch die Kosten in einem Unternehmen angefallen sind, und erfasst und gliedert die in einer Abrechnungsperiode angefallenen Kosten und Leistungen. Dadurch wird die Kostenstruktur eines Betriebes überwacht, beurteilt und möglichst verbessert.
In betrieblichen Geschäftsprozessen entsteht eine Vielzahl von Kosten. Um eine Übersicht über die anfallenden Kosten zu erhalten, müssen diese nach geeigneten Kriterien eingeteilt werden.

Beispiel:
Die Fitnesskette FFP hat im Monat September 14 unterschiedliche Fitnesskurse angeboten und durchgeführt. Jeder dieser Kurse lief unterschiedlich lange und hatte unterschiedlich viele Teilnehmer. Welche Kosten nun für welchen Kurs angefallen sind, muss die Kostenrechnung ermitteln.

Um eine möglichst genaue Kostenzurechnung zu erreichen, wird in der Kostenartenrechnung die Kosteneinteilung nach verschiedenen Gesichtspunkten durchgeführt.

Einteilung der Kosten nach dem Kontenplan

Die Einteilung der Kosten nach dem Kontenplan erfolgt i. d. R. durch den Kontenrahmen des Finanzbuchhaltungsprogramms. Diese Einteilung nach dem Kontenplan des Betriebes ist eine einfache, aber effektive Kostenbeschreibung. Das Vorgehen ermöglicht eine einheitliche Definition der Kosten.

Die Kosteneinteilung erfolgt nach den Hauptkontengruppen des jeweiligen Kontenrahmens.

- **Personalkosten** entstehen u. a. durch Löhne, Gehälter, Sozialabgaben, Aufwendungen für Personaleinstellungen und Aufwendungen für Weiterbildung.
- **Abschreibungen** werden u. a. auf Sportgeräte, Gebäude, Geschäftsausstattungen und Forderungen getätigt.
- **Kosten für Handelswaren** ergeben sich aus den Anschaffungspreisen der Waren, eventuell gewährten Rabatten und Kosten für Porto und Verpackungen.
- **Aufwendungen für Kommunikation** beschreiben u. a. das Büromaterial, die Portokosten, die Telefonkosten und die Kosten für Werbung.
- **Betriebliche Steuern** sind u. a. die Kfz-Steuer und die Grundsteuer.

Zurechnung der Kosten auf die Funktionsbereiche

Die Zurechnung der Kosten auf die Funktionsbereiche des Betriebes ermöglicht eine genaue Analyse der einzelnen Unternehmensbereiche. Daraus ergeben sich u. a. folgende Kostenarten:

- Beschaffungskosten
- Lagerhaltungskosten
- Vertriebskosten
- Verwaltungskosten

Istkosten, Normalkosten und Plankosten

Mit Istkosten werden die tatsächlich angefallenen Kosten beschrieben. Sie können daher erst am Ende einer Abrechnungsperiode ermittelt werden.
Normalkosten werden aus Durchschnittswerten mehrerer Istkosten vergangener Abrechnungsperioden gebildet, damit bspw. saisonale Kostenschwankungen in der Preiskalkulation nicht zu häufig wechselnden Preisen führen.
Plankosten sind im Voraus geplante Kosten für eine zukünftige Betriebsentwicklung oder geplante Angebote.

- **Istkosten** (tatsächlich angefallene Kosten) lassen sich erst nach dem Ablauf einer Abrechnungsperiode ermitteln.
- **Normalkosten** werden aus Durchschnittswerten mehrerer vergangener Abrechnungsperioden gebildet.
- **Plankosten** sind zukunftsorientiert. Sie werden mittels Normalkosten und einer geplanten Produktionsmenge bzw. Angebotsmenge ermittelt, um zukünftige Kosten vorhersehen zu können.

1.1.2 Einteilung der Kosten in Einzel- und Gemeinkosten (Vollkostenrechnung)

Die sogenannte Vollkostenrechnung teilt die gesamten Kosten eines Betriebes in Einzelkosten und Gemeinkosten ein. Einzelkosten lassen sich dabei dem Kostenträger (z. B. den Handelswaren, einzelnen Kursangeboten, den Wellnessangeboten oder dem Speiseangebot) direkt zurechnen. Gemeinkosten lassen sich dem Kostenträger nicht direkt zurechnen.

Typische Einzel- und Gemeinkosten in einem Sportverein:

Einzelkosten	Gemeinkosten
Aufwandsentschädigungen der Übungs-leiter/-innen Spielbetriebskosten	Verwaltungskosten (z. B. Kommunikation, Büromaterial, Kontoführungsgebühren)
Ablösezahlungen für Sportler/-innen	Marketing, Öffentlichkeitsarbeit
sportartspezifische Materialien und Ausrüstungen	Kosten für den Vorstand
Fachverbandsbeiträge	Heizkosten, Stromkosten
Siegprämien	Versicherungsbeiträge

Die Zurechenbarkeit von Einzelkosten ist natürlich in jedem Unternehmen unterschiedlich. Durch die Vielzahl der verschiedenen Leistungsangebote muss jedes Unternehmen im Einzelfall eine Zuordnung vornehmen.

Beispiele:

- *Ein Tischler stellt Schränke und Stühle her. Die Materialkosten (Holz, Nägel etc.) können für den Schrank und den Tisch einzeln ermittelt werden, da genau nachvollzogen werden kann, wie viel Holz für den Tisch bzw. für den Stuhl gebraucht wird.*
- *Die Personalkosten für einen Trainer der Fitnesskette FFP, der stundenweise bezahlt wird, können einem Aerobic-Kurs direkt zugeordnet werden.*
- *Die Anschaffungskosten für ein 200-Gramm-Steak, welches das Golf- und Wellnessresort Lüneburger Heide im Rahmen eines Drei-Gänge-Menüs anbietet, können dem Menü direkt zugerechnet werden.*

Die Gemeinkosten können dem Produkt nicht direkt zugerechnet werden. Sie müssen gegebenenfalls über einen geeigneten Verteilungsschlüssel auf die Kostenträger verteilt werden. (Dies wird weiter unten noch ausführlich dargestellt.)

Beispiele:

- *Der Tischler muss die Grundsteuer als Kosten berücksichtigen. Diese Kosten sind weder den Schränken noch den Stühlen direkt zurechenbar.*
- *Strom-, Wasser- und Heizungskosten der Fitnesskette FFP fallen monatlich für den gesamten Betrieb an. Diese Kosten können keinem der zahlreichen Angebote der Fitnesskette direkt zugerechnet werden.*
- *Die Kosten für die Internetpräsenz des Golf- und Wellnessresorts Lüneburger Heide sind Gemeinkosten. Sie werden für das gesamte Hotel gezahlt und können keinem Kostenträger (Übernachtung, Speisen, Wellnessangeboten etc.) direkt zugeordnet werden.*

Aufgaben

1. **Erklären Sie den Unterschied zwischen Einzel- und Gemeinkosten.**
2. **Nennen Sie fünf unterschiedliche Einzelkosten aus Ihrem Ausbildungsbetrieb. Geben Sie auch jeweils an, welchem Kostenträger diese zugeordnet werden können.**
3. **Nennen Sie fünf unterschiedliche Gemeinkosten, die in Ihrem Ausbildungsbetrieb anfallen. Warum sind diese keinem Kostenträger zurechenbar?**
4. **Das Golf- und Wellnessresort Lüneburger Heide bietet u. a. Übernachtungen, Speisen und Getränke im eigenen Restaurant, Massagen und Sauna an. Begründen Sie kurz, ob es sich bei folgenden Kosten um Einzel- oder Gemeinkosten handelt:**
   a. *Im Hotel arbeiten drei Schülerinnen stundenweise für 7,50 € pro Stunde als Zimmermädchen. Sie reinigen die Zimmer der Gäste.*
   b. *Die Mitarbeiterin am Empfang begrüßt sowohl die Hotelgäste als auch Tagesgäste, die zum Essen kommen oder den Wellnessbereich nutzen wollen. Die Mitarbeiterin ist angestellt und erhält ein monatliches Gehalt.*
   c. *Für die Pflege der Außenanlagen hat das Resort einen Vertrag mit einem Gärtnereibetrieb abgeschlossen. Monatlich wird die ausgehandelte Pauschale gezahlt.*
   d. *Die Gebäudeversicherung wird monatlich vom Konto abgebucht.*
   e. *Für das alljährliche, ausverkaufte Silvester-Dinner, das nur auf Vorbestellung für 120,00 € gebucht werden kann, werden die gelieferten Speisen von einem Lieferanten in Rechnung gestellt.*
   f. *Eine Rechnung für Orangensaft, der an der hoteleigenen Bar verkauft wird, wird durch Banküberweisung an den Lieferanten beglichen.*
   g. *Der Geschäftsführer des Hotels erhält monatlich sein Gehalt.*

1.1.3 Einteilung der Kosten in Fixkosten und variable Kosten (Teilkostenrechnung)

Die Teilkostenrechnung unterscheidet – anders als die Vollkostenrechnung – nicht die Einzel- und Gemeinkosten, sondern betrachtet die Fixkosten und die variablen Kosten. Fixkosten sind Kostenbestandteile, die auch anfallen, wenn ein Unternehmen nichts produziert/anbietet. Diese Kosten der Betriebsbereitschaft fallen meist in gleicher Höhe an und müssen unabhängig von der Produktions-, Angebots- und Verkaufsmenge gezahlt werden. Zu den fixen Kosten gehören u. a. die Abschreibungen, Gehälter, Steuern, Mieten.

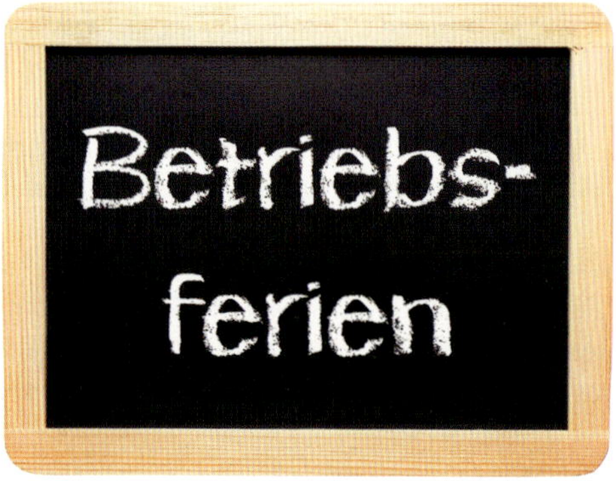

Beispiele:
- *Das Golf- und Wellnessresort Lüneburger Heide schließt im November regelmäßig für 14 Tage. In den Betriebsferien müssen Mieten, Gehälter, Löhne, Steuern usw. trotzdem weitergezahlt werden. Es handelt sich um Fixkosten.*
- *Ein Fitnesscenter hat montags Ruhetag, d. h., an diesem Tag bleibt es geschlossen. Die Fixkosten fallen natürlich trotzdem an.*

Variable Kostenbestandteile fallen erst an, wenn die Produktion aufgenommen wird bzw. die Dienstleistungen erbracht werden. Zu den variablen Kosten gehören u. a. die Kosten für Waren, Honorare der freiberuflichen Trainer und Hilfslöhne.

Beispiele:
- *Das Golf- und Wellnessresort Lüneburger Heide veranstaltet jährlich ein Silvester-Dinner. Es haben sich 120 Personen angemeldet. Die Kosten für Speisen und Getränke sind abhängig von den Anmeldezahlen – also variabel.*
- *Das Golf- und Wellnessresort Lüneburger Heide bietet seinen Gästen auch kostenlose Massagen an. Dafür wird ein freiberuflicher Masseur beauftragt. Er erhält vom Hotel 20,00 € pro Massage.*

Die Gesamtkosten verhalten sich bei separater Betrachtung der variablen Kosten und der Fixkosten unterschiedlich:

- Variable Kosten bleiben unabhängig von der Produktionsmenge pro produziertem Stück bzw. angebotener Dienstleistung immer gleich. Die gesamten variablen Kosten steigen, je mehr produziert/angeboten wird.

  Beispiel:
  Das Golf- und Wellnessresort Lüneburger Heide bietet seinen Gästen kostenlose Massagen an. Dafür wird ein freiberuflicher Masseur beauftragt. Er erhält vom Hotel 20,00 € pro Massage. Bei 100 Massagen ergeben sich daher 2.000,00 € Gesamtkosten, bei 200 Massagen ergeben sich 4.000,00 € Gesamtkosten usw.

- Fixkosten bleiben unabhängig von der Produktionsmenge immer insgesamt gleich (sofern nicht Neuinvestitionen im Anlagebereich notwendig werden). Die Fixkosten pro Stück fallen jedoch, je höher die Produktionsmenge bzw. die Menge angebotener Dienstleistung ist.

Beispiel:
Fixkosten in Höhe von 20.000,00 € bleiben unabhängig von der Produktionsmenge/Angebotsmenge konstant. Pro Stück sinken sie jedoch anteilig. Bei einer Produktionsmenge von 100 Stück liegen die stückfixen Kosten bei 200,00 €. Bei einer Produktionsmenge von 200 Stück fallen die anteiligen Fixkosten auf 100,00 € usw.

Produktionsmenge (Stück)	variable Kosten pro Stück	variable Kosten gesamt
0	20,00	0,00
100	20,00	2.000,00
200	20,00	4.000,00
300	20,00	6.000,00

Produktionsmenge (Stück)	fixe Kosten	fixe Kosten pro Stück
0	20.000,00	20.000,00
100	20.000,00	200,00
200	20.000,00	100,00
300	20.000,00	66,67

Nun ist es jedoch wichtig, die Gesamtkosten für eine bestimmte produzierte Menge zu errechnen:

Gesamtkosten = Fixkosten + Produktionsmenge · variable Stückkosten
Kurz: $K_G = K_F + x \cdot k_v$

Beispiel:
Bei 20.000,00 € Fixkosten, einer Produktionsmenge von 200 Stück und variablen Stückkosten von 20,00 € ergeben sich Gesamtkosten von: 20.000,00 € + 200 Stück · 20,00 € = ***24.000,00 €****.*

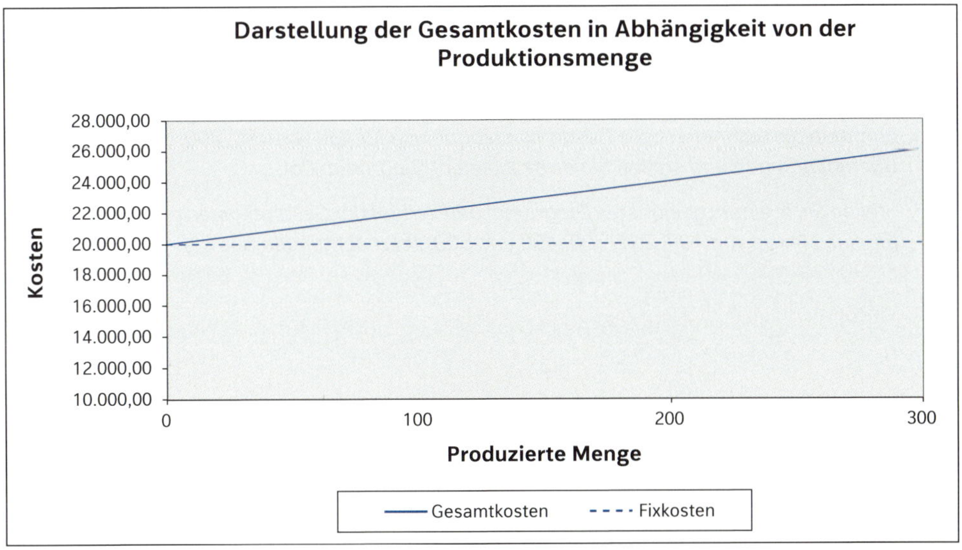

Grafische Übersicht des Verlaufs der Gesamtkosten

Die Gesamtkosten pro Stück werden geringer, je höher die produzierte Menge ist.

Beispiel:
Bei 24.000,00 € Gesamtkosten für eine Produktionsmenge von 200 Stück ergeben sich Gesamtkosten pro Stück von: 24.000,00 € : 200 Stück = ***120,00 €****.*

Aufgaben

1. ***Erklären Sie den Unterschied zwischen Fixkosten und variablen Kosten.***
2. ***Nennen Sie fünf unterschiedliche fixe Kostenbestandteile aus Ihrem Ausbildungsbetrieb.***
3. ***Nennen Sie fünf unterschiedliche variable Kosten, die in Ihrem Ausbildungsbetrieb anfallen.***
4. ***Für den Monat September wurden in der Fitnesskette FFP folgende Kosten ermittelt:***

Wareneinkauf	*17.000,00 €*
Löhne	*83.250,00 €*
Gehälter	*74.250,00 €*
Abschreibungen	*35.000,00 €*
Werbung	*10.000,00 €*
Porto, Telefon etc.	*5.000,00 €*
betriebliche Steuern	*10.000,00 €*
Zinsaufwendungen	*2.000,00 €*

   Welche der o. g. Kosten sind Fixkosten, welche variabel? Begründen Sie Ihre Antwort.

5. ***Ein Luxushotel in Berlin ermittelt Fixkosten in Höhe von 100.000,00 €. Die variablen Kosten pro Übernachtung betragen 250,00 €.***
   a. *Stellen Sie in einem geeigneten Diagramm den Verlauf der Fixkosten pro Übernachtung für eine Menge von 100, 200, 300, 400 und 500 Übernachtungen dar.*
   b. *Stellen Sie in einem geeigneten Diagramm den Verlauf der gesamten variablen Kosten für eine Menge von 100, 200, 300, 400 und 500 Übernachtungen dar.*
   c. *Ermitteln Sie rechnerisch die Gesamtkosten für eine Menge von 100, 200, 300, 400 und 500 Übernachtungen und stellen Sie diese in einem Diagramm dar.*
   d. *Stellen Sie in einem geeigneten Diagramm den Verlauf der Gesamtkosten pro Übernachtung für eine Menge von 100, 200, 300, 400 und 500 Übernachtungen dar.*

Zusammenfassung

Einteilung der betriebsbedingten Kosten im Rahmen der Kostenartenrechnung

Einteilungsmöglichkeiten				
Kontenrahmen	Funktionsbereiche	Istkosten, Normalkosten, Plankosten	Einzelkosten, Gemeinkosten	Fixkosten, variable Kosten
Aus der Einteilung nach dem **Kontenrahmen** können z. B. Materialkosten, Personalkosten, betriebliche Steuern und Abschreibungen erfasst werden.	Die Einteilung nach **Funktionsbereichen** des Betriebes ermöglicht die Zuordnung der Kosten auf die einzelnen Abteilungen.	**Istkosten** sind die tatsächlich entstandenen Kosten. **Normalkosten** sind die durchschnittlich angefallenen Kosten vergangener Abrechnungsperioden. **Plankosten** werden für zukünftige Kostenprognosen herangezogen.	Um die Kosten jedes Erzeugnisses zu erhalten, werden **Einzelkosten** und **Gemeinkosten** unterschieden. Einzelkosten sind dem Produkt direkt zurechenbar, Gemeinkosten hingegen nicht.	Fixkosten (Kosten der Betriebsbereitschaft) fallen auch an, wenn die Produktion stillsteht. Variable Kosten sind von der produzierten Menge abhängig.

1.2 Die Kostenstruktur eines Sport- und Fitnessbetriebes analysieren

1.2.1 Die Abgrenzungsrechnung

Die Aufgabe der Abgrenzungsrechnung ist das „Filtern" der Kosten und Leistungen auf Basis der Gewinn- und Verlustrechnung. Die Abgrenzungsrechnung ist die Vorstufe zur Kosten- und Leistungsrechnung.

Neutrale Aufwendungen und neutrale Erträge

Als neutrale Aufwendungen bzw. neutrale Erträge bezeichnet man diejenigen Aufwendungen und Erträge, die nicht betriebsbedingt sind. In einem ersten Schritt werden sie in der Abgrenzungsrechnung, die als Vorstufe zur eigentlichen Kosten- und Leistungsrechnung durchgeführt wird, abgegrenzt.

neutrale Aufwendungen	neutrale Erträge
Aufwendungen werden im Gewinn- und Verlustkonto der Geschäftsbuchführung aufgrund der gesetzlichen Vorschriften erfasst. **Neutrale Aufwendungen** sind nicht betriebsbedingt, d. h., sie entstehen nicht durch den eigentlichen Betriebszweck. Neutrale Aufwendungen sind keine Kosten.	Erträge werden im Gewinn- und Verlustkonto der Geschäftsbuchführung aufgrund der gesetzlichen Vorschriften erfasst. **Neutrale Erträge** sind nicht betriebsbedingt, d. h., sie entstehen nicht durch den eigentlichen Betriebszweck. Neutrale Erträge sind keine Leistungen.

Neutrale Aufwendungen bzw. neutrale Erträge sind

- **betriebsfremd:** Die Erfolgsposition der Geschäftsbuchführung hat nichts mit dem eigentlichen Betriebszweck zu tun (z. B. Mieterträge, Zinserträge, Verluste aus dem Verkauf von Anlagegegenständen).
- **periodenfremd:** Der Aufwand bzw. Ertrag der Geschäftsbuchführung bezieht sich nicht auf den Abrechnungszeitraum (z. B. Steuernachzahlungen).
- **untypisch:** Dieser Posten der Gewinn- und Verlustrechnung fällt nur unregelmäßig an oder ist im Falle seines Eintretens außergewöhnlich hoch (z. B. außerordentliche Aufwendungen wegen eines Feuers).

Beispiel:
Das Gewinn- und Verlustkonto der Fitnesskette FFP weist für den Monat September folgende Daten aus:

Gewinn- und Verlustkonto, GuV (Monat September)

Wareneinkauf	*17.000,00 €*	*Mitgliederbeiträge*	*280.000,00 €*
Löhne	*74.000,00 €*	*Mieterträge*	*6.000,00 €*
Gehälter	*66.000,00 €*	*Zinserträge*	*1.000,00 €*
Abschreibungen	*30.000,00 €*		
Verluste aus dem Abgang von AV	*2.000,00 €*		
Werbung	*10.000,00 €*		
Porto, Telefon etc.	*5.000,00 €*		
betriebliche Steuern	*10.000,00 €*		
Zinsaufwendungen	*2.000,00 €*		
EK (Gewinn)	*71.000,00 €*		
	287.000,00 €		*287.000,00 €*

Für die Kosten- und Leistungsrechnung werden nun zunächst die neutralen Erträge und die neutralen Aufwendungen herausgerechnet. Nur die Kosten und Leistungen werden berücksichtigt.

Beispiele:
- *Handelswaren (z. B. Speisen, Getränke, Sportschuhe) sind betriebsbedingt. Sie werden für das Angebot des Fitnesscenters benötigt, um die Kunden zu bedienen. Handelswaren werden als Kosten erfasst.*
- *Personalkosten (Löhne und Gehälter) sind ebenfalls Kosten, da Mitarbeiter benötigt werden, um den Betriebszweck zu erreichen.*
- *Abschreibungen sind Kosten, sofern sie auf Gebäude und Betriebsausstattungen (z. B. Sportgeräte, PCs) anfallen, die dem Betriebsztweck dienen.*
- *Verluste aus dem Abgang von Anlagevermögen (z. B. Verkauf eines gebrauchten Laufbandes unter Buchwert) sind keine Kosten (neutrale Aufwendungen).*
- *Werbung, Porto und Steuern werden für den Betriebszweck gezahlt. Diese Positionen müssen als Kosten berücksichtigt werden.*
- *Zinsen, die z. B. für betriebsbedingte Investitionskredite anfallen, sind Kosten.*
- *Die Mitgliederbeiträge sind betriebsbedingt. Es handelt sich eindeutig um Leistungen.*
- *Zins- und Mieterträge hingegen sind nicht betriebsbedingt, sie werden als neutrale Erträge abgegrenzt.*

In der Kosten- und Leistungsrechnung werden bei der Fitnesskette FFP nach der Abgrenzung der neutralen Aufwendungen und Erträge folgende Kosten und Leistungen berücksichtigt:

Beispiel:
Kosten und Leistungen der Fitnesskette FFP nach Abgrenzung der neutralen Aufwendungen und Erträge:

Vorläufige Kosten und Leistungen (Monat September)
nach der Abgrenzung der neutralen Aufwendungen und neutralen Erträge

Wareneinkauf	*17.000,00 €*	*Mitgliederbeiträge*	*280.000,00 €*
Löhne	*74.000,00 €*		
Gehälter	*66.000,00 €*		
Abschreibungen	*30.000,00 €*		
Versicherungsbeiträge	*10.000,00 €*		
Porto, Telefon etc.	*5.000,00 €*		
betriebliche Steuern	*10.000,00 €*		
Zinsaufwendungen	*2.000,00 €*		
EK (Gewinn)	*66.000,00 €*		
	280.000,00 €		*280.000,00 €*

- *Der **Gesamtgewinn** beträgt 71.000,00 € (siehe GuV auf Seite 175).*
- *Das **Betriebsergebnis** nach der Abgrenzung der neutralen Aufwendungen und Erträge beträgt 66.000,00 €.*
- *Das **neutrale Ergebnis** beträgt 5.000,00 €.*

Aufgaben

Im ersten Schritt der Abgrenzungsrechnung werden die neutralen Aufwendungen und die neutralen Erträge abgegrenzt.

1. ***Erklären Sie folgende Begriffe in eigenen Worten:***
   a. *neutrale Aufwendungen*
   b. *neutrale Erträge*
   c. *betriebsbedingte Aufwendungen*
   d. *betriebsbedingte Erträge*
   e. *Betriebsergebnis*
   f. *neutrales Ergebnis*

2. ***Welche der folgenden Positionen eines Bäckers sind neutrale Aufwendungen, neutrale Erträge, Kosten bzw. Leistungen?***
   a. *Aufwendungen für Rohstoffe (Mehl, Getreide etc.)*
   b. *Umsatzerlöse für Erzeugnisse (Brote etc.)*
   c. *Abschreibungen für vermietete Gebäude*
   d. *Verluste aus Wertpapiergeschäften*
   e. *Aufwendungen für Hilfsstoffe (z. B. Salz)*
   f. *Abschreibungen auf Maschinen*
   g. *Mieterträge*
   h. *Löhne und Gehälter*
   i. *Grundsteuer für Betriebsgebäude*
   j. *Grundsteuer für vermietete Gebäude*
   k. *Zinserträge*
   l. *periodenfremde Aufwendungen*
   m. *Aufwendungen für Werbung*
   o. *außerordentliche Aufwendungen (Brandschaden)*

1.2.2 Grundkosten, Anderskosten und Zusatzkosten

In einem zweiten Schritt der Abgrenzungsrechnung müssen die einzelnen Kosten noch näher betrachtet werden. In der Geschäftsbuchführung werden die zu buchenden Beträge durch gesetzliche Vorgaben genau bestimmt.

In der Kostenrechnung müssen hingegen teilweise andere Wertansätze berücksichtigt werden.

Grundkosten	Anderskosten	Zusatzkosten
Als Grundkosten werden die Kosten bezeichnet, die mit den gleichen Beträgen in der GuV erscheinen.	Anderskosten werden in der Kostenrechnung mit anderen Beträgen bewertet als in der GuV.	Zusatzkosten werden ausschließlich in der Kostenrechnung berücksichtigt. Sie sind in der GuV nicht als Aufwand zu finden.

Grundkosten

Die Grundkosten werden auch als aufwandsgleiche Kosten oder Zweckaufwand bezeichnet.
Zu den Grundkosten rechnet man u. a. die Kosten für Handelswaren, Mietaufwendungen und die Aufwendungen für Kommunikation.

Anderskosten

Die Anderskosten werden auch aufwandsungleiche Kosten genannt. Da sie anders bewertet werden als in der Geschäftsbuchführung, zählen sie zu den sogenannten kalkulatorischen Kosten.
Zu den Anderskosten gehören u. a. die kalkulatorischen Abschreibungen, die kalkulatorischen Zinsen, die kalkulatorischen Wagnisse und die periodengerechten Personalkosten.

Die kalkulatorischen Abschreibungen

Die bilanzmäßigen Abschreibungen der Geschäftsbuchführung müssen nach den Vorschriften des HGB und des Einkommensteuerrechts vorgenommen werden. Dabei sind die Anschaffungs- bzw. Herstellungskosten zugrunde zu legen.
Die kalkulatorischen Abschreibungen werden mit einem anderen Betrag angesetzt. Dafür sprechen folgende Gründe:

- In der Kostenrechnung wird zu Wiederbeschaffungskosten bewertet. Der Wiederbeschaffungswert ist i. d. R. höher als die Anschaffungskosten. Hier greift das sogenannte **Substanzerhaltungsprinzip**. Die teurere Anschaffung von Anlagevermögen muss durch die Umsatzerlöse erwirtschaftet werden.

  Beispiel:
  Ein Cardiogerät, das heute für 5.000,00 € beschafft wird, hat eine Nutzungsdauer von fünf Jahren. Soll das Gerät in fünf Jahren durch ein neues ersetzt werden, so sind die Anschaffungskosten mit Sicherheit höher.

- Die kalkulatorischen Abschreibungen werden auf das betriebsnotwendige **Anlagevermögen berechnet.** Das bedeutet, nur das Anlagevermögen, das dem eigentlichen Betriebszweck dient, wird als Berechnungsgrundlage herangezogen.

  Beispiel:
  Abschreibungen auf vermietete Gebäude müssen in der GuV als Aufwendungen gebucht werden. Für die Kostenrechnung werden diese Abschreibungen nicht berücksichtigt.

Periodengerechte Personalkosten
Anfallende Kosten, wie z. B. das Weihnachtsgeld und das Urlaubsgeld, müssen in der Kostenrechnung periodengerecht verteilt werden. Diese Kosten müssen demnach auf die einzelnen Abrechnungszeiträume (z. B. den Monat) verteilt werden. Auch dies dient der Schaffung einer gleichmäßigen Kalkulationsbasis.

Beispiel:
Die Fitnesskette FFP zahlt im Mai ein halbes Monatsgehalt Urlaubsgeld an alle Mitarbeiter (= 37.000,00 € Löhne und 33.000,00 € Gehälter). Im November wird ein Monatsgehalt Weihnachtsgeld ausgezahlt (= 74.000,00 € Löhne und 66.000,00 € Gehälter). Die 210.000,00 € werden in der Kostenrechnung auf die zwölf Abrechnungsmonate umgelegt.
Für die Kosten- und Leistungsrechnung bedeutet dies Folgendes:
- *Die kalkulatorischen Abschreibungen sind mit einem Betrag von 35.000,00 € angesetzt.*
- *9.250,00 € Löhne (111.000,00 € : 12 Monate) und 8.250,00 € Gehälter (99.000 € : 12 Monate) werden periodengerecht berücksichtigt.*

Vorläufige Kosten und Leistungen (Monat September)
nach der Abgrenzung der neutralen Aufwendungen und der neutralen Erträge
und unter Berücksichtigung von Anderskosten

Wareneinkauf	*17.000,00 €*	*Mitgliederbeiträge*	*280.000,00 €*
Löhne	*83.250,00 €*		
Gehälter	*74.250,00 €*		
Abschreibungen	*35.000,00 €*		
Versicherungsbeiträge	*10.000,00 €*		
Porto, Telefon etc.	*5.000,00 €*		
betriebliche Steuern	*10.000,00 €*		
Zinsaufwendungen	*2.000,00 €*		
EK (Gewinn)	*43.500,00 €*		
	280.000,00 €		*280.000,00 €*

- *Der **Gesamtgewinn** beträgt 71.000,00 € (siehe GuV auf S. 175).*
- *Das **Betriebsergebnis** beträgt 43.500,00 €.*

Kalkulatorische Zinsen und kalkulatorische Wagnisse
Viele Unternehmen verrechnen in der Kosten- und Leistungsrechnung neben den oben angeführten Kosten noch die sogenannten kalkulatorischen Zinsen und die kalkulatorischen Wagnisse, um einen möglichst realistischen Kostenansatz im Hinblick auf die Rentabilität zu erreichen.

Kalkulatorische Zinsen
Im obigen Beispiel wurden die Fremdkapitalzinsen aus der Geschäftsbuchführung als Kosten übernommen. Dieser Ansatz ist grundsätzlich richtig, da die Zinsen einen betriebsbedingten Aufwand darstellen.
Neben den tatsächlich geleisteten Zinskosten soll sich aber auch das eingesetzte Kapital angemessen verzinsen. Die Kapitalverzinsung muss über die Umsatzerlöse in das Unternehmen fließen und somit in der Kosten- und Leistungsrechnung kalkulatorische Berücksichtigung finden.
Die Kostenrechnung erfasst als Kosten für das betriebsnotwendige Kapital die entgangenen Beträge, die bei einer gewinnbringenden Anlage des Kapitals hätten erzielt werden können.

Die kalkulatorischen Zinsen werden in der Kostenrechnung auf das betriebsnotwendige Kapital berechnet. Als Zinssatz wird der durchschnittliche, langfristige Marktzins für risikolose Anlagen herangezogen.
Bei der Ermittlung des betriebsnotwendigen Kapitals wird das sogenannte Abzugskapital vom betriebsnotwendigen Vermögen subtrahiert. Das Abzugskapital ist der Unternehmung zinslos zur Verfügung gestelltes Kapital, wie Anzahlungen, Vorauszahlungen oder Lieferantenverbindlichkeiten.

Position	Bilanzposten	möglicher Wertansatz
betriebsnotwendiges Anlagevermögen – nicht abnutzbar – abnutzbar	 – Grundstücke – übriges Anlagevermögen	 Anschaffungskosten $\frac{\text{Anschaffungskosten + Restwert}}{2}$
+ betriebsnotwendiges Umlaufvermögen	– Vorräte – Forderungen – Zahlungsmittel	durchschnittlicher Buchwert (z. B. der letzten fünf Jahre)
– Abzugskapital	– Kundenanzahlungen – Lieferantenverbindlichkeiten	durchschnittlicher Buchwert (z. B. der letzten fünf Jahre)

Zur Ermittlung der kalkulatorischen Zinsen wird nun der anzusetzende Marktzins mit dem betriebsnotwendigen Kapital multipliziert:

Kalkulatorische Zinsen = betriebsnotwendiges Kapital · Marktzins

Beispiel:
Die Fitnesskette FFP weist laut Bilanz Grundstücke im Wert von 320.000,00 € aus. Das restliche Anlagevermögen wird mit Anschaffungskosten in Höhe von 800.000,00 € bilanziert. Der erwartete Restwert dieser Vermögensposten beträgt 200.000,00 €. Das durchschnittliche Umlaufvermögen wird mit 160.000,00 € berechnet, das Abzugskapital mit 20.000,00 €. Der Marktzins für langfristig angelegtes Kapital liegt derzeit bei 5 % p. a.

	gemäß Bilanz	davon betriebsnotwendiges Kapital
Grundstücke (nicht abnutzbares Vermögen)	320.000,00 €	320.000,00 €
Anlagevermögen ((Anschaffungskosten + Restwert) : 2)	800.000,00 €	500.000,00 €
Umlaufvermögen (Durchschnitt der letzten fünf Jahre)	160.000,00 €	160.000,00 €
Abzugskapital (Durchschnitt der letzten fünf Jahre)	20.000,00 €	20.000,00 €
betriebsnotwendiges Kapital:		**960.000,00 €**
Marktzins für langfristige Anlagen:	5 %	
kalkulatorische Zinsen:		**48.000,00 €**

Für die monatliche Kalkulation werden daher statt 2.000,00 € nun 4.000,00 € kalkulatorische Zinsen angesetzt:

Vorläufige Kosten und Leistungen (Monat September) nach der Abgrenzung der neutralen Aufwendungen und der neutralen Erträge und unter Berücksichtigung von Anderskosten

Wareneinkauf	*17.000,00 €*	*Mitgliederbeiträge*	*280.000,00 €*
Löhne	*83.250,00 €*		
Gehälter	*74.250,00 €*		
Abschreibungen	*35.000,00 €*		
Versicherungsbeiträge	*10.000,00 €*		
Porto, Telefon etc.	*5.000,00 €*		
betriebliche Steuern	*10.000,00 €*		
Zinsaufwendungen	*4.000,00 €*		
EK (Gewinn)	*41.500,00 €*		
	280.000,00 €		*280.000,00 €*

- *Der **Gesamtgewinn** beträgt 71.000,00 € (siehe GuV auf S. 175).*
- *Das **Betriebsergebnis** beträgt 41.500,00 €.*

Kalkulatorische Wagnisse

Mit der unternehmerischen Tätigkeit sind einige Risiken verbunden. Diese Risiken werden Wagnisse genannt. Das grundsätzliche Unternehmensrisiko stellt kein Wagnis für die Kosten- und Leistungsrechnung dar. Es wird vielmehr durch den Gewinn des Unternehmens abgedeckt. Kalkulatorische Wagnisse werden lediglich für Einzelwagnisse angesetzt, die nicht durch Versicherungen abgedeckt sind.

Überblick über mögliche Einzelwagnisse

Wagnis	**Beispiele**
Beständewagnis	Schwund Verderb Überalterung
Gewährleistungswagnis	Garantieverpflichtungen Kulanzverpflichtungen Vertragsstrafen
Vertriebswagnis	Forderungsausfälle Währungsverluste
Anlagewagnis	Fehlinvestition Schäden beim Anlagevermögen
Forschungs- und Entwicklungswagnisse	fehlgeschlagene Entwicklungsprojekte

Die Wagnisse lassen sich aufgrund von Erfahrungswerten oder versicherungstechnischen Überlegungen ihrer Größe nach ungefähr bestimmen. Soweit sie durch den Abschluss von Versicherungen gedeckt sind, werden die Kosten durch die Versicherungsbeiträge erfasst.
Soweit mögliche Wagnisse nicht durch Versicherungen gedeckt sind, werden kalkulatorische Wagniszuschläge in der Kostenrechnung als kalkulatorische Wagnisse berücksichtigt. Für die

einzelnen Wagnisse werden Durchschnittswerte über mehrere Perioden ermittelt, um eine verlässliche Kalkulationsbasis zu erhalten.

Das tatsächliche Eintreten eines der o. g. Wagnisse wird in der Geschäftsbuchführung als außerordentlicher Aufwand gebucht. Die so verursachten Aufwendungen sollen über die Umsatzerlöse abgedeckt werden. Daher fließen die kalkulatorischen Wagnisse in die Kalkulation ein, da außerordentliche Aufwendungen grundsätzlich als neutrale Aufwendungen abgegrenzt werden (vgl. Abgrenzungsrechnung).

Beispiel:

Bei der Fitnesskette FFP gehen im Jahr Handelswaren in einem Wert von durchschnittlich 8.000,00 € durch Verderb und Diebstahl verlustig. Die Forderungsausfälle belaufen sich jährlich auf durchschnittlich 4.000,00 €. Die anderen Einzelwagnisse sind durch Versicherungen abgedeckt.

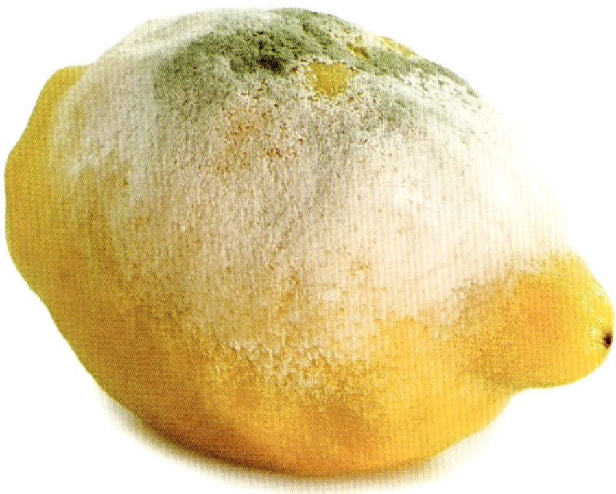

Die Fitnesskette FFP setzt daher monatlich 1.000,00 € kalkulatorische Wagnisse zusätzlich zu den Versicherungsbeiträgen an:

Vorläufige Kosten und Leistungen (Monat September)
nach der Abgrenzung der neutralen Aufwendungen und der neutralen Erträge
und unter Berücksichtigung von Anderskosten

Wareneinkauf	*17.000,00 €*	*Mitgliederbeiträge*	*280.000,00 €*
Löhne	*83.250,00 €*		
Gehälter	*74.250,00 €*		
Abschreibungen	*35.000,00 €*		
Versicherungsbeiträge (+ kalk. Wagnisse)	*11.000,00 €*		
Porto, Telefon etc.	*5.000,00 €*		
betriebliche Steuern	*10.000,00 €*		
Zinsaufwendungen	*4.000,00 €*		
EK (Gewinn)	*40.500,00 €*		
	280.000,00 €		*280.000,00 €*

- *Der **Gesamtgewinn** beträgt 71.000,00 € (siehe GuV auf S. 175).*
- *Das **Betriebsergebnis** beträgt 40.500,00 €.*

Zusatzkosten

Die Zusatzkosten zählen ebenfalls zu den sogenannten kalkulatorischen Kosten. Zusatzkosten werden in der Kostenrechnung berücksichtigt, ihnen steht in der Geschäftsbuchführung jedoch keine Aufwandsbuchung gegenüber.

In Einzelunternehmen und Personengesellschaften müssen die Inhaber ihren Lebensunterhalt vom Gewinn bestreiten. In Kapitalgesellschaften würden sie hingegen ein Gehalt als Geschäftsführer beziehen. Einzelunternehmer und Gesellschafter einer Personengesellschaft müssen daher ihr „fiktives Geschäftsführergehalt" über die Erlöse des Unternehmens einnehmen. In der Geschäftsbuchführung darf dies jedoch – anders als bei Kapitalgesellschaften, wo es als Personalaufwand gebucht wird – nicht als Aufwand gebucht werden.

Die Kostenrechnung muss den **kalkulatorischen Unternehmerlohn** als Zusatzkosten einplanen.

Beispiel:
Angenommen, die Fitnesskette FFP würde als Einzelunternehmen geführt. Die Geschäftsführerin würde in einer vergleichbaren GmbH ein Jahreseinkommen von 180.000,00 € erhalten. Als kalkulatorischer Unternehmerlohn wird daher bei einem Einzelunternehmen ein monatlicher Betrag von 15.000,00 € angesetzt.

Für die Kosten und Leistungen der Fitnesskette ergibt sich daher Folgendes:

Vorläufige Kosten und Leistungen (Monat September)
nach der Abgrenzung der neutralen Aufwendungen und der neutralen Erträge
und unter Berücksichtigung von Anderskosten und der Zusatzkosten

Wareneinkauf	*17.000,00 €*	*Mitgliederbeiträge*	*280.000,00 €*
Löhne	*83.250,00 €*		
Gehälter	*74.250,00 €*		
Abschreibungen	*35.000,00 €*		
Versicherungsbeiträge	*11.000,00 €*		
Porto, Telefon etc.	*5.000,00 €*		
betriebliche Steuern	*10.000,00 €*		
Zinsaufwendungen	*4.000,00 €*		
kalkulatorischer Unternehmerlohn	*15.000,00 €*		
EK (Gewinn)	*25.500,00 €*		
	280.000,00 €		*280.000,00 €*

- *Der **Gesamtgewinn** beträgt 71.000,00 € (siehe GuV auf S. 175).*
- *Das **Betriebsergebnis** beträgt 25.500,00 €.*

Durch die unterschiedlichen Ansätze in der gesetzlichen Geschäftsbuchführung und in der Kosten- und Leistungsrechnung werden die beiden Systeme als unterschiedliche Rechnungskreise im Unternehmen gebucht.

Im sogenannten **Rechnungskreis** I werden die Buchungen der Geschäftsbuchführung vorgenommen. Der **Rechnungskreis** II hilft bei der Ermittlung der Kosten und Leistungen. Zur besseren Darstellung der beiden Rechnungskreise wird häufig eine sogenannte **Ergebnistabelle genutzt:**

Beispiel:
Vergleich der Ergebnistabelle der Fitnesskette FFP mit dem GuV-Konto und den „Kosten- und Leistungskonten":

Ergebnistabelle der Fitnesskette FFP für den Monat September								
Geschäftsbuchführung (Rechnungskreis I)			Kosten- und Leistungsrechnung (Rechnungskreis II)					
			Abgrenzungen		kostenrechnerische Korrekturen			
Konten	Aufwendungen in €	Erträge in €	neutrale Aufwendungen in €	neutrale Erträge in €	Aufwendungen in €	Erträge in €	Kosten in €	Leistungen in €
Mitgliederbeiträge		280.000						280.000
Mieterträge		6.000		6.000				
Zinserträge		1.000		1.000				
Wareneinkauf	17.000						17.000	
Löhne	74.000				9.250		83.250	
Gehälter	66.000				8.250		74.250	
Abschreib.	30.000				5.000		35.000	
Verluste AV	2.000		2.000					
Versicherungsbeiträge	10.000				1.000		11.000	
Porto...	5.000						5.000	
Steuern	10.000						10.000	
Zinsen	2.000				2.000		4.000	
U.-Lohn					15.000		15.000	
Summen	216.000	287.000					253.500	280.000
Ergebnis	**71.000**						**25.500**	

Aufgaben

1. ***Erklären Sie kurz den Unterschied zwischen der Geschäftsbuchführung und der Kosten- und Leistungsrechnung.***
2. ***Definieren Sie den Begriff Grundkosten.***
3. ***Definieren Sie den Begriff Anderskosten.***

4. *Definieren Sie den Begriff Zusatzkosten.*

5. *Betrachten Sie zum zusammenfassenden Einstieg noch einmal die Ergebnistabelle der Fitnesskette FFP für den Monat September auf der vorigen Seite. Lesen Sie für die Beantwortung der folgenden Fragen die entsprechenden Darstellungen im Buch nach.*

a. *Welche der aufgeführten Posten der Geschäftsbuchführung sind neutrale Erträge? Warum handelt es sich dabei um neutrale Erträge? Erklären Sie Ihre Aussage.*

b. *Welche der aufgeführten Posten der Geschäftsbuchführung sind neutrale Aufwendungen? Warum handelt es sich dabei um neutrale Aufwendungen? Erklären Sie Ihre Aussage.*

c. *Wie hoch ist das sogenannte neutrale Ergebnis? Erklären Sie diesen Begriff kurz.*

d. *Warum werden die Löhne und Gehälter bei der Fitnesskette FFP in der Kosten- und Leistungsrechnung höher angesetzt als in der Geschäftsbuchführung?*

e. *Die kalkulatorischen Abschreibungen der Fitnesskette FFP werden um 5.000,00 € höher angesetzt als im GuV-Konto. Erklären Sie diesen Ansatz.*

f. *Auf der Kostenseite der Ergebnistabelle werden um 1.000,00 € höhere Versicherungsbeiträge ausgewiesen (kalkulatorische Wagnisse). Erklären Sie den Begriff der kalkulatorischen Wagnisse.*

g. *Auf der Kostenseite der Ergebnistabelle werden um 2.000,00 € höhere Zinskosten ausgewiesen (kalkulatorische Zinsen). Erklären Sie den Begriff der kalkulatorischen Zinsen.*

h. *Der kalkulatorische Unternehmerlohn wird nur in Einzelunternehmen und Personengesellschaften als Zusatzkostenpunkt angesetzt. Erklären Sie, warum in Kapitalgesellschaften der kalkulatorische Unternehmerlohn nicht berechnet wird.*

6. *Ihnen liegen die folgenden Daten der Gewinn- und Verlustrechnung für einen Fitnessclub vor: Mitgliederbeiträge 140.000,00 €; Zinserträge 2.000,00 €; Mieterträge 5.000,00 €; periodenfremde Erträge 1.000,00 €; Gehälter 60.000,00 €; Wareneinkauf 16.000,00 €; Werbung 2.000,00 €; Versicherungsbeiträge 5.000,00 €; Löhne 9.000,00 €; Abschreibungen 10.000,00 €; Zinsaufwendungen 500,00 €; Verluste aus Wertpapieren 1.000,00 €.*

- ***Die kalkulatorischen Abschreibungen sollen mit 12.000,00 € angesetzt werden.***
- ***In den Löhnen sind 1.000,00 € Nachzahlungen für das vergangene Geschäftsjahr enthalten.***
- ***Als kalkulatorischer Unternehmerlohn muss ein Betrag von 8.000,00 € berücksichtigt werden.***

a. *Erstellen Sie die Ergebnistabelle.*

b. *Wie hoch ist das Gesamtergebnis der GuV?*

c. *Wie hoch ist das neutrale Ergebnis?*

d. *Wie hoch ist das Betriebsergebnis?*

Zusammenfassung

Grundlagen der Kosten- und Leistungsrechnung

- Die Kosten- und Leistungsrechnung betrachtet die betriebsbedingten Aufwendungen (Kosten) und die betriebsbedingten Erträge (Leistungen). Aus diesem Grund wird die Kosten- und Leistungsrechnung auch als Betriebsbuchführung bezeichnet.
- Neutrale Aufwendungen und neutrale Erträge werden aus der Geschäftsbuchführung (GuV-Konto) abgegrenzt.
- Neben den Grundkosten werden noch Anderskosten und Zusatzkosten in der Betriebsbuchführung berücksichtigt.

<table>
<tr><th colspan="3">Aufwendungen der Geschäftsbuchführung</th><th></th></tr>
<tr><td rowspan="2">neutrale Aufwendungen (betriebsfremde, periodenfremde und untypische Aufwendungen)</td><td colspan="2">betriebsbedingte Aufwendungen</td><td></td></tr>
<tr><td>Grundkosten (aufwandsgleiche Kosten)</td><td>Anderskosten (aufwandsungleiche Kosten)</td><td>Zusatzkosten</td></tr>
<tr><td></td><td colspan="3">Kosten der Betriebsbuchführung</td></tr>
</table>

- Zu den Anderskosten zählen die kalkulatorischen Zinsen, die kalkulatorischen Abschreibungen, die kalkulatorischen Wagnisse und die periodengerechten Personalkosten.
- Der kalkulatorische Unternehmerlohn wird in Einzelunternehmen und Personengesellschaften als Zusatzkostenpunkt berücksichtigt.
- Das Ergebnis der Kosten- und Leistungsrechnung bezeichnet man als Betriebsergebnis.

Leistungen > Kosten = Betriebsgewinn
Leistungen < Kosten = Betriebsverlust

- Die Darstellung der Abgrenzungsrechnung erfolgt häufig in einer Ergebnistabelle.

2 Den Beitrag einzelner Dienstleistungen zum Betriebserfolg berechnen und beurteilen

Unternehmen und Vereine der Sport- und Fitnessbranche erzielen ihre Leistungen überwiegend aus Mitgliederbeiträgen. Zunehmend werden aber auch Dienstleistungen angeboten, die durch Nichtmitglieder in Anspruch genommen werden können.
Die Unternehmen bieten diese Dienstleistungen mehrheitlich am Markt an. Die dadurch entstehenden betriebsbedingten Kosten müssen über die Erträge (Leistungen) für die angebotenen Dienste in das Unternehmen zurückfließen. Daher sollten die Betriebe ständig überprüfen, ob ihre Produkte (die sogenannten Kostenträger) tatsächlich zum Betriebsgewinn beitragen oder ob einzelne Produkte eventuell einen Verlust erzielen.

Beispiele:
- *Die Fitnesskette FFP bietet u. a. Aerobic-, Spinning- und Pilates-Kurse an. Diese können von Kunden für einen bestimmten Preis besucht werden. Rechnen sich diese Kurse für das Unternehmen?*
- *Der Sportverein Lüneburger SC betreibt ein Restaurant. Neben den Vereinsmitgliedern können auch Tagesbesucher hier speisen. Wirft das Restaurant Gewinne ab?*
- *Das Restaurant des Lüneburger SC bietet insgesamt 22 verschiedene Gerichte zu unterschiedlichen Preisen an. Die günstigste Speise kostet 6,00 €, die teuerste 38,00 €. Werden mit allen Speisen Gewinne erzielt?*

Um den Beitrag einzelner Dienstleistungen zum Betriebserfolg zu berechnen, muss eine Kalkulation durchgeführt werden. Die Kalkulation hat innerhalb der Kosten- und Leistungsrechnung die Aufgabe, die Kosten verursachungsgerecht auf die einzelnen Kostenträger (Produkte,

Dienstleistungen, Handelswaren) zu verteilen. Ziel ist die Ermittlung der Selbstkosten der einzelnen Kostenträger. Auf Grundlage dieser Selbstkosten werden die Angebots- und Verkaufspreise für die Kostenträger bestimmt.

2.1 Die Kalkulation für Handelswaren, Speisen und Getränke in Unternehmen der Sport- und Fitnessbranche durchführen

In der Sport- und Fitnessbranche existiert wohl kein Unternehmen, das lediglich eine Dienstleistung bzw. ein Produkt anbietet. In der Regel setzt sich das Angebot aus zahlreichen Dienstleistungen (Sport, Fitness, Wellness, Speisen und Getränke etc.) und Waren (Hygieneartikel, Sportbekleidung etc.) zusammen.

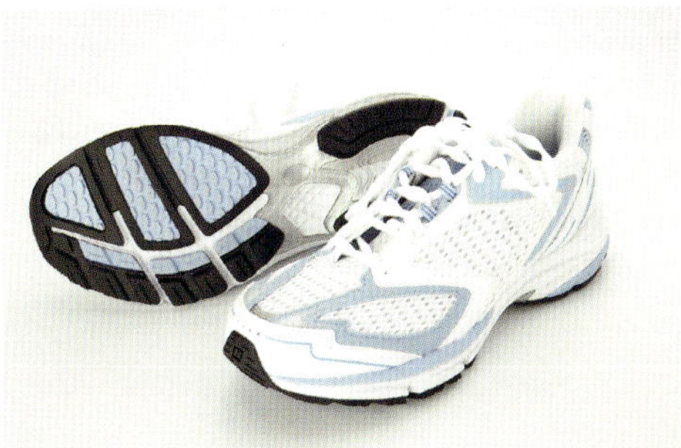

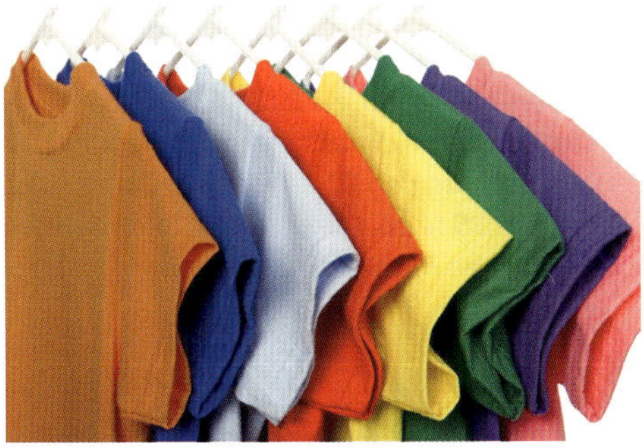

Für Handelswaren, Speisen und Getränke, die ein Betrieb der Sport- und Fitnessbranche seinen Kunden anbietet, nutzt man in der Kosten- und Leistungsrechnung die Handelskalkulation:

Listeneinkaufspreis – Liefererrabatt (%) **= Zieleinkaufspreis** – Liefererskonto (%) **= Bareinkaufspreis** + Bezugskosten (€) **= Einstandspreis**	**Einkaufskalkulation** (vgl. unten und Lernfeld 6: Sachleistungen beschaffen)
+ Geschäftskostenzuschlag/ Handlungskostenzuschlag (%)	**Vollkostenrechnung** (vgl. unten)
= Selbstkosten + Gewinnzuschlag (%) **= Barverkaufspreis** + Kundenskonto (%) **= Zielverkaufspreis** + Kundenrabatt (%) **= Listenverkaufspreis (netto)**	**Verkaufskalkulation** (vgl. unten)
+ gesetzliche Umsatzsteuer = Listenverkaufspreis (brutto)	(vgl. Lernfeld 3: Geschäftsprozesse erfassen und auswerten)

Die Einkaufskalkulation wurde bereits in Lernfeld 6 (Sachleistungen beschaffen) thematisiert. Im vorliegenden Kapitel geht es nun um die Berechnung der Selbstkosten und des (rechnerischen) Verkaufspreises eines Produktes.

Beispiel:
Die Fitnesskette FFP bietet u. a. Sportschuhe an. Der Lieferant gewährt keine Rabatte und keinen Skonto. Der Listeneinkaufspreis beträgt 35,00 €. Für Porto und Verpackung (Bezugskosten) werden 5,00 € berechnet. Als Handlungskostenzuschlag (seltener auch Geschäftskostenzuschlag genannt) wurden durch die Kosten- und Leistungsrechnung 20 % ermittelt. Auf die Selbstkosten werden 25 % Gewinnzuschlag addiert. Kundenskonto und Kundenrabatt werden nicht gewährt. Dadurch ergibt sich ein Listenverkaufspreis von 60,00 € netto. Zuzüglich 19 % Umsatzsteuer ergibt sich somit ein rechnerischer Bruttoverkaufspreis von 71,40 €.

Aufgaben

1. ***Rechnen Sie obiges Beispiel nach, indem Sie das Kalkulationsschema zur Handelskalkulation auflisten und die entsprechenden Werte ermitteln.***
2. ***Im Golf- und Wellnessresort Lüneburger Heide werden auch Speisen und Getränke im eigenen Restaurant angeboten. Für eine Kiste Mineralwasser (Inhalt 12 Flaschen) beträgt der Listen-einkaufspreis 8,00 €. Als Großkunde erhält das Resort einen Liefererrabatt von 10 %. Ein Skonto wird nicht gewährt. Bezugskosten fallen ebenfalls nicht an. Ein Handlungskostenzuschlag von 20 % ist zu berücksichtigen. Als Gewinnzuschlag setzt das Resort im Restaurant 25 % an. Rabatte und Skonti werden beim Verkauf im Restaurant nicht gewährt. Berechnen Sie den Listenverkaufspreis (brutto) mit einem Umsatzsteuersatz von 19 % für eine Flasche Mineralwasser.***

2.1.1 Die Ermittlung der Selbstkosten

Zum Einstieg in die Kalkulation wird zunächst ein Unternehmer betrachtet, der lediglich ein Produkt anbietet:

Beispiel:
Der aus Thüringen stammende Karl-Friedrich Herbst ist Einzelunternehmer. Er bietet bei Heimspielen des FC Bayern München vor dem Stadion „Original Thüringer Würstchen“ an. Die Würstchen werden natürlich auf Holzkohle gegrillt. Dazu wird ein Brötchen sowie Senf und/oder Ketchup gereicht. Pro Heimspiel werden circa 1.000 Würstchen verkauft. Weitere Speisen oder Getränke werden nicht angeboten.

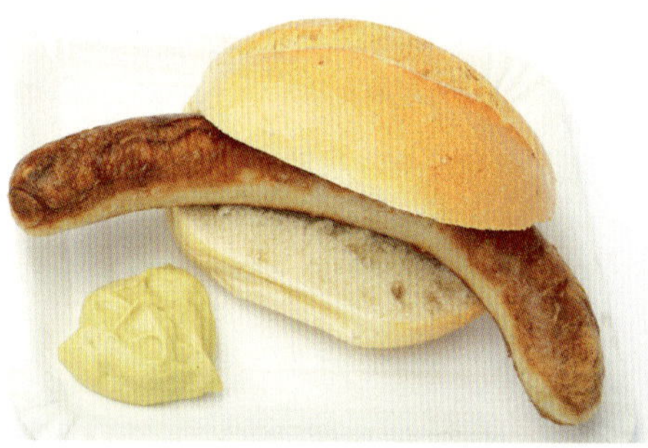

Die Ermittlung der Selbstkosten stellt eine der wichtigsten Aufgaben für die Kosten- und Leistungsrechnung in Unternehmen dar. Die Selbstkosten ergeben sich aus den Einzelkosten der Produkte (der Kostenträger) und den Gemeinkosten des Unternehmens. In einem Ein-Produkt-Unternehmen werden dem Einstandspreis die sogenannten Handlungskosten zugeschlagen.

Die Einkaufskalkulation

In Lernfeld 6 (Sachleistungen beschaffen) wurde innerhalb der Darstellung der Lieferantenbeurteilung bereits eine Einkaufskalkulation vorgenommen. Zur Erinnerung: Werden für die Herstellung von Produkten oder Dienstleistungen Materialien (Waren, Sachleistungen etc.) angeschafft, sollten die Preise von verschiedenen Lieferanten verglichen werden. Bei gleicher

Güte und Qualität kann so der günstigste Lieferant ausgewählt werden. Zum Vergleich wird eine Einkaufskalkulation durchgeführt:

Listeneinkaufspreis
– Liefererrabatt (%)
= Zieleinkaufspreis
– Liefererskonto (%)
= Bareinkaufspreis
+ Bezugskosten (€)
= Einstandspreis

Beispiel:

Karl-Friedrich Herbst, Einzelunternehmer, benötigt für sein Unternehmen 1.000 Thüringer Würstchen. Er führt einen Lieferantenvergleich zweier Lieferer durch:

- *Lieferant A verlangt einen Listenpreis von 0,70 € pro Stück. Er gewährt 10 % Mengenrabatt und 2 % Skonto bei Zahlung innerhalb von 10 Tagen. Er berechnet pro Lieferung 100,00 € für Transport und Verpackung.*
- *Lieferant B ist pro Stück 10 Cent teurer als Lieferant A. Er gewährt ebenfalls einen Rabatt von 10 % und 3 % Skonto. Bezugskosten fallen bei Lieferant B in Höhe von 11,60 pro Lieferung an.*

	Anbieter A		Anbieter B	
Kalkulationsmenge:	1.000		1.000	
Listeneinkaufspreis (pro Stück/insgesamt)	0,70 €	700,00 €	0,80 €	800,00 €
– Liefererrabatt (%)	10 %	70,00 €	10 %	80,00 €
= Zieleinkaufspreis		630,00 €		720,00 €
– Liefererskonto (%)	2 %	12,60 €	3 %	21,60 €
= Bareinkaufspreis		617,40 €		698,40 €
+ Bezugskosten (€)	100,00	100,00 €	11,60	11,60 €
= Einstandspreis		**717,40 €**		**710,00 €**
Einstandspreis pro Stück (gerundet):		**0,72 €**		**0,71 €**

Karl-Friedrich Herbst bestellt die Thüringer Würstchen bei Lieferant B.
Nach dem gleichen Muster kalkuliert Herr Herbst anschließend die Kosten für sein gesamtes Angebot und errechnet den sogenannten Wareneinsatz:

Warenkosten (Wareneinsatz, Einstandspreis)	pro Stück	gesamt
Thüringer Bratwurst	0,71 €	710,00 €
Brötchen	0,10 €	100,00 €
Pappteller	0,05 €	50,00 €
Holzkohle	0,08 €	80,00 €
Senf/Ketchup	0,01 €	10,00 €
Summe	**0,95 €**	**950,00 €**

Die Handlungskosten

Unter Handlungskosten (auch Geschäftskosten genannt) werden diejenigen Kosten verstanden, die in einem Unternehmen anfallen, um die Dienstleistungen zu erbringen.
Zu den Handlungskosten zählen:

- Personalkosten (inklusive Personalnebenkosten, wie Urlaubsgeld, Weihnachtsgeld, Lohnfortzahlung im Krankheitsfall, Sozialabgaben)
- Raumkosten (z. B. Pachtzahlungen, Mieten)
- Lagerkosten (Lagerfläche, Lagerverwaltung etc.)
- Zinsen
- Abschreibungen
- Steuern
- Verwaltungskosten

Beispiel:
An einem Spieltag verkauft Karl-Friedrich Herbst durchschnittlich 1.000 Würstchen (vgl. auch die vorangegangenen Beispiele).
Neben einem Wareneinsatz von 0,95 € pro Würstchen fallen noch Handlungskosten an. Herr Herbst muss pro Spieltag 1.200,00 € Pacht zahlen. Er beschäftigt eine zusätzliche Verkäuferin, die pro Spieltag sieben Stunden aushilft. An Verwaltungskosten werden pro Spieltag 80,00 € ermittelt:

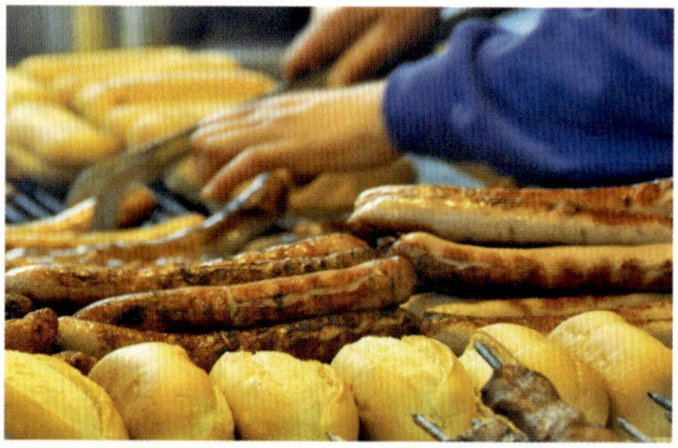

Handlungskosten	gesamt	pro Stück
Pacht	1.200,00 €	1,20 €
Lohn (7 Stunden · 7,50 €)	52,50 €	0,05 €
Verwaltung	80,00 €	0,08 €
Summen	**1.332,50 €**	**1,33 €**

Durch die Addition des Wareneinsatzes und der Handlungskosten können anschließend die Selbstkosten ermittelt werden. Selbstkosten beschreiben die Summe aller im betrieblichen Leistungsprozess angefallenen Kosten.

Beispiel:
Karl-Friedrich Herbst ermittelt folgende Selbstkosten:

	pro Stück	gesamt
Wareneinsatz (Bezugspreis)	0,95 €	950,00 €
Handlungskosten	1,33 €	1.332,50 €
Summen	**2,28 €**	**2.282,50 €**

Bieten Unternehmen mehr als ein Produkt an, so wird häufig ein Handlungskostenzuschlagssatz zur Ermittlung der Selbstkosten herangezogen. Der Handlungskostenzuschlagssatz stellt das prozentuale Verhältnis von Handlungskosten zum Bezugspreis von Waren oder Warengruppen dar:

$$\text{Handlungskostenzuschlagssatz} = \frac{\text{Handlungskosten}}{\text{Bezugspreis}} \cdot 100$$

Beispiel:

Der aus Thüringen stammende Karl-Friedrich Herbst ist Einzelunternehmer. Er bietet bei Heimspielen des FC Bayern München vor dem Stadion „Original Thüringer Würstchen" an (vgl. auch die vorangegangenen Beispiele). Er ermittelt folgende Daten:

	gesamt
Wareneinsatz (Bezugspreis)	950,00 €
Handlungskosten	1.332,50 €
Selbstkosten	**2.282,50 €**

Der Handlungskostenzuschlag beträgt: 1.332,50 € : 950,00 € · 100 = 101,40 %.

Verlangt ein Kunde nun keine Wurst, sondern nur 10 Brötchen (Einstandspreis pro Brötchen 0,10 €), kann Herr Herbst den Handlungskostenzuschlagssatz anwenden:

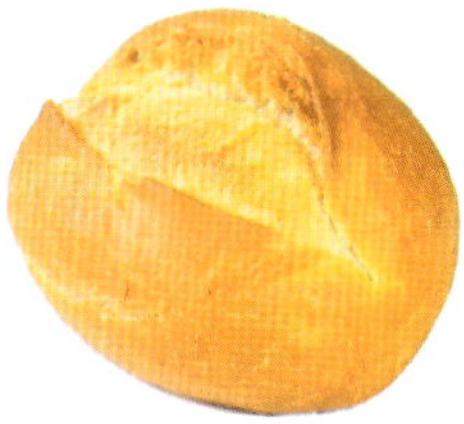

10 Brötchen à 0,10 €	*= 1,00 €*
+ Handlungskostenzuschlagssatz (101,40 %)	*= 1,01 €*
= Selbstkosten	*= 2,01 €*

Aufgaben

1. ***Erklären Sie folgende Begriffe zur Einkaufskalkulation:***
   a. Listeneinkaufspreis
   b. Zieleinkaufspreis
   c. Skonto
   d. Bareinkaufspreis
   e. Bezugskosten
   f. Einstandspreis
2. ***Welche Faktoren sollten bei einem Lieferantenvergleich neben der reinen Kostenbetrachtung zusätzlich berücksichtigt werden? Nennen Sie die Faktoren und erklären Sie sie anhand von Beispielen.***
3. ***Was wird in der Kalkulation unter Handlungskosten verstanden? Nennen Sie auch konkrete Beispiele für Handlungskosten in Ihrem Ausbildungsbetrieb.***
4. ***Wie berechnet sich der Handlungskostenzuschlagssatz?***
5. ***Erklären Sie in eigenen Worten die Selbstkosten eines Produktes.***
6. ***Ein Unternehmen der Sport- und Fitnessbranche bietet seinen Kunden auch ein breites Sortiment an Handelswaren an. Die Geschäftsbuchführung hat einen Bezugspreis in Höhe von 120.000,00 € ausgewiesen. Die Handlungskosten des Unternehmens betragen 90.000,00 €.***
   a. Berechnen Sie den Handlungskostenzuschlagssatz.
   b. Badelatschen, die sich im Sortiment des Unternehmens befinden, haben einen Bezugspreis von 5,00 €. Berechnen Sie die Selbstkosten der Badelatschen.
   c. Saunatücher, die sich im Sortiment des Unternehmens befinden, haben einen Bezugspreis in Höhe von 15,00 €. Berechnen Sie die Selbstkosten der Saunatücher.

2.1.2 Die Vorwärtskalkulation

Die Selbstkosten eines Produktes erfassen wie beschrieben alle angefallenen betrieblichen Kosten. Unternehmer wollen natürlich Gewinne erzielen, wenn sie ihre Produkte am Markt verkaufen. Daher werden innerhalb der Verkaufskalkulation Gewinnzuschläge auf die Selbstkosten addiert, bevor der Listenverkaufspreis berechnet wird:

Selbstkosten
+ Gewinn (%)
= Barverkaufspreis
+ Kundenskonto (%)
= Zielverkaufspreis
+ Kundenrabatt (%)
= Listenverkaufspreis (netto)
+ Umsatzsteuer (%)
= Listenverkaufspreis (brutto)

Der Gewinnzuschlag kann grundsätzlich vom Unternehmer festgelegt werden. In welcher Höhe der Zuschlag angesetzt wird, ist nicht vorgegeben. Er ist somit grundsätzlich frei wählbar. Natürlich muss der Unternehmer darauf achten, dass sein Lebensunterhalt und die Fortführung des Unternehmens durch die Gewinne ausreichend gesichert sind. Auf der anderen Seite sollte er natürlich auch den Marktpreis berücksichtigen, da Mitbewerber das Produkt gegebenenfalls günstiger anbieten.
Innerhalb der Kosten- und Leistungsrechnung wird regelmäßig zunächst eine Vorwärtskalkulation durchgeführt. Dadurch wird – ausgehend von den Selbstkosten – ein rechnerischer Verkaufspreis ermittelt.

Beispiel:
Der Würstchenverkäufer Karl-Friedrich Herbst (vgl. die vorangegangenen Beispiele) hat für 1.000 Würstchen Selbstkosten in Höhe von 2.282,50 € berechnet. Als Gewinnzuschlag werden von ihm 20 % vorgesehen. Skonto und Rabatte gewährt er nicht. Die gesetzliche Umsatzsteuer für Würstchen im Standverkauf beträgt 7 %.

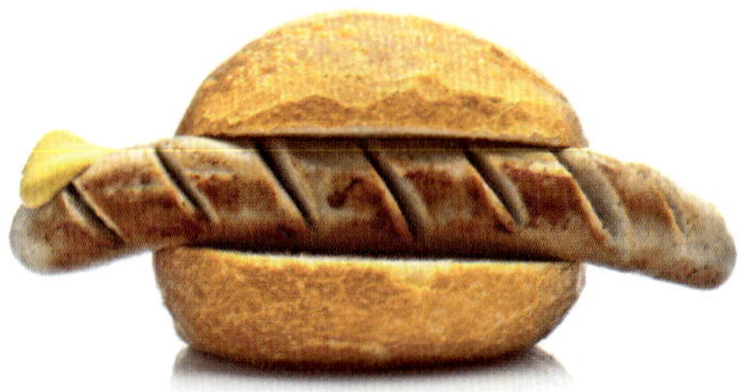

Herr Herbst führt eine Vorwärtskalkulation durch:

Vorwärtskalkulation (zur Ermittlung des Listenverkaufspreises bei berechneten Selbstkosten)		
= Selbstkosten		2.282,50 €
+ Gewinn (%) (auf Hundert)	20 %	456,50 €
= Barverkaufspreis		2.739,00 €
+ Kundenskonto (%) (im Hundert)	0 %	0,00 €
= Zielverkaufspreis		2.739,00 €
+ Kundenrabatt (%) (im Hundert)	0 %	0,00 €
= Listenverkaufspreis (netto)		**2.739,00 €**
Listenverkaufspreis pro Stück (netto, gerundet)		**2,74 €**
+ Umsatzsteuer (hier 7 %) (auf Hundert)		0,19 €
Verkaufspreis (brutto)		2,93 €

Innerhalb der Vorwärtskalkulation ist zu beachten, dass der Zahlungsvorgang nach dem Kauf „umgekehrt der Kalkulation läuft". Dem Kunden wird ein Rabatt vom Nettolistenverkaufspreis gewährt und der Kunde zieht den Skonto anschließend vom Zielverkaufspreis ab. Daher müssen eventuell gewährte Kundenskonti und Kundenrabatte prozentual „im Hundert" berechnet werden.[1]

Beispiel:

Da der FC Bayern München erneut Deutscher Meister geworden ist, soll in der kommenden Saison auf alle Speisen und Getränke in und um das Stadion ein Rabatt von 5 % gewährt werden.
Herr Herbst berechnet daher den Listenverkaufspreis, indem er auf den Zielverkaufspreis den Rabatt einrechnet. Da der Zielverkaufspreis bei Zahlung durch den Kunden nur 95 % beträgt (100 % – 5 %) muss ein Kundenrabatt von

2.739,00 € : 95 % · 5 % = 144,16 €

kalkuliert werden.

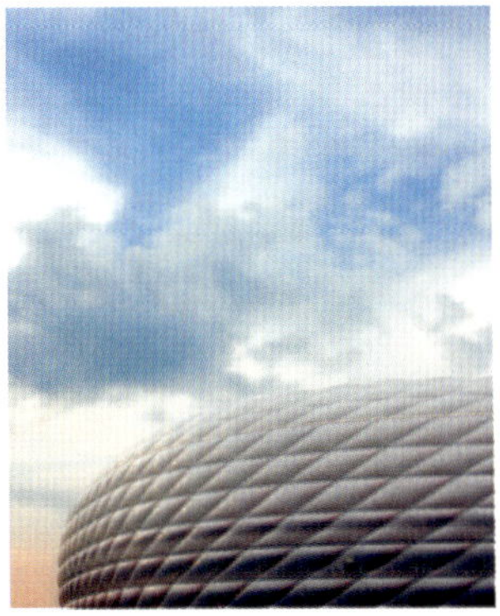

Vorwärtskalkulation (zur Ermittlung des Listenverkaufspreises bei berechneten Selbstkosten)		
= Selbstkosten		2.282,50 €
+ Gewinn (%) (auf Hundert)	20 %	456,50 €
= Barverkaufspreis		2.739,00 €
+ Kundenskonto (%) (im Hundert)	0 %	0,00 €
= Zielverkaufspreis		2.739,00 €
+ Kundenrabatt (%) (im Hundert)	5 %	144,16 €
= Listenverkaufspreis (netto)		**2.883,16 €**
Listenverkaufspreis pro Stück		**2,88 €**

Aufgaben

1. ***Welchem Zweck dient der Gewinnzuschlag innerhalb der Vorwärtskalkulation?***
2. ***Warum werden Skonto und Rabatt bei der Vorwärtskalkulation prozentual „im Hundert" berechnet?***
3. ***Das Golf- und Wellnessresort Lüneburger Heide verkauft u. a. Bademäntel. Die Selbstkosten betragen pro Bademantel 30,00 €. Der Gewinnzuschlag ist mit 25 % zu berücksichtigen. Hotelkunden wird ein Rabatt von 10 % gewährt. Bei Barzahlung werden zusätzlich 2 % Skonto abgezogen.***
   Berechnen Sie mittels der Vorwärtskalkulation den Listenverkaufspreis (netto).
4. ***Ein Unternehmen produziert Gummibärchen. Die Gummibärchen werden in Verpackungseinheiten zu je 200 Gramm verpackt. Die Selbstkosten pro Verpackungseinheit betragen 0,50 €.***

[1] *Hinweis: Aus Gründen der Vereinfachung wird in den folgenden Darstellungen auf die Berechnung der gesetzlichen Umsatzsteuer verzichtet.*

Die Gummibärchen werden in Kartons zu je 100 Verpackungseinheiten verkauft. Ein Gewinnzuschlag von 30 % ist einzukalkulieren. Das Unternehmen gewährt Stammkunden einen Rabatt von 5 %. In den Zahlungsbedingungen des Unternehmens ist ein Skonto von 2 % verankert, der bei Zahlung innerhalb von 10 Tagen gezogen werden kann.

a. Berechnen Sie den Listenverkaufspreis (netto) für einen Karton Gummibärchen.

b. Berechnen Sie den Gewinn, wenn der Kunde keinen Rabatt erhält und auch keinen Skonto zieht.

5. ***Ein Unternehmen der Sport- und Fitnessbranche bietet seinen Kunden auch ein breites Sortiment an Handelswaren an. Ein Gewinnzuschlag wird mit 30 % angesetzt. Bei Barzahlung wird ein Skonto von 2 % gewährt. Rabatte werden grundsätzlich nicht eingeräumt.***

a. Badelatschen, die sich im Sortiment des Unternehmens befinden, haben Selbstkosten von 8,75 €. Berechnen Sie den Listenverkaufspreis der Badelatschen.

b. Saunatücher, die sich im Sortiment des Unternehmens befinden, haben Selbstkosten von 26,25 €. Berechnen Sie den Listenverkaufspreis der Saunatücher.

2.1.3 Die Rückwärtskalkulation

Die Vorwärtskalkulation ermittelt den rechnerischen Listenverkaufspreis auf Basis der ermittelten Selbstkosten. Nun kann es aber durchaus vorkommen, dass der Listenverkaufspreis vorgegeben wird. Erhält ein Unternehmen z. B. ein konkretes Angebot eines potenziellen Kunden, in dem der Preis bereits vorgegeben ist, kann es erforderlich sein, eine Rückwärtskalkulation durchzuführen. Die Rückwärtskalkulation berechnet – ausgehend vom Listenverkaufspreis – die Selbstkosten, die der potenzielle Auftrag verursachen darf.
Bei der Rückwärtskalkulation werden Rabatt und Skonto prozentual „normal" auf Hundert eingerechnet. Der Gewinnzuschlag dagegen muss in diesem Fall „im Hundert" eingerechnet werden.

Beispiel:

Karl-Friedrich Herbst erhält für eine große Sportveranstaltung des SC Lüneburg ein Angebot zum Würstchenverkauf. Der Veranstalter rechnet damit, dass 1.000 Würstchen absetzbar sind. Der SC Lüneburg gibt einen Listenverkaufspreis von 3,00 € pro Stück vor. Jede Besucher soll zusätzlich einen Rabatt von 5 % erhalten.

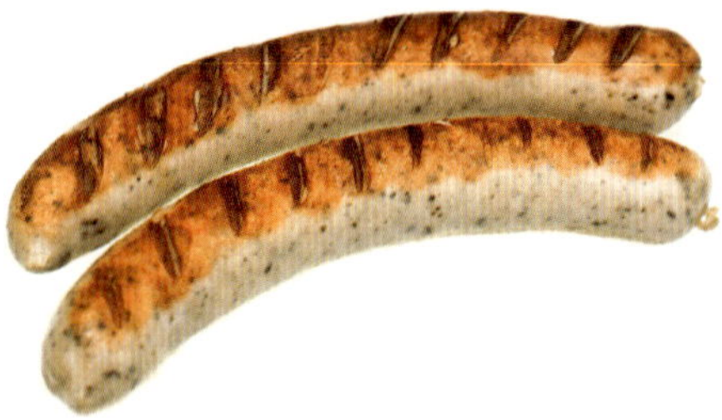

Herr Herbst führt eine Rückwärtskalkulation für 1.000 Würstchen durch:

Rückwärtskalkulation (zur Ermittlung der höchsten Selbstkosten bei gegebenem Listenverkaufspreis)	↑		
= Selbstkosten			2.375,00 €
– Gewinn (%) (im Hundert)		20 %	475,00 €
= Barverkaufspreis			2.850,00 €
– Kundenskonto (%) (auf Hundert)		0 %	0,00 €
= Zielverkaufspreis			2.850,00 €
– Kundenrabatt (%) (auf Hundert)		5 %	150,00 €
= Listenverkaufspreis			**3.000,00 €**

Da der Barverkaufspreis den Gewinnzuschlag von 20 % enthalten soll, entspricht er 120 % der Selbstkosten. Daher muss im Hundert gerechnet werden:

Gewinn = 2.850,00 € : 120 % · 20 % = 475,00 €

Die Selbstkosten für den potenziellen Auftrag dürfen somit 2.375,00 € nicht überschreiten, wenn Herr Herbst diesen Auftrag annehmen will.

Aufgaben

1. ***Die Fitnesskette FFP benötigt 30 neue Laufbänder. Beim Hersteller der Laufbänder, der ERGF GmbH, erhält die Fitnesskette 10 % Großkundenrabatt. Bei Zahlung innerhalb von 10 Tagen darf ein Skonto von 3 % gezogen werden. Die Fitnesskette FFP bietet pro Laufband 1.000,00 € Listenverkaufspreis.***
   Berechnen Sie aus Sicht der ERGF GmbH die Selbstkosten für den potenziellen Auftrag mithilfe der Rückwärtskalkulation. Der Hersteller nutzt einen Gewinnzuschlag von 15 %.

2. ***Ein Unternehmen produziert Gummibärchen in Massenproduktion. Die Gummibärchen werden in Verpackungseinheiten (Tüten) zu je 200 Gramm verpackt.***
   Die Gummibärchen werden in Kartons zu je 100 Verpackungseinheiten verkauft. Ein Gewinnzuschlag von 30 % ist einzukalkulieren. Das Unternehmen gewährt Stammkunden einen Rabatt von 5 %. In den Zahlungsbedingungen ist ein Skonto von 2 % verankert, der bei Zahlung innerhalb von 10 Tagen gezogen werden kann.
   Ein Stammkunde (eine große Einzelhandelskette) möchte für eine Sonderaktion in seinen Märkten 10.000 Tüten bestellen. Der Kunde bietet als Listenverkaufspreis 0,65 € pro Tüte.
   a. *Berechnen Sie die Selbstkosten für die gesamte Menge Gummibärchen.*
   b. *Berechnen Sie die Selbstkosten für einen Karton Gummibärchen.*
   c. *Berechnen Sie die Selbstkosten für eine Verpackungseinheit.*

3. ***Ein Unternehmen der Sport- und Fitnessbranche bietet seinen Kunden auch ein breites Sortiment an Handelswaren an. Ein Gewinnzuschlag wird mit 30 % angesetzt. Bei Barzahlung wird ein Skonto von 2 % gewährt. Rabatte werden grundsätzlich nicht eingeräumt.***
   a. *Badelatschen, die sich im Sortiment des Unternehmens befinden, werden zu einem Listenverkaufspreis von 12,00 € angeboten. Berechnen Sie die Selbstkosten.*
   b. *Saunatücher, die sich im Sortiment des Unternehmens befinden, werden zu einem Listenverkaufspreis von 40,00 € angeboten. Berechnen Sie die Selbstkosten.*

2.1.4 Die Differenzkalkulation

Die Notwendigkeit, eine Differenzkalkulation durchzuführen, besteht immer dann, wenn sowohl die Selbstkosten als auch der Listenverkaufspreis vorgegeben sind. Mittels der Differenzkalkulation wird der Gewinn und der Gewinnzuschlag ermittelt.

Beispiel:
Für den Listenverkaufspreis werden Herrn Herbst 3,00 € pro Wurst vorgegeben. Da der FC Bayern München für die laufende Saison den fünften Champions-League-Titel anpeilt, soll auf alle Speisen und Getränke in und um das Stadion ein Rabatt von 5 % gewährt werden.
Die Selbstkosten für die Heimspiele des FC Bayern München hat Herr Herbst mit 2.282,50 € berechnet (siehe S. 188).

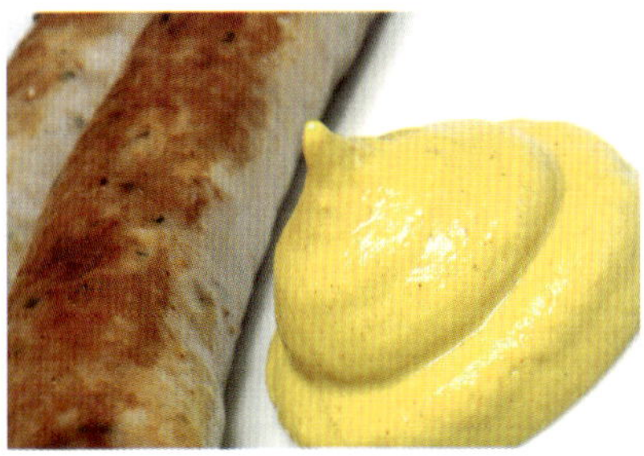

Herr Herbst führt eine Differenzkalkulation für 1.000 Würstchen durch:

Differenzkalkulation (zur Ermittlung des Gewinns bei gegebenem Listenverkaufspreis und berechneten Selbstkosten)		
= Selbstkosten		2.282,50 €
+ Gewinn (%)	24,9 %	567,50 €
= Barverkaufspreis		2.850,00 €
– Kundenskonto (%)	0 %	0,00 €
= Zielverkaufspreis		2.850,00 €
– Kundenrabatt (%)	5 %	150,00 €
= Listenverkaufspreis		**3.000,00 €**

Aufgaben

1. ***Betrachten Sie das obige Beispiel:***

   a. *Wie wird der Gewinn (567,50 €) berechnet?*

   b. *Wie wird der Gewinnzuschlag (24,9 %) berechnet?*

   c. *Angenommen, der Listenverkaufspreis wird mit 2.700,00 € vorgegeben. Wie hoch wäre der Gewinn in diesem Fall?*

   d. *Angenommen, der Listenverkaufspreis wird mit 2.400,00 € vorgegeben. Wie hoch wäre der Gewinn in diesem Fall?*

2. ***Ein Automobilhersteller bietet einen Wagen für 60.000,00 € Listenverkaufspreis an. Die Selbstkosten betragen 40.000,00 €. Käufern des Wagens wird ein Rabatt von 20 % gewährt. Bei sofortiger Zahlung wird zusätzlich ein Skonto von 3 % abgezogen. Berechnen Sie den absoluten und prozentualen Gewinn des Automobilherstellers.***

3. ***Ein Unternehmen produziert Gummibärchen in Massenproduktion. Die Gummibärchen werden in Verpackungseinheiten (Tüten) zu je 200 Gramm verpackt.***

   Die Gummibärchen werden in Kartons zu je 100 Verpackungseinheiten verkauft. Ein Gewinnzuschlag von 30 % ist einzukalkulieren. Das Unternehmen gewährt Stammkunden einen Rabatt von 5 %. In den Zahlungsbedingungen ist ein Skonto von 2 % verankert, der bei Zahlung innerhalb von 10 Tagen gezogen werden kann.

   Ein Stammkunde (eine große Einzelhandelskette) möchte für eine Sonderaktion in seinen Märkten 10.000 Tüten bestellen. Der Kunde bietet als Listenverkaufspreis 0,65 € pro Tüte. Die Selbstkosten betragen 0,50 € pro Tüte.

   Berechnen Sie den absoluten Gewinn und den Gewinnzuschlag für die gesamte Menge Gummibärchen.

Zusammenfassung

Grundlagen der Kalkulation

Für Handelswaren, Speisen und Getränke können Unternehmen der Sport- und Fitnessbranche grundsätzlich das Schema der Handelskalkulation nutzen:

Listeneinkaufspreis
– Liefererrabatt (%)
= Zieleinkaufspreis
– Liefererskonto (%)
= Bareinkaufspreis
+ Bezugskosten (€)
= Einstandspreis

+ Handlungskostenzuschlag (%)

= Selbstkosten
+ Gewinnzuschlag (%)
= Barverkaufspreis
+ Kundenskonto (%)
= Zielverkaufspreis
+ Kundenrabatt (%)
= Listenverkaufspreis (netto)

- Die Einkaufskalkulation dient dem rechnerischen Vergleich der Einstandspreise verschiedener Anbieter.
- Unter Handlungskosten werden diejenigen Kosten verstanden, die in einem Unternehmen anfallen, um die Dienstleistungen zu erbringen. Hierunter fallen u. a. Personalkosten, Raumkosten, Lagerkosten, Zinsen, Abschreibungen, Steuern und Verwaltungskosten.
- Der Handlungskostenzuschlagssatz kann bei der Kalkulation eingekaufter Waren berücksichtigt werden:

$$\text{Handlungskostenzuschlagssatz} = \frac{\text{Handlungskosten}}{\text{Bezugspreis}} \cdot 100$$

- Mittels der Verkaufskalkulation wird der Listenverkaufspreis ermittelt.
- der Verkaufskalkulation unterscheidet man zwischen Vorwärts-, Rückwärts- und Differenzkalkulation.

2.2 Kriterien zur Bildung von Kostenstellen (Kostenstellenrechnung)

Unternehmen der Sport- und Fitnessbranche bieten in der Regel nicht nur eine Dienstleistung an, sondern treten mit unterschiedlichsten Angeboten am Markt auf. Die Ermittlung der Selbstkosten der verschiedenen Dienstleistungen ist daher wesentlich komplexer, da nicht jede Dienstleistung den gleichen Anteil der Handlungskosten in Anspruch nimmt.
Innerhalb der Vollkostenrechnung werden daher für jedes Produkt/jede Dienstleistung Einzel- und Gemeinkosten unterschieden (siehe Lernfeld 11, Kapitel 1.1).

Beispiele:

- *Folgende tabellarische Übersicht (bereits in Kapitel 1.1.2 eingeführt) listet beispielhaft einige der typischen Einzel- und Gemeinkosten in einem Sportverein auf:*

Einzelkosten	Gemeinkosten
Aufwandsentschädigungen der Übungs-leiter/-innen	Verwaltungskosten (z. B. Kommunikation, Büromaterial, Kontoführungsgebühren)
spielbetriebskosten	
Ablösezahlungen für Sportler/-innen	Marketing, Öffentlichkeitsarbeit
sportartspezifische Materialien und Ausrüstungen	Kosten für den Vorstand
Fachverbandsbeiträge	Heizkosten, Stromkosten
Siegprämien	Versicherungsbeiträge
etc.	etc.

- *Das Golf- und Wellnessresort Lüneburger Heide bietet neben den Übernachtungen auch unterschiedliche Speisen und Getränke im eigenen Restaurant an. Auch im Wellnessbereich des Hotels können mehrere Dienstleistungen von den Kunden genutzt werden.*
  Innerhalb des Restaurants können die Beschaffungskosten der Speisen und Getränke jedem auf der Speisekarte angebotenen Produkt direkt zugeordnet werden (Einzelkosten).
  Das Gehalt des Chefkochs hingegen ist keinem Gericht direkt zurechenbar, da er für das gesamte Angebot des Restaurants tätig ist (Gemeinkosten).
  Auch das Gehalt des Geschäftsführers des Golf- und Wellnessresorts ist keiner Speise direkt zuzuordnen, da er für alle Bereiche (Übernachtung, Wellness, Restaurant) des Hotels verantwortlich ist (Gemeinkosten).

2.2.1 Die Bildung von Kostenstellen

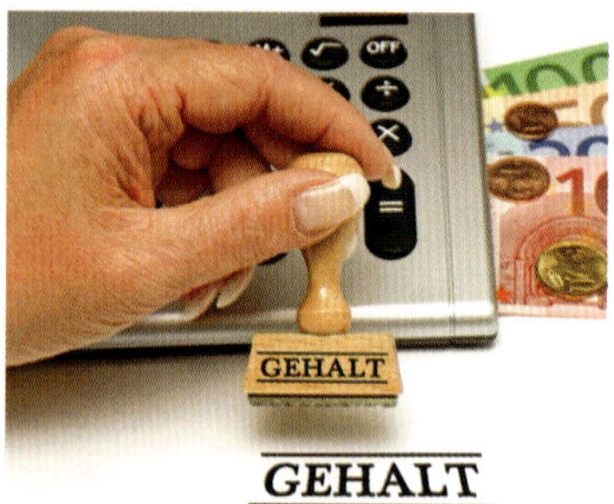

Um die Gemeinkosten verursachungsgerecht auf die Dienstleistungen/Produkte zu verteilen, kann ein Unternehmen Kostenstellen einrichten.

Definition

Eine Kostenstelle (...) ist der Ort der Kostenentstehung und der Leistungserbringung. Sie wird nach Verantwortungsbereichen, räumlichen, funktionalen, aufbauorganisatorischen oder verrechnungstechnischen Aspekten gebildet. Die Kostenstelle ist ein Kostenrechnungsobjekt mit der Aufgabe, die in einem Unternehmensteil, meist einer Abteilung, angefallenen Kosten zu sammeln. (...)

Quelle: Kostenstelle. In: de.wikipedia.org, zuletzt bearbeitet am 06.02.2019. https://de.wikipedia.org/wiki/Kostenstelle [30.04.2019]. (CC-by-sa-3.0)

Kostenstellen sind demnach die Stellen in Unternehmen, in denen die Gemeinkosten anfallen. Durch die Bildung von Kostenstellen werden klare Verantwortungsbereiche zur Kontrolle der Wirtschaftlichkeit geschaffen.

In Unternehmen der Sport- und Fitnessbranche sind folgende Kostenstellen denkbar:

Mögliche Kostenstellen in Unternehmen der Sport- und Fitnessbranche					
Verwaltung	**Fitness**	**Wellness**	**Kurse**	**Restaurant/ Küche**	**Empfang**
Buchhaltung, Personalwesen, Unternehmensleitung usw. eines Fitnesscenters, eines Vereins oder eines Hotels	Fitnessbereich eines Fitnesscenters, eines Vereins oder eines Hotels	Wellnessbereich eines Fitnesscenters, eines Vereins oder eines Hotels	Kursbereich eines Fitnesscenters oder eines Vereins	Restaurant eines Fitnesscenters, eines Vereins oder eines Hotels	Empfangsbereich eines Fitnesscenters oder eines Hotels (Rezeption)

Während sich die Einzelkosten einer Dienstleistung/einem Produkt direkt zurechnen lassen, können nun auch einige Gemeinkosten direkt einer Kostenstelle zugerechnet werden. Diese Gemeinkosten werden **Kostenstelleneinzelkosten** genannt:

Beispiel:
Das Golf- und Wellnessresort Lüneburger Heide bietet neben den Übernachtungen auch unterschiedliche Speisen und Getränke im eigenen Restaurant an. Auch im Wellnessbereich des Hotels können mehrere Dienstleistungen von den Kunden genutzt werden.
Das Gehalt des Chefkochs (Gemeinkosten) kann der Kostenstelle „Restaurant" zugewiesen werden (Kostens-telleneinzelkosten). Auch die anteiligen Abschreibungen für die Küchenausstattung lassen sich dieser Kostenstelle zuordnen.

Einige Gemeinkosten müssen über geeignete Verteilungsschlüssel auf die Kostenstellen verteilt werden. Sie sind nicht direkt einer bestimmten Kostenstelle zuzuordnen. Man spricht hier von **Kostenstellengemeinkosten**. Es ist in der Praxis nicht immer einfach, geeignete Verteilungsschlüssel für die Kostenstellengemeinkosten zu finden.

Beispiele:
- *Die Grundsteuer kann über die anteilige Raumfläche auf die Kostenstelle verteilt werden.*
- *Freiwillige soziale Leistungen können über die Zahl der Beschäftigten pro Kostenstelle umgelegt werden.*
- *Versicherungsbeiträge können über den angelegten Wert auf die Kostenstellen verrechnet werden.*
- *Stromkosten und Heizungskosten können über die Raumgröße verteilt werden.*

Aufgaben

1. ***Beschreiben Sie in eigenen Worten den Unterschied zwischen Einzelkosten und Gemeinkosten.***
2. ***Nennen Sie konkrete Beispiele für Einzelkosten in Ihrem Ausbildungsbetrieb.***
3. ***Nennen Sie konkrete Beispiele für Gemeinkosten in Ihrem Ausbildungsbetrieb.***

4. *Beschreiben Sie in eigenen Worten den Begriff Kostenstelle.*

5. *Welche Kostenstellen existieren in Ihrem Ausbildungsbetrieb bzw. welche Kostenstellen könnten in Ihrem Ausbildungsbetrieb eingerichtet werden?*

6. *Beschreiben Sie anhand von Beispielen den Unterschied zwischen Kostenstelleneinzelkosten und Kostenstellengemeinkosten.*

7. *Warum ist es zuweilen schwierig, für Kostenstellengemeinkosten in einem Unternehmen geeignete Verteilungsschlüssel zu finden?*

8. *Beim Sportverein Lüneburger SC e. V. existieren die Kostenstellen „Fußball", „Basketball", „Handball" und „Volleyball". Verteilen Sie die folgenden Gemeinkosten tabellarisch (siehe Muster) auf die Kostenstellen.*

Mustertabelle:

Gemeinkosten	Fußball	Basketball	Handball	Volleyball
Grundsteuer 2.000,00 €	800,00 €	200,00 €	500,00 €	500,00 €
...	...	...	...	...

a. Das Trainergehalt des Fußballtrainers beträgt 5.000,00 €.
b. Die Abschreibungen für die Handballtore betragen 600,00 €.
c. Die Grundsteuer in Höhe von 4.000,00 € soll im Verhältnis 4:1:3:2 auf die Kostenstellen verteilt werden.
d. Versicherungsbeiträge (8.000,00 €) sollen im Verhältnis 4:5:6:5 auf die Kostenstellen verteilt werden.
e. Der Hausmeister der Sporthalle erhält ein Gehalt von 3.000,00 € monatlich. Die Sporthalle wird zu 50 % durch die Handballer genutzt, zu 30 % durch die Volleyballer und zu 20 % durch die Basketballer.

2.2.2 Der Betriebsabrechnungsbogen (BAB)

Zur übersichtlicheren Darstellung kann die Verteilung der Gemeinkosten auf die Kostenstellen über einen Betriebsabrechnungsbogen (BAB) erfolgen. Der BAB erfasst die Gemeinkostenarten und die Kostenstellen. Die Aufgabe des BAB ist die verursachungsgerechte Verteilung der Gemeinkosten auf die Kostenstellen. Dadurch können später den einzelnen Dienstleistungen bzw. Produkten (Kostenträgern) anteilig die Gemeinkosten zugerechnet werden.

Hauptkostenstellen

Definition

Hauptkostenstellen, auch Hauptstellen oder primäre Kostenstellen, sind solche Kostenstellen, deren Leistungen nicht auf andere Kostenstellen, sondern direkt auf die Kostenträger (die Dienstleistung, das Produkt) verrechnet werden.

Quelle: Wirtschaftslexikon24.com: Hauptkostenstelle, unter: www.wirtschaftslexikon24.com/d/hauptkostenstelle/hauptkostenstelle.htm, Stand 05.11.20018 leicht geändert.

Beispiel:

Das Golf- und Wellnessresort Lüneburger Heide hat für vier Bereiche Hauptkostenstellen eingerichtet: für das Golfspielen, das Restaurant, die Übernachtungen und den Wellnessbereich. Für die vier Bereiche, die jeweils mehrere unterschiedliche Dienstleistungen/Produkte (Kostenträger) anbieten, hat das Hotel für das erste Quartal des Jahres einen Betriebsabrechnungsbogen erstellt:

Betriebsabrechnungsbogen (BAB) – Erstes Quartal

Lfd. Nr.		Kosten in €	Hauptkostenstellen			
	Gemeinkosten		Restaurant in €	Wellness in €	Übernachtung in €	Golf in €
1	Hilfslöhne	7.500,00	–	1.000,00	4.000,00	2.500,00
2	Gehälter	58.000,00	15.000,00	8.000,00	12.000,00	23.000,00
3	Sozialleistungen	7.300,00	1.500,00	1.000,00	1.700,00	3.100,00
4	Reinigung	2.300,00	200,00	800,00	800,00	500,00
5	Instandhaltung	1.000,00	300,00	400,00	200,00	100,00
6	Werbung	2.500,00	–	1.200,00	800,00	500,00
7	Porto, Telekommunikation	1.100,00	700,00	150,00	100,00	150,00
8	Versicherungen	1.600,00	100,00	300,00	700,00	500,00
9	kalk. Abschreibungen	4.200,00	500,00	1.200,00	1.500,00	1.000,00
10	kalk. Zinsen	900,00	200,00	200,00	300,00	200,00
11	kalk. Wagnisse	400,00	50,00	100,00	150,00	100,00
12	kalk. Unternehmerlohn	7.800,00	5.000,00	1.200,00	1.200,00	400,00
13	**Summen**	**94.600,00**	**23.550,00**	**15.550,00**	**23.450,00**	**32.050,00**

Ein solcher einfacher Betriebsabrechnungsbogen, der lediglich Kostenstellen für die Hauptbereiche des Unternehmens enthält, reicht für viele kleinere und mittelständische Betriebe aus. Ein weiterer Ausbau der Kostenrechnung ist in diesen Betrieben allein zeitlich und personell meist gar nicht möglich, denn die Ermittlung der Kosten und ihre verursachungsgerechte Verteilung auf die Kostenstellen nimmt viel Zeit und damit Arbeitskraft in Anspruch.

In größeren Betrieben wird die Aufteilung der Kostenstellen meist differenzierter durchgeführt. Hier werden zusätzlich allgemeine Kostenstellen und Hilfskostenstellen eingerichtet. In der Kosten- und Leistungsrechnung wird dann von einem erweiterten Betriebsabrechnungsbogen gesprochen.

Allgemeine Kostenstellen

Definition

Allgemeine Kostenstellen sind Hilfskostenstellen, deren Leistungen dem gesamten Betrieb zur Verfügung stehen.

Quelle: Wirtschaftslexikon24.com: Allgemeine Kostenstellen, unter: http://www.wirtschaftslexikon24.com/d/allgemeine-kostenstellen/allgemeine-kostenstellen.htm, Stand 05.11.20018

Hilfskostenstellen

Definition

Hilfskostenstellen sind nach leistungstechnischen Gesichtspunkten alle Kostenstellen, die ihre Leistungen nicht direkt an die Kostenträger (...), sondern ausschließlich an andere Hilfs- oder Hauptkostenstellen abgeben.

Quelle: Wirtschaftslexikon24.com: Hilfskostenstelle, unter: www.wirtschaftslexikon24.com/d/hilfskostenstelle/hilfskostenstelle.htm, Stand 05.11.20018

Bereiche eines Unternehmens, deren Kosten das gesamte Unternehmen berühren, werden als allgemeine Kostenstelle erfasst. Leistungen der Mitarbeiter dieser Bereiche werden von allen Bereichen des Unternehmens beansprucht, also auch von den Hilfskostenstellen.

Beispiele:

- *Die Verwaltung eines Unternehmens im Sport- und Fitnessbereich (Buchhaltung, Personalwesen etc.) ist für alle Unternehmensbereiche tätig.*
- *Der Pförtner eines Unternehmens, das Cardiogeräte produziert, ist für das gesamte Unternehmen tätig und wird von allen Kostenstellen genutzt.*
- *In einem großen Industriebetrieb wird eine Betriebskantine eröffnet, die von allen Mitarbeitern genutzt werden kann.*

Neben den Hauptkostenstellen und den allgemeinen Kostenstellen existieren teilweise noch Hilfsbereiche, welche eine oder mehrere Hauptkostenstellen unterstützen. Die Mitarbeiter sind demnach nicht – wie bei den allgemeinen Kostenstellen – für alle Hauptkostenstellen tätig, sondern lediglich für einen bestimmten Teil. Man bezeichnet diese „Hilfsbereiche“ daher als Hilfskostenstellen.

Zur Verteilung der Gemeinkosten von allgemeinen und Hilfskostenstellen auf die Hauptkostenstellen wird das sogenannte Stufenleiterverfahren genutzt:

- Zunächst werden die Gemeinkosten der allgemeinen Kostenstellen (vorgeordnete Kostenstelle) auf die Hilfs- und Hauptkostenstellen des Betriebes mittels geeigneter Verteilungsschlüssel verrechnet.
- Anschließend werden die Gemeinkosten der Hilfskostenstellen (inklusive des verrechneten Anteils der allgemeinen Kostenstellen) auf die Hauptkostenstellen verteilt.

Beispiel:

Ein Spa-Hotel hat für das erste Quartal des Jahres einen erweiterten Betriebsabrechnungsbogen erstellt.
Die Gemeinkosten der allgemeinen Kostenstelle „Verwaltung“ wurden zunächst verursachungsgerecht auf die Hilfs- und Hauptkostenstellen verteilt.
Die Hilfskostenstelle „Energie“ versorgt den Wellnessbereich und das Restaurant mit Strom. Außerdem ist der Bereich für die Beheizung des Wellnessbereichs zuständig, damit sowohl Luft- als auch Wassertemperatur stets angenehm sind. Die Gemeinkosten dieser Kostenstelle werden verursachungsgerecht auf die beiden Hauptkostenstellen verteilt.

Betriebsabrechnungsbogen (BAB) – Erstes Quartal							
Lfd. Nr.		Kosten	allgemeine Kostenstelle	Hilfskostenstelle	Hauptkostenstellen		
	Gemeinkosten		Verwaltung	Energie	Wellness	Übernachtung	Restaurant
1	Hilfslöhne	8.000,00 €	– €	500,00 €	1.000,00 €	4.000,00 €	2.500,00 €
2	Gehälter	63.000,00 €	15.000,00 €	5.000,00 €	8.000,00 €	12.000,00 €	23.000,00 €
3	Sozialleistungen	8.000,00 €	1.500,00 €	700,00 €	1.000,00 €	1.700,00 €	3.100,00 €
4	Reinigung	2.400,00 €	200,00 €	100,00 €	800,00 €	800,00 €	500,00 €
5	Instandhaltung	1.800,00 €	300,00 €	800,00 €	400,00 €	200,00 €	100,00 €
6	Werbung	2.500,00 €	– €	– €	1.200,00 €	800,00 €	500,00 €
7	Porto, Telekommunikation	1.200,00 €	700,00 €	100,00 €	150,00 €	100,00 €	150,00 €
8	Versicherungen	1.800,00 €	100,00 €	200,00 €	300,00 €	700,00 €	500,00 €
9	kalk. AfA	5.000,00 €	500,00 €	800,00 €	1.200,00 €	1.500,00 €	1.000,00 €
10	kalk. Zinsen	1.000,00 €	200,00 €	100,00 €	200,00 €	300,00 €	200,00 €
11	kalk. Wagnisse	500,00 €	50,00 €	100,00 €	100,00 €	150,00 €	100,00 €
12	kalk. Unternehmerlohn	8.000,00 €	5.000,00 €	200,00 €	1.200,00 €	1.200,00 €	400,00 €
13	**Summe 4–16**	**103.200,00 €**	**23.550,00 €**	**8.600,00 €**	**15.550,00 €**	**23.450,00 €**	**32.050,00 €**
14	Umlage Verwaltung		→	550,00 €	4.500,00 €	9.500,00 €	9.000,00 €
15	**Summe**			**9.150,00 €**	**20.050,00 €**	**32.950,00 €**	**41.050,00 €**
16	Umlage Energie			→	7.150,00 €		2.000,00 €
17	**Stellenkosten**				**27.200,00 €**	**32.950,00 €**	**43.050,00 €**

Aufgaben

1. ***Beschreiben Sie kurz die Aufgabe eines Betriebsabrechnungsbogens.***

2. ***In einem Unternehmen der Sport- und Fitnessbranche wurde bisher folgender Betriebsabrechnungsbogen erstellt:***

Betriebsabrechnungsbogen (BAB)

Lfd. Nr.		Kosten in €	Hauptkostenstellen			
	Gemeinkosten		Fitness in €	Wellness in €	Squash in €	Bistro in €
1	Hilfslöhne	10.000,00				
2	Gehälter	60.000,00				
3	Sozialleistungen	9.000,00				
4	Instandhaltung	6.000,00				
5	Werbung	10.000,00				
6	Porto, Telekommunikation	2.000,00				
7	Versicherungen	3.000,00				
8	kalk. Abschreibungen	4.000,00				
9	kalk. Zinsen	1.000,00				
10	kalk. Wagnisse	500,00				
11	kalk. Unternehmerlohn	10.000,00				
12	Summen	115.500,00				

a. *Beschreiben Sie in eigenen Worten den Aufbau eines BAB.*

b. *Was sind Hauptkostenstellen?*

c. *Verteilen Sie die Gemeinkosten gemäß folgender Angaben auf die Hauptkostenstellen:*
   - *Die Hilfslöhne sind zu 50 % im Bereich Wellness und zu 50 % im Bereich Fitness angefallen.*
   - *Von den Gehältern sind 20.000,00 € der Kostenstelle „Fitness“ zuzurechnen, 10.000,00 € dem Bereich Wellness und je 15.000,00 € den restlichen Hauptkostenstellen.*
   - *Die Sozialleistungen sind im Verhältnis 3:2:2:3 auf die Kostenstellen zu verteilen.*
   - *Die Instandhaltungskosten werden zu gleichen Teilen auf die Kostenstellen verteilt.*
   - *Die Werbungskosten fallen zu 70 % für den Fitnessbereich an. Der Rest wird auf die anderen Kostenstellen im gleichen Verhältnis verteilt.*
   - *Die restlichen Gemeinkosten werden zu gleichen Teilen auf die Kostenstellen verteilt.*

3. ***Ein Sport- und Fitnesscenter hat eine Kostenstellenrechnung eingerichtet. Die Verwaltung des Unternehmens ist eine allgemeine Kostenstelle. Als Hilfskostenstelle hat das Unternehmen eine Instandhaltung. Die Instandhaltung ist überwiegend für den Fitnessbereich tätig, nebenbei wird auch in der Küche geholfen.***
   Das Sport- und Fitnessstudio hat bisher folgenden erweiterten BAB aufgestellt:

Betriebsabrechnungsbogen

Lfd. Nr.		Kosten	allgemeine Kostenstelle	Hilfskosten-stelle	Hauptkostenstellen		
	Gemeinkosten		Verwaltung	Instandhaltung	Fitness	Kurse	Restaurant
1	Hilfslöhne	10.000,00 €	2.000,00 €	500,00 €	1.000,00 €	4.000,00 €	2.500,00 €
2	Gehälter	70.000,00 €	17.000,00 €	7.000,00 €	11.000,00 €	12.000,00 €	23.000,00 €
3	Sozialleistungen	8.000,00 €	1.500,00 €	700,00 €	1.000,00 €	1.700,00 €	3.100,00 €
4	Reinigung	8.000,00 €	1.000,00 €	2.000,00 €	1.500,00 €	2.000,00 €	1.500,00 €
5	Instandhaltung	1.800,00 €	300,00 €	800,00 €	400,00 €	200,00 €	100,00 €
6	Werbung	10.000,00 €	– €	– €	5.000,00 €	2.000,00 €	3.000,00 €
7	Porto, Telekommunikation	2.000,00 €	1.500,00 €	100,00 €	150,00 €	100,00 €	150,00 €
8	Versicherungen	5.000,00 €	500,00 €	1.000,00 €	2.300,00 €	700,00 €	500,00 €
9	kalk. AfA	5.000,00 €	700,00 €	600,00 €	1.200,00 €	1.500,00 €	1.000,00 €
10	kalk. Zinsen	1.000,00 €	200,00 €	100,00 €	200,00 €	300,00 €	200,00 €
11	kalk. Wagnisse	500,00 €	50,00 €	100,00 €	100,00 €	150,00 €	100,00 €
12	kalk. Unternehmerlohn	12.000,00 €	7.000,00 €	200,00 €	1.200,00 €	3.200,00 €	400,00 €
13	**Summe**	133.300,00 €					
14	Umlage Verwaltung		→				
15	**Summe**						
16	Umlage Instandhaltung			→			
17	**Stellenkosten**						

a. *Erklären Sie anhand des obigen Betriebsabrechnungsbogens den Unterschied zwischen allgemeinen Kostenstellen und Hilfskostenstellen.*
b. *Warum erhält die Hilfskostenstelle einen Gemeinkostenanteil von der allgemeinen Kostenstelle?*
c. *Berechnen Sie die Summen aller Kostenstellen (Zeile 13) im obigen Betriebsabrechnungsbogen.*
d. *Die allgemeine Kostenstelle „Verwaltung“ soll im Verhältnis 1:5:2:2 auf die nachgelagerten Kostenstellen verteilt werden (Zeile 14). Ermitteln Sie anschließend (in Zeile 15) die Summen der Kostenstellen.*
e. *Die Hilfskostenstelle wird (in Zeile 16) auf die Hauptkostenstellen „Fitness“ und „Restaurant“ verteilt, wobei 70 % der gesamten Gemeinkosten dieser Kostenstelle auf die Kostenstelle „Fitness“ fallen. Führen Sie die Verteilung durch.*
f. *Berechnen Sie abschließend die Gemeinkosten für die drei Hauptkostenstellen.*

2.2.3 Die Kalkulation mit Gemeinkostenzuschlagssätzen

Basierend auf den bisherigen Erkenntnissen lässt sich also zusammenfassend sagen: Ein Unternehmen der Sport- und Fitnessbranche bietet in der Regel eine Vielzahl von Dienstleistungen und Produkten an. Die Einzelkosten können jeder einzelnen Dienstleistung/jedem einzelnen Produkt direkt zugerechnet werden. Die Gemeinkosten des Unternehmens werden über geeignete Verteilungsschlüssel möglichst verursachungsgerecht auf Kostenstellen verteilt.
Für jede Kostenstelle können nun die Einzelkosten (als Summe aller Dienstleistungen/Produkte) und die Gemeinkosten betrachtet werden. Dadurch kann letztendlich für jede Dienstleistung/jedes Produkt ein Gemeinkostenzuschlagssatz ermittelt werden, der zur Kalkulation des Preises herangezogen werden kann.

$$\text{Gemeinkostenzuschlagssatz} = \frac{\text{Kostenstellengemeinkosten}}{\text{Einzelkosten}} \cdot 100$$

Beispiel:
Ein Spa-Hotel hat für das erste Quartal des Jahres einen erweiterten Betriebsabrechnungsbogen erstellt (siehe Beispiel auf S. 201).
Die Ergebnisse der Verteilung der Gemeinkosten über einen BAB werden hier kurz dargestellt:

Betriebsabrechnungsbogen (BAB) – Erstes Quartal

Lfd. Nr.		Kosten	allgemeine Kostenstelle	Hilfskostenstelle	Hauptkostenstellen in €		
	Gemeinkosten		Verwaltung	Energie	Wellness	Übernachtung	Restaurant
		...	...	...	...	...	...
17	Stellenkosten				27.200,00	32.950,00	43.050,00

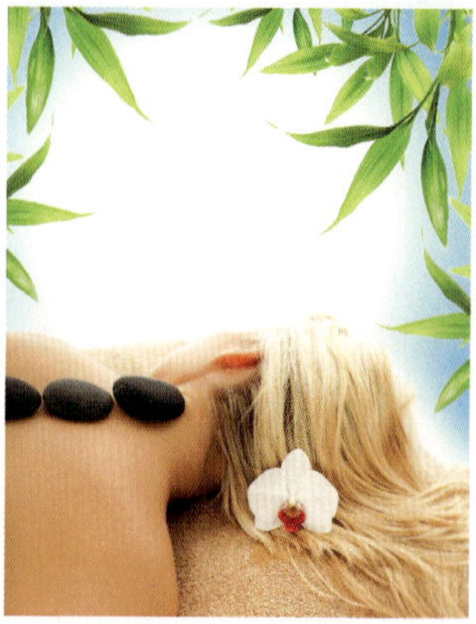

Die Summe aller Einzelkosten der Dienstleistungen und Produkte, die in den jeweiligen Hauptkostenstellen angeboten werden, werden ebenfalls durch die Kosten- und Leistungsrechnung ermittelt.
Einzelkosten: Wellness 50.000,00 €, Übernachtung 100.000,00 € und Restaurant 150.000,00 €

Es ergeben sich daher Gemeinkostenzuschläge für Dienstleistungen und Produkte im Wellnessbereich von 54,40 %, im Übernachtungssektor von 32,95 % und im Restaurant von 28,70 %.

Aufgaben

1. ***Überprüfen Sie für das obige Beispiel, ob die Gemeinkostenzuschlagssätze richtig berechnet wurden. Geben Sie bei der Berechnung auch jeweils die Formel und den Rechenweg mit an.***
2. ***Im Restaurant des betreffenden Beispiels werden insgesamt 36 Speisen angeboten. Nennen Sie anhand selbst gewählter Beispiele Einzelkosten für diese Produkte.***

3. ***Im Wellnessbereich des Hotels aus obigem Beispiel werden u. a. Massagen angeboten. Für die „Hot-Stone-Massage" wird bei Bedarf ein Masseur auf Honorarbasis vom Hotel gebucht und bezahlt. Handelt es sich beim Honorar des Masseurs um Einzel- oder Gemeinkosten?***

4. ***Ein Sport- und Fitnesscenter hat im Rahmen der Kostenrechnung im letzten Halbjahr für den Bereich „Kurse" Einzelkosten in Höhe von 20.000,00 € ermittelt. Die Gemeinkosten der Kostenstelle „Kurse" betragen laut BAB 60.000,00 €. Berechnen Sie den Gemeinkostenzuschlagssatz.***

Die Verkaufskalkulation

Mithilfe der ermittelten Gemeinkostenzuschlagssätze kann nun der Preis einer Dienstleistung oder eines Produktes mittels der Verkaufskalkulation berechnet werden. Das verwendbare Kalkulationsschema sieht auf den ersten Blick dem der Handelskalkulation sehr ähnlich (siehe Schema der Handelskalkulation auf S. 189):

Einzelkosten
+ Gemeinkostenzuschläge (%)
= **Selbstkosten**
+ Gewinnzuschlag (%)
= **Barverkaufspreis**
+ Kundenskonto (%)
= **Zielverkaufspreis**
+ Kundenrabatt (%)
= **Listenverkaufspreis (netto)**

Beispiel:

Ein Spa-Hotel hat mittels der Kosten- und Leistungsrechnung für den Bereich Wellness einen Gemeinkostenzuschlagssatz von 54,40 % ermittelt (siehe vorangegangenes Beispiel). Im Wellnessbereich des Hotels werden u. a. Massagen angeboten. Für die „Hot-Stone-Massage" wird bei Bedarf ein Masseur auf Honorarbasis vom Hotel gebucht und bezahlt. Das Honorar beträgt pro Massage 30,00 € (Einzelkosten). Die Geschäftsführung des Hotels hat für den Wellnessbereich einen Gewinnzuschlag von 20 % festgelegt. Rabatte und Skonti werden nicht gewährt.
Es errechnen sich daher Selbstkosten von 30,00 € + 16,23 € = 46,23 €. Durch Addition des Gewinnzuschlages in Höhe von 9,26 € ergibt sich ein kalkulierter Preis von 55,58 €.

Aufgaben

1. ***Laut Betriebsabrechnungsbogen des Golf- und Wellnessresorts weist die Kostenstelle „Restaurant" Gemeinkosten in Höhe von 80.000,00 € aus. Die gesamten Einzelkosten der Kostenstelle betrugen im Abrechnungszeitraum 50.000,00 €.***
   Für ein Drei-Gänge-Menü, das im Restaurant angeboten wird, sind Einzelkosten in Höhe von 30,00 € angefallen.
   Das Unternehmen rechnet mit einem Gewinnzuschlag für das Restaurant in Höhe von 30 %.
   a. *Berechnen Sie den Gemeinkostenzuschlagssatz für die Kostenstelle „Restaurant".*
   b. *Ermitteln Sie die Selbstkosten für das Drei-Gänge-Menü.*
   c. *Ermitteln Sie den Barverkaufspreis für das Drei-Gänge-Menü.*
   d. *Für eine Hochzeitsgesellschaft wird das Drei-Gänge-Menü ebenfalls angeboten. Insgesamt werden 50 Gäste erwartet. Das Brautpaar erhält einen Mengenrabatt von 10 %. Ein Skonto wird nicht gewährt. Berechnen Sie den Listenverkaufspreis für 50 Menüs.*

2. Ein Sport- und Fitnesscenter hat im Rahmen der Kostenrechnung im letzten Halbjahr für den Bereich „Kurse" Einzelkosten in Höhe von 20.000,00 € ermittelt. Die Gemeinkosten der Kostenstelle „Kurse" betragen laut BAB 60.000,00 €.

a. Berechnen Sie den Gemeinkostenzuschlagssatz.

b. Für einen 10-stündigen Kurs werden Einzelkosten in Höhe von 300,00 € berechnet. Berechnen Sie die Selbstkosten des Kurses.

c. Berechnen Sie den Barverkaufspreis für den 10-stündigen Kurs, wenn mit einem Gewinnzuschlag von 25 % gerechnet wird.

d. Für den Kurs wird mit 20 Teilnehmern gerechnet. Berechnen Sie auf Basis des Barverkaufspreises den Preis pro Teilnehmer.

2.2.4 Vorkalkulation und Nachkalkulation unterscheiden

Um über die kostenmäßige Durchführbarkeit einer Dienstleistung entscheiden zu können, müssen deren wahrscheinliche Selbstkosten im Rahmen einer Vorkalkulation errechnet werden. Die Selbstkosten der Vorkalkulation müssen nach der Durchführung mit den tatsächlich angefallenen Istkosten verglichen werden. Dies ist Aufgabe der Nachkalkulation.
Die Vorkalkulation arbeitet mit sogenannten Normalkostenzuschlagssätzen. Um Schwankungen in der Kalkulation – und somit eine Fehlkalkulation – zu vermeiden, werden Durchschnittswerte der letzten Abrechnungsperioden gebildet.

Beispiel:
Die Gemeinkostenzuschlagssätze einer Fitnesskette für Speisen und Getränke betrugen in den Monaten Februar bis Juli 25 %, 30 %, 27 %, 28 %, 33 % und 22 %. Für die Vorkalkulation wird ein Normalkostenzuschlag von 27,5 % ermittelt (Summe der sechs Istzuschlagssätze dividiert durch sechs).

Im Rahmen der Nachkalkulation müssen die Normalkosten mit den Istkosten verglichen werden. Nur so können eventuelle Fehler in der Vorkalkulation erkannt und geklärt werden. Sind die Normalkosten höher als die Istkosten, liegt eine Kostenüberdeckung vor. Sind die Normalkosten niedriger als die Istkosten, liegt eine Kostenunterdeckung vor.

Beispiel:
Eine Fitnesskette kalkuliert für Speisen und Getränke innerhalb der Vorkalkulation mit einem Normalkostenzuschlagssatz von 27,5 %.
Für eine kleine Familienfeier, die im Bistro der Fitnesskette stattfand, wurden eine Vorkalkulation und eine Nachkalkulation durchgeführt:

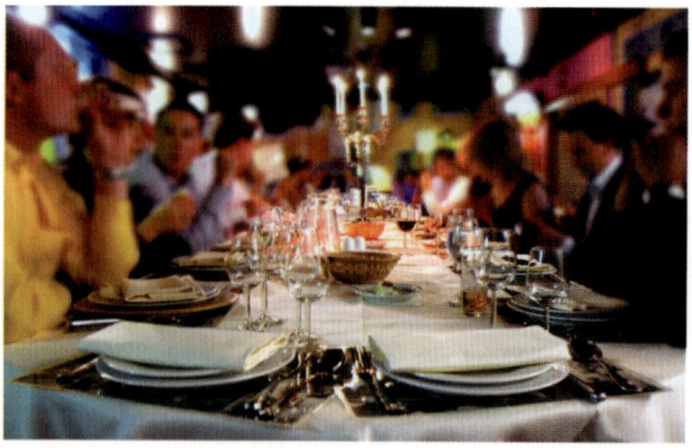

Vorkalkulation (auf Basis von Normalkosten)		Nachkalkulation (auf Basis von Istkosten)	
Einzelkosten	500,00 €	Einzelkosten	510,00 €
Zuschlag (27,5 %)	137,50 €	Zuschlag (23 %)	117,30 €
Selbstkosten	637,50 €	Selbstkosten	627,30 €

Sowohl bei den Einzelkosten als auch beim Gemeinkostenzuschlag werden Abweichungen deutlich.

Aufgaben

1. ***Erklären Sie den Begriff Normalkosten.***
2. ***Erklären Sie den Begriff Istkosten.***
3. ***Welchen Einfluss hat die Einkaufskalkulation auf die Vorkalkulation?***
4. ***Welcher Unterschied besteht zwischen einer Kostenüberdeckung und einer Kostenunterdeckung?***
5. ***Welche Faktoren können zu einer Kostenunterdeckung führen?***
6. ***Welche Faktoren können zu einer Kostenüberdeckung führen?***

Zusammenfassung

Kriterien zur Bildung von Kostenstellen		
Kostenstelle (Definition)	Kostenstelle (Aufgabe)	Betriebsabrechnungsbogen (BAB)
Eine Kostenstelle ist der Ort der Kostenentstehung und Leistungserbringung.	**verursachungsgerechte Erfassung der Gemeinkosten**	**verursachungsgerechte Verteilung der Gemeinkosten**

- Innerhalb der Hauptkostenstellen werden i. d. R. die Dienstleistungen/Produkte erstellt.
- Allgemeine Kostenstellen sind für das gesamte Unternehmen tätig. Sie sind nicht direkt an der Herstellung des Kostenträgers beteiligt. Die Gemeinkosten der allgemeinen Kostenstellen werden auf die restlichen Kostenstellen verursachungsgerecht verteilt.
- Hilfskostenstellen sind für Teilbereiche des Unternehmens tätig. Die Gemeinkosten werden auf die Hauptkostenstellen verteilt.
- Mithilfe der Kostenstellenrechnung wird ein Gemeinkostenzuschlagssatz ermittelt:

$$\text{Gemeinkostenzuschlagssatz} = \frac{\text{Kostenstellengemeinkosten} \cdot 100}{\text{Einzelkosten}}$$

- Durch einen Gemeinkostenzuschlag auf die Einzelkosten werden die Selbstkosten der Kostenträger ermittelt.

3 Die Deckungsbeitragsrechnung auf marktorientierte Entscheidungen anwenden

Die Kalkulation mit Einzel- und Gemeinkosten (Vollkostenrechnung) ist langfristig eine notwendige Grundlage zur Kostenkontrolle und für die Betriebsergebnisrechnung. Für kurzfristige, marktorientierte Entscheidungen ist die Vollkostenrechnung weniger geeignet.
Die Kostenrechnung ermittelt die Kosten, die in einem Betrieb angefallen sind. Die Kosten bilden die Grundlage für die Kalkulation und bestimmen den Preis der Erzeugnisse.

3.1 Schwächen der Vollkostenrechnung

Entscheidend für den Erfolg eines Unternehmens sind jedoch nicht die Kosten, sondern der Marktpreis. Der Marktpreis bildet die Grundlage für den Erfolg eines Erzeugnisses und legt letztendlich den Gewinn (nach Abzug der Kosten) fest. Gerade bei der Miteinbeziehung des Marktpreises in die unternehmerischen Entscheidungen kann die Vollkostenrechnung zu falschen Entscheidungen führen.

Beispiel:
Ein Fitnesscenter hat innerhalb der Kosten- und Leistungsrechnung eine Nachkalkulation durchgeführt. Den ermittelten Selbstkosten der drei Kostenbereiche wurden die entsprechenden Erlöse (Mitgliederbeiträge, Kursgebühren, Rechnungen für Speisen und Getränke etc.) gegenübergestellt:

Nachkalkulation eines Fitnesscenters			
Gesamtkosten:	139.560,00		
Kalkulation	**Fitness**	**Wellness**	**Restaurant**
Einzelkosten	20.000,00 €	30.000,00 €	50.000,00 €
Gemeinkosten	8.200,00 €	11.760,00 €	19.600,00 €
Selbstkosten	**28.200,00 €**	**41.760,00 €**	**69.600,00 €**
Umsatzerlöse	60.000,00 €	38.000,00 €	95.000,00 €
Ergebnis:	**31.800,00 €**	**–3.760,00 €**	**25.400,00 €**
Umsatzerlöse gesamt:	**193.000,00**		
Selbstkosten gesamt:	**139.560,00**		
Betriebsergebnis:	**53.440,00**		

Das Betriebsergebnis im Abrechnungszeitraum beträgt 53.440,00 €. Allerdings hat der Wellnessbereich einen Verlust erwirtschaftet.
Die Geschäftsleitung des Fitnesscenters beschließt daraufhin, zukünftig keine Wellnessangebote mehr zu unterbreiten und diesen Unternehmensbereich stillzulegen. Dadurch wird zukünftig ein höheres Betriebsergebnis erwartet.

Die Nachkalkulation des nächsten Abrechnungszeitraumes ergibt nun folgende Daten:

Nachkalkulation eines Fitnesscenters (nach Einstellung des Wellnessbereichs)			
Gesamtkosten:	**108.902,50**		
Kalkulation	**Fitness**	**Wellness**	**Restaurant**
Einzelkosten	20.000,00 €		50.000,00 €
Gemeinkostenzuschlag	11.432,50 €		27.470,00 €
Selbstkosten	**31.432,50 €**		**77.470,00 €**
Umsatzerlöse	60.000,00 €		95.000,00 €
Ergebnis:	**28.567,50 €**		**17.530,00 €**
Umsatzerlöse gesamt:	**155.000,00**		**v**
Selbstkosten gesamt:	**108.902,50**		
Betriebsergebnis:	**46.097,50**		

Trotz der Einstellung des Wellnessbereichs ist das Betriebsergebnis nicht wie erwartet gestiegen, sondern um weitere 7.342,50 € gesunken.

Merksatz

Eine ausschließliche Betrachtung der Einzel- und Gemeinkosten durch die Vollkostenrechnung kann zu falschen Entscheidungen führen.
Für kurzfristige, marktorientierte Entscheidungen muss zusätzlich die Teilkostenrechnung genutzt werden. Innerhalb der Teilkostenrechnung werden die Kosten in Fixkosten und variable Kosten untergliedert.

Was die Geschäftsführung des Fitnesscenters aus obigem Beispiel nicht bedacht hat, ist der Anteil der Fixkosten in den Kosten des Bereichs „Wellness". Die Vollkostenrechnung muss zwar langfristig durchgeführt werden, um die Wirtschaftlichkeit des Betriebes zu kontrollieren. Bei der kurzfristigen Betrachtung reicht sie jedoch nicht immer aus. Hier setzt die Teilkostenrechnung an. Die Teilkostenrechnung teilt die Gesamtkosten in Fixkosten und variable Kosten auf (siehe Kapitel 1.1).

Die Fixkosten (Kosten der Betriebsbereitschaft) fallen auch an, wenn das Produkt oder die Dienstleistung eingestellt wird.

Beispiel:
Der Bereich Wellness aus obigem Beispiel enthält folgende Teilkosten:

Fixkosten	*7.342,50 €*
variable Kosten	*34.417,50 €*
Gesamtkosten	*41.760,00 €*

Die variablen Kosten fallen nach der Stilllegung des Wellnessbereichs nicht mehr an.
Der Fixkostenanteil verteilt sich jedoch auf die beiden anderen Bereiche des Fitnesscenters.

Solange ein Produkt oder eine Dienstleistung einen Teil der Fixkosten deckt, wird dieses/diese bei kurzfristigen Betrachtungen weiter angeboten (Teilkostenbetrachtung).

Aufgaben

1. ***Arbeiten Sie gegebenenfalls zunächst noch mal die Kapitel 1.1.2 und/oder 1.1.3 des vorliegenden Lernfelds durch.***
2. ***Beschreiben Sie den Unterschied der Kostenaufteilung in der Vollkostenrechnung und der Teilkostenrechnung.***
3. ***Erklären Sie den Unterschied zwischen Fixkosten und variablen Kosten.***
4. ***Nennen und beschreiben Sie mindestens fünf Beispiele für variable Kosten in Ihrem Ausbildungsbetrieb.***
5. ***Nennen und beschreiben Sie mindestens fünf Beispiele für Fixkosten in Ihrem Ausbildungsbetrieb.***
6. ***Beschreiben Sie in eigenen Worten, warum die Vollkostenrechnung unter Umständen zu falschen Entscheidungen führen kann.***

3.2 Die Deckungsbeitragsrechnung anwenden

Die Teilkostenrechnung geht für kurzfristige Entscheidungen von einem sogenannten Deckungsbeitrag aus. Solange der Deckungsbeitrag positiv ist, wird ein Teil der Fixkosten gedeckt. Das Erzeugnis wird weiterhin gefertigt.

Der **Deckungsbeitrag** eines Produktes oder einer Dienstleistung berechnet sich wie folgt:

Deckungsbeitrag = Umsatzerlöse – variable Kosten
oder
Deckungsbeitrag pro Stück = Umsatzerlöse pro Stück – variable Kosten pro Stück

Beispiel:

Der Bereich „Wellness“ aus den vorangegangenen Beispielen erzielt folgenden Deckungsbeitrag:

	Umsatzerlöse	*38.000,00 €*
–	*variable Kosten*	*34.417,50 €*
	Deckungsbeitrag	*3.582,50 €*

Der Wellnessbereich deckt somit noch 3.582,50 € der Fixkosten des Fitnesscenters ab.

Solange ein Produkt einen positiven Deckungsbeitrag aufweist, trägt es einen Teil der Fixkosten. Es verbleibt daher im Angebot des Unternehmens. Mittel- und langfristig muss natürlich jedes Produkt seine gesamten Kosten – auch die in der Vollkostenrechnung ermittelten – decken.
Die kurzfristige, absolute Preisuntergrenze eines Produktes bilden die variablen Stückkosten. Sollten die Erlöse unter den variablen Kosten liegen, muss das Produkt eliminiert werden.

Beispiel:

Im Wellnessbereich eines Fitnesscenters werden fünf unterschiedliche Dienstleistungen angeboten. Insgesamt erwirtschaftete der Bereich einen Deckungsbeitrag in Höhe von 3.582,50 €.
Das Fitnesscenter untersucht die einzelnen Bereiche nun genauer, indem die Deckungsbeiträge pro Kunde (Stückdeckungsbeiträge) berechnet werden:

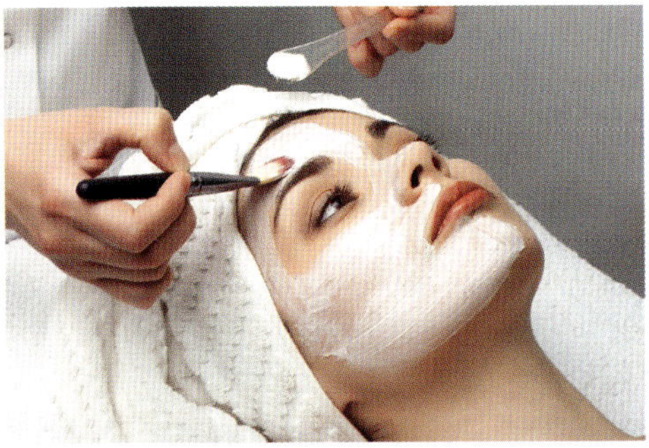

Deckungsbeiträge im Wellnessbereich

	Sauna	Solarium	Beauty	Massage	Peeling	Summe
Anzahl der Kunden	1.000	2.000	250	200	125	
Erlös je Kunde (in €)	9,50	4,00	30,00	45,00	32,00	
Umsatzerlöse (gesamt, in €)	9.500,00	8.000,00	7.500,00	9.000,00	4.000,00	38.000,00
variable Kosten (gesamt, in €)	9.000,00	6.417,50	6.500,00	8.000,00	4.500,00	34.417,50
Deckungsbeitrag (gesamt, in €)	500,00	1.582,50	1.000,00	1.000,00	– 500,00	3.582,50
Deckungsbeitrag je Kunde (in €)	0,50	0,79	4,00	5,00	– 4,00	

Im Bereich des Peelings ist der Deckungsbeitrag negativ. Greifen die in solchen Fällen die geeigneten Maßnahmen (Kostensenkung, Preiserhöhung etc.) nicht, sollte das Produkt aus dem Sortiment genommen werden.
Die Geschäftsleitung des Fitnesscenters entscheidet sich, den Bereich „Peeling" zukünftig nicht mehr anzubieten.

Die ausschließliche Betrachtung des Deckungsbeitrages kann unter Umständen ebenso zu falschen Entscheidungen führen wie die ausschließliche Betrachtung der Vollkostenrechnung. Das Festhalten an Produkten mit einem positiven Stückdeckungsbeitrag ist immer dann sinnvoll, wenn durch das Produkt keine erzeugnisfixen Kosten entstehen. Erzeugnisfixe Kosten sind Fixkosten, die nur durch das betrachtete Produkt/die betrachtete Dienstleistung verursacht werden. Wird das Produkt oder die Dienstleistung nicht mehr angeboten, so sinken auch insgesamt die Fixkosten des Unternehmens.

Durch die Berücksichtigung der erzeugnisfixen Kosten wird der sogenannte Deckungsbeitrag II errechnet.

Auch für den Deckungsbeitrag II gilt die Positivannahme: Nur solange der Deckungsbeitrag II positiv ist, bleibt der Kostenträger im Produktionsprogramm, da er einen Teil der unternehmensfixen Kosten deckt.

Beispiel:
Im Wellnessbereich eines Fitnesscenters werden fünf unterschiedliche Dienstleistungen angeboten. Im Bereich der Dienstleistung „Sauna" fallen insgesamt monatliche Fixkosten in Höhe von 700,00 € (u. a. durch Abschreibungen auf die Saunalandschaft) an.
Für die Berechnung des Deckungsbeitrags II ergeben sich nun folgende Daten:

Deckungsbeiträge im Wellnessbereich					
	Sauna	Solarium	Beatuy	Massage	Summen
Anzahl der Kunden	1.000	2.000	250	200	
Erlös je Kunde (in €)	9,50	4,00	30,00	45,00	
Umsatzerlöse (gesamt, in €)	9.500,00	8.000,00	7.500,00	9.000,00	34.000,00
variable Kosten (gesamt, in €)	9.000,00	6.417,50	6.500,00	8.000,00	29.917,50
Deckungsbeitrag I (in €)	500,00	1.582,50	1.000,00	1.000,00	4.082,50
erzeugnisfixe Kosten (in €)	700,00	400,00	200,00	50,00	
Deckungsbeitrag (in €)	– 200,00	1.182,50	800,00	950,00	

Die Saunalandschaft des Fitnesscenters hat einen negativen Deckungsbeitrag II und sollte daher – aus kostenrechnerischer Sicht – aus dem Sortiment entfernt werden.

Für Betriebe der Sport- und Fitnessbranche ist es bei den Zusatzangeboten und auch bei der Anzahl der Mitgliedschaften immens wichtig zu wissen, wie viele Teilnehmer bzw. Mitglieder vorhanden sein müssen, damit die Kosten durch die Erlöse gedeckt werden. Den Punkt, an dem die Kosten durch eine bestimmte Anzahl gedeckt werden, nennt man Break-even-Punkt (auch: Gewinnschwelle, Break-even-Point, Break-even). Der Break-even-Punkt liegt dort, wo sich die Erlöskurve und die Kostenkurve schneiden. An diesem rechnerischen Punkt wird weder ein Gewinn noch ein Verlust erzielt.

Die Erlöskurve kann durch folgende Formel berechnet werden:

$$\text{Umsatzerlöse (gesamt)} = \text{Umsatzerlöse pro Stück} \cdot \text{Absatzmenge}$$
oder:
$$E_{(x)} = p \cdot x$$

Die Kostenkurve wird durch folgende Formel dargestellt:

$$\text{Gesamtkosten} = \text{variable Stückkosten} \cdot \text{Absatzmenge} + \text{Fixkosten}$$
oder:
$$K_{(x)} = k_v \cdot x + K_F$$

Wie beschrieben sind beim rechnerischen Break-even-Punkt die Kosten gleich den Erlösen. Setzt man die beiden Formeln gleich, erhält man durch einfaches Umstellen die Formel:

$$\text{Break-even-Punkt} = \frac{\text{Fixkosten}}{\text{Deckungsbeitrag pro Stück}}$$

Grafisch lässt sich der Break-even-Punkt folgendermaßen darstellen:

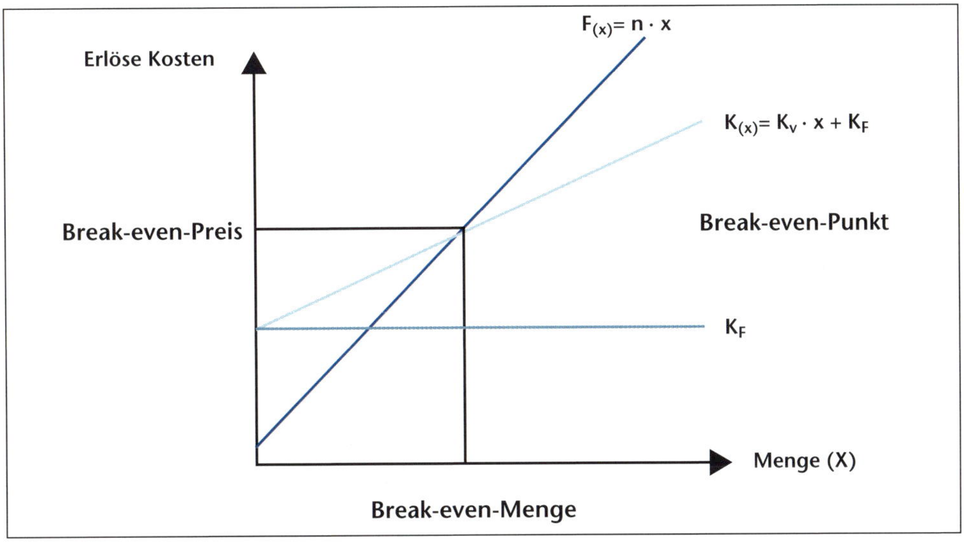

Beispiel:

Der aus Thüringen stammende Karl-Friedrich Herbst ist Einzelunternehmer. Er bietet bei Heimspielen des FC Bayern München vor dem Stadion „Original Thüringer Würstchen" an. An einem Spieltag werden durchschnittlich 1.000 Würstchen verkauft (siehe auch die Beispiele weiter oben).

Pro Spieltag fallen 1.200,00 € Fixkosten an. Die variablen Kosten pro Wurst betragen 1,60 €. Jede Wurst wird für 3,00 € verkauft.

Der Stückdeckungsbeitrag beträgt demnach: 3,00 € pro Stück – 1,60 € pro Stück = 1,40 € pro Stück.

Der Break-even-Punkt liegt rechnerisch also bei 1.200,00 € : 1,40 € pro Stück = 857,142857 Stück.

Herr Herbst erzielt Gewinn, wenn er 858 oder mehr Würstchen an dem Spieltag verkauft.

Aufgaben

1. ***Was versteht man unter einem Deckungsbeitrag?***
2. ***Wie wird der Deckungsbeitrag eines Produktes/einer Dienstleistung rechnerisch ermittelt?***
3. ***Was wird unter der absoluten Preisuntergrenze verstanden? Erklären Sie Ihre Aussage verständlich.***

4. ***Ein Fitnesscenter der Sport- und Fitnesskette FFP bietet im Kursbereich ständig fünf unterschiedliche Kurse an. Die Daten des letzten Monats sind in folgender Tabelle zusammengefasst:***

	Kurs 1	Kurs 2	Kurs 3	Kurs 4	Kurs 5
Anzahl der Kunden	50	60	70	70	90
Erlös je Kunde	60,00 €	40,00 €	50,00 €	20,00 €	90,00 €
variable Kosten (gesamt)	1.500,00 €	1.800,00 €	2.100,00 €	1.750,00 €	4.800,00 €

a. Berechnen Sie für die fünf Kurse die gesamten Umsatzerlöse.
b. Berechnen Sie den gesamten Deckungsbeitrag pro Kurs.
c. Berechnen Sie den Stückdeckungsbeitrag pro Kurs.
d. Interpretieren Sie Ihre Ergebnisse der Aufgaben a. bis c. aus Sicht der Fitnesskette FFP.

5. ***In einem Fertigungsbetrieb der Sport- und Fitnessbranche werden drei Produkte hergestellt. Die monatlichen Fixkosten betragen 30.000,00 €. Folgende Daten liegen zusätzlich vor:***

Erzeugnis	variable Stückkosten	Umsatzerlöse	Absatzmenge
1	30,00 €	50,00 €	2.000
2	60,00 €	70,00 €	1.000
3	50,00 €	51,00 €	2.500

a. Ermitteln Sie die Deckungsbeiträge für die Erzeugnisse.
b. Ermitteln Sie die Gesamtkosten.
c. Ermitteln Sie das Betriebsergebnis für die Abrechnungsperiode.

6. ***In einem Fertigungsbetrieb der Sport- und Fitnessbranche werden drei Produkte hergestellt. Die Fixkosten betragen insgesamt 930.000,00 €. Die erzeugnisfixen Kosten für Erzeugnis 1 liegen bei 150.000,00 €, für Erzeugnis 2 bei 200.000,00 € und für Erzeugnis 3 bei 180.000,00 €. Folgende Daten liegen Ihnen zusätzlich vor:***

Erzeugnis	variable Stückkosten	Umsatzerlöse	Absatzmenge
1	20,00 €	35,00 €	10.000
2	40,00 €	60,00 €	35.000
3	50,00 €	70,00 €	22.000

a. Ermitteln Sie die Gesamtkosten.
b. Ermitteln Sie die Deckungsbeiträge I pro Stück.
c. Ermitteln Sie die Stückdeckungsbeiträge II.
d. Ermitteln Sie das Betriebsergebnis.
e. Erläutern Sie anhand des Erzeugnisses 1 die absolute Preisuntergrenze.

7. ***Was versteht man unter einem Break-even-Punkt?***

8. ***Wie wird der Break-even-Punkt berechnet?***

9. ***Für ein Produkt fallen Fixkosten in Höhe von 20.000,00 € an. Die variablen Stückkosten betragen 18,00 €. Berechnen Sie den Break-even-Punkt bei einem Verkaufspreis von:***
   a. 20,00 €
   b. 22,00 €
   c. 25,00 €

Zusammenfassung

Die Deckungsbeitragsrechnung			
Vollkostenrechnung	**Teilkostenrechnung**	**Deckungsbeitrag**	**Break-even-Punkt (BEP)**
Einteilung der Kosten in Einzel- und Gemeinkosten	Einteilung der Kosten in fixe und variable Kosten	Deckungsbeitrag = Umsatzerlöse – variable Kosten	BEP = Fixkosten : variable Stückkosten

- Die Vollkostenrechnung kann bei kurzfristigen, marktorientierten Entscheidungen zu Fehlern führen, da die anteiligen Fixkosten, die ein Kostenträger erwirtschaftet, nicht berücksichtigt werden.
- Innerhalb der Teilkostenrechnung kann ein Deckungsbeitrag berechnet werden. Ein positiver Deckungsbeitrag trägt einen Teil der Fixkosten des Unternehmens.
- Der Deckungsbeitrag I betrachtet die variablen Stückkosten, der Deckungsbeitrag II rechnet zusätzlich die erzeugnisfixen Kosten ein.
- Die variablen Kosten eines Produktes oder einer Dienstleistung stellen die kurzfristige, absolute Preisuntergrenze dar.
- Beim rechnerischen Break-even-Punkt sind die Kosten gleich den Erlösen. Die Gewinnschwellenmenge gibt an, ab wie vielen verkauften Produkten oder Dienstleistungen Gewinne erzielt werden.

4 Die Kosten- und Leistungsrechnung als Grundlage des Controllings

Aufgaben des Controllers

Allgemeine Aufgaben des Controllers

Im Allgemeinen sind die Hauptaufgaben des Controllers die Planung, Steuerung und Kontrolle von Unternehmenszielen. Hierfür steht er als Berater für die Geschäftsleitung und Abteilungsleitungen zur Verfügung.

Die Beratungsfunktion für die Geschäftsleitung unterscheidet sich wesentlich von der der Abteilungsleitung. Der Geschäftsleitung steht er bei der Definition und Erreichung von Zielen zur Seite. Zudem erläutert er deren Erreichung bzw. Nichterreichung. In den Abteilungen unterstützt er die Leiter durch Vorschläge und Planungen für die Umsetzung von Unternehmenszielen.

Instrumentarium des Controllers
Um diese Aufgaben zu erfüllen, muss der Controller entsprechende Systeme und Analysen im Unternehmen nutzen, einführen und pflegen. Hierzu gehört die Pflege und Entwicklung eines Berichtswesens. Er muss zudem entsprechende Pläne und Analysen erarbeiten. Zu diesen Plänen und Analysen gehören z.B. Budgetpläne, Soll-Ist-Vergleiche, Deckungsbeitragsrechnungen oder die operative und strategische Planung. Um dies optimal zu gestalten, nutzt er Kennzahlensysteme, um Vergleichsmöglichkeiten zu finden.

Tägliche Aufgaben
Die Controller müssen in sehr starkem Kontakt mit dem Rechnungswesen des Unternehmens stehen. Er erstellt anhand von Plan- und Ist-Werten aus den einzelnen Abteilungen des Unternehmens und mithilfe geeigneter Software-Lösungen Soll-Ist-Auswertungen, Pläne und Szenarien.
Der Controller erstellt zudem Budgets, Wirtschaftlichkeitsberechnungen usw. Er übernimmt die Kostenstellen- und Kostenträgerrechnungen sowie in vielen Fällen auch Monats- und Jahresabschlussarbeiten. Weitere Tätigkeiten können die Optimierungen von Schnittstellen im Unternehmen sowie Entwicklung und Administration von Informationssystemen sein. Auch Investitionsrechnungen oder das Erstellen von Kennzahlensystemen für das Unternehmen gehören zu seinem Aufgabenbereich.

Aufgaben in Abhängigkeit der Größe des Betriebs
Je nach Größe unterscheidet sich das Aufgabenspektrum eines Controllers. In großen Unternehmen ist das Controlling häufig in verschiedene Bereiche unterteilt. Hierzu gehören z.B. das Marketingcontrolling, Innovationscontrolling oder das Finanzcontrolling. Hierdurch werden Controller für einen Unternehmensbereich spezialisiert und liefern ihre Werte an eine entsprechende, höher gelegte Controlling-Abteilung oder direkt an die Geschäftsleitung. In kleinen und mittleren Unternehmen werden häufig Controllingaufgaben von der Geschäftsleitung bzw. Mitarbeitern des Rechnungswesens übernommen oder das Unternehmen gibt die Aufgaben des Controllings an externe Beratungsunternehmen weiter. Zudem können Controller auch projektbezogen eingesetzt werden.

Quelle: Wildt, Alexander; Klempien, Dana: Aufgaben des Controllers. In: controllingportal.de, 04.04.2018. https://www.controllingportal.de/Fachinfo/Grundlagen/Aufgaben-des-Controllers.html [21.03.2019].

Aufgaben

1. ***Arbeiten Sie den Beitrag „Aufgaben des Controllers“ aufmerksam durch:***
   a. *Listen Sie die Begriffe aus dem Beitrag auf, die Sie in Lernfeld 11 hinsichtlich der Kosten- und Leistungsrechnung bereits kennengelernt haben.*
   b. *Listen Sie die Begriffe aus dem Beitrag auf, die Sie schon in Lernfeld 10 kennengelernt haben.*
   c. *Listen Sie die Begriffe aus dem Beitrag auf, die Sie bereits im ersten und zweiten Ausbildungsjahr kennengelernt haben.*
2. ***In Aufgabe 1 haben Sie festgestellt, dass viele Aufgaben des Controllings und eines Controllers bereits in Ihrer Ausbildung angesprochen wurden. Fassen Sie die Aufgaben eines Controllers in eigenen Worten kurz zusammen.***
3. ***Lesen Sie nochmals den Absatz „Instrumentarium des Controllers“ in obigem Beitrag, um einen Eindruck davon zu bekommen, was Sie in den folgenden Kapiteln erwartet.***

4.1 Planungs-, Analyse-, Steuerungs- und Kontrollfunktion des Controllings

In den Lernfeldern 1 bis 11 wurden bereits einige Instrumente und Funktionen des Controllings thematisiert. Obwohl der Begriff Controlling bisher selten verwendet wurde, sind schon eine Vielzahl der Aufgabengebiete eines Controllers angesprochen worden.

Einige Controlling-Aufgaben, -Bereiche und -Funktionen, die bereits bekannt sind

- In Lernfeld 1 wurde das Zielsystem von Unternehmen dargestellt. Ein Controller ist am Zielbildungsprozess beteiligt.
- Im Lernfeld 3 wurden der Jahresabschluss und dessen Auswertung thematisiert. Bilanzen sowie Gewinn- und Verlustkonten zu analysieren und zu bewerten, gehört zum Aufgabengebiet des Controllers.
- In den beiden zuvor genannten Lernfeldern wurden auch Kennzahlen angesprochen, z. B. die Umsatz- und Eigenkapitalrentabilität und Liquiditätskennzahlen. Die Berechnung und Analyse von Kennzahlen gehört zum Controlling.
- In Lernfeld 4 wurde die Portfolio-Analyse der Boston Consulting Group ausgeführt. Die Anwendung solcher Analyseinstrumente gehört zum Alltag eines Controllers.
- Aus Lernfeld 10 ist bekannt, dass ein Controller klassischerweise an den Entscheidungsvorbereitungen eines Unternehmens beteiligt ist, da er Daten auswertet und analysiert.
- Die Daten zur Überwachung und Analyse der Kosten, die in Lernfeld 11 dargestellt werden, nutzt das Controlling ebenfalls.

Bei dieser Auflistung handelt es sich nur um einen Teil des Wissens, das in Bezug auf das Controlling schon vermittelt wurde.

Was ist Controlling?

[...] „To control" oder „Controlling" kommt aus dem amerikanischen Sprachgebrauch und bedeutet sinngemäß Beherrschung, Lenkung und Steuerung eines Vorganges. Dies hat selbstverständlich Einwirkungen auf Vorgang und eingeschlagenen Kurs. Es müssen also genaue Ziele festgelegt worden sein, die in der operativen und der daraus abgeleiteten taktischen Planung ihren Niederschlag finden. Mit der Kontrolle der Planabweichungen durch Ermittlung und Analyse schafft man die Grundlage für nunmehr zu treffende Entscheidungen über einzuleitende Korrekturmaßnahmen.
Die sinngemäße Übersetzung beschreibt die Tätigkeiten des Controllings also nicht exakt genug, und somit darf „control" nicht einfach mit „Kontrolle" übersetzt werden. Im Gegensatz zum deutschen Sprachgebrauch bedeutet Controlling somit mehr als lediglich kontrollieren. [...]
Die Hauptmerkmale eines Controlling-Systems sind laut dieser Definition als Planung, Steuerung und Kontrolle zu verstehen. Als weitere Aufgabe des Controllings kann die Beschaffung und Interpretation von Informationen verstanden werden. [...]

Quelle: Binder, Ursula: Was ist Controlling? In: controllingportal.de, 04.04.2018. https://www.controllingportal.de/Fachinfo/Grundlagen/Was-ist-Controlling.html [21.03.2019].

Das Controlling hat die Aufgabe, die Unternehmensführung durch die Weiterentwicklung, Pflege und Koordination des Planungs-, Steuerungs- und Kontrollsystems des Unternehmens zu unterstützen. Nur mittels gleichzeitiger Erfüllung der Funktionen Planung, Analyse, Kontrolle und Steuerung kann das Controlling seinen Aufgaben gerecht werden. Die genannten Funktionen sind allerdings nicht klar voneinander zu trennen, sie greifen ineinander und die Grenzen sind fließend.

Planungs-, Analyse-, Steuerungs- und Kontrollfunktion des Controllings

Kontrollfunktion
- Zielabweichungen feststellen
- Zielabweichungen analysieren
- Fehlentwicklungen erkennen
- Frühwarnsystem entwickeln

Planungsfunktion
- zukünftige Entwicklung erkennen
- Chancen und Risiken feststellen
- Zielsysteme entwickeln
- operative und strategische Planung

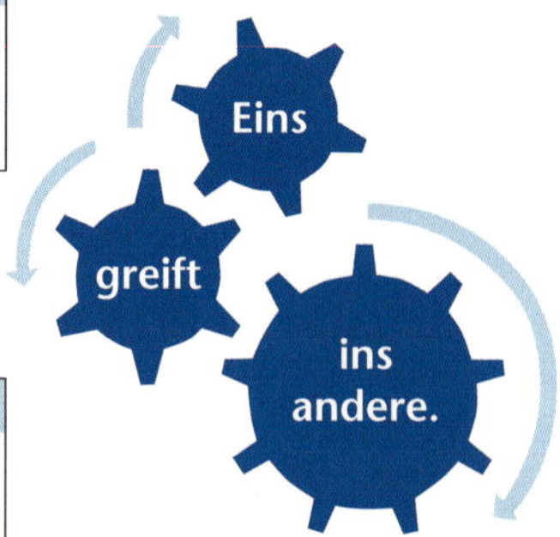

Steuerungsfunktion
- Maßnahmen zur Zieloptimierung ergreifen
- Maßnahmen zur Zieloptimierung koordinieren
- betriebliche Bereiche koordinieren

Analysefunktion
- geeignete Analyseinstrumente für das Unternehmen anwenden
- geeignete Analyseinstrumente auf das Marktgeschehen anwenden

Die nun folgende Darstellung der Funktionen des Controllings ist aus oben genannten Gründen mehr theoretischer als praktischer Natur, denn – wie schon erwähnt – eine klare Trennung der Funktionen des Controllings ist nicht möglich.

Die Kontrollfunktion

Grundsätzlich dient die Kontrollfunktion des Controllings der Kontrolle und Analyse des unternehmerischen Zielsystems. Die Erreichung sowohl kurzfristiger als auch strategischer Zielsetzungen muss regelmäßig überwacht werden. Die Begriffe Kontrolle und Analyse sind grundsätzlich nicht voneinander trennbar. Zur Kontrolle geplanter Daten/Ziele ist auch immer eine anschließende Analyse erforderlich.

Beispiel:
Die Fitnesskette FFP hat zu Jahresbeginn Ziele definiert. Eines der Ziele war die Steigerung der Mitgliederzahlen um 15 %. Zum Jahresende muss nun kontrolliert werden, ob das Ziel erreicht wurde. Wurde das Ziel verfehlt, muss analysiert werden, warum das Vorhaben scheiterte. Ist zu wenig Werbung geschaltet worden? Ist die Konjunktur rückläufig? Ist das Angebot nicht attraktiv genug? War die Zielsetzung zu hoch?
Wurde das Ziel erreicht oder überschritten, muss ebenfalls eine Analyse erfolgen. War das Marketing so erfolgreich oder ist ein großer Mitbewerber aus dem Markt ausgeschieden, sodass die Mitglieder einfach gewechselt sind?

Innerhalb des Controllings werden grundsätzlich zwei Bereiche der Kontrolltätigkeiten (d.h. Überprüfung und Analyse) unterschieden. Die **ergebnisorientierte Kontrolle** vergleicht und analysiert Plandaten (Zielvorgaben) und Istwerte (tatsächlich eingetretene Daten) im Hinblick auf Umsätze und Gewinn. Die **verfahrensorientierte** Kontrolle vergleicht und analysiert Unternehmensabläufe hinsichtlich Kosten und Effizienz.

Die Steuerungsfunktion

Der Controller hat alle Geschäftsprozesse des Unternehmens systematisch zu überwachen und Soll-Ist-Vergleiche aufzustellen. Dabei ist er verantwortlich für die strategische und die operative Kontrolle. Die Steuerungsfunktion ist von der Kontrollfunktion nicht loszulösen. Während die Kontrollfunktion vorwiegend vergangenheitsbezogen ist, sind Steuerungsaufgaben i. d. R. zukunftsorientiert.

Beispiel:

Die Fitnesskette FFP hat zu Jahresbeginn Ziele definiert. Eines der Ziele war die Steigerung der Mitgliederzahlen um 15 %. Zum Jahresende muss nun kontrolliert werden, ob das Ziel erreicht wurde. Wurde das Ziel verfehlt, muss analysiert werden, warum das Vorhaben scheiterte. Ist zu wenig Werbung geschaltet worden? Ist die Konjunktur rückläufig? Ist das Angebot nicht attraktiv genug? War die Zielsetzung zu hoch?

Nach der Analyse müssen bestimmte Maßnahmen entwickelt werden, damit das Ziel zukünftig erreicht werden kann.

Die Analysefunktion

Zur Kontrolle und Steuerung betrieblicher Zielsetzungen nutzt das Controlling eine Vielzahl von Analyseinstrumenten, um die unternehmerischen Ziele zu bewerten und das Marktgeschehen zu beobachten. Einige dieser Analyseinstrumente wurden bereits angesprochen, so bspw. die ABC-Analyse, die Portfolio-Analyse, der Soll-Ist-Vergleich innerhalb der Kalkulation und Kennzahlen der Bilanzanalyse. In den folgenden Ausführungen werden Sie noch einige zusätzliche Analyseinstrumente kennenlernen. Eine abschließende Darstellung aller Instrumente kann aufgrund ihrer Fülle im Rahmen des Buches nicht stattfinden. Im Internet lassen sich jederzeit zusätzliche Analysemethoden recherchieren.

Die Planungsfunktion

Mittels geeigneter Analyseinstrumente soll das Controlling zukünftige Entwicklungen des Marktes und des Unternehmens frühzeitig erkennen. Dadurch ist ein Controller auch unmittelbar an der Planung der zukünftigen Ausrichtung des Unternehmens beteiligt.

Aufgaben

1. ***Nennen Sie die vier Funktionen des Controllings.***
2. ***Welche dieser Funktionen werden in Ihrem Ausbildungsbetrieb umgesetzt? Nennen Sie Beispiele. Beschreiben Sie gegebenenfalls auch ansatzweise in Ihrem Ausbildungsbetrieb vorhandene Controlling-Funktionen.***
3. ***Beschreiben Sie in eigenen Worten die Kontrollfunktion eines Controllers.***
4. ***Erklären Sie in eigenen Worten den Unterschied zwischen der Kontrollfunktion und der Steuerungsfunktion. Gehen Sie in Ihrer Beschreibung zusätzlich darauf ein, warum die beiden Funktionen nicht klar trennbar sind.***
5. ***Beschreiben Sie kurz die Analysefunktion eines Controllers. Gehen Sie anschließend darauf ein, ob in Ihrem Ausbildungsbetrieb Analyseinstrumente genutzt werden.***
6. ***Welche Aufgabe hat die Planungsfunktion innerhalb des Controllings?***

4.2 Die Budgetierung als Planungsfunktion des Controllings

Im Lernfeld 8 (Sportliche und außersportliche Veranstaltungen organisieren) wurde bereits eine Budgetierung durchgeführt. Zur Erinnerung hier das Beispiel „Den Veranstaltungsetat planen“ aus Lernfeld 8:

Beispiel:
Die Basketballabteilung des SC Lüneburg ist Gastgeber für ein landesweites Basketballturnier.
Auf Grundlage der Planungsdaten der Kosten und der Einnahmen wird vor dem eigentlichen Beginn der Veranstaltung ein Etat (Budget) festgelegt. Das Budget wird für die Planung und Durchführung der Veranstaltung vom Veranstalter zur Verfügung gestellt und sollte nicht überschritten werden. Die Bereitstellung eines Budgets ist u. a. notwendig, da viele Ausgaben anfallen, bevor die eigentlichen Einnahmen aus der Veranstaltung erfolgen.
Da die eigene Sporthalle zu klein ist, muss eine geeignete Halle angemietet werden.

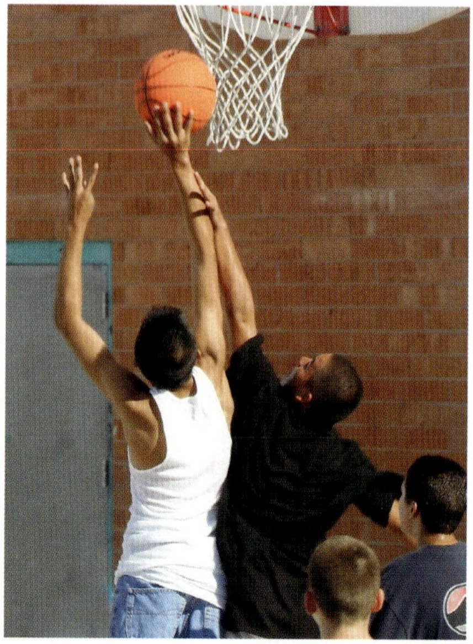

Die geplanten Kosten werden in folgender Tabelle aufgeführt:

Ausgaben			
1. Hallenkosten/Raummiete			
Grundmiete		800,00 €	
Nebenkosten Halle/Raum		**0,00 €**	
Parkdienst		100,00 €	
	Summe:		900,00 €
2. Personallohnkosten			
Organisationsteam		600,00 €	
Security		150,00 €	
Abendkasse		60,00 €	
	Summe:		810,00 €
3. Eintrittskarten			
Kartendruck		50,00 €	
	Summe:		50,00 €
4. Werbekosten			
Grafiker		250,00 €	
Anzeigen/Werbespots – Radio/TV		500,00 €	
Plakatdruck		200,00 €	
Plakataushang		50,00 €	
Handzetteldruck (Flyer)		80,00 €	
Handzettelverteilung		50,00 €	
	Summe:		1.130,00 €

Ausgaben	
5. Sonstige Kosten	
Versicherungen	120,00 €
Büro/Infrastruktur/Material	90,00 €
Verpflegung (Personal)	150,00 €
Licht – Miete	200,00 €
Zumiete von techn. Equipment	250,00 €
Sanitär	100,00 €
GEMA	80,00 €
Ausgaben Total	**2.890,00 €**

Auf Grundlage der Kostenaufstellung stellt der SC Lüneburg einen Etat von 2.900,00 € bereit, um die Veranstaltung zu planen und durchzuführen.
Aus Eintrittsgeldern der Veranstaltung werden ca. 2.000,00 € erwartet. Zwei Sponsoren sind bereit, jeweils 500,00 € zur Verfügung zu stellen.

Ein Budget für eine Veranstaltung oder ein Projekt zu erstellen und einzuhalten, ist vergleichsweise einfach. Die Kosten können im Vorfeld geplant werden. Die erwarteten Einnahmen sind ebenfalls planbar. Natürlich existieren immer Unsicherheiten, da die Budgetierung zukunftsorientiert ist.

Budgetierungen innerhalb eines Unternehmens haben weiterreichende Folgen für die Unternehmensbereiche.

Die Bedeutsamkeit der Planungsfunktion innerhalb des Controllings wurde schon angesprochen. Die Planung ist zukunftsorientiert und lenkt das unternehmerische Handeln. Wird eine Planung in finanziellen Mitteln (also in Euro) formuliert und werden diese verbindlich als Zielgröße vorgegeben, handelt es sich um ein Budget.

Die Begriffe „Budget" (häufig auch Etat, Finanzplan, Haushaltsplan) und „Budgetierung" tauchen auch in den Medien auf. In der Politik hört man bspw. von einem „Etat für Bildung", im deutschen Gesundheitswesen unterlagen die Ärzte bei gesetzlich versicherten Patienten lange Jahre einer Budgetierung und die Filmindustrie spricht von Low-Budget-Filmen.

In der Literatur und in der Praxis lässt sich dabei immer wieder feststellen, dass der Begriff des „Budgets" unterschiedlich interpretiert wird. Teilweise wird das Budget – angelehnt an den Budgetbegriff in der öffentlichen Verwaltung – als reine Gegenüberstellung von Einnahmen und Ausgaben interpretiert, teilweise wird mit der Budgetierung die Planung eines Unternehmens bezeichnet.

Definition

Zitate zum Begriff „Budget“

Das Budget ist der wertmäßig formulierte Gesamtplan aller erwarteten Einnahmen und Ausgaben.

Quelle: Budget – Was ist das Budget? In: https://debitoor.de/lexikon/budget [05.11.2018].

Budget ist ein Wertgrößenplan, der für eine künftige Periode vorgegeben wird und einen gewissen Verbindlichkeitscharakter aufweist. Dabei kann es sich sowohl um einen Gesamtplan als auch um einen Teilplan handeln.

Quelle: Budget. In: https://www.akademie-herkert.de/glossar/budget [05.11.2018].

Rangnick hadert mit Schalkes Budget!
Ralf Rangnick würde gerne Spieler verpflichten, doch Schalke 04 kann kaum Geld ausgeben.

Quelle: Selldorf, Philipp: Rangnick hadert mit Schalkes Budget. In: sueddeutsche.de vom 11.07.2011. https://www.sueddeutsche.de/sport/bundesliga-schalke-rangnick-hadert-mit-schalkes-budget-1.1118948 [18.03.2019].

FIT FOR FUN besuchte eine Fitness-„Fabrik“ und erlebte die Low-Budget-Bodywelt.

Becker, Stefan: Was taugt ein Billig-Studio? In: https://www.fitforfun.de/sport/fitness-studio/fit-for-fun-check_aid_5104.html [18.03.2019].

In vielen Unternehmen hat die Budgetierung in den letzten Jahren stark zugenommen. Ein Budget kann in solchen Unternehmen das Kernstück der betrieblichen Planungsrechnung darstellen. In der Regel umfasst eine Budgetierung dabei die Aufstellung sämtlicher für einen Zeitraum zu erwartenden Einnahmen und Ausgaben zur Ermittlung des Kapitalbedarfs. Die Aufstellung und Kontrolle eines Budgets nimmt einen großen Teil der Arbeitszeit des Controllings in Anspruch.

Im Vordergrund der Budgetierung innerhalb von Unternehmen stehen überwiegend die Kostenbudgets. Kostenbudgets geben einen Kostenrahmen vor, der nicht überschritten werden soll. Die betroffenen Mitarbeiter in den budgetierten Abteilungen/Kostenstellen sind an die vorgegebenen Kosten gebunden und dafür verantwortlich, diese einzuhalten. Um dieser Budgetverantwortung gerecht zu werden, sollte der Verantwortungsträger auch Entscheidungskompetenz besitzen.

Eine Budgetierung stößt immer dann auf Schwierigkeiten, wenn der Prozess und das Ergebnis einer Leistung schwer bestimmbar sind. Wie bereits aus der Kostenrechnung bekannt ist, treten diese Schwierigkeiten regelmäßig bei der Zurechnung der Gemeinkosten für die einzelnen Bereiche auf.

Zur Erstellung von Budgets wird innerhalb des Controllings die sogenannte Gemeinkostenwertanalyse genutzt. In Zusammenarbeit mit den Kostenstellenleitern des Unternehmens werden die Gemeinkosten untersucht und sollen durch Zielvorgaben (Budgetierung) zur Kostensenkung reduziert werden.

Gemeinkostenwertanalyse

Die Wertanalyse im Allgemeinen beschreibt einen Vorgang der Planung und Analyse mit dem Ziel, ein Produkt oder eine Leistung zu möglichst geringen Kosten herzustellen, ohne dabei Einbußen an Qualität und Funktionalität zu verzeichnen. Solche Analysen sind grundsätzlich auf viele Unternehmensbereiche anwendbar und werden besonders häufig zur Betrachtung der Gemeinkosten herangezogen, da sich gerade auf diesem Gebiet oft Potenziale zur Kostenreduktion ergeben.

Gemeinkosten zeichnen sich dadurch aus, dass sie einem Kostenträger nicht direkt zugerechnet werden können. Dies betrifft häufig Kosten der Verwaltung und Administration, da diese nur indirekt am Produktionsprozess beteiligt sind. Dennoch fallen sie im Vergleich zu den insgesamt auftretenden Kosten eines Unternehmens relativ hoch aus. An dieser Stelle soll die Gemeinkostenwertanalyse ansetzen und zur Kostenreduktion beitragen.

Die Gemeinkostenwertanalyse durchläuft die drei Phasen der Vorbereitung, Analyse und Realisation. Versucht wird dabei, durch Substitution bzw. Streichen überflüssiger Kosten das Verhältnis von Kosten und Nutzen zu optimieren. Es werden Zielvereinbarungen formuliert, wobei diese oft besonders ambitioniert ausfallen (sollen), um den Anreiz und die Motivation zu steigern. Angestrebte Kosteneinsparungen von 30–40 % sind daher die Regel. Und in der Tat trägt das Durchführen einer Gemeinkostenwertanalyse zur Reduktion der Gemeinkosten von durchschnittlich 15–20 % bei.

In der eigentlichen Analysephase werden folgende Aufgaben erledigt:
- Erfassung der erstellten Leistungen (Istzustand)
- Schätzung der Kosten pro Leistung
- Gegenüberstellung von Kosten und Nutzen
- bei schlechtem Kosten-Nutzen-Verhältnis → Ideen und Strategien der Einsparung
- Prüfung der Realisierbarkeit
- Dokumentation und Weitergabe an das Management

Die Phase der Realisation kann unter Umständen lange andauern, wenn z.B. zu hohe Personalkosten festgestellt werden. Diese Position zu reduzieren, ist auch rechtlich nicht kurzfristig umzusetzen. Dennoch erscheinen solche Analysen sinnvoll, da mit ihrer Hilfe überflüssige, ineffiziente Tätigkeiten oder Schwachstellen ermittelt werden können, deren Beseitigung das Herstellen von Produkten oder Leistungen zu günstigeren Konditionen ermöglicht. Dadurch wird eine verbesserte Transparenz geschaffen.

Quelle: Gemeinkostenwertanalyse. In: controllingportal.de, 04.04.2018. https://www.controllingportal.de/Fachinfo/Grundlagen/Gemeinkostenwertanalyse.html [18.03.2019].

Die Grundlage der Budgetierung bilden die Kostenrechnung und die Finanzwirtschaft (Finanzplan). Dabei werden die Daten mithilfe der EDV neu sortiert. Handlungsalternativen können anhand von Simulationen aufgezeigt und quantitativ besser vorhergesagt werden.

Die Überwachung der Einhaltung von Budgets ist Gegenstand der Budgetkontrolle. Mithilfe von Soll-Ist-Vergleichen werden Abweichungen festgestellt und den Verantwortlichen aufgezeigt. Um Abweichungen zu analysieren, werden die Methoden der Plankostenrechnung herangezogen (Beschäftigungsabweichung, Verbrauchsabweichung).

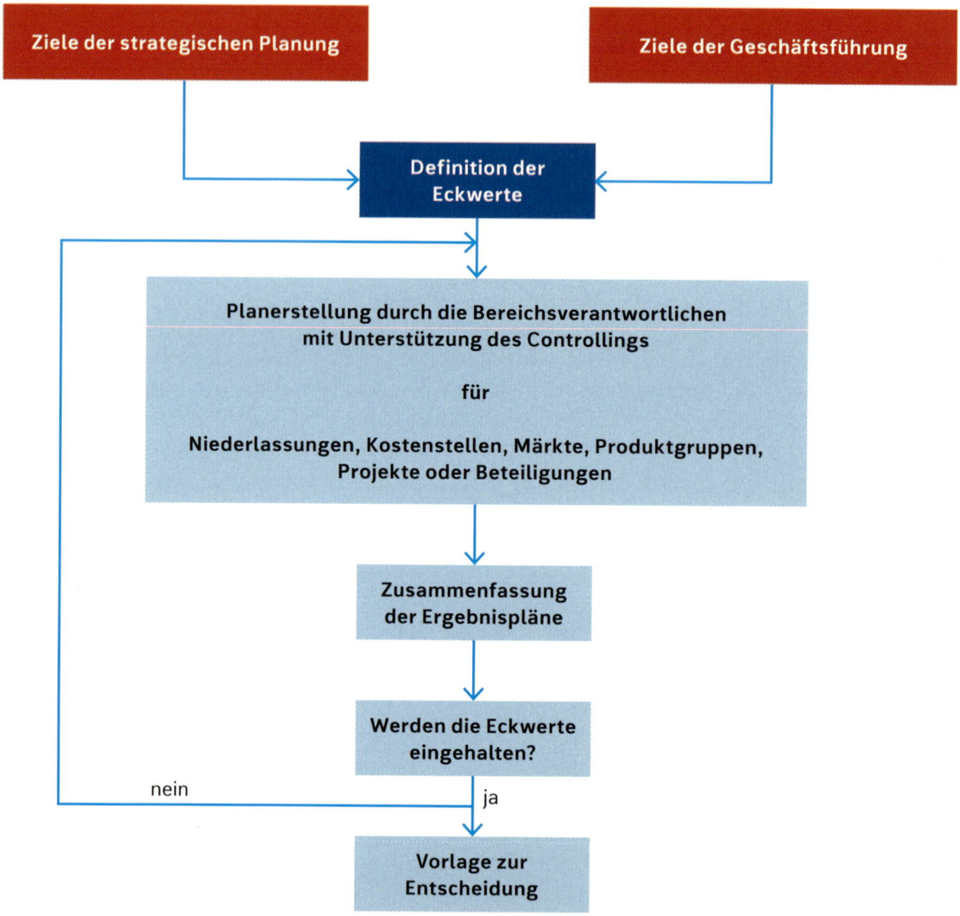

Aufgaben

1. ***Eines der oben angeführten Zitate lautet: „Das Budget ist der wertmäßig formulierte Gesamtplan aller erwarteten Einnahmen und Ausgaben."***
   a. *Müssen Sie privat Ihre Einnahmen und Ausgaben planen (budgetieren)? Erklären Sie Ihre Antwort kurz.*
   b. *Können Sie als potenzieller Controller Einsparpotenziale bei Ihren Ausgaben entdecken? Nennen Sie Beispiele.*
   c. *Fußballvereine der Bundesliga erstellen regelmäßig ein Budget (einen Etat) für die kommende Saison. Die Medien berichten ausführlich darüber. Wie setzt sich das Budget eines Bundesligaclubs zusammen?*

2. ***Arbeiten Sie den Beitrag des „Controlling-Portals" zur Gemeinkostenwertanalyse durch:***
   a. *Welches Ziel hat eine Wertanalyse im Allgemeinen?*
   b. *Was sind Gemeinkosten? Nennen Sie auch Beispiele aus Ihrem Ausbildungsbetrieb.*
   c. *In welche Phasen wird eine Gemeinkostenwertanalyse eingeteilt? Nennen Sie die Phasen und erklären Sie diese mit eigenen Worten.*
   d. *Welche Aufgaben sind in der Analysephase zu erledigen? Welche Mitarbeiter sollten an der Erfüllung dieser Aufgaben beteiligt werden?*
   e. *Warum kann die Realisationsphase sehr lange dauern?*

4.3 Ausgewählte Kosten- und Erfolgskennzahlen berechnen und bewerten

Wie bereits erläutert, muss das Controlling zur Erfüllung seiner Aufgaben möglichst auf alle Daten eines Unternehmens zurückgreifen. Daten erhält der Controller u. a. aus der Geschäftsbuchführung (z. B. der Bilanz und dem Gewinn- und Verlustkonto) und der Kosten- und Leistungsrechnung. Zur Analyse des Unternehmens sollten möglichst viele Kennzahlen berechnet und – noch wichtiger – ausgewertet werden. Die reine Betrachtung weniger Zahlen und Daten kann ansonsten zu falschen Aussagen führen.

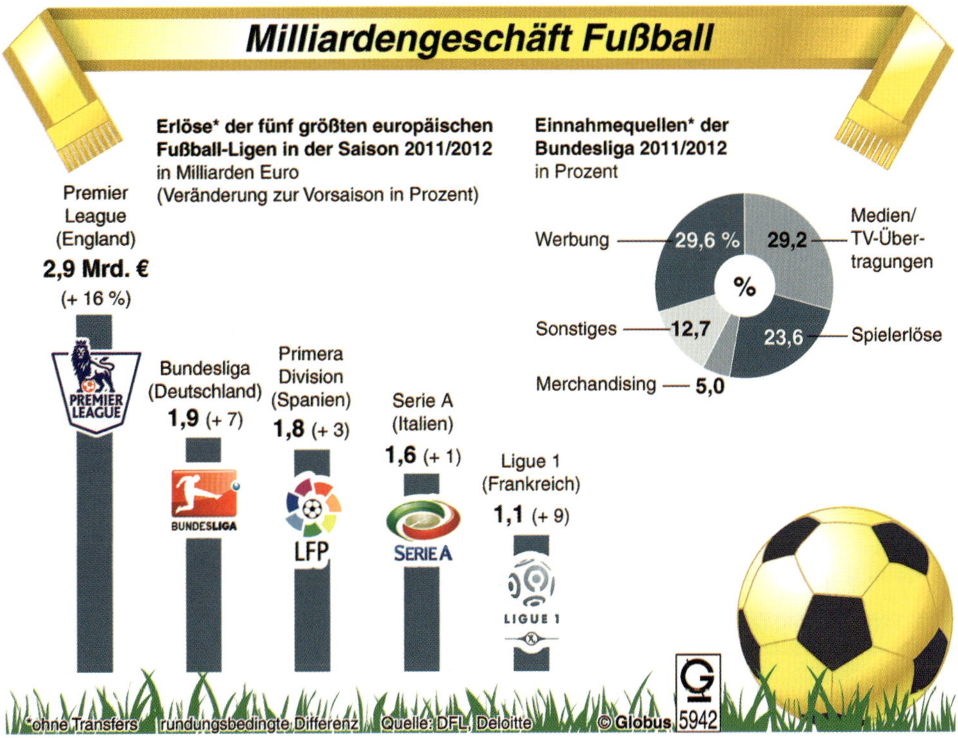

Aufgabe

Betrachten Sie die obige Grafik „Milliardengeschäft Fußball“ und beantworten Sie die nachfolgenden Fragen.

a. Welche der fünf Fußballligen hat die höchsten Einnahmen?
b. Welche der fünf Ligen hat die niedrigsten Einnahmen?
c. Welche der fünf dargestellten Fußballligen arbeitet am wirtschaftlichsten?
d. Wenn Sie die Frage aus der Teilaufgabe c. nicht eindeutig beantworten können, ist das absolut nachvollziehbar. Begründen Sie, warum keine zufriedenstellende Antwort möglich ist.

Ein erster Blick auf die obige Grafik kann durchaus zu falschen Urteilen führen. Zunächst sieht es so aus, als wenn es der englischen Fußballliga am besten ginge, da sie am meisten Einnahmen aufweist. Tatsächlich dürfen jedoch nicht nur die Einnahmen betrachtet werden. Es sind selbstverständlich auch die Ausgaben zu berücksichtigen. Ob und inwieweit die einzelnen Ligen also Gewinne erzielen, geht aus der Grafik nicht hervor.

Im Rechnungswesen und im Controlling werden Kennzahlensysteme genutzt. Bei der Auswertung der Kennzahlen sollten immer zwei Aspekte beachtet werden:

- Die berechneten Kennzahlen müssen zeitlich bewertet werden. Die Entwicklung im Vergleich zu den Vorjahren kann schon einen positiven oder negativen Trend andeuten.
- Die berechneten Kennzahlen müssen branchenspezifisch bewertet werden. Ein Vergleich mit Unternehmen in der gleichen Branche lässt leichter Rückschlüsse auf den Erfolg des eigenen Unternehmens zu.

Beispiele:

- *Die Umsatzrentabilität einer Squash- und Tennisanlage ist in den letzten vier Jahren von 5 % sukzessive auf 12 % gestiegen. Die Entwicklung der Kennzahl bei zeitlicher Betrachtung ist zunächst positiv zu bewerten.*
- *Die Umsatzrentabilität einer Squash- und Tennisanlage ist in den letzten vier Jahren von 5 % sukzessive auf 12 % gestiegen. Mitbewerber erzielen durchschnittlich 25 % Umsatzrendite. Durch den Branchenvergleich kann die Squash- und Tennisanlage erkennen, dass die Umsatzrendite durch geeignete Maßnahmen noch steigerungsfähig ist.*

4.3.1 Wirtschaftlichkeit, Rentabilität und Liquidität

Die wichtigsten Kennzahlen zur Rentabilität wurden bereits dargestellt die Eigenkapitalrentabilität, die Gesamtkapitalrentabilität und die Umsatzrentabilität. Auch die Berechnung der Liquiditätskennzahlen wurde schon thematisiert. Zur Auffrischung des vermittelten Wissens hier noch einmal ein kurzer Überblick über diese Rentabilitäts- und die Liquiditätskennzahlen:

Rentabilitätskennzahlen

Eigenkapitalrentabilität	Gesamtkapitalrentabilität	Umsatzrentabilität
Die Eigenkapitalrentabilität gibt an, mit wie viel Prozent sich das eingesetzte Eigenkapital verzinst.	Mit der Gesamtkapitalrentabilität wird die Rentabilität des gesamten Unternehmens (Gesamtkapital) berechnet.	Die Umsatzrentabilität gibt an, wie viel € Gewinn pro 100,00 € Nettoumsatz erzielt wird.
Die Eigenkapitalrentabilität sollte über den Marktzinsen für langfristig angelegtes Kapital liegen.	Bei der Gesamtkapitalrentabilität wird die Effizienz des gesamten eingesetzten Kapitals, unabhängig von seiner Finanzierung, betrachtet.	Die Umsatzrentabilität sollte immer auch im Vergleich zur Branche analysiert werden.
Eigenkapitalrentabilität = Gewinn : Eigenkapital · 100	Gesamtkapitalrentabilität = (Gewinn + Zinsaufwendungen) : Gesamtkapital · 100	Umsatzrentabilität = Gewinn : Nettoumsatz · 100

Liquiditätskennzahlen

Barliquidität (Liquidität 1)	Einzugsliquidität (Liquidität 2)	Vorratsliquidität (Liquidität 3)
Bei der Barliquidität wird der aktuelle Zahlungsmittelbestand durch die kurzfristigen Verbindlichkeiten dividiert.	Bei der Einzugsliquidität wird die Summe aus dem Zahlungsmittelbestand und den kurzfristigen Forderungen zu den kurzfristigen Verbindlichkeiten ins Verhältnis gesetzt.	Bei der Vorratsliquidität wird das Umlaufvermögen zu den kurzfristigen Verbindlichkeiten ins Verhältnis gesetzt.
Die Barliquidität sollte nach einer groben Faustregel ca. 20 % betragen.	Die Einzugsliquidität sollte mindestens 100 % betragen.	Die Vorratsliquidität sollte nach einer groben Faustregel ca. 200 % betragen.
Barliquidität = liquide Mittel : kurzfristige Verbindlichkeiten	Einzugsliquidität = (liquide Mittel + Forderungen) : kurzfristige Verbindlichkeiten	Vorratsliquidität = Umlaufvermögen : kurzfristige Verbindlichkeiten

In einem engen Zusammenhang mit den Rentabilitätskennzahlen steht die Wirtschaftlichkeit. Die Wirtschaftlichkeit ist eine relativ simpel berechenbare Kennzahl zur Analyse der Bilanz bzw. der Kosten- und Leistungsrechnung und stellt zudem einen Maßstab für die Effizienz eines Unternehmens dar.

$$\text{Wirtschaftlichkeit} = \frac{\text{Ertrag}}{\text{Aufwand}}$$

oder

$$\text{Wirtschaftlichkeit} = \frac{\text{Leistungen}}{\text{Kosten}}$$

Die Wirtschaftlichkeit ist gegeben, wenn der Quotient aus Ertrag und Aufwand bzw. aus Leistungen und Kosten gleich oder größer 1 ist. Natürlich muss auch bei dieser Kennzahl ein Branchenvergleich stattfinden und die zeitliche Entwicklung der Kennzahl beachtet werden.

- Wenn das Ergebnis größer als 1 ist, so ist eine Wirtschaftlichkeit gegeben (Gewinne/Wertzuwächse werden erzielt).
- Wenn das Ergebnis gleich 1 ist, so ist die Wirtschaftlichkeit bedingt gegeben (kostendeckendes Ergebnis).
- Wenn das Ergebnis kleiner als 1 ist, so ist keine Wirtschaftlichkeit gegeben (Verluste werden ausgewiesen).

Aufgaben

1. ***Wiederholen Sie zunächst mithilfe Ihrer Aufzeichnungen bzw. der Lehrbücher die Berechnung und Auswertung von Rentabilitätskennzahlen.***
2. ***Wiederholen Sie anschließend mithilfe Ihrer Aufzeichnungen bzw. der Lehrbücher die Berechnung und Auswertung von Liquiditätskennzahlen.***
3. ***Wie wird die Wirtschaftlichkeit eines Unternehmens berechnet?***

4. Ein Unternehmen der Sport- und Fitnessbranche hat im letzten Jahr Erträge in Höhe von 600.000,00 € erzielt. Dem standen Aufwendungen in Höhe von 500.000,00 € gegenüber.

a. Berechnen Sie die Wirtschaftlichkeit des Unternehmens.

b. Die Wirtschaftlichkeit im Branchendurchschnitt beträgt 1,5. Beurteilen Sie vor diesem Hintergrund die Wirtschaftlichkeit des betrachteten Unternehmens.

c. Welche Maßnahmen könnte das Unternehmen zur Verbesserung der Wirtschaftlichkeit anstreben? Erklären Sie Ihre Aussagen.

5. Ein Unternehmen der Sport- und Fitnessbranche hat in den letzten vier Jahren folgende Daten erhoben:

	Jahr 1	Jahr 2	Jahr 3	Jahr 4
Erträge	2.000.000,00 €	2.300.000,00 €	2.600.000,00 €	2.700.000,00 €
Aufwendungen	1.600.000,00 €	2.100.000,00 €	2.600.000,00 €	2.800.000,00 €

a. Berechnen Sie die Wirtschaftlichkeit des Unternehmens für die vier Jahre.

b. Interpretieren Sie die Wirtschaftlichkeit des Unternehmens. Gehen Sie davon aus, dass das Jahr 4 das aktuellste Jahr ist.

6. Eine Fitnesskette mit Sitz in München wurde vor drei Jahren gegründet. Die Bilanzen und die GuV-Konten der letzten drei Jahre liegen Ihnen vor:

Bilanz einer Fitnesskette (vereinfacht)

	Jahr 1 in €	Jahr 2 in €	Jahr 3 in €		Jahr 1 in €	Jahr 2 in €	Jahr 3 in €
A. Anlagevermögen				**A. Eigenkapital**	850.000,00	850.000,00	850.000,00
Grundstücke	400.000,00	400.000,00	400.000,00				
Gebäude	265.000,00	260.000,00	260.000,00				
BGA	215.000,00	210.000,00	200.000,00				
Fuhrpark	90.000,00	80.000,00	70.000,00	**B. Fremdkapital (Verbindlichkeiten)**			
				– langfristig Darlehen	300.000,00	430.000,00	470.000,00
B. Umlaufvermögen				– kurzfristig			
Vorräte	250.000,00	350.000,00	380.000,00	Verbindlichkeiten aLL	180.000,00	240.000,00	260.000,00
Forderungen aLL	80.000,00	150.000,00	180.000,00				
liquide Mittel	30.000,00	70.000,00	90.000,00				
	1.330.000,00	1.520.000,00	1.580.000,00		1.330.000,00	1.520.000,00	1.580.000,00

Gewinn- & Verlustkonto einer Fitnesskette (vereinfacht)

	Jahr 1 in €	Jahr 2 in €	Jahr 3 in €		Jahr 1 in €	Jahr 2 in €	Jahr 3 in €
Warenaufwand	5.500.000,00	6.200.000,00	6.000.000,00	Umsatzerlöse	7.000.000,00	8.000.000,00	7.900.000,00
Personalaufwand	450.000,00	500.000,00	495.000,00				
Abschreibung auf AV	120.000,00	130.000,00	120.000,00				
sonstige betriebliche Aufwendungen	630.000,00	650.000,00	590.000,00				
Zinsaufwendungen	50.000,00	60.000,00	70.000,00				
Gewinnsteuern	80.000,00	80.000,00	60.000,00				
Gewinn	170.000,00	380.000,00	565.000,00				
	7.000.000,00	8.000.000,00	7.900.000,00		7.000.000,00	8.000.000,00	7.900.000,00

Der aktuelle Marktzins für langfristig angelegtes Kapital liegt bei 4,5 %. Die Umsatzrentabilität innerhalb der Branche liegt durchschnittlich bei 9 %, die Gesamtkapitalrentabilität bei 5 %.
Für eine Investition benötigt das Unternehmen einen neuen, langfristigen Kredit. Sie sind Mitarbeiter/-in der Hausbank des Unternehmens. Für eine eventuelle Kreditgewährung sollen Sie die Liquidität des Unternehmens beurteilen.

a. Berechnen und beurteilen Sie für die drei Jahre die Liquidität 1. Grades (Barliquidität) der Fitnesskette.

b. Berechnen und beurteilen Sie für die drei Jahre die Liquidität 2. Grades (Einzugsliquidität) der Fitnesskette.

c. Berechnen und beurteilen Sie für die drei Jahre die Liquidität 3. Grades (Vorratsliquidität) der Fitnesskette.

d. Berechnen und beurteilen Sie für die drei Jahre die Wirtschaftlichkeit des Unternehmens.

e. Die Wirtschaftlichkeit der Branche liegt seit Jahren bei circa 1,08. Beurteilen Sie die Entwicklung der Wirtschaftlichkeit der Fitnesskette.

f. Erläutern Sie die Kennzahl „Umsatzrentabilität“.

g. Berechnen Sie die Umsatzrentabilität des Unternehmens für die letzten drei Jahre. Beurteilen Sie anschließend die Entwicklung der Umsatzrentabilität.

h. Erläutern Sie die Kennzahl „Eigenkapitalrentabilität“.

i. Berechnen Sie die Eigenkapitalrentabilität des Unternehmens für die letzten drei Jahre. Beurteilen Sie anschließend die Entwicklung der Eigenkapitalrentabilität.

j. Erläutern Sie die Kennzahl „Gesamtkapitalrentabilität“.

k. Berechnen Sie die Gesamtkapitalrentabilität des Unternehmens für die letzten drei Jahre. Beurteilen Sie anschließend die Entwicklung der Gesamtkapitalrentabilität.

4.3.2 Der Quicktest nach Kralicek

Zur Beurteilung eines Unternehmens hat Wirtschaftsprofessor und Unternehmensberater Peter Kralicek einen Quicktest entwickelt und erforscht, der sehr schnell eine Beurteilung von Unternehmen anhand von nur vier Kennzahlen zulässt. Dabei werden zwei Kennzahlen zur finanziellen Stabilität des Unternehmens und zwei Kennzahlen zur Ertragskraft betrachtet. Der Quicktest hat sich als ein sehr komprimiertes und praxistaugliches Kennzahlensystem herausgestellt, durch das man schnell einen Überblick über die wirtschaftliche Situation des Unternehmens erhält. Es besteht aus den folgenden Kennzahlen:

Finanzielle Stabilität	Ertragskraft
Eigenkapitalquote:	Gesamtkapitalrentabilität:
$\frac{\text{Eigenkapital} \cdot 100}{\text{Gesamtkapital}}$	$\frac{(\text{Gewinn} + \text{Zinsaufwendungen}) \cdot 100}{\text{Gesamtkapital}}$
Schuldentilgungsdauer in Jahren:	Cashflow-Rate:
$\frac{\text{Gesamtschulden} - \text{liquide Mittel}}{\text{Cashflow}}$	$\frac{\text{Cashflow} \cdot 100}{\text{Gesamtleistung}}$

- Die Eigenkapitalquote und die Gesamtkapitalrentabilität sind bereits bekannt.
- Die Schuldentilgungsdauer gibt Auskunft darüber, wie schnell das Unternehmen seine Verbindlichkeiten (kurzfristige und langfristige Schulden) im Durchschnitt begleicht.
- Die Cashflow-Rate (auch Cashflow-Umsatzrendite) lässt erkennen, wie viel Prozent der Umsatzerlöse für Investitionen, Kredittilgung und Gewinnausschüttung zur Verfügung stehen.
- Die Gesamtleistung (siehe Formel der Cashflow-Rate) entspricht in Unternehmen der Sport- und Fitnessbranche i. d. R. den Erträgen/Leistungen, also den Umsatzerlösen plus den Mitgliedsbeiträgen.

Cashflow

Vor der Anwendung des Quicktests ist nun noch der Cashflow zu ermitteln. Der Cashflow gibt den Innenfinanzierungsspielraum an, den ein Unternehmen in der vergangenen Periode erwirtschaftet hat bzw. in der Planperiode erwirtschaften wird.
Durch die Prognose des Cashflows aus der vergangenen Entwicklung kann man Schlüsse ziehen, inwieweit das Unternehmen z. B. in der Lage sein wird, die zum Wachstum notwendigen Sachinvestitionen aus selbst erwirtschafteten Mitteln zu tätigen. Der Cashflow kann für Investitionen herangezogen werden, aber auch zur Schuldentilgung und zur Gewinnausschüttung.

Die Definition des Cashflows ist nicht einheitlich in der Literatur festgelegt. Die gebräuchlichste (formelhafte) Definition ist jedoch folgende:

Definition

Jahresüberschuss
\+ Abschreibungen
− Zuschreibungen
\+ Erhöhungen von langfristigen Rückstellungen
− Minderungen bei langfristigen Rückstellungen
= Cashflow

Beispiel:
Die Fitnesskette FFP hat im letzten Jahr einen Gewinn (Jahresüberschuss) in Höhe von 300.000,00 € bilanziert. Abschreibungen wurden im betrachteten Jahr in Höhe von 80.000,00 € vorgenommen. Für Mitarbeiter des Unternehmens besteht eine betriebliche Altersvorsorge. Dafür wurden Rückstellungen in Höhe von 20.000,00 € gebildet. Da zwei ehemalige Mitarbeiter bereits in die wohlverdiente Rente entlassen wurden, sind im Betrachtungsjahr 5.000,00 € Pensionsrückstellungen aufgelöst worden.
Folglich beträgt der Cashflow des Unternehmens 395.000,00 €. Diese können für Investitionen in Sachanlagen, zur Tilgung von Krediten etc. genutzt werden.

Quicktest

Nach der Berechnung des Cashflows aus den Daten der Bilanz und des Gewinn- und Verlustkontos eines Unternehmens kann nun der Quicktest durchgeführt werden, indem die vier Kennzahlen berechnet werden. Diese Kennzahlen werden anschließend nach dem folgenden Schema benotet. Der Durchschnittswert aus den Noten ergibt dann die Gesamtbeurteilung des Unternehmens.

Beurteilungssystem nach Kralicek

Kennzahlen	Note				
	1 sehr gut	2 gut	3 mittel	4 schlecht	5 insolvenzgefährdet
Eigenkapitalquote	> 30 %	> 20 %	> 10 %	> 0 %	< 0 %
Schuldentilgungsdauer	< 3 Jahre	< 5 Jahre	< 12 Jahre	< 25 Jahre	> 25 Jahre
Cashflow-Rate	> 10 %	> 8 %	> 5 %	> 0 %	< 0 %
Gesamtkapitalrentabilität	> 15 %	> 12 %	> 8 %	> 0 %	< 0 %

Beispiel:
Die Fitnesskette FFP führt den Quicktest durch. Die Eigenkapitalquote beträgt demnach 22 % (Note 2), die Schuldentilgungsdauer ist kleiner als 3 Jahre (Note 1). Die finanzielle Stabilität des Unternehmens ist also mit gut zu bewerten (Note 1,5).
Die Cashflow-Rate wird mit 8,5 % berechnet (Note 2), die Gesamtkapitalrentabilität des Unternehmens beträgt 6 % (Note 4). Die Ertragskraft des Unternehmens ist somit befriedigend (Note 3).
Insgesamt wird das Unternehmen mit der Note 2,25 beurteilt, ist also als gutes (solides) Unternehmen einzustufen.

Aufgaben

1. ***Ein Unternehmen der Sport- und Fitnessbranche ermittelt einen Cashflow in Höhe von 567.000,00 €. Erklären Sie in eigenen Worten den Cashflow des Unternehmens.***
2. ***Welche Daten aus dem Jahresabschluss (Bilanz und Gewinn- und Verlustkonto) werden benötigt, um den Cashflow zu berechnen? Geben Sie auch den Rechenweg an, der zum Cashflow führt.***
3. ***Wie wird die Eigenkapitalquote berechnet?***
4. ***Was sagt eine Eigenkapitalquote von 25 % aus?***

5. ***Wie wird die Schuldentilgungsdauer berechnet?***
6. ***Was besagt die Schuldentilgungsdauer?***
7. ***Was versteht man unter der Cashflow-Rate (Cashflow-Umsatzrendite)?***
8. ***Erklären Sie den Unterschied zwischen der Cashflow-Rate und der Umsatzrentabilität.***
9. ***Eine Squash- und Tennisanlage hat ihre Bilanz und das Gewinn- und Verlustkonto veröffentlicht:***

Bilanz

	Vorjahr	Abschlussjahr		Vorjahr	Abschlussjahr
A. Anlagevermögen			**A. Eigenkapital**	1.580.000,00	1.492.000,00
Grundstücke	600.000,00	600.000,00			
Gebäude	1.200.000,00	1.140.000,00			
Maschinen	2.450.000,00	2.205.000,00			
Fuhrpark	260.000,00	208.000,00	**B. Fremdkapital**		
BGA	180.000,00	144.000,00	Rückstellungen	850.000,00	880.000,00
			Darlehen	2.100.000,00	2.120.000,00
B. Umlaufvermögen			Verbindlichkeiten aLL	1.495.000,00	1.095.000,00
Vorräte	860.000,00	920.000,00			
Forderungen aLL	400.000,00	420.000,00	kurzfristige Bankkredite	180.000,00	240.000,00
liquide Mittel	255.000,00	190.000,00			
	6.205.000,00	5.827.000,00		6.205.000,00	5.827.000,00

Gewinn- & Verlustkonto

	Vorjahr	Abschlussjahr		Vorjahr	Abschlussjahr
Warenaufwand	4.500.000,00	4.780.000,00	Erlöse	10.450.000,00	10.600.000,00
Personalaufwand	750.000,00	760.000,00			
Abschreibung auf AV	420.000,00	393.000,00			
sonstige betriebliche Aufwendungen	4.530.000,00	4.490.000,00			
Zuführung zu Rückstellungen	30.000,00	30.000,00			
Zinsaufwendungen	50.000,00	60.000,00			
Gewinnsteuern	30.000,00	35.000,00			
Gewinn	140.000,00	52.000,00			
	10.450.000,00	10.600.000,00		10.450.000,00	10.600.000,00

a. *Berechnen Sie den Cashflow des Unternehmens für das Vorjahr und das Abschlussjahr.*
b. *Berechnen Sie die Eigenkapitalquote des Unternehmens für das Vorjahr und das Abschlussjahr.*
c. *Berechnen Sie die Gesamtkapitalrentabilität des Unternehmens für das Vorjahr und das Abschlussjahr.*
d. *Berechnen Sie die Cashflow-Rate des Unternehmens für das Vorjahr und das Abschlussjahr.*
e. *Berechnen Sie die Schuldentilgungsdauer des Unternehmens für das Vorjahr und das Abschlussjahr.*
f. *Beurteilen Sie die Squash- und Tennisanlage nach dem Quicktest von Kralicek für das Vorjahr und das Abschlussjahr, indem Sie die errechneten Kennzahlen anwenden.*

4.3.3 Der Return on Investment (ROI)

Eine weitere Kennzahl des Controllings ist der Return on Investment (dt.: Kapitalverzinsung, Kapitalrendite oder Anlagenrendite, ROI). Der ROI wird vorwiegend verwendet, wenn sich Investitionen tatsächlich rentiert haben. Grob übersetzt bedeutet Return on Investment „Rückflüsse aus Investitionen". Genau genommen ist dies eine Kennzahl der Investitionsrechnung, die jedoch auch zur Unternehmenssteuerung herangezogen werden kann. Die folgenden Darstellungen verdeutlichen die Rolle des ROI bei der Planung von zukünftigen Entwicklungen eines Unternehmens.
Der Return on Investment ist definiert als das Produkt der Umsatzrendite und des Kapitalumschlags:

$$\text{ROI} = \text{Umsatzrendite} \cdot \text{Kapitalumschlag}$$

Die Umsatzrendite (Umsatzrentabilität) ist hinlänglich bekannt:

$$\text{Umsatzrendite} = \frac{\text{Gewinn} \cdot 100}{\text{Nettoumsatz}}$$

Der Kapitalumschlag zeigt an, wie oft sich das Gesamtkapital durch die Umsatzerlöse umgesetzt hat. Je größer der Kapitalumschlag, desto besser ist die Rentabilität des Gesamtkapitals.

$$\text{Kapitalumschlag} = \frac{\text{Nettoumsatz}}{\text{Gesamtkapital}}$$

Durch die Gleichsetzung der Formeln für die Umsatzrendite und den Kapitalumschlag ergibt sich für den Return on Investment:

$$\text{ROI} = \frac{\text{Gewinn} \cdot 100}{\text{Gesamtkapital}}$$

Beispiel:
Die Fitnesskette FFP hat im Abschlussjahr einen Gewinn in Höhe von 300.000,00 € erzielt. Das Gesamtkapital beträgt 6.000.000,00 €.
Der Return on Investment berechnet sich demnach wie folgt:

ROI = 300.000,00 € · 100 : 6.000.000,00 € = 5,00 %.

Was die Kennzahl des Return on Investment für den Controller interessant macht, ist die Kombination der Umsatzrendite und des Kapitalumschlages. Aus einer Kennzahl lässt sich dadurch schon ein sogenanntes Kennzahlensystem entwickeln. Ein Kennzahlensystem setzt sich aus mehreren Kennzahlen zusammen, die durch betriebliche Maßnahmen beeinflusst werden können.

Beispiele:

- *Durch die Senkung der Fixkosten lässt sich der ROI erhöhen.*
- *Durch eine Erhöhung des Deckungsbeitrages (Senkung der variablen Kosten und/oder Erhöhung des Verkaufspreises) lässt sich der ROI ebenfalls erhöhen.*
- *Auch durch einen Abbau an Vorräten wird der ROI erhöht.*

Diese Einflussmöglichkeiten durch unternehmerische Planungen werden anschaulich im ROI-Baum (auch DuPont-Schema genannt) dargestellt:

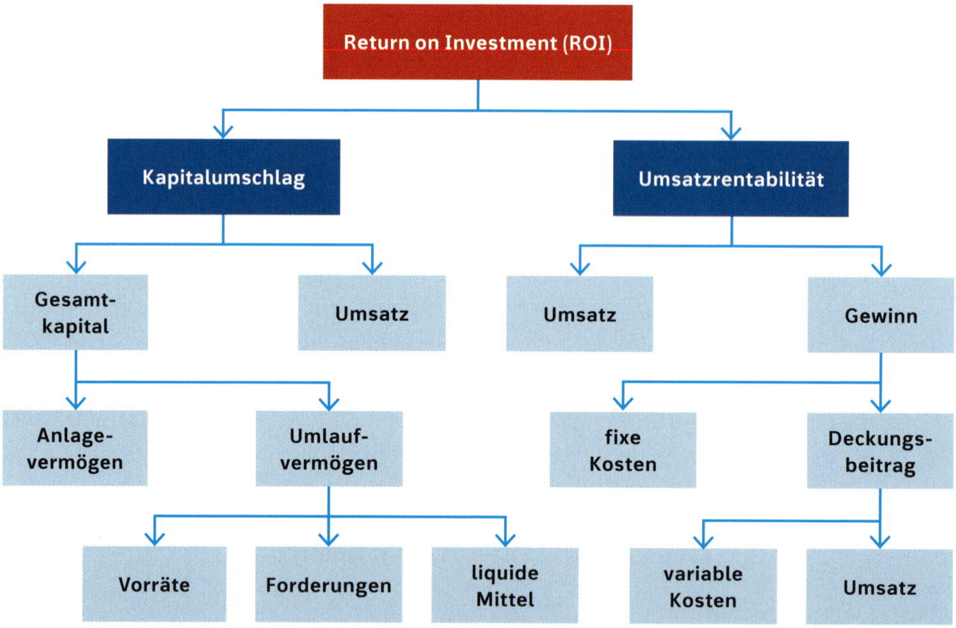

Die Anwendung eines Kennzahlensystems im Rahmen der Unternehmenssteuerung setzt voraus, dass die Kennzahlen auch bereichsweise (abteilungsweise) zurechenbar sind. Kennzahlen haben den Anspruch, exakt und aussagefähig zu sein. Die verantwortlichen Personen können dann anhand dieser Kennzahlen schnell erkennen, wie es um ihren Bereich bestellt ist.

Aufgaben

1. ***Beschreiben Sie in eigenen Worten, was der Return on Investment aussagt.***
2. ***Aus welchen beiden Kennzahlen setzt sich der Return on Investment zusammen?***
3. ***Erklären Sie nochmals die Umsatzrendite eines Unternehmens.***
4. ***Was besagt der Kapitalumschlag?***
5. ***Ein Freizeitpark hat im letzten Jahr einen Gewinn von 800.000,00 € erzielt. Das Gesamtkapital beträgt laut Bilanz 5.000.000,00 €.***
   a. *Berechnen Sie den Return on Investment. Geben Sie den Rechenweg mit an.*
   b. *Im Branchendurchschnitt beträgt der ROI 8 %. Wie ist der ROI des Freizeitparks zu beurteilen?*
6. ***Ein Freizeitpark hat im letzten Jahr einen Gewinn von 800.000,00 € erzielt. Das Gesamtkapital beträgt laut Bilanz 5.000.000,00 €, der Umsatz beträgt laut Gewinn- und Verlustkonto 20.000.000,00 €.***

a. Berechnen Sie die Umsatzrentabilität.
b. Berechnen Sie den Kapitalumschlag.
c. Berechnen Sie mithilfe der Formel „ROI = Kapitalumschlag • Umsatzrendite" den Return on Investment.
d. Berechnen Sie mithilfe der Formel „ROI = Gewinn • 100 : Gesamtkapital" den Return on Investment.

7. Eine Squash- und Tennisanlage hat ihre Bilanz und das Gewinn- und Verlustkonto veröffentlicht:

Bilanz

	Vorjahr	Abschlussjahr		Vorjahr	Abschlussjahr
A. Anlagevermögen			**A. Eigenkapital**	1.580.000,00	1.492.000,00
Grundstücke	600.000,00	600.000,00			
Gebäude	1.200.000,00	1.140.000,00			
Maschinen	2.450.000,00	2.205.000,00			
Fuhrpark	260.000,00	208.000,00	**B. Fremdkapital**		
BGA	180.000,00	144.000,00	Rückstellungen	850.000,00	880.000,00
			Darlehen	2.100.000,00	2.120.000,00
B. Umlaufvermögen			Verbindlichkeiten aLL	1.495.000,00	1.095.000,00
Vorräte	860.000,00	920.000,00			
Forderungen aLL	400.000,00	420.000,00	kurzfristige Bankkredite	180.000,00	240.000,00
liquide Mittel	255.000,00	190.000,00			
	6.205.000,00	5.827.000,00		6.205.000,00	5.827.000,00

Gewinn & Verlustkonto

	Vorjahr	Abschlussjahr		Vorjahr	Abschlussjahr
Warenaufwand	4.500.000,00	4.780.000,00	Erlöse	10.450.000,00	10.600.000,00
Personalaufwand	750.000,00	760.000,00			
Abschreibung auf AV	420.000,00	393.000,00			
sonstige betriebliche Aufwendungen	4.530.000,00	4.490.000,00			
Zuführung zu Rückstellungen	30.000,00	30.000,00			
Zinsaufwendungen	50.000,00	60.000,00			
Gewinnsteuern	30.000,00	35.000,00			
Gewinn	140.000,00	52.000,00			
	10.450.000,00	10.600.000,00		10.450.000,00	10.600.000,00

Die variablen Kosten betrugen im Vorjahr 4.725.000,00 €, im Abschlussjahr 5.019.000,00 €.
Die Fixkosten betrugen im Vorjahr 5.585.000,00 €, im Abschlussjahr 5.529.000,00 €.

Für die Lösung der nächsten Aufgaben übernehmen Sie bitte den ROI-Baum gemäß folgender Vorlage in Ihre Unterlagen. In das linke Feld sollen jeweils die Daten des Vorjahres eingetragen werden, in das rechte die des Abschlussjahres.

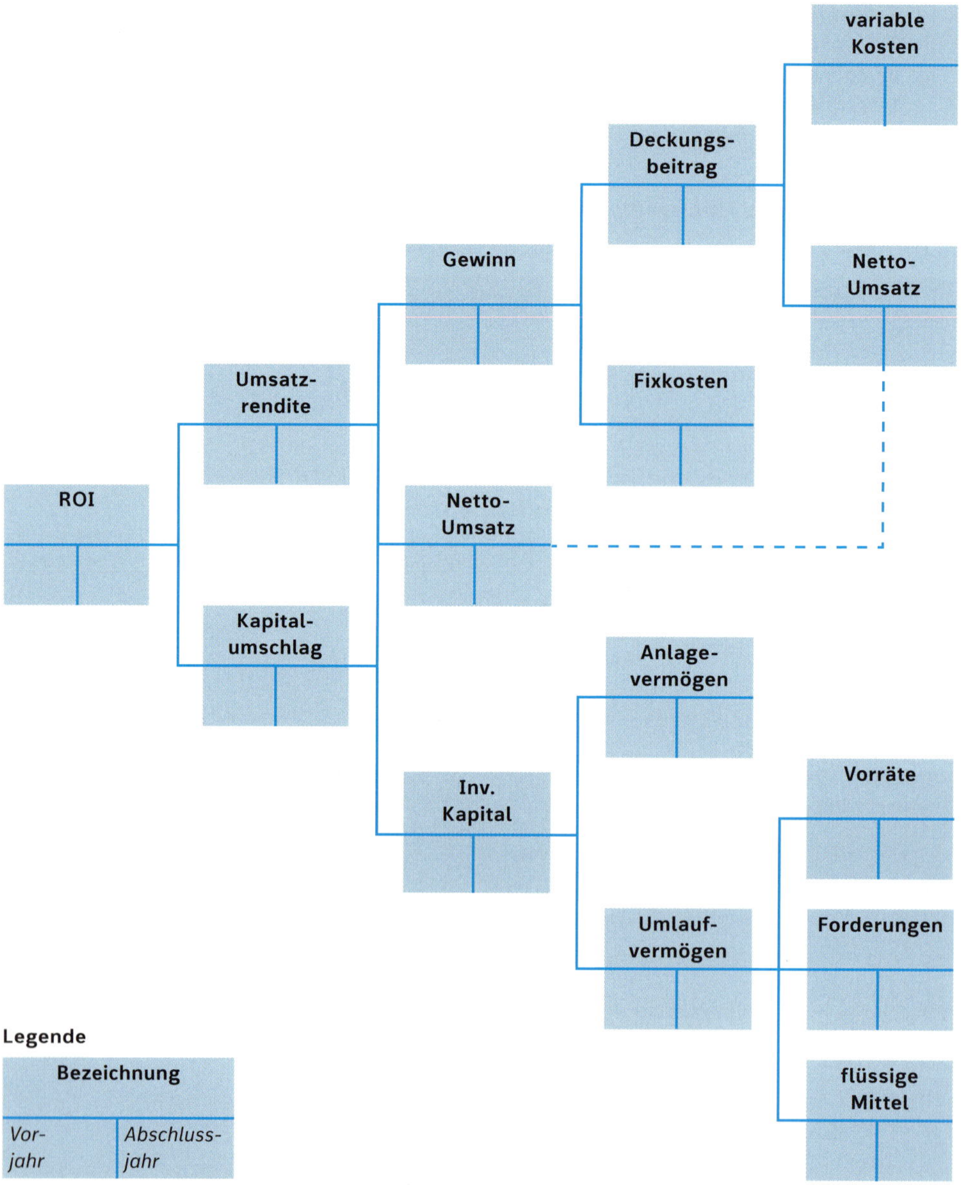

a. *Übertragen Sie die Werte für Vorräte, Forderungen und liquide Mittel aus der Bilanz in den ROI-Baum.*
b. *Übertragen Sie die Fixkosten und die variablen Kosten in den ROI-Baum.*
c. *Übertragen Sie die Umsatzerlöse aus dem Gewinn- und Verlustkonto in den ROI-Baum.*
d. *Berechnen Sie das Anlagevermögen und das Umlaufvermögen aus der Bilanz. Übertragen Sie die berechneten Werte in den ROI-Baum.*
e. *Berechnen Sie das investierte Kapital (Gesamtkapital) und übertragen Sie die Beträge in den ROI-Baum.*
f. *Berechnen und übertragen Sie den Gewinn in den ROI-Baum.*
g. *Berechnen Sie die Umsatzrenditen und übertragen Sie die Ergebnisse in den ROI-Baum.*

h. *Berechnen Sie die Kapitalumschläge und tragen Sie die Ergebnisse im ROI-Baum ein.*
i. *Berechnen Sie den ROI für beide Jahre und tragen Sie die Ergebnisse im ROI-Baum ein.*
j. *Beurteilen Sie die Entwicklung des Return on Investment in den betrachteten Jahren.*
k. *Angenommen der Nettoumsatz im Abschlussjahr beträgt 15.000.000,00 €. Alle anderen Daten ändern sich nicht.*
   ka. *Wie hoch wäre der Deckungsbeitrag?*
   kb. *Wie hoch wäre der Gewinn?*
   kc. *Wie hoch wäre die Umsatzrendite?*
   kd. *Wie hoch wäre der ROI?*

Zusammenfassung

Das Controlling

Funktionen	Aufgaben
Die Controlling-Funktionen beeinflussen sich gegenseitig und sind in der Praxis nicht trennbar:	Die Aufgaben des Controllers sind vielfältiger Natur, z. B.:
Analysefunktion Kontrollfunktion Steuerungsfunktion Planungsfunktion	Soll-Ist-Vergleiche Kostenanalysen Kennzahlen auswerten Budgetierung

- Neben anderen Analyseinstrumenten sind die Berechnung und Bewertung von Kennzahlen ein wichtiges Instrumentarium des Controllers zur Beurteilung von Unternehmen.
- Die Kennzahlen sollten sowohl in ihrer zeitlichen Entwicklung als auch im Branchenvergleich analysiert werden.

Kosten- und Verkaufskennzahlen

Rentabilitätskennzahlen	Liquiditätskennzahlen	Quicktest
Die Rendite (Verzinsung) wird analysiert.	Die Zahlungsfähigkeit wird analysiert.	Die Ertragskraft und die finanzielle Stabilität werden analysiert.
Wirtschaftlichkeit Umsatzrentabilität Eigenkapitalrentabilität Gesamtkapitalrentabilität Return on Investment	Barliquidität Einzugsliquidität Vorratsliquidität	**Ertragskraft:** Gesamtkapitalrentabilität Cashflow-Rate **Finanzielle Stabilität:** Eigenkapitalquote Schuldentilgungsdauer

- Der Quicktest von Peter Kralicek bietet dem Controller die Möglichkeit, Unternehmen schnell und vergleichsweise sicher anhand von vier Kennzahlen zu beurteilen:

Kennzahlen	Note				
	1 sehr gut	2 gut	3 mittel	4 schlecht	5 insolvenz-gefährdet
Eigenkapitalquote	> 30 %	> 20 %	> 10 %	> 0 %	< 0 %
Schuldentilgungsdauer	< 3 Jahre	< 5 Jahre	< 12 Jahre	< 25 Jahre	> 25 Jahre
Cashflow-Rate	> 10 %	> 8 %	> 5 %	> 0 %	< 0 %
Gesamtkapitalrentabilität	> 15 %	> 12 %	> 8 %	> 0 %	< 0 %

- Der ROI-Baum (DuPont-Schema) stellt den Einfluss der betrieblichen Daten auf den ROI übersichtlich dar.

Lernfeld 12
Personalwirtschaftliche Aufgaben wahrnehmen

Thomas: Hallo Sarah, schau doch mal, was ich beim Surfen im Internet gefunden habe. Das wird dich als Fußballfan bestimmt auch interessieren.

Thomas zeigt Sarah den folgenden ausgedruckten Onlineartikel aus der „Frankfurter Allgemeine Zeitung“.

Arbeitslose Fußballspieler
Trainieren für die Rückkehr in den Arbeitsmarkt

Von Arne Leyenberg, Duisburg (28.07.2009)

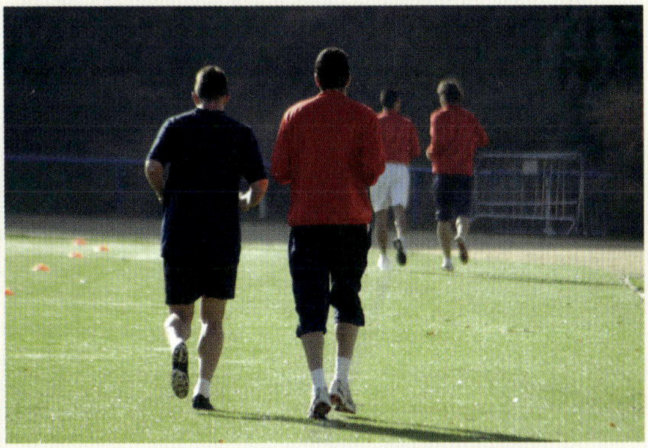

In Duisburg halten sich vereinslose Spieler beim Camp der Spielergewerkschaft fit. Auch bekannte Gesichter sind dabei. Alle Kicker eint die Hoffnung auf eine Rückkehr in den Arbeitsmarkt.

[...] Mehmet Dragusha spricht aus, was all seine Mitspieler auf Platz vier der Sportschule Wedau denken. Sie alle hoffen noch auf einen Platz im Kader einer deutschen Profimannschaft.

Denn wer kann, haut so schnell wie möglich ab aus dem Trainingscamp der Vereinigung der Vertragsfußballspieler (VDV) in Duisburg. Wer hierbleibt, muss weiter zittern – ob der erlösende Anruf doch noch kommt. Deshalb bleibt das Handy rund um die Uhr eingeschaltet. „Das ist der einzige Unterschied zu einem Trainingslager im Verein“, sagt Jörg Albracht.

Besser als allein im Wald

Der frühere Bundesligatorhüter beobachtet das Treiben auf dem sonnigen Fußballplatz wie ein Vater den Nachwuchs beim Kicken. Irgendwie sind die 26 Spieler, die an diesem Tag in Duisburg auf dem Feld stehen, ja auch alle seine Kinder. Albracht ist Geschäftsführer der Spielergewerkschaft, für die Mitglieder seines Vereins organisiert er jährlich das Trainingscamp – nun zum siebten Mal. Wer noch keinen Vertrag für die neue Saison hat und die Vorbereitung im Klub verpasst, kann sich hier fit halten. Unter Profis. Unter Leidensgenossen. „Das ist mir lieber, als alleine durch den Wald zu laufen“, sagt Dragusha, der früher für Eintracht Frankfurt in der Bundesliga spielte. [...]

Quelle: Leyenberg, Arne: Trainieren für die Rückkehr in den Arbeitsmarkt. In: FAZ.NET vom 28.07.2009. https://www.faz.net/aktuell/sport/fussball/bundesliga/arbeitslose-fussballspieler-trainieren-fuer-die-rueckkehr-in-den-arbeitsmarkt-1826705.html?printPagedArticle=true#pageIndex_0 [19.03.2019].

Sarah: Das ist ja interessant, das habe ich noch gar nicht gewusst. Aber stimmt ja, auch Fußballer können mal keinen Verein haben. Und dass die Profis eine eigene Gewerkschaft haben, die das Training der Vereinslosen organisiert, hätte ich auch nicht vermutet.

Thomas: Genau, ich nämlich auch nicht, deshalb habe ich den Artikel auch mitgebracht. Den zeige ich später den anderen auch noch im Unterricht.

Gabriela ist inzwischen hinzukommen und hat das Ende des Gesprächs noch mitgehört.

Gabriela: Ich habe vor Kurzem auch etwas Interessantes zum Thema Kündigung und Arbeitslosigkeit im Fernsehen gesehen. Da wurde einer Mitarbeiterin gekündigt, weil sie zwei gefundene Flaschenpfandbons im Wert von 1,30 € in dem Supermarkt eingelöst hat, in dem sie gearbeitet hat – der „Fall Emmely", vielleicht habt ihr davon gehört. Der Arbeitgeber hat ihr gekündigt, weil er kein Vertrauen mehr zu ihr hatte.

Sarah: Ja, habe ich von gehört. Finde ich aber völlig übertrieben, wegen 1,30 € zu kündigen.

Thomas: Na ja, ich sehe das ein wenig anders. Stell dir mal vor, du bittest deinen Nachbarn, während deines Urlaubs, bei dir die Blumen zu gießen. Nach deiner Rückkehr stellst du fest, dass zwei Flaschen Bier im Kühlschrank fehlen. Der finanzielle Schaden beträgt ja auch nur so viel wie bei Emmely, aber hättest du noch Vertrauen zu deinem Nachbarn? Oder noch extremer: Du stellst fest, dass er während deiner Abwesenheit in deinem Bett geschlafen hat – der Schaden beträgt hier 0,00 €, aber wie fühlst du dich jetzt? Also Vertrauen ist meines Erachtens nicht in Geld messbar.

Sarah: Hm, habe ich so noch nicht gesehen – ist was Wahres dran.

Gabriela: Bei der Reportage hat Emmely aber am Ende Recht bekommen, die Kündigung war nicht wirksam.

Thomas: Das interessiert mich jetzt aber. Wann ist eine Kündigung nun rechtens und wann nicht? Das bedeutet anscheinend mal wieder, dass wir uns näher mit dem Thema beschäftigen müssen, lasst uns gleich mal weiter recherchieren.

Im Zentrum dieses Kapitels stehen das Zustandekommen und die Beendigung von Arbeitsverhältnissen sowie die Arten und Folgen von Arbeitslosigkeit. Sie finden hier u.a. Antworten auf folgende Fragen:

- Welche Ursachen für Arbeitslosigkeit gibt es in einer Volkswirtschaft?
- Wie versucht die Politik in Deutschland und Europa, die Arbeitslosigkeit einzudämmen?
- Welche individuellen Merkmale und Eigenschaften können Arbeitslosigkeit verursachen?
- Welche Folgen hat die Arbeitslosigkeit für die Betroffenen?
- Welche Schritte sind notwendig, um als Betrieb geeignetes Personal zu finden?
- Welche Regelungen müssen beim Abschließen von Arbeitsverträgen beachtet werden?
- Welche Beschäftigungsverhältnisse sind für den Sport- und Fitnessbereich branchentypisch?
- Welche Regelungen und Arbeitsschritte müssen bei der Entgeltabrechnung beachtet bzw. vollzogen werden?
- Wie können Arbeitsverhältnisse wieder beendet werden?

1 Die Bedeutung des Dienstleistungssektors sowie die Abhängigkeit des Arbeitsplatzes und des beruflichen Erfolgs von individuellen und externen Faktoren reflektieren

1.1 Die Bedeutung des Dienstleistungssektors in der Volkswirtschaft

1.1.1 Der Dienstleistungssektor als Wachstumsbereich

In der vereinfachten modellhaften Betrachtung einer Volkswirtschaft (Gesamtheit aller in einem Wirtschaftsraum agierenden Wirtschaftssubjekte – das sind öffentliche und private Haushalte, erwerbswirtschaftliche, Non-profit- und öffentliche Unternehmen, Staat) gibt es die drei Wirtschaftsbereiche Urproduktion (primärer Sektor), Weiterverarbeitung (sekundärer Sektor) und Dienstleistung (tertiärer Sektor) (ausführlicher auch in Lernfeld 4 behandelt).

Beispiele:
- *primärer Sektor: Landwirtschaft, Forstwirtschaft, Fischerei, Bergbau*
- *sekundärer Sektor: Handwerk, Baugewerbe, Konsumgüterindustrie, Investitionsgüterindustrie, Energieversorgung*
- *tertiärer Sektor: Handel, Verkehr, Kreditinstitute, Versicherungen, Steuerberater, Rechtsanwälte, Ärzte, Krankenhäuser, Kulturbetriebe, Gastronomie, Funk und Fernsehen, Sport- und Fitness*

Die Bedeutung der einzelnen Wirtschaftsbereiche für eine Volkswirtschaft hängt von deren Entwicklung ab. Steht noch die Grundversorgung der Bevölkerung mit Nahrungsmitteln im Mittelpunkt, ist der primäre Sektor sehr ausgeprägt. Handelt es sich hingegen um eine stark industrialisierte und wirtschaftlich sehr stabile Volkswirtschaft, so sind der sekundäre und der tertiäre Bereich sehr stark entwickelt.

Die nebenstehende Grafik zeigt die Entwicklung der Arbeitswelt in Deutschland in den Jahren 1970, 1991 und 2017.

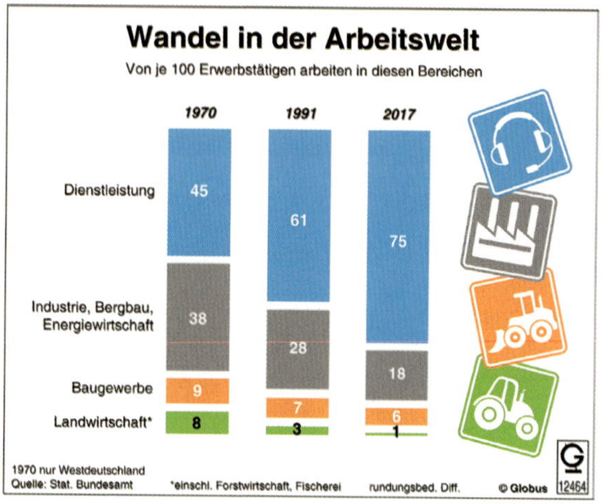

Aufgabe

Werten Sie das oben abgebildete Schaubild aus, indem Sie die folgenden Fragen beantworten (Hinweise zum Auswerten von Schaubildern und Grafiken erhalten Sie in den Grundlagen der Ausbildung in Band 1).

a. Wie hoch ist der Anstieg der Erwerbstätigen im Dienstleistungssektor von 1991 bis 2017 in Prozent (Basisjahr 1991)?

b. Welche Veränderungen gab es im gleichen Zeitraum in den anderen Bereichen Industrie, Baugewerbe und Landwirtschaft (Basisjahr ebenfalls 1991)?

c. Was sagt das über die Volkswirtschaft in Deutschland aus?

d. Welchem Bereich ordnen Sie die Sport- und Fitnessbranche zu?

e. Wie hoch ist der Anteil der Erwerbstätigen im Dienstleistungssektor im Jahr 2017, gemessen an der Gesamtzahl der Erwerbstätigen?

f. Welche Folgerungen ziehen Sie aus Ihrer Zuordnung der Sport- und Fitnessbranche und den berechneten Werten? Befindet sie sich in einem aufstrebenden oder kleiner werdenden Wirtschaftsbereich?

1.1.2 Die Messbarkeit des Erfolgs einer Volkswirtschaft

Den tatsächlichen Erfolg einer Volkswirtschaft zu messen, ist sehr schwierig, da es je nach Blickwinkel und Interessenlage unterschiedliche Ansätze gibt. Während ein privater Haushalt zunächst das Ziel hat, die Existenz zu sichern, und darüber hinaus ein finanziell abgesichertes und sorgenfreies Leben anstrebt, das einen gewissen Wohlstand bietet, hat ein erwerbswirtschaftliches Unternehmen u. a. das Ziel, einen möglichst hohen Gewinn zu erzielen. Der Staat möchte hingegen eine soziale Marktwirtschaft mit dem Ziel der Vollbeschäftigung verwirklichen. Auf die gesamte Volkswirtschaft bezogen sind demnach Größen wie das durchschnittliche Pro-Kopf-Einkommen bzw. die durchschnittliche Kaufkraft je Einwohner, Umsätze für bestimmte Branchen sowie der durchschnittliche Unternehmenserfolg je Betrieb oder die Arbeitslosen- bzw. Erwerbstätigenquote interessant. Nähere Informationen zu diesen Größen findet man auf der Internetseite des Statistischen Bundesamtes (www.destatis.de).

Beispiele:

- *Das durchschnittliche Pro-Kopf-Einkommen lag in der Bundesrepublik Deutschland im Jahr 2017 bei ca. 45.000,00 US-Dollar, in Norwegen als einem der Spitzenreiter bei ca. 75.000,00 US-Dollar und in Malawi und der Burundi als den ärmsten Ländern bei etwa 300,00 US-Dollar.*

- *Die privaten Konsumausgaben sind in Deutschland mit gewissen Schwankungen von 1.564 Milliarden € im Jahr 2014 auf 1.735 Milliarden € im Jahr 2017 gestiegen.*

In der Politik und im internationalen Vergleich sind vor allem die Kennzahlen **Bruttoinlandsprodukt** (BIP) und **Bruttonationaleinkommen** (BNE) sowie die **Arbeitslosenquote** von großem Interesse.

Definition

Das **Bruttoinlandsprodukt (BIP)** ist ein Maß für die wirtschaftliche Leistung einer Volkswirtschaft in einem bestimmten Zeitraum. Es misst den Wert der im Inland hergestellten Waren und Dienstleistungen (Wertschöpfung), soweit diese nicht als Vorleistungen für die Produktion anderer Waren und Dienstleistungen verwendet werden. [...]

Quelle: Statistisches Bundesamt: Bruttoinlandsprodukt (BIP). In: https://www.destatis.de/DE/Themen/Wirtschaft/Volkswirtschaftliche-Gesamtrechnungen-Inlandsprodukt/Methoden/bip.html [19.03.2019].
© Statistisches Bundesamt (Destatis), 2019.

Die Berechnung des BIP kann nach drei unterschiedlichen Verfahren erfolgen, je nachdem, ob Entstehung, Verwendung oder Verteilung als Grundlage herangezogen werden. Hierfür bedarf es aufwendiger statistischer Erhebungen, die in der Bundesrepublik Deutschland beim Statistischen Bundesamt zusammenlaufen. Hierbei werden nach dem Inlandsprinzip alle Leistungen von In- und Ausländern innerhalb der Bundesrepublik Deutschland erfasst.

Die folgende Tabelle zeigt stark vereinfacht die drei unterschiedlichen Berechnungsmodelle:

Entstehungsrechnung		Verwendungsrechnung		Verteilungsrechnung	
Die Entstehungsrechnung stellt die wirtschaftliche Leistung von der Produktionsseite dar. Berechnet wird der im Produktionsprozess geschaffene Mehrwert.		Die Verwendungsrechnung zeigt, wie die Güter aus der Inlandsproduktion und den Importen verwendet werden. Berechnet wird die Verwendung zu Marktpreisen.		Die Verteilungsrechnung betrachtet die im Produktionsprozess entstandenen Einkommen.	
	Produktionswert zu Herstellerpreisen		Private Konsumausgaben		Arbeitnehmerentgelt
–	abzgl. Vorleistungen (Vorprodukte, Roh-, Hilfs- und Betriebsstoffe)	+	zzgl. Investitionen (Ausgaben der Unternehmen)	+	zzgl. Unternehmens- und Vermögenseinkommen
=	Bruttowertschöpfung	+	zzgl. Konsumausgaben des Staates	=	Volkseinkommen
–	abzgl. Gütersteuern (bspw. Umsatzsteuer)	+	zzgl. Exporte von Waren und Dienstleistungen	+	zzgl. Produktions- und Importabgaben abzüglich Subventionen
+	zzgl. Gütersubventionen	–	abzgl. Importe von Waren und Dienstleistungen	+	zzgl. Abschreibungen
=	Bruttoinlandsprodukt (BIP)	=	Bruttoinlandsprodukt (BIP)		= Bruttoinlandsprodukt (BIP)

Die Verteilungsrechnung wird in Deutschland aufgrund teilweise fehlender Basisdaten zu den Unternehmens- und Vermögenseinkommen nicht angewendet. Die Ergebnisse der Verteilungsrechnung werden jedoch zur Plausibilisierung (Überprüfung auf Stimmigkeit) des BIP oder zur Bildung makroökonomischer Kennzahlen herangezogen. Weitere Informationen zur Berechnung des BIP erhält man auf den Internetseiten des Statistischen Bundesamtes (www.destatis.de).

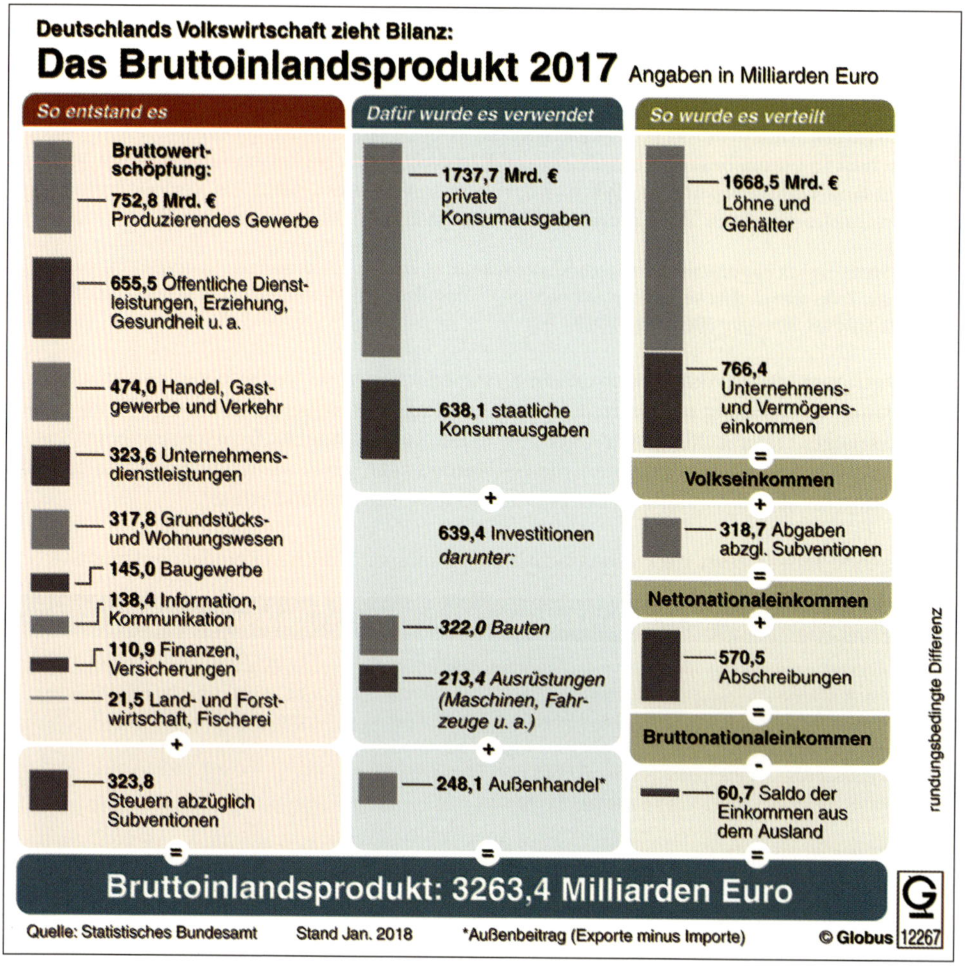
Deutschlands Volkswirtschaft zieht Bilanz:
Das Bruttoinlandsprodukt 2017
Angaben in Milliarden Euro
So entstand es
Bruttowertschöpfung:
752,8 Mrd. € Produzierendes Gewerbe
655,5 Öffentliche Dienstleistungen, Erziehung, Gesundheit u. a.
474,0 Handel, Gastgewerbe und Verkehr
323,6 Unternehmensdienstleistungen
317,8 Grundstücks- und Wohnungswesen
145,0 Baugewerbe
138,4 Information, Kommunikation
110,9 Finanzen, Versicherungen
21,5 Land- und Forstwirtschaft, Fischerei
+
323,8 Steuern abzüglich Subventionen
=
Dafür wurde es verwendet
1737,7 Mrd. € private Konsumausgaben
638,1 staatliche Konsumausgaben
+
639,4 Investitionen
darunter:
322,0 Bauten
213,4 Ausrüstungen (Maschinen, Fahrzeuge u. a.)
+
248,1 Außenhandel*
=
So wurde es verteilt
1668,5 Mrd. € Löhne und Gehälter
766,4 Unternehmens- und Vermögenseinkommen
=
Volkseinkommen
+
318,7 Abgaben abzgl. Subventionen
=
Nettonationaleinkommen
+
570,5 Abschreibungen
=
Bruttonationaleinkommen
-
60,7 Saldo der Einkommen aus dem Ausland
=
rundungsbedingte Differenz
Bruttoinlandsprodukt: 3263,4 Milliarden Euro
Quelle: Statistisches Bundesamt
Stand Jan. 2018
*Außenbeitrag (Exporte minus Importe)
© Globus 12267

Beispiele:

- *Das durchschnittliche BIP pro Kopf (Einwohner) lag weltweit im Jahr 2016 bei 10.150,00 US-Dollar.*
- *Die Bundesrepublik Deutschland wies im Jahr 2017 ein BIP von 44.550,00 US-Dollar pro Kopf auf, wohingegen Burundi als sehr armes Land ein BIP von 312,00 US-Dollar je Einwohner hatte.*

vgl.: United Nations Conference on Trade and Development (UNCTAD): Handbook of Statistics 2017 und International Monetary Fund: World Economic Database, April 2018

Wie man an den Beispielen sieht, entfaltet sich die Aussagekraft des BIP bzw. des BIP pro Kopf erst vollständig im internationalen Vergleich. Hier kann man ablesen bzw. einordnen, wie erfolgreich eine Volkswirtschaft gewirtschaftet hat. Für den EU- bzw. Euroraum erhält man bei Eurostat, dem statistischen Amt der Europäischen Union, entsprechende Daten (http://epp.eurostat.ec.europa.eu).

Neben dem Bruttoinlandsprodukt wird häufig auch die abgeleitete Größe **Bruttonationaleinkommen (BNE)** – früher auch Bruttosozialprodukt genannt – betrachtet. Das BNE wird ermittelt, indem man vom Bruttoinlandsprodukt (BIP) auf der einen Seite die Erwerbs- und Vermögenseinkommen abzieht, die ins Ausland geflossen sind (bspw. in Deutschland arbeitende, aber im Ausland wohnende Beschäftigte/Einpendler; Gewinne ausländischer Anleger), sowie auf der anderen Seite die von Inländern aus dem Ausland stammenden Einkommen (bspw. Beteiligungsgewinne; in Deutschland wohnende, aber im Ausland arbeitende Beschäftigte/Auspendler) addiert.

Berechnung des Bruttonationaleinkommens (BNE)	
	Bruttoinlandsprodukt (BIP)
–	Primäreinkommen an die übrige Welt
+	Primäreinkommen aus der übrigen Welt
=	Bruttonationaleinkommen

Das **BIP** und auch das **BNE** als Indikatoren für den Erfolg einer Volkswirtschaft sind jedoch auch einer berechtigten **Kritik** unterworfen, da sie rein ökonomische Faktoren und diese auch nur quantitativ berücksichtigen. Aus ihnen geht bspw. nicht hervor, wie das Einkommen bzw. der erwirtschaftete Mehrwert in der Realität verteilt ist. Bereits in Lernfeld 2 wurde die Lebensqualität als alternative Messgröße thematisiert.

Weiterführende Informationen zum Thema Messbarkeit von Lebensqualität sowie zu alternativen Indikatorsystemen – wie bspw. Nachhaltigkeitsindikatoren – findet man auch auf den o. g. Seiten des Statistischen Bundesamtes oder auf der Website www.umweltschulen.de, einem Informationsdienst für Umweltschutz, Umweltbildung und Bildung für nachhaltige Entwicklung in Schulen, der konkrete Beispiele aus unterschiedlichen Regionen Deutschlands bereithält.

Aufgaben

1. ***Erläutern Sie, welchen Aussagewert das BIP sowie das BIP pro Kopf haben.***
2. ***Diskutieren Sie, wann für Sie eine Volkswirtschaft erfolgreich gewirtschaftet bzw. gearbeitet hat.***
3. ***Legen Sie mit Blick auf die Übersicht der Berechnungsmodelle dar, welche wichtigen Bereiche bei der Berechnung des Erfolgs einer Volkswirtschaft nicht berücksichtigt werden. Erstellen Sie eine Liste, welche Messgrößen bzw. Statistiken Sie in die Berechnung des Erfolgs einer Volkswirtschaft einbeziehen würden.***

Eine weitere zentrale Kenngröße bei der Betrachtung einer Volkswirtschaft ist die Beschäftigungslage, die sich u. a. durch die **Arbeitslosenquote** ausdrückt. Gemäß dem „Gesetz zur Förderung der Stabilität und des Wachstums der Wirtschaft" strebt die Bundesrepublik Deutschland einen möglichst hohen Beschäftigungsstand an. Die meisten politischen Parteien proklamieren in diesem Zusammenhang das Ziel der Vollbeschäftigung, was eine Arbeitslosenquote von unter 3 % (zum Teil werden 2 % genannt) bedeuten würde, da Politiker und Wirtschaftswissenschaftler davon ausgehen, dass bei Erreichen dieser Grenze alle Personen einer Erwerbstätigkeit nachgehen, die auch arbeiten wollen. Die dennoch arbeitslos gemeldeten befänden sich laut dieser Annahme lediglich in einer kurzen Phase des Arbeitsplatzwechsels (sogenannte friktionelle Arbeitslosigkeit).

Die Arbeitslosenquote berechnet sich durch folgende Formel:

$$\text{Arbeitslosenquote} = \frac{\text{Anzahl registrierte Arbeitslose} \cdot 100}{\text{Anzahl Erwerbspersonen (zivile Arbeitnehmer, Selbstständige, Arbeitslose)}}$$

In den Sozialgesetzbüchern II und III (SGB II und III) wird definiert, wer als arbeitslos gilt:

Sozialgesetzbuch (SGB) II
§ 53a Arbeitslose

(1) Arbeitslose im Sinne dieses Gesetzes sind erwerbsfähige Leistungsberechtigte, die die Voraussetzungen des § 16 des Dritten Buches in sinngemäßer Anwendung erfüllen.
(2) Erwerbsfähige Leistungsberechtigte, die nach Vollendung des 58. Lebensjahres mindestens für die Dauer von zwölf Monaten Leistungen der Grundsicherung für Arbeitsuchende bezogen haben, ohne dass ihnen eine sozialversicherungspflichtige Beschäftigung angeboten worden ist, gelten nach Ablauf dieses Zeitraums für die Dauer des jeweiligen Leistungsbezugs nicht als arbeitslos.

Sozialgesetzbuch (SGB) III
§ 16 Arbeitslose

(1) Arbeitslose sind Personen, die wie beim Anspruch auf Arbeitslosengeld
1. vorübergehend nicht in einem Beschäftigungsverhältnis stehen,
2. eine versicherungspflichtige Beschäftigung suchen und dabei den Vermittlungsbemühungen der Agentur für Arbeit zur Verfügung stehen und
3. sich bei der Agentur für Arbeit arbeitslos gemeldet haben.
(2) An Maßnahmen der aktiven Arbeitsmarktpolitik Teilnehmende gelten als nicht arbeitslos.

Aufgaben
Lesen Sie sich die Definitionen von Arbeitslosen gemäß SGB II und III genau durch.

1. ***Welche Personengruppen werden in der Arbeitslosenstatistik nicht berücksichtigt?***
2. ***Welche Auswirkungen hat dies auf die Aussagekraft der Arbeitslosenstatistik?***

Die Bundesagentur für Arbeit definiert **Erwerbspersonen** als alle Personen, die sich am Erwerbsleben beteiligen wollen. Dies umfasst die Personen, die ihren Erwerbswunsch bereits realisiert haben (also erwerbstätig sind – zivile Arbeitnehmer und Selbstständige) und die Personen, die noch auf der Suche sind (also noch erwerbslos sind – Arbeitslose).
Weitere Informationen zur Arbeitslosenstatistik finden sich unter www.statistik.arbeitsagentur.de.

Aufgaben
Für den Monat Mai 2018 liegen folgende Zahlen vor:
Arbeitslose: 2.315.000, Erwerbspersonen: 44.680.000

1. ***Wie hoch ist die Arbeitslosenquote im Mai 2018 gewesen?***
2. ***Wie ist die absolute Zahl von 2.315.00 Arbeitslosen mit Blick auf die letzten 10 Jahre zu bewerten (siehe folgende Grafik)?***
3. ***Ermitteln Sie die aktuelle Arbeitslosenquote für Deutschland.***
4. ***Wie ist diese Quote im internationalen Vergleich im EU- bzw. Euroraum einzuschätzen? Recherchieren Sie hierzu ggf. im Internet – bspw. bei Eurostat (http://epp.eurostat.ec.europa.eu).***
5. ***Recherchieren Sie, was man hinsichtlich des Arbeitsmarktes unter der „stillen Reserve" versteht. Welche Auswirkungen hat diese auf die Aussagekraft der Arbeitslosenquote?***
6. ***Erklären Sie, inwieweit die Aufnahme der Unterbeschäftigten im folgenden Schaubild einen realistischeren Eindruck vermittelt.***

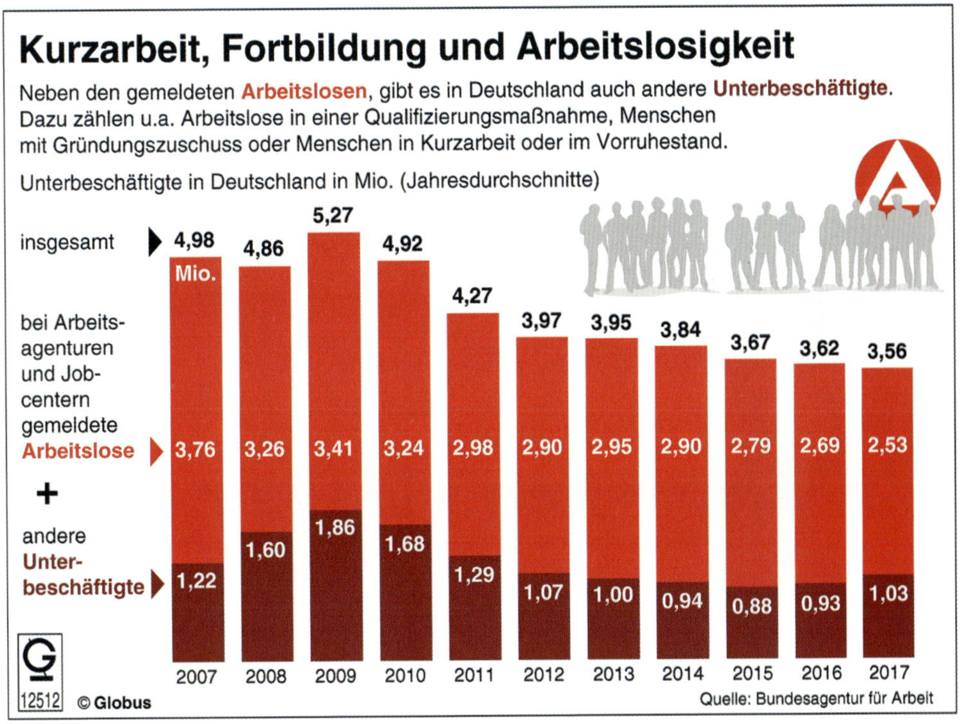

Zusammenfassung

Volkswirtschaft	Gesamtheit aller in einem Wirtschaftsraum agierenden Wirtschaftssubjekte – öffentliche und private Haushalte, erwerbswirtschaftliche, Non-profit- und öffentliche Unternehmen, Staat
Wirtschaftsbereiche	Die Volkswirtschaft lässt sich je nach Modell in drei, vier oder fünf Wirtschaftsbereiche aufteilen.
Primärsektor	Gewinnung von Rohstoffen, z.B. durch Bergbau, Landwirtschaft, Forstwirtschaft (Urproduktion)
Sekundärsektor	Verarbeitung von Rohstoffen, z. B. durch Handwerk, Baugewerbe, Industrie (produzierendes Gewerbe)
Tertiärsektor	Erbringung von Dienstleistungen, z. B. Handel, Banken, Versicherungen, Hotels, Fitnessstudios Dieser Bereich besitzt die größte Bedeutung in Deutschland, da hier derzeit ca. drei von vier Arbeitsplätzen angesiedelt sind – Tendenz immer noch steigend. Demzufolge ist dies auch der wichtigste Sektor im Hinblick auf das Bruttoinlandsprodukt und die Beschäftigungslage in der Bundesrepublik Deutschland.
Quartärsektor	Erstellung, Verarbeitung und Verkauf von Informationen (wird seit einigen Jahren häufig als eigenständiger Sektor genannt)
Quintärsektor	Unternehmen der Abfallentsorgung, des Recycling usw. (wird gelegentlich als eigener Sektor genannt – Bedeutung wird vermutlich in den nächsten Jahrzehnten aufgrund wachsender Bevölkerungszahlen und Rohstoffknappheit steigen)
Bruttoinlandsprodukt	Das (BIP) ist ein Maß für die wirtschaftliche Leistung einer Volkswirtschaft in einem bestimmten Zeitraum. Es misst den Wert der im Inland hergestellten Waren und Dienstleistungen (Wertschöpfung).
Arbeitslosenquote	$\text{Arbeitslosenquote} = \frac{\text{Anzahl registrierte Arbeitslose} \cdot 100}{\text{Anzahl Erwerbspersonen}}$ Die Arbeitslosenquote gibt das Verhältnis von registrierten Arbeitsuchenden zu den erwerbstätigen zivilen Arbeitnehmern und Selbstständigen sowie Arbeitslosen an. Die Aussagekraft dieses Wertes ist kritisch zu betrachten, da nicht alle Personen erfasst werden, die wirklich Arbeit suchen (ältere Menschen über 58 Jahre, stille Reserve, Personen in Maßnahmen der Arbeitsagentur etc.).

1.2 Externe saisonale, konjunkturelle und strukturelle Faktoren für die Sicherheit des Arbeitsplatzes und den beruflichen Erfolg

Wie alle Lebensbereiche ist auch die Wirtschaft gewissen Schwankungen unterworfen. Dabei entsteht eine Abweichung zwischen Entstehung bzw. Angebot von Waren und Dienstleistungen sowie deren Nachfrage bzw. Verbrauch. Hier spielen Faktoren eine Rolle, die nicht in den direkten Verantwortungsbereich des Unternehmers oder Arbeitnehmers fallen – sie sind demnach als extern einzustufen. All diese Schwankungen haben jedoch Auswirkungen auf den Arbeitsmarkt im Allgemeinen und auf die Sicherheit der Arbeitsplätze und auf den beruflichen Erfolg von Arbeitnehmern im Speziellen.

1.2.1 Saisonale Arbeitsmarktfaktoren

Eine wirtschaftliche Schwankung kann saisonale Gründe haben, wobei es lediglich zu relativ kurzfristigen Ausschlägen in der Wirtschaftsentwicklung kommt.

Beispiele:
- *In den Wintermonaten herrscht aufgrund von Frost und Kälte häufig eine Flaute in der Baubranche.*
- *Kurz vor dem Weihnachtsfest boomt der Einzelhandel.*
- *Im Sommer wird erheblich mehr Speiseeis nachgefragt als im Winter.*

Diese Schwankungen sind relativ gut vorhersehbar, Unternehmer und Angestellte sowie der Staat können sich darauf einstellen und rechtzeitig ihre Personal-, Lebens- bzw. Arbeitsplanung oder arbeitsmarktrelevante Hilfsangebote (bspw. Schlechtwettergeld in der Baubranche) darauf ausrichten.

Aufgaben
1. ***Welche saisonalen Arbeitsmarktfaktoren wirken auf den Sport- und Fitnessbereich im Allgemeinen und auf Ihr Ausbildungsunternehmen im Speziellen ein?***
2. ***Welche Schlussfolgerungen ziehen Sie aus diesen saisonalen Schwankungen als Arbeitnehmer?***
3. ***Wie würden Sie darauf reagieren, wenn Sie Unternehmer und Arbeitgeber wären?***

1.2.2 Konjunkturelle Arbeitsmarktfaktoren

Schwieriger als die saisonalen sind hingegen mittelfristige Schwankungen einzuschätzen, die sich über einige Jahre hinziehen. Betrachtet man wirtschaftliche Aktivitäten über einen längeren Zeitraum, so fällt auf, dass sich die Wirtschaft in der Regel alle drei bis zehn Jahre in Wellenbewegungen entwickelt, wobei zumeist jeweils vier Phasen zu beobachten sind. Diese Schwankungen nennt man Konjunkturphasen und der gesamte Zeitraum wird als Konjunkturzyklus bezeichnet. Gut zu erkennen sind diese Schwankungen, wenn man das Bruttoinlandsprodukt (BIP) über einen längeren Zeitraum betrachtet.

Die folgende Tabelle zeigt die Konjunkturphasen und die Auswirkungen auf die Wirtschaftssubjekte in einigen ausgewählten Bereichen.

Wirtschafts-subjekt	Auswirkung auf ...	Konjunkturphasen			
		Aufschwung (Expansion)	Hochkon-junktur (Boom)	Abschwung (Rezession)	Tiefstand (Depression)
privater Unternehmer	**Produktion/ Angebot**	steigende Auslastung der Kapazitäten	Vollauslastung	abnehmende Auslastung der Kapazitäten	nicht ausgelastete Kapazitäten, ggf. Stilllegungen
Arbeitneh-merr/privater Haushalt	**Beschäfti-gung**	Zunahme der Arbeitsplätze	sehr hoher Beschäfti-gungsgrad, ggf. Überstunden	abnehmende Beschäfti-gung, ggf. Kurzarbeit	sehr hohe Arbeitslosig-keit
privater Haushalt	**Nachfrage**	steigende Nachfrage	sehr hohe Nachfrage, ggf. längere Lieferfristen	abnehmende Nachfrage	geringe Nachfrage, ggf. hohe Lagerbestän-de bei Anbietern
privater Haushalt	**Sparneigung**	abnehmende Sparneigung	niedrige Sparneigung	zunehmende Sparneigung	hohe Sparneigung
Staat	**Steuer-einnahmen**	Zunahme der Steuereinnah-men	sehr hohe Steuereinnah-men	abnehmende Steuereinnah-men	niedrige Steuereinnah-men

Aufgaben

1. ***Erläutern Sie eventuelle Zusammenhänge zwischen den jeweiligen Auswirkungsbereichen (Angebot, Beschäftigung, Nachfrage, Sparneigung und Steuereinnahmen) je Konjunktur-phase.***
2. ***Erläutern Sie, wie sich die Preise für Konsumgüter und Dienstleistungen in der jeweiligen Konjunkturphase verhalten werden.***
3. ***Wie wird sich ein risikoscheuer Unternehmer in Zeiten der Depression und in der Boomphase hinsichtlich Einstellungen bzw. Entlassungen von Mitarbeitern verhalten?***
4. ***Wie wird sich demgegenüber ein risikofreudiger Unternehmer in Zeiten der Depression und in der Boomphase hinsichtlich Einstellungen bzw. Entlassungen von Mitarbeitern verhalten?***
5. ***Mit Blick auf die Nachfrageseite: Wie verhalten sich hier risikoscheue und risikofreudige Haushalte in den Phasen der Depression und des Booms hinsichtlich Nachfrage und Sparneigung?***
6. ***Welche möglichen Auswirkungen können die Konjunkturphasen auf die Nachfrage nach Mitgliedschaften in einem Sportverein bzw. in einem Fitnessstudio haben?***
7. ***Welche Faktoren sind insgesamt für das Handeln der Wirtschaftssubjekte verantwortlich?***

Der Staat hat ein Interesse daran, dass die Phasen der Rezession und Depression vermieden bzw. so kurz wie möglich gestaltet werden. Eine geringe Arbeitslosigkeit, ein hoher Konsum und ausgelastete Betriebe sind die Ziele, an denen er sein Handeln ausrichtet. Dies führt zu hohen Steuereinnahmen (bspw. Einkommen- und Körperschaftsteuer, Umsatzsteuer) und geringeren Ausgaben für Sozialleistungen (bspw. ALG I und II – siehe Lernfeld 2). Aus diesem Grund betreibt er eine aktive **Konjunkturpolitik**.

Durch eine Steuerung auf der Nachfrageseite hat der Staat die Möglichkeit, die Konjunktur positiv zu beeinflussen. So kann die **Ausgabenpolitik** darauf zielen, dass Kredite aufgenommen werden und der Staat seine Ausgaben erhöht (bspw. Straßenbau, öffentliche Bauten). Im Bereich der **Einnahmenpolitik** können Steuersätze (bspw. für Einkommen- und Körperschaftsteuer) für einen gewissen Zeitraum gesenkt werden, sodass Unternehmen und private Haushalte weniger Abgaben zahlen müssen und so mehr konsumieren bzw. investieren können. Die **Investitionspolitik** kann darauf zielen, dass Abschreibungsmöglichkeiten für die Unternehmen verbessert oder gar Zuschüsse für Investitionen gezahlt werden. Die **Haushaltspolitik** kann allgemein dafür sorgen, dass die Nettokreditaufnahme in gewissen Grenzen erhöht wird, sodass die gesamtwirtschaftliche Nachfrage durch Ausgaben von öffentlichen Haushalten und Unternehmen erhöht wird. Darüber hinaus können Maßnahmen zur **Stabilisierung der Beschäftigung** ergriffen werden (bspw. Lohnzuschüsse, Kurzarbeitergeld).
Weitere Informationen zu möglichen Konjunkturmaßnahmen findet man auf den Internetseiten des Bundesministeriums für Wirtschaft und Technologie unter dem Stichwort „Konjunktur" bzw. „Konjunkturmaßnahmen" (www.bmwi.de).

Auf der anderen Seite kann es jedoch auch notwendig sein, dass der Staat die **Konjunktur dämpfen** muss. Dieser Fall tritt ein, wenn die Preise durch die sehr hohe Nachfrage über einen längeren Zeitraum stetig steigen, ohne dass sich der Lohn bzw. das Haushaltseinkommen entsprechend mitentwickeln. Die Folge ist, dass man als Konsument weniger für sein Geld bekommt bzw. für die gleiche Ware nun mehr zahlen muss – dies nennt man **Inflation**. Hier hat der Staat die Möglichkeiten, seine Ausgaben zu senken, die Steuersätze zu erhöhen, Abschreibungsmöglichkeiten für die Unternehmen zu verschlechtern bzw. einzuschränken, Investitionen nicht zu fördern, keine Kredite durch öffentliche Haushalte aufzunehmen, sondern verstärkt Schulden zurückzuzahlen usw.

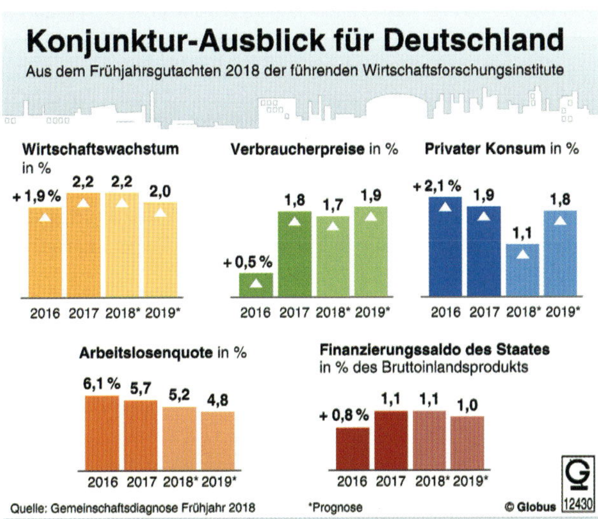

Eine weitere Maßnahme stellt die **Steuerung der Geldmenge** innerhalb einer Volkswirtschaft dar, um den Geldwert stabil zu halten. Da Deutschland mit Einführung des Euro (seit 01.01.2002 als Bargeld) über keine eigenständige nationale Währung mehr verfügt, ist hier ein abgestimmtes Vorgehen innerhalb der Eurozone notwendig, um eine einheitliche **Geldpolitik** zu betreiben.

Zuständig ist dafür die **Europäische Zentralbank (EZB)** mit Sitz in Frankfurt am Main, die mit den nationalen Zentralbanken (NZB) das Europäische System der Zentralbanken (EZBS) bildet. Die EZB ist ein EU-Organ und somit unabhängig von den Weisungen der Regierungen einzelner Mitgliedsländer. Die wichtigsten Steuerungsinstrumente für die **Regulierung der Geldmenge** sind dabei die Offenmarktpolitik, die Politik der ständigen Fazilitäten, die Mindestreservepolitik und die Festlegung des Leitzinses.

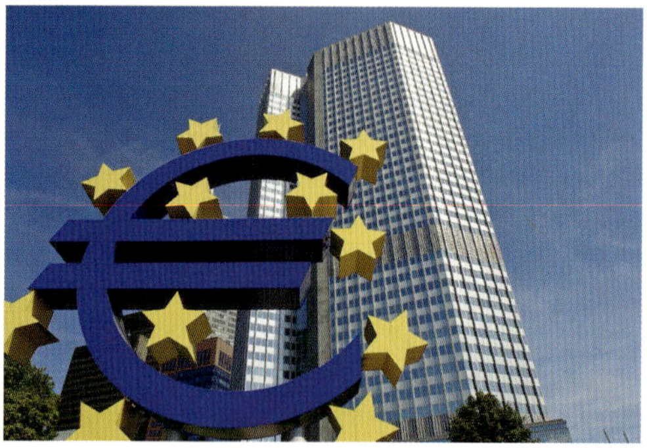

Die EZB steuert die auf den Kapitalmärkten zur Verfügung stehende Geldmenge, indem sie festverzinsliche Wertpapiere auf eigene Rechnung am offenen Markt kauft oder verkauft. Mittels dieser **Offenmarktpolitik** kann die EZB beim Kauf von Wertpapieren Geld in das System einbringen (Geldschöpfung) oder durch den Verkauf dem Kapitalmarkt Geld entziehen (Geldvernichtung).

Ähnlich verhält es sich bei der **Politik der ständigen Fazilitäten**, nur dass es sich hierbei um eine sehr kurzfristige Geldmengensteuerung handelt. Zugelassene Geschäftspartner (Geschäftsbanken) können bei Vorhandensein ausreichender Sicherheiten über Nacht Geld von der EZB gegen Zahlung von Zinsen leihen (sogenannte Übernachtliquidität). Andersherum können sie bei Geldüberschuss dieses auch kurzfristig bei der EZB gegen Erhalt von Zinsen einlagern. Allerdings kann die EZB auch das Ziel haben, dass das Geld im Markt bleibt, also nicht bei ihr eingelagert wird, dann zahlt sie keine Zinsen oder verlangt sogar Geld für die Einlagerung (sogenannte Negativzinsen – bspw. Juli 2018: Einlagefazilität der EZB = – 0,4 %).

Die EZB kann festlegen, wie hoch die Geldreserven mindestens sein müssen, die die Geschäftsbanken bei der EZB hinterlegen müssen (**Mindestreservepolitik**). Erhöht demnach die EZB die Mindestreservesätze, so müssen die Geschäftsbanken mehr Geld einlagern: Dem Geld- bzw. Kapitalmarkt wird Geld entzogen. Andersherum verhält es sich bei einer Senkung der Mindestreservesätze: Dem Geld- bzw. Kapitalmarkt steht mehr Geld zur Verfügung, da weniger Reserven bei der EZB gebunden sind.

Durch die Festlegung des **Leitzinses** wird der Hauptrefinanzierungssatz durch die EZB für den Euroraum bestimmt. Einfacher ausgedrückt ist das der Zinssatz, den die Geschäftsbanken an die EZB zahlen müssen, wenn sie sich dort Geld leihen.

Aufgaben

1. ***Recherchieren Sie, wie hoch der aktuelle Leitzins der EZB ist.***

2. ***Erläutern Sie, welche Auswirkungen***
   a. *ein niedriger Leitzins,*
   b. *ein hoher Leitzins*

   auf die dem Geld- bzw. Kapitalmarkt zur Verfügung stehende Geldmenge hat. Betrachten Sie dabei Aspekte wie die Höhe der Zinssätze, die die Geschäftsbanken für Kredite von

ihren Kunden fordern werden, die jeweilige Sparneigung der privaten Haushalte sowie die Investitionsneigung der Unternehmer.

Ein relativ neues und sehr umstrittenes Instrument, welches dazu dienen soll, die Eurozone zu sichern und die Eurostaaten in der Schuldenkrise mit Geldmitteln zu versorgen, ist das **Aufkaufen von Staatsanleihen**. Der Vorteil für die betroffenen Mitgliedsländer ist, dass hoch verschuldete Staaten auf diese Art günstig an Geld kommen, was auf dem „freien" Geldmarkt nicht der Fall wäre. Hoch verschuldete Staaten bergen nämlich ein erhöhtes Risiko, geliehenes Geld nicht zurückzahlen zu können. Als Folge werden sie zum einen schlecht von den Ratingagenturen eingestuft und bekommen zum anderen so nur gegen sehr hohe Zinsen Geld von Banken geliehen. Im Jahr 2011 und auch in den Folgejahren wurden bspw. Staatsanleihen zur Erhaltung der Liquidität von den hoch verschuldeten Ländern Irland, Griechenland, Portugal, Italien und Spanien aufgekauft. Das Risiko für die EZB und die Gesamtheit der Eurostaaten ist dabei, dass zum Zeitpunkt des Aufkaufs nicht klar ist, wann oder ob überhaupt der verschuldete Staat wieder in der Lage sein wird, die Staatsanleihen bei der EZB auszulösen. Kritiker warnen davor, dass die EZB so zur „Bad Bank" wird, weil im schlimmsten Fall die Schuldenstaaten die Staatsanleihen nicht zurückkaufen können. Im Endeffekt müsste dann die Gesamtheit der Steuerzahler der Eurostaaten die Verluste auffangen.

Weitere Informationen zur Geldpolitik der EZB und zu den Aufkäufen von Staatsanleihen erhält man auf der Internetseite der Europäischen Zentralbank (www.ecb.eu). Detaillierte Erklärungen zu den geldpolitischen Instrumenten sind bspw. unter www.bundesbank.de (Stichwort Publikationen > Schule und Bildung > Geld und Geldpolitik) zu finden.

Die Politik in Deutschland strebt bei der Durchführung ihrer Konjunktur-, Struktur- und Geldpolitik vor allem die **wirtschaftspolitischen Ziele** der Stabilität des Preisniveaus, eines angemessenen Wirtschaftswachstums, eines hohen Beschäftigungsgrads und eines außenwirtschaftlichen Gleichgewichts an.
Das **Preisniveau** gilt als **stabil**, wenn es sich im Durchschnitt nicht um mehr als 2 % pro Jahr erhöht (sich Waren und Dienstleistungen innerhalb eines Jahres also nicht um mehr als 2 % verteuern). Ein **hoher Beschäftigungsgrad** ist erreicht, wenn jeder, der für eine Tätigkeit geeignet ist, eine entsprechende Beschäftigung zu einem angemessenen Lohn erhält. Das politische Ziel der Vollbeschäftigung gilt, wie bereits dargelegt, bei einer Arbeitslosenquote von 2 % (bzw. 3%) als erreicht. Ein **angemessenes Wirtschaftswachstum** soll durch ein stetiges Ansteigen des Bruttonationaleinkommens (BNE) den Wohlstand der Bevölkerung mehren (Ziel der Politik sind dabei Wachstumsraten zwischen 3 und 4 %). Ein **außenwirtschaftliches Gleichgewicht** liegt vor, wenn die vom Ausland empfangenen Zahlungseingänge den im gleichen Zeitraum ins Ausland geflossenen Zahlungsausgängen entsprechen (vereinfacht: Import = Export). So sollen schädliche Auswirkungen auf den Geldwert und die Beschäftigungslage vermieden werden.

Aufgaben

1. ***Erläutern Sie, inwiefern ein Exportüberschuss (mehr ausgeführte als eingeführte Waren) einen negativen Einfluss auf den Geldwert hat.***

2. ***Erläutern Sie, inwiefern ein Importüberschuss (mehr eingeführte als ausgeführte Waren) einen negativen Einfluss auf die Beschäftigungslage hat.***

3. ***Überlegen Sie, ob sich die wirtschaftspolitischen Ziele ergänzen oder in Konkurrenz zueinander stehen.***

Ein stetig wachsendes Problem für den Erfolg einer Volkswirtschaft im Allgemeinen und für das Überleben speziell kleinerer und mittlerer Unternehmen ist die sogenannte **Schattenwirtschaft**. Bezogen auf den Arbeitsmarkt ist hier vor allem das Problem der **Schwarzarbeit** zu nennen.

Gesetz zur Bekämpfung der Schwarzarbeit und illegalen Beschäftigung (SchwarzArbG)

§ 1 Zweck des Gesetzes

(1) Zweck des Gesetzes ist die Intensivierung der Bekämpfung der Schwarzarbeit.

(2) Schwarzarbeit leistet, wer Dienst- oder Werkleistungen erbringt oder ausführen lässt und dabei

1. als Arbeitgeber, Unternehmer oder versicherungspflichtiger Selbstständiger seine sich aufgrund der Dienst- oder Werkleistungen ergebenden sozialversicherungsrechtlichen Melde-, Beitrags- oder Aufzeichnungspflichten nicht erfüllt,
2. als Steuerpflichtiger seine sich aufgrund der Dienst- oder Werkleistungen ergebenden steuerlichen Pflichten nicht erfüllt,
3. als Empfänger von Sozialleistungen seine sich aufgrund der Dienst- oder Werkleistungen ergebenden Mitteilungspflichten gegenüber dem Sozialleistungsträger nicht erfüllt,
4. als Erbringer von Dienst- oder Werkleistungen seiner sich daraus ergebenden Verpflichtung zur Anzeige vom Beginn des selbstständigen Betriebes eines stehenden Gewerbes (§ 14 der Gewerbeordnung) nicht nachgekommen ist oder die erforderliche Reisegewerbekarte (§ 55 der Gewerbeordnung) nicht erworben hat,
5. als Erbringer von Dienst- oder Werkleistungen ein zulassungspflichtiges Handwerk als stehendes Gewerbe selbstständig betreibt, ohne in der Handwerksrolle eingetragen zu sein (§ 1 der Handwerksordnung).

Für den Staat hat die Schwarzarbeit vor allem zur Folge, dass Steuereinnahmen verloren gehen und Sozialleistungen (ALG I und II, Sozialhilfe) ungerechtfertigt gezahlt werden. Nach Schätzungen lag der „Umsatz" der Schattenwirtschaft durch Schwarzarbeit im Jahr 2014 in Deutschland bei ca. 339 Milliarden € .

Die Bekämpfung erfolgt durch die Zollverwaltung und unterschiedliche betroffene Behörden (Finanzbehörden, Bundesagentur für Arbeit, Träger der Renten- und Unfallversicherung sowie der Sozialhilfe usw.). Das Strafmaß für Schwarzarbeit reicht dabei je nach Schwere des Vergehens oder Wiederholungsfall von Geldbußen bis hin zu Gefängnisstrafen.

Weiterführende Informationen findet man auf den Internetseiten des Zolls (www.zoll.de) unter der Rubrik Schwarzarbeit.

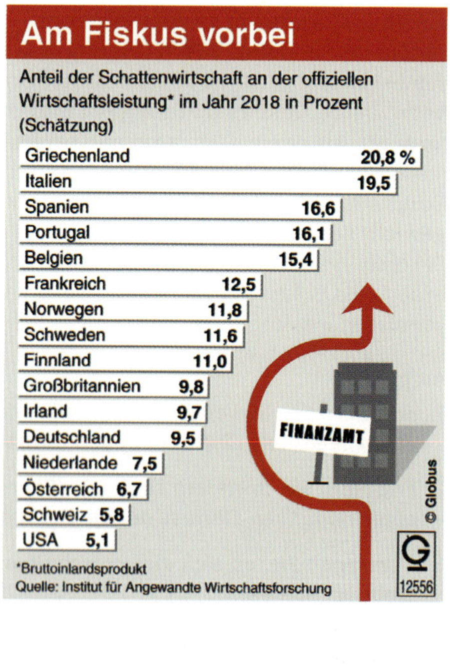

Aufgabe
Diskutieren Sie, welche Auswirkungen die Schwarzarbeit auf regulär arbeitende Unternehmen und ihre Mitarbeiter der gleichen Branche haben kann. Betrachten Sie dabei schwerpunktmäßig den Unternehmenserfolg, die Arbeitsplatzsicherheit und den beruflichen Erfolg sowie die Folgen für die Lebensplanung.

1.2.3 Strukturelle Arbeitsmarktfaktoren

Die **strukturellen Arbeitsmarktfaktoren** können zum einen eine Branche und zum anderen eine Region betreffen.

Aufgrund von Verschiebungen der Märkte als Folge der Globalisierung oder des technischen Fortschritts kann es dazu kommen, dass eine ganze Branche keine oder nur noch sehr wenige Arbeitsplätze zur Verfügung stellen kann.

Beispiele:
- *Unter anderem aufgrund der relativ hohen Arbeitskosten ist der Schiffbau in Deutschland seit Jahrzehnten rückläufig, während er in Asien steigt.*
- *Der Abbau von Steinkohle ist in Deutschland praktisch bedeutungslos geworden.*
- *Die Textilindustrie wandert verstärkt in Billiglohnländer ab.*
- *Die zunehmende Automatisierung spart eine erhebliche Anzahl von Arbeitsplätzen ein – bspw. in der Automobilindustrie.*
- *Der abzusehende vermehrte Umschwung auf Elektroantriebe (durch Ölknappheit und ökologisches Umdenken) macht in der Automobilindustrie zukünftig sehr viel weniger Verbrennungstechnik notwendig – hier werden Hersteller von Verbrennungsmotoren, Zündkerzen, Auspuffanlagen usw. überflüssig.*

In bestimmten Regionen sind möglicherweise nicht die erforderlichen Standortfaktoren vorhanden (siehe auch „Den Standort eines Unternehmens bestimmen“ in Lernfeld 1). Dies kann von einer unzureichenden Infrastruktur (Straßen, Häfen, Flugplätze, ausreichend große Flächen für Produktions- und Verwaltungsgebäude usw.) bis hin zu einem nicht ausreichenden Einzugsgebiet (zu wenig potenzielle Kunden) reichen. Die Folge ist, dass sich Unternehmen nicht ansiedeln bzw. abwandern und somit keine Arbeitsplätze schaffen oder erhalten. Des Weiteren kann es dazu kommen, dass in einigen Regionen der Arbeitsmarkt strukturell nicht in der Lage ist, demografische Entwicklungen – bspw. besonders geburtenstarke Jahrgänge – oder Folgen von politischen Entscheidungen – wie Umstellungen im Schulsystem mit doppelten Abschlussjahrgängen bzw. den Wegfall der Wehrpflicht – aufzufangen.

Beispiele:
- *In Niedersachsen gab es im Jahr 2011 einen doppelten Abiturjahrgang, weil die Schulzeit der Gymnasien von neun auf acht Jahre gesenkt wurde. Zeitgleich wurde die Wehrpflicht durch die Bundesregierung abgeschafft. Dies hatte zur Folge, dass mehr Jugendliche auf den Ausbildungsmarkt drängten. Die Landesregierung hat mit Anreizen an Hochschulen und Betrieben versucht, dafür zu sorgen, dass die Universitäten und Fachhochschulen mehr Studierende aufnehmen und die Betriebe mehr als üblich ausbilden.*
- *Nach der Wiedervereinigung brachen in einigen Regionen der fünf neuen Bundesländer ganze Industriezweige weg. Viele dieser Regionen werden noch heute vom Institut für Arbeitsmarkt- und Berufsforschung (www.iab.de) als strukturschwach eingestuft.*

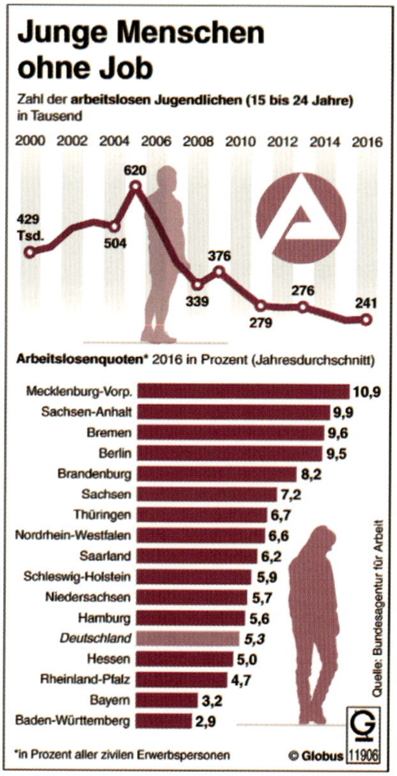

Auch bei diesen strukturellen Problemen versucht der Staat bzw. häufig sogar die EU, durch gezielte Fördermittel zu helfen, sodass die notwendige Infrastruktur aufgebaut wird, sich Unternehmen verstärkt ansiedeln und auf diese Weise Beschäftigungsmöglichkeiten geschaffen werden.

Alle staatlichen Maßnahmen sollen die **volkswirtschaftlichen Folgen der Arbeitslosigkeit** reduzieren. Denn Arbeitslosigkeit verursacht hohe Staatsausgaben durch Leistungszahlungen (ALG I und II) sowie die notwendige Verwaltung (bspw. in den Arbeitsagenturen). Darüber hinaus fehlen auch Steuereinnahmen (Einkommensteuer, Umsatzsteuer durch zurückgehenden Konsum). Die Krankheitskosten steigen (siehe auch folgendes Kapitel). Die Unzufriedenheit der Bürger in Bezug auf die Politik wächst, ggf. drohen politische Krisen.

1.3 Individuelle Ursachen und Folgen von Arbeitslosigkeit sowie Maßnahmen gegen Arbeitslosigkeit

Neben den genannten externen Faktoren gibt es natürlich auch individuelle Ursachen, die eine Arbeitslosigkeit bedingen können.

Wie bereits in Lernfeld 2 ausführlich thematisiert wurde, sind in der heutigen Berufswelt eine umfassende **Handlungskompetenz**, die sich in den Dimensionen Fachkompetenz, Sozialkompetenz, Personalkompetenz und Methodenkompetenz entfaltet, sowie die Bereitschaft zum lebenslangen Lernen (eigenverantwortliche Fort- und Weiterbildung) erforderlich.

In stichwortartiger Auflistung bedeutet das für den Arbeitnehmer, dass Aufgaben sachgerecht (Fachwissen), zielorientiert und selbstständig gelöst werden, Selbstvertrauen, Kritikfähigkeit, Zuverlässigkeit, Verantwortungs- und Pflichtbewusstsein ausgeprägt sind, soziale Beziehungen aktiv gestaltet werden und ein Verständnis für Mitmenschen entwickelt wird (Empathie). Darüber hinaus bedarf es der Fähigkeit, die richtigen Methoden für die Problemlösung anzuwenden und durch eigenverantwortliches und selbst organisiertes Lernen auf die vielfältigen und schnellen Veränderungen in der Arbeitswelt (rasante Technisierung und Automatisierung, Informationsflut, Kommunikationsveränderungen, Globalisierung usw.) zu reagieren bzw. diese sogar bewusst zu gestalten.

Wer dazu nicht bereit bzw. nicht in der Lage ist, wird keine bzw. sehr geringe Chancen am Arbeitsmarkt haben. Im Umkehrschluss bedeutet dies, dass man die oben genannten Kompetenzen erwerben bzw. ausprägen sollte. Zum einen kann man dies in den unterschiedlichen Formen der Ausbildung erreichen, da hier nicht nur die Fachkompetenzen im Mittelpunkt stehen, sondern auch auf eine Handlungs- und Gestaltungskompetenz abgezielt wird (siehe auch Lernfeld 2). Darüber hinaus rücken Aspekte des sozialen Engagements und ehrenamtliche Tätigkeiten verstärkt in das Blickfeld, in deren Zusammenhang insbesondere die sozialen Kompetenzen gefördert werden.

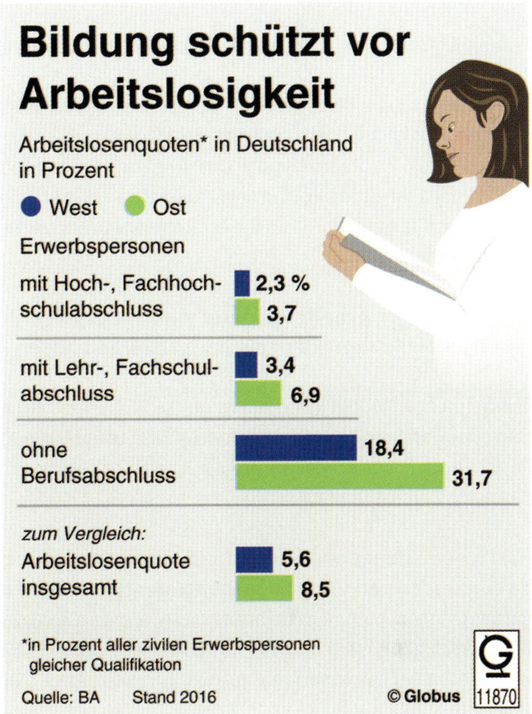

Aufgabe

Warum sind Ihrer Meinung nach ungelernte und gering qualifizierte Personen häufiger von Arbeitslosigkeit betroffen als gelernte und hoch qualifizierte Arbeitnehmer?

Wichtig für den Erfolg am Arbeitsmarkt sind natürlich auch **persönliche Faktoren,** wie die gesundheitlichen Voraussetzungen und die persönlichen Einstellungen. Wer gesundheitlich eingeschränkt ist, dem stehen nicht alle Branchen und Berufe offen, was die Arbeitssuche dementsprechend erschwert. Wie bereits deutlich wurde, stehen in strukturschwachen Regionen weniger Arbeitsplätze zur Verfügung. Hier müssen Betroffene ggf. die Bereitschaft entwickeln, den Heimatort zu verlassen. Wer diese Einstellung nicht teilt, der hat auch hier wieder eingeschränkte Chancen.

In den Fällen, in denen zwar Qualifikationen bei den Arbeitssuchenden vorhanden sind, diese mit den Stellenanforderungen jedoch nicht übereinstimmen, spricht man von **„Mismatch-Arbeitslosigkeit“**. Hier existieren zwar offene Stellen, aber aus Arbeitgebersicht gibt es trotz vorhandener Arbeitslosigkeit keine geeigneten Bewerber.

Auf der anderen Seite ist die Arbeit – insbesondere die Arbeitszeit – in Deutschland von Arbeitgeberseite her noch relativ starr organisiert. Momentan ist es vielfach sehr schwierig, Familie und Beruf sinnvoll miteinander zu vereinbaren. Hier fehlt die Bereitschaft der Arbeitgeber, verstärkt **Teilzeitarbeitsplätze** und **Gleitzeitmodelle** anzubieten.

Beispiel:
In den Niederlanden bewegt sich die Arbeitslosenquote seit Jahren um die 3 %. Eine der wesentlichen Ursachen ist das große Angebot an Teilzeitarbeitsplätzen, das ca. 16 % der Männer und über 60 % der Frauen wahrnehmen – in Deutschland wird gerade einmal die Hälfte davon erreicht.

Darüber hinaus gibt es immer noch zu wenig Flexibilität beim Ausgleich von Arbeitszeitschwankungen. Ein möglicher Lösungsansatz wäre der verstärkte Einsatz von **Arbeitszeitkonten**. In auftragsstarken Zeiten spart der Arbeitnehmer Überstunden auf dem Konto an, die dann in Zeiten der Flaute „abgebummelt" werden können. Hierzu bedarf es der Bereitschaft der Arbeitgeber, sich längerfristig an einen Arbeitnehmer zu binden, damit dieses Modell sinnvoll eingesetzt werden kann.

Die **Folgen der Arbeitslosigkeit** sind in der Regel für die Betroffenen sehr unangenehm. Das betrifft natürlich vor allem die Langzeitarbeitslosen.

Zunächst kommt es durch die Arbeitslosigkeit zu **finanziellen Einbußen**, da die Leistungen aus den sozialen Sicherungssystemen (ALG I und II) meist erheblich unter dem früheren Einkommen liegen und Ersparnisse häufig schnell aufgebraucht sind. Das kann eine Verarmung ganzer Familien zur Folge haben.

In solchen Situationen **leidet** das **Selbstwertgefühl** der Menschen häufig ganz erheblich. Einige empfinden den Gang zur Arbeitsagentur als demütigend, sie kommen sich wie Bittsteller vor. Des Weiteren kommt bei ihnen nach einiger Zeit das Gefühl auf, nicht gebraucht zu werden. Arbeitslosigkeit ist in Deutschland immer noch mit einem gesellschaftlichen Makel behaftet. So wird vielen Arbeitslosen mit Vorurteilen begegnet („eigene Schuld", „wird schon Gründe haben", „zu faul" usw.).

Eine weitere Folge ist auch der **Verlust von sozialen Kontakten**, da die Betroffenen nach einiger Zeit kaum noch bzw. gar keinen Kontakt mehr zu ihren ehemaligen Arbeitskollegen haben. Durch die finanziellen Einbußen wird es auch immer schwieriger, am kulturellen Leben (Kino, Theater, Restaurantbesuche usw.) teilzunehmen. Es besteht also die Gefahr, dass man zunehmend vereinsamt. Von diesen Auswirkungen kann nicht nur der Arbeitslose selbst, sondern auch seine Familie betroffen sein.

Wenn auf viele Bewerbungen oder Maßnahmen der Arbeitsagentur nur Absagen folgen, steigt die **Frustration** bei den Arbeitslosen. Sie empfinden die ganze Situation als sinnlos und **resignieren** schließlich völlig.

All diese Folgen (Langeweile, Isolation, Resignation) führen häufig dazu, dass Arbeitslose nicht nur körperlich abbauen, sondern sogar psychisch erkranken. Eine Studie der Techniker Krankenkasse im Jahr 2009 hat ermittelt, dass Arbeits- bzw. Erwerbslose häufiger krank sind als Erwerbstätige. Untersuchungen des Landesinstituts für Gesundheit und Arbeit des Landes Nordrhein-Westfalen zeigen, dass die Krankenhausaufenthalte von Arbeitslosen durchschnittlich länger dauern und das Sucht- und Depressionsrisiko erheblich höher als bei Berufstätigen ist.

Aufgaben

1. ***Überlegen Sie, worin ganz allgemein der Sinn einer Versicherung (bspw. Haftpflicht- oder Vollkaskoversicherung) besteht.***
2. ***Denken Sie nun darüber nach, was dies übertragen auf die Arbeitslosenversicherung bedeutet.***
3. ***Diskutieren Sie, warum Arbeitslosigkeit in unserer Gesellschaft nicht selbstverständlich als „Versicherungsfall" angesehen wird.***
4. ***Welche Möglichkeiten gibt es Ihrer Meinung nach, die Folgen der Arbeitslosigkeit für den Einzelnen abzumildern? Recherchieren Sie dabei auch zu den bereits bestehenden Ansätzen „Bürgerarbeit" und „bedingungsloses Grundeinkommen".***
5. ***Erläutern Sie, ob Sie das politische Ziel der Vollbeschäftigung in Deutschland vor dem Hintergrund der gegenwärtigen und zukünftigen Entwicklungen für realistisch halten.***

Zusammenfassung

Art der Arbeitslosigkeit (AL)	Ursache/Beschreibung
saisonale AL	Arbeitslosigkeit aufgrund von Beschäftigungsschwankungen durch jahreszeitliche Einflüsse bzw. Witterungsverhältnisse
konjunkturelle AL	Arbeitslosigkeit aufgrund des wirtschaftlichen Abschwungs bzw. der schlechten wirtschaftlichen Lage
strukturelle AL	Arbeitslosigkeit aufgrund tief greifender Umwälzungen innerhalb einer Branche (z. B. Automatisierung) oder aufgrund fehlender Voraussetzungen in einer Region (z. B. fehlende Infrastruktur)
personenbedingte AL	Arbeitslosigkeit aufgrund fehlender Qualifikation, mangelnder Einstellung, Krankheit, Alter etc.
Mismatch-AL	Arbeitslosigkeit, bei der zwar Qualifikationen bei den Arbeitsuchenden vorhanden sind, diese mit den Stellenanforderungen jedoch nicht übereinstimmen; es gibt sowohl qualifizierte Arbeitslose als auch offene Stellen.
friktionelle AL	kurzfristige Arbeitslosigkeit beim Übergang zwischen zwei Arbeitsstellen
Folgen der Arbeitslosigkeit	
gesellschaftliche Folgen	– hohe Staatsausgaben (Sozialleistungen, Verwaltung) – gesteigerte Gesundheitskosten – weniger Steuereinnahmen (Einkommen- und Umsatzsteuer) – unzufriedene Bürger – evtl. politische Krisen
individuelle Folgen	– finanzielle Einbußen (Geldnot) – mangelndes Selbstwertgefühl – Verlust sozialer Kontakte, Isolation – Frustration und Resignation – erhöhtes Krankheits- und Suchtrisiko, körperlicher Abbau

Maßnahmen gegen Arbeitslosigkeit

Maßnahme	Beschreibung	Träger
Qualifikation	Wer gute Qualifikationen vorweisen kann, ist nachweislich weniger von Arbeitslosigkeit betroffen – daher konsequentes Verfolgen der eigenen Ausbildung.	Arbeitnehmer bzw. Arbeitsloser
lebenslanges Lernen	Die heutige Arbeitswelt verlangt die kontinuierliche Weiterbildung, damit man die jeweiligen Herausforderungen annehmen und gestalten kann – daher konsequentes Verfolgen der eigenen Fort- und Weiterbildung.	Arbeitnehmer bzw. Arbeitsloser
Flexibilisierung I	Wer flexibel (räumlich, zeitlich) ist, hat es leichter auf dem Arbeitsmarkt. Hier müssen ggf. Einstellungen und Überzeugungen geändert werden.	Arbeitnehmer bzw. Arbeitsloser
Flexibilisierung II	Flexible Arbeitszeitmodelle (Teilzeit, Gleitzeit, Arbeitszeitkonten) führen zu mehr Beschäftigung.	Arbeitgeber
Konjunkturpolitik	Steuerung der Nachfrage durch Steuersenkungen, vermehrte Ausgaben der öffentlichen Haushalte, Einräumen von Investitionshilfen oder Abschreibungsmöglichkeiten etc.	Bund, Länder und Gemeinden
Strukturpolitik	Unterstützung einzelner Branchen durch Subventionen (staatliche Hilfen) oder Ausbau der Infrastruktur in strukturschwachen Regionen, Ansiedlungsprämien, Fördergelder etc.	EU, Bund, Länder und Gemeinden
Geldpolitik	Steuerung der Geldmenge durch Offenmarktpolitik (An- und Verkauf von festverzinslichen Wertpapieren) und Politik der ständigen Fazilitäten (kurzfristige Bereitstellung von Kapital bzw. deren Einlagerung bei der EZB über Nacht), Leitzins (Zinssatz für die Refinanzierung der Geschäftsbanken) oder Mindestreservepolitik (verpflichtende Einlagen bei der EZB), umstrittener Ankauf von Staatsanleihen hoch verschuldeter Euro-/EU-Staaten	EU/EZB/ Geschäftsbanken
Bildungspolitik	Angebot von Bildungsmöglichkeiten, Qualifikation von Arbeitslosen, Umschulungen etc.	Bund, Länder und Gemeinden
Bekämpfung der Schattenwirtschaft	Bekämpfung der Schwarzarbeit durch Zollverwaltung und zusammenarbeitende Behörden, damit mehr sozialversicherungspflichtige Arbeitsplätze als Ausgleich entstehen	Zollverwaltung, Bund, Länder und Gemeinden
Umdenken	gesellschaftliches Umdenken im Hinblick auf das Ansehen und die Finanzierung von allen Arten der Arbeit (bspw. Erwerbsarbeit, Familienarbeit, ehrenamtliche Arbeit, Bürgerarbeit)	Gesellschaft

Wirtschaftspolitische Ziele

Die wirtschaftspolitischen Ziele sind bei jeder staatlichen Einflussnahme in Deutschland die Preisniveaustabilität (Preissteigerung nicht über 2 % pro Jahr), ein hoher Beschäftigungsgrad (Vollbeschäftigung bei einer Arbeitslosenquote von ca. 2–3 %), ein angemessenes Wirtschaftswachstum (in Höhe von ca. 3–4 %) und ein außenwirtschaftliches Gleichgewicht (Ausgleich zwischen Im- und Exporten). Diese Ziele konkurrieren jedoch häufig miteinander.

2 Personalwirtschaftliche Ziele und Aufgaben

Die gesellschaftlichen Rahmenbedingungen der Personalwirtschaft haben sich in den letzten 20 Jahren stark verändert. Die Globalisierung, die Entwicklung hin zur Informations- und Dienstleistungsgesellschaft, die gleichzeitige Verschiebung des Bewusstseins und der Interessen in der Bevölkerung zu mehr Ökologie und Familienteilhabe sowie der demografische Wandel, der mit einem zunehmenden Fachkräftemangel einhergeht, haben zur Folge, dass sich die Ansprüche der Kunden und Mitarbeiter verändert haben. Und darauf müssen die Betriebe reagieren.

Beispiele:
- *Immer mehr Arbeitnehmer streben nach Vereinbarkeit von Familie und Beruf.*
- *Das technische Wissen verdoppelt sich nach Aussagen von Wissenschaftlern ca. alle drei Jahre, sodass immer mehr neue Technologien Einzug in Privatleben und Beruf erhalten.*
- *Täglich sehen sich die Menschen mit einer Informationsflut konfrontiert, die beherrscht werden muss – bisheriges Wissen veraltet schnell, lebenslanges Lernen ist notwendig.*
- *Die zeitliche (Vollbeschäftigung, Teilzeitarbeit, Minijobs, Zeitarbeit usw.) und räumliche (Pendler, arbeitsbedingter Umzug) Flexibilität auf dem Arbeitsmarkt hat sich erhöht.*
- *Kunden wünschen immer bessere Produkte zu den günstigsten Preisen bei vollem Service – die schnelle Vergleichbarkeit von Angeboten im Internet führt zu einer größeren Konkurrenzsituation bei den Anbietern.*
- *Aufgrund des demografischen Wandels fehlen qualifizierte Fachkräfte – damit steigt ihr „Wert" und schließlich erhöht sich auch der Wettbewerb der Firmen um diese.*

Diese Entwicklungen haben für die Unternehmen zur Folge, dass

- sich starre Hierarchien zugunsten von teamorientierten Organisationsstrukturen verändert haben bzw. verändern,
- die Mitarbeiter mehr Eigenverantwortung fordern und erhalten sowie mehr in betriebliche Entscheidungsprozesse einbezogen werden (wollen),
- neue innovative Elemente zunehmend aus der Mitarbeiterschaft entwickelt werden (müssen),
- sich Mitarbeiter dann an ein Unternehmen binden, wenn dort gute Arbeitsbedingungen (Flexibilität der Arbeitszeit, Verdienst, Vereinbarkeit von Arbeit und Familie) und vielversprechende Zukunftsperspektiven (Sicherheit des Arbeitsplatzes, Karrierechancen, Weiterbildung) vorhanden sind.

Gerade im Dienstleistungssektor steht und fällt der unternehmerische Erfolg mit der Qualität der Mitarbeiter. Im direkten Kundenkontakt kommt es heute zunehmend darauf an, sich in den Kunden bzw. die Zielgruppe hineinversetzen zu können (Empathie), um Wünsche und somit das Angebot sowie den Service darauf auszurichten. Probleme müssen schnell und kompetent gelöst werden. Auf wechselnde Markterfordernisse muss schnell und verantwortungsbewusst im Sinne des Unternehmensleitbildes bzw. der Unternehmenspolitik reagiert werden. Der rasante technische Fortschritt und Wissenswandel setzt die Bereitschaft zu eigenverantwortlicher Weiterbildung voraus.

Beispiel:

Während vor 30 Jahren eine Verkäuferin eingestellt wurde, wenn sie gute Leistungen in der Ausbildung, Berufserfahrung und gute Warenkenntnisse vorzuweisen hatte – also fast ausschließlich das berufsspezifische Wissen ausschlaggebend war –, werden heute an Mitarbeiter weit höhere Ansprüche gestellt. So zeigen Auswertungen des Bundesinstituts für berufliche Bildung (BiBB) von Stellenanzeigen der Betriebe, dass Bereiche wie Leistungsbereitschaft, Motivation, Teamfähigkeit, Kommunikation, Problemlösekompetenz, Kunden- und Dienstleistungsorientierung sowie Mitwirkung und Gestaltung in den letzten Jahrzehnten in den Vordergrund gerückt sind. Die Folge davon ist, dass die Personalauswahl komplexer geworden ist, da der alleinige Blick in die Zeugnisse bei Weitem nicht mehr ausreicht.

In den letzten zwei Jahrzehnten hat sich das Personalwesen daher vom „Anhängsel" der Unternehmen zu einem wichtigen Funktionsbereich entwickelt, dem in der heutigen Zeit wesentliche qualitative Aufgaben zugemessen werden. Moderne Unternehmen platzieren das **Personalmanagement** gleichberechtigt neben der Beschaffungs-, Produktions-, Absatz-, Finanz- und Informationswirtschaft.

Die moderne Personalwirtschaft wird nicht als reine „Bereitstellungsmaschinerie" für den Produktionsfaktor Arbeit angesehen. Sie ist ein Teil der gesamten Unternehmenspolitik. Neben der laufenden Betreuung des Personals im Tagesgeschäft besitzen u. a. die Bereiche Mitarbei-terfortbildung, Mitarbeitermotivation, Mitarbeiterbeteiligung und Führung von Mitarbeitern einen hohen Stellenwert.

Handlungsfelder des Personalmanagements				
Personalbeschaffung	**Personaleinsatz**	**Personalverwaltung**	**Personalqualifikation**	**Personalmotivation**
Planung und Auswahl von qualifiziertem und kompetentem Personal in ausreichender Anzahl	Verteilung der betrieblichen Aufgaben nach Bedarf und Eignung bzw. Qualifikation der Mitarbeiter/-innen	Verwaltung der Personalunterlagen und Lieferung von Daten für die Entscheidungsunterstützung der Leitungsebene	Aus- und Weiterbildung der Mitarbeiter nach den betrieblichen Erfordernissen	Betreuung und Schaffung von Anreizsystemen sowie Gestaltung der Arbeitsbedingungen

Aufgabe der Personalwirtschaft ist es, den Bestand des Unternehmens im Rahmen der Unternehmensziele zu sichern, indem sie leistungsbereite, zum Unternehmen passende Mitarbeiter mit geeigneter Qualifikation an den richtigen Stellen im Unternehmen positioniert. Die Personalwirtschaft als wichtiges Instrument der betrieblichen Leistungserstellung sucht und fördert die Mitarbeiter im Hinblick auf die schon häufig thematisierte (berufliche) Handlungskompetenz (siehe S. 256 und 257 sowie Lernfeld 2).

2.1 Den Personalbedarf ermitteln

Die Personalbedarfsermittlung soll einen reibungslosen Ablauf im Betriebsprozess gewähren. Dafür muss Personal unter qualitativen, quantitativen und zeitlichen Gesichtspunkten bereitgestellt werden.

Die Personalplanung unterscheidet prinzipiell den **Ersatzbedarf**, den **Neubedarf** und den **Minderbedarf**. Die Art des Bedarfs ist abhängig von der jeweiligen Zielsetzung der Unternehmensleitung.

Ersatzbedarf	Neubedarf (Erweiterungsbedarf)	Minderbedarf (Personalfreisetzung)
Der durch ausscheidende Mitarbeiter verursachte Bedarf muss gedeckt werden. Mögliche Gründe für ein Ausscheiden sind: – Kündigung – Pensionierung/Rente – Mutterschaft – dauerhafte Krankheit – Tod – usw.	Über den derzeitigen Personalbestand hinaus werden neue Mitarbeiter benötigt. Mögliche Gründe für den Neubedarf sind: – Hochkonjunktur/Nachfragehoch – tarifliche Arbeitszeitverkürzungen – Erhöhung der Betriebskapazitäten, Expansion – usw.	Der momentane Personalbestand ist zu hoch und muss abgebaut werden. Mögliche Gründe für einen Minderbedarf sind: – Rezession/Nachfrageflaute – Rationalisierungen – strukturelle Veränderungen – Auftragsrückgänge – usw.

Wie zuvor bereits erwähnt, wird der Bedarf an Mitarbeitern immer **zeitlich**, **quantitativ** (mengenmäßig) und **qualitativ** (Anforderungen, geforderte Kompetenzen, Eignung) ermittelt.

Beispiel:
Die Leiterin des Rechnungswesens bei der „Nürnberger Sport & Fun Fitnessstudio GmbH“, Frau Anna Müller (quantitativer Bedarf = 1 Stelle), geht in drei Jahren (zeitlicher Bedarf = 3 Jahre) in Rente. Eine geeignete Nachfolgerin oder ein geeigneter Nachfolger (= qualitativer Bedarf) muss gefunden werden.

Die drei Faktoren Zeit, Menge und Qualität sind – wie man am Beispiel gut erkennen kann – eng miteinander verzahnt. Zur besseren Darstellung werden sie im Folgenden dennoch einzeln vorgestellt.

2.1.1 Die zeitliche Personalbedarfsermittlung

Bei der Personalplanung unter zeitlichen Gesichtspunkten unterscheidet man den **kurzfristigen**, den **mittelfristigen** und den **langfristigen Personalbedarf**. Hierfür gibt es zwar keine allgemein festgelegten Zeiträume, aber als grobe Richtwerte dienen folgende Zeitspannen:
- kurzfristiger Personalbedarf = Planung für ein Jahr
- mittelfristiger Personalbedarf = Planung für die nächsten 4 Jahre
- langfristiger Personalbedarf = Planung für einen Zeitraum von 10 Jahren

Beispiel:

Die „Sportcenter Neustadt UG (haftungsbeschränkt)" in Dresden führt den neuen Unternehmensbereich „Racket-Sport" (Tennis, Badminton, Speedminton und Squash) in einer angemieteten Halle ein.

- *Zum Aufbau dieser Abteilung wird zunächst mit einem kurzfristigen Personalbedarf von zwei Mitarbeitern geplant.*
- *Nach einer erfolgreichen Markteinführung soll der Bereich mittelfristig um weitere drei Mitarbeiter erweitert werden.*
- *Langfristig wird mit einem Personalbedarf von zehn Mitarbeitern gerechnet.*

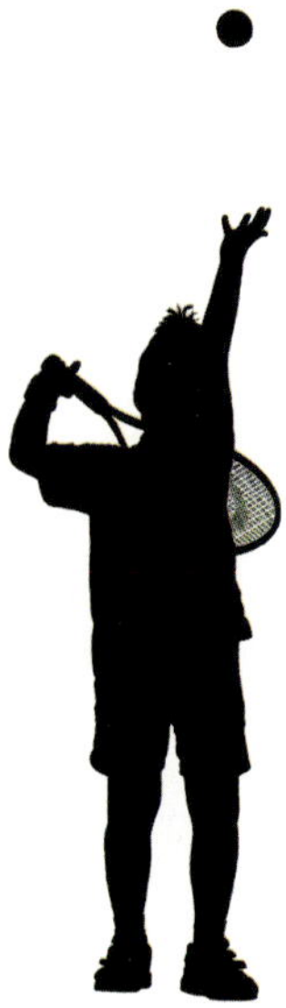

Darüber hinaus ist zu planen, für wie lange die Mitarbeiter eingestellt werden sollen: Soll also ein befristetes (bspw. als Vertretung für eine Mitarbeiterin, die für ein Jahr in Elternzeit ist) oder ein unbefristetes Arbeitsverhältnis geschaffen werden (siehe auch Kapitel 2.4.1)?

2.1.2 Die quantitative Personalbedarfsermittlung

Wie viele Mitarbeiter zu einem bestimmten Zeitpunkt benötigt werden, muss durch die quantitative (mengenmäßige) Bedarfsermittlung festgestellt werden. Dazu muss das Personalmanagement zwangsweise auf interne Personalstatistiken zurückgreifen.

Wichtige Daten ergeben sich u. a. aus folgendem statistischen Datenmaterial:

- Die **Altersstruktur** der Mitarbeiter muss berücksichtigt werden. Dies ist insbesondere für die mittel- und langfristige Personalbedarfsplanung wichtig, da rentenbedingt ausscheidende Mitarbeiter durch adäquate neue Kräfte ersetzt werden müssen.
- Eine **Fehlzeitenstatistik** ist notwendig, um auch kurzfristige Personallücken, z. B. wegen Krankheit, Mutterschutz etc., abfangen zu können.
- **Fluktuationen** (z. B. Jobwechsel) der Mitarbeiter müssen bei der quantitativen Bedarfsermittlung ebenfalls berücksichtigt werden.

Neben den Personalstatistiken werden in modernen Personalabteilungen auch die zukünftigen **unternehmerischen Planungsdaten** benötigt. Eine enge Zusammenarbeit mit der Führungsebene ist daher unumgänglich, wenn diese nicht sogar in kleineren Betrieben vollständig für das Personalwesen zuständig ist.

- Geplante oder feststehende **Steigerungen bzw. Minderungen der Auftragslage** bzw. **Mitgliederzahlen** sollten frühzeitig dem Personalmanagement mitgeteilt werden. Nur so können ggf. die notwendigen Schritte zur Personalbeschaffung bzw. -freisetzung rechtzeitig eingeleitet werden.
- Geplante **strukturelle Veränderungen** im Betrieb müssen der Personalwirtschaft möglichst frühzeitig mitgeteilt werden. Nur so können eventuelle Versetzungen, Neueinstellungen oder Personalfreisetzungen optimal geplant werden.

Ein weiteres wichtiges Mittel für die Personalbedarfsermittlung ist der **Stellenbesetzungsplan.** Mit ihm kann schnell ermittelt werden welche Stellen momentan nicht besetzt sind, indem der Istbestand grafisch dargestellt wird. Der Stellenbesetzungsplan ist dem Organigramm sehr ähnlich, enthält aber zusätzliche Daten (wie z. B. Entgeltstufe).

Beispiel:
Auszug aus dem Stellenbesetzungsplan der Fitnesskette FFP:

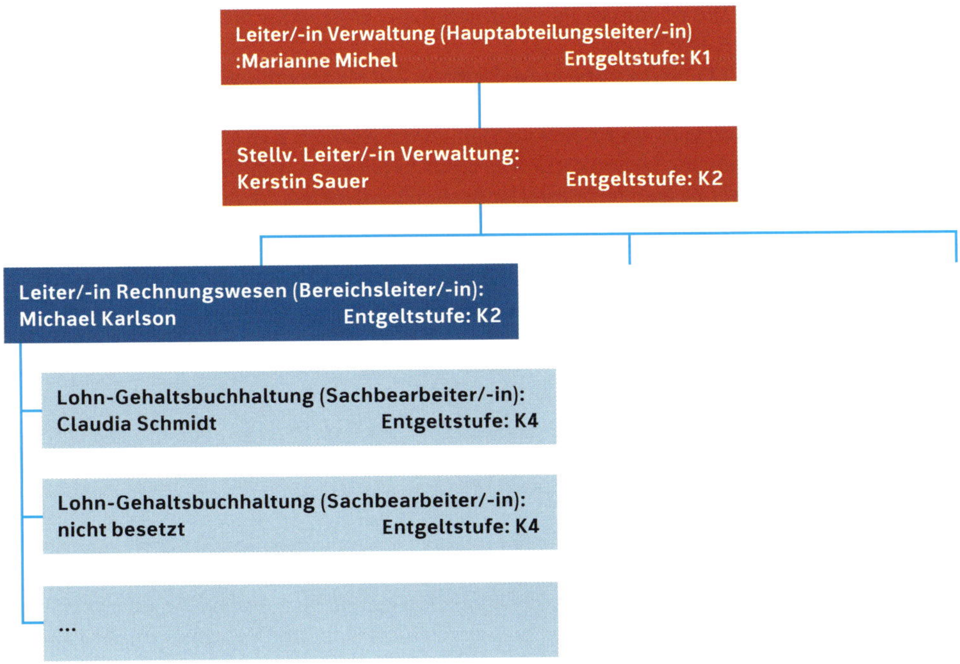

In der Praxis hat sich für die Ermittlung des Personalbedarfs das folgende Schema durchgesetzt, das abteilungsweise, unternehmensweit, kurz-, mittel- oder langfristig eingesetzt werden kann.

Ermittlung des quantitativen Personalbedarfs

	Istbestand zum Betrachtungszeitpunkt ($_{t0}$ = heute)
–	Abgänge im Betrachtungszeitraum ($_{t0}$ bis $_{t1}$)
+	Zugänge im Betrachtungszeitraum ($_{t0}$ bis $_{t1}$)
=	Istbestand zum Zeitpunkt $_{t1}$
–	Sollbestand zum Zeitpunkt $_{t1}$
=	**Überdeckung oder Unterdeckung**

Aufgaben

1. ***Erklären Sie, was die (berufliche) Handlungskompetenz beinhaltet (siehe auch Lernfeld 2).***
2. ***Beschreiben Sie die Aufgabengebiete des Personalmanagements kurz in eigenen Worten und nennen Sie für jeden Bereich ein möglichst konkretes Beispiel.***
3. ***Welche Daten benötigt das Personalmanagement für die Ermittlung des quantitativen Personalbedarfs?***
4. ***Ermitteln Sie die Personalüberdeckung bzw. -unterdeckung für die nächsten zwei Jahre mit den folgenden Daten aus der Personalabteilung. Nutzen Sie hierfür das o. g. Schema zur Personalbedarfsermittlung:***
   Mitarbeiter heute: 120; Sollbestand in zwei Jahren: 140 Mitarbeiter; durch Neueinstellungen sollen 20 Mitarbeiter in der Fertigung anfangen; altersbedingt scheiden in den nächsten zwei Jahren 12 Mitarbeiter aus; statistisch werden voraussichtlich vier Mitarbeiter den Betrieb aufgrund einer Kündigung verlassen; drei Auszubildende werden im nächsten Jahr übernommen, vier Auszubildende werden in zwei Monaten übernommen.
5. ***Welche Maßnahmen muss das Personalmanagement einleiten, wenn es die Daten bzw. Ergebnisse aus Aufgabe 4 erhält?***

2.1.3 Die qualitative Personalbedarfsermittlung

Die qualitative Personalbedarfsermittlung bestimmt Fachkompetenz, Methodenkompetenz und Sozialkompetenz, über die die neue Mitarbeiterin bzw. der neue Mitarbeiter verfügen sollte.

Ein wichtiges Instrument zur Feststellung der qualitativen Anforderungen an den potenziellen Stelleninhaber ist die **Stellenbeschreibung**, da in ihrem Rahmen definiert wird, wie die zu besetzende Stelle in die Unternehmensorganisation eingebunden ist, welche Aufgaben mit welchen Zielen zu erledigen sind und welche Kompetenzen (im Sinne von Befugnissen) der bzw. die Stelleninhaber/-in dabei hat.

Beispiel:
Die Stellenbeschreibung der Leiterin bzw. des Leiters des Rechnungswesens bei der Fitnesskette FFP sieht folgendermaßen aus:

Stellenbeschreibung – Leiter/-in Rechnungswesen	
A) Allgemeines	
1. Bezeichnung der Stelle:	Bereichsleiter/-in Rechnungswesen
2. Vorgesetzter:	Hauptabteilungsleiter/-in Verwaltung
3. Stellvertreter:	Abteilungsleiter/-in Finanzwesen
4. Vertretung:	Abteilungsleiter/-in Finanzwesen
5. Untergeordnete Stellen:	Sachbearbeiter/-in Lohn- und Gehaltsbuchhaltung, Sekretärin/Sekretär Rechnungswesen
B) Stellenziel Mit den vorhandenen Mitarbeitern der Abteilung alle anfallenden Aufgaben des betrieblichen Rechnungswesens ordnungsgemäß und zügig erledigen. Durch Auswertung und Bewertung der betrieblichen Zahlen die Wirtschaftlichkeit und Rentabilität fördern.	

C) Aufgaben
1. Leitung der Abteilung Rechnungswesen
2. Unterstützung der Geschäftsleitung und des Leiters Finanzwesen bei betriebswirtschaftlichen Entscheidungen durch Analyse der betrieblichen Daten
3. Durchführung und Koordinierung von Schulungen und Weiterbildungen der Mitarbeiter der Abteilung Rechnungswesen
4. Koordinierung der täglichen Buchungsarbeiten in der Abteilung Rechnungswesen
5. Buchung der Belege mit Ausnahme der Lohn- und Gehaltsbuchungen
6. Kontrolle der Lohn- und Gehaltsbuchhaltung
7. Durchführung des kaufmännischen Mahnverfahrens und ggf. Vorbereitung des gerichtlichen Mahnverfahrens
8. Vorbereitung und Erstellung der betrieblichen Steuererklärungen

D) Kompetenzen/Befugnisse
1. Gewährung des Urlaubs der Mitarbeiter der Abteilung Rechnungswesen
2. Unterzeichnung von Überweisungsbelegen bis 15.000,00 €
3. Gewährung von Lohn-/Gehaltsvorschüssen bis zu einer Höhe von 15 % des durchschnittlichen Monatslohns/Gehalts

Im Folgenden werden die Kompetenzen bzw. Befugnisse kurz näher betrachtet, da diese für die Besetzung der Stelle und die spätere tägliche Arbeit sehr wichtig sind: Wer ist für was konkret zuständig und darf wem Weisungen geben sowie welche Rechtsgeschäfte wirksam tätigen?

Mitarbeiter eines Unternehmens haben zunächst grundsätzlich den Weisungen der Unternehmensleitung zu folgen. Im täglichen Ablauf ist aber klar ersichtlich, dass die Unternehmensleitung nicht jede Anweisung jeden Tag neu erteilen muss. Viele Arbeitsabläufe und Aufgaben der Mitarbeiter wiederholen sich ständig. Die Unternehmensleitung kann für diese Aufgaben festlegen, dass der Mitarbeiter diese eigenständig ausführt. Die Leitung erteilt dann eine **Vollmacht.**

Eine Vollmacht ist das Recht, in fremdem Namen (z. B. im Namen des Arbeitgebers) gültige Rechtsgeschäfte abzuschließen.

Die vorliegende Übersicht macht deutlich, dass es sehr unterschiedliche Vollmachten mit auch jeweils verschieden weit reichenden Befugnissen gibt. Im Folgenden werden die unterschiedlichen Vollmachtarten kurz erklärt. Die genauen gesetzlichen Regelungen dazu sind im Handelsgesetzbuch (HGB) zu finden.

Art der Vollmacht	Beschreibung/Beispiel
Handlungsvollmacht	Eine Handlungsvollmacht ist eine erteilte Vollmacht, die in Einzelvollmachten, Artvollmachten und allgemeine Handlungsvollmachten unterschieden werden kann. Eine Handlungsvollmacht kann mündlich erteilt werden. Je umfangreicher die Vollmacht ist, desto eher wird sie jedoch in schriftlicher Form verfasst.
Einzelvollmacht	Die Einzelvollmacht beschränkt sich auf *ein* genau bestimmtes Rechtsgeschäft. Sie wird häufig auch als Spezialvollmacht oder Sondervollmacht bezeichnet. Die Einzelvollmacht kann vom Inhaber, vom Prokuristen, vom allgemeinen Handlungsbevollmächtigten und vom Artbevollmächtigten erteilt werden. Mitarbeiter mit Einzelvollmacht unterzeichnen mit dem Zusatz i. A. (im Auftrag). Die Einzelvollmacht erlischt automatisch, wenn der Auftrag ausgeführt wurde.

Art der Vollmacht	Beschreibung/Beispiel
	Beispiel: *Der Auszubildende Michael Götter erhält von Marianne Michel, der Leiterin der Abteilung Verwaltung, den Auftrag, einen Scheck für FFP einzulösen. Diese Vollmacht gilt lediglich für das einmalige Einlösen dieses Schecks und umfasst nicht das grundsätzliche Recht, Schecks einzureichen.*
Artvollmacht	Die Artvollmacht berechtigt Mitarbeiter/-innen, eine bestimmte Art von Rechtsgeschäften dauerhaft durchzuführen, die gewöhnlich in einem Unternehmen vorkommen. Sie kann vom Inhaber, vom Prokuristen und vom allgemeinen Handlungsbevollmächtigten erteilt werden. Mitarbeiter/-innen mit Artvollmacht unterzeichnen mit dem Zusatz i. V. (in Vollmacht). Die Artvollmacht erlischt mit dem Widerruf.
	Beispiel: *Mark Thosen ist Einkäufer bei FFP. Er besitzt Artvollmacht, darf also alle gewöhnlichen Einkäufe für FFP vornehmen.*
allgemeine Handlungsvollmacht	Die allgemeine Handlungsvollmacht berechtigt zur Ausführung *aller* gewöhnlichen Rechtsgeschäfte, die in diesem Geschäftszweig anfallen. Sie kann vom Inhaber und vom Prokuristen eines Unternehmens erteilt werden. Mitarbeiter mit allgemeiner Handlungsvollmacht unterzeichnen mit dem Zusatz i. V. (in Vollmacht). Die allgemeine Handlungsvollmacht ist mit dem Widerruf erloschen.
	Beispiel: *Der allgemein Handlungsbevollmächtigte der „Fun & Run Berlin GmbH“, Herr Kleingern, kann Mitarbeiter einstellen und entlassen, ggf. Rohstoffe kaufen, Fertigerzeugnisse verkaufen usw.*
Prokura	Die Prokura ist die umfassendste gesetzlich geregelte Art der Vertretung. Während der Umfang der Handlungsvollmacht von dem Unternehmer willkürlich festgelegt werden kann, ist der Umfang der Prokura im HGB genau geregelt. Nur ein Kaufmann/eine Kauffrau oder der gesetzliche Vertreter kann Prokura erteilen. Die Prokura muss ausdrücklich (schriftlich oder mündlich) erteilt werden und im Handelsregister eingetragen werden. Man spricht von einer Einzelprokura, wenn eine Person allein vertretungsbefugt ist. Haben zwei oder mehrere Personen eine gemeinschaftliche Vertretungsberechtigung, so nennt man dies Gesamtprokura. Im Innenverhältnis, also innerhalb des Unternehmens, beginnt die Prokura mit der Erteilung durch den Kaufmann/die Kauffrau. Im Außenverhältnis, also z. B. gegenüber Geschäftsfreunden, wird sie erst dann wirksam, wenn die Prokura im Handelsregister veröffentlicht wurde oder wenn Dritte (z. B. durch Rundschreiben) davon in Kenntnis gesetzt wurden. Die Prokura erlischt durch Widerruf (im Außenverhältnis durch Streichung im Handelsregister bzw. durch Bekanntmachung), mit Beendigung des Rechtsverhältnisses, durch Einstellung des Unternehmens, durch Betriebsübergang oder durch Tod des Bevollmächtigten. Die Prokura kann nur im Innenverhältnis beschränkt werden. Im Außenverhältnis sind solche Beschränkungen nicht wirksam. Mitarbeiter mit Prokura unterzeichnen mit dem Zusatz ppa. (per procura).
	Beispiel: *Herr Röhrich und Frau Huber sind Prokuristen in einer Aktiengesellschaft. Ihnen wurde Gesamtprokura erteilt. Beide dürfen alle gerichtlichen und außergerichtlichen Rechtsgeschäfte nur gemeinsam oder zusammen mit einem Vorstandsmitglied ausführen. Die Gesamtprokura wurde so im Handelsregister eingetragen und veröffentlicht.*

„Wer darf was im Unternehmen?"

Rechtsgeschäft	Unternehmer	Prokura	allgemeine Handlungsvollmacht	Artvollmacht	Einzelvollmacht
– Eid leisten	Ja	Nein	Nein	Nein	Nein
– Steuererklärung unterschreiben	Ja	Nein	Nein	Nein	Nein
– Bilanz unterschreiben	Ja	Nein	Nein	Nein	Nein
– HR-Eintragung anmelden	Ja	Nein	Nein	Nein	Nein
– Insolvenz beantragen	Ja	Nein	Nein	Nein	Nein
– Betrieb verkaufen	Ja	Nein	Nein	Nein	Nein
– Gesellschafter aufnehmen	Ja	Nein	Nein	Nein	Nein
– Prokura erteilen	Ja	Nein	Nein	Nein	Nein
– allg. Handlungsvollmacht erteilen	Ja	Ja	Nein	Nein	Nein
– Artvollmacht erteilen	Ja	Ja	Ja	Nein	Nein
– Einzelvollmacht erteilen	Ja	Ja	Ja	Ja	Nein
– Grundstücke verkaufen	Ja	evtl. Ja*	evtl. Ja*	evtl. Ja*	evtl. Ja*
– Grundstücke belasten	Ja	evtl. Ja*	evtl. Ja*	evtl. Ja*	evtl. Ja*
– Grundstücke kaufen	Ja	Ja	evtl. Ja*	evtl. Ja*	evtl. Ja*
– Prozesse führen	Ja	Ja	evtl. Ja*	evtl. Ja*	evtl. Ja*
– Darlehen aufnehmen	Ja	Ja	evtl. Ja*	evtl. Ja*	evtl. Ja*
– Wechsel unterschreiben	Ja	Ja	evtl. Ja*	evtl. Ja*	evtl. Ja*
– Mitarbeiter einstellen	Ja	Ja	Ja	Evtl. Ja*	evtl. Ja*
– Mitarbeiter entlassen	Ja	Ja	Ja	Evtl. Ja*	evtl. Ja*
– Zahlungsgeschäfte tätigen	Ja	Ja	Ja	Evtl. Ja*	evtl. Ja*
– einkaufen	Ja	Ja	Ja	Evtl. Ja*	evtl. Ja*
– verkaufen	Ja	Ja	Ja	Evtl. Ja*	evtl. Ja*

** Zulässig, wenn eine gesonderte Vollmacht für dieses Rechtsgeschäft vorliegt. Ist dies nicht der Fall, dann nein.*

Aufgaben

1. ***Erklären Sie die Vollmachten in einem Unternehmen nach der Reihenfolge der zunehmenden Befugnisse. Geben Sie dazu je ein Beispiel in Bezug auf Ihren Ausbildungsbetrieb.***
2. ***Wie unterschreiben die verschiedenen Bevollmächtigten die Geschäftsbriefe? Mit welchem Zusatz müssen Sie in Ihrem Ausbildungsunternehmen Geschäftsbriefe unterschreiben?***
3. ***Wann und wie beginnt und endet die Prokura?***
4. ***Welche der folgenden Geschäfte darf ein Prokurist ausführen?***
   a. Grundstücke verkaufen
   b. Mitarbeiter entlassen
   c. Bilanz unterschreiben
   d. Darlehen aufnehmen
   e. Prokura erteilen
   f. Artvollmacht erteilen
   g. Produkte verkaufen
   h. Prozess führen
   i. Schecks unterschreiben

Nachdem in der Stellenbeschreibung neben der Einordnung in die Betriebsorganisation sowie den Aufgaben und Zielen abschließend festgelegt ist, welche Befugnisse der einzelnen Stelle zugeordnet sind, wird für jede Stelle ein Katalog der **Stellenanforderungen** erstellt. Hier werden u. a. die schulischen, beruflichen und persönlichen Anforderungen an den Stelleninhaber festgehalten.

Stellenanforderungen können u. a. folgende Daten enthalten:
- erforderliche Schulausbildung
- erforderliche Berufsausbildung
- erforderliche Zusatzausbildung
- erforderliches Studium
- gewünschte Berufserfahrung
- notwendige Führungserfahrung

Beispiel:
Für die Leiterin bzw. den Leiter des Rechnungswesens bei der Fitnesskette FFP sind folgende Stellenanforderungen definiert:
- *kaufmännische Berufsausbildung mit Abschluss der Weiterbildung „Geprüfte/-r Bilanzbuchhalter/-in (IHK)“*
- *mindestens dreijährige Berufserfahrung im Bereich Rechnungswesen*
- *EDV-Kenntnisse (DATEV, Simba, Magic Line)*

Aufgaben
1. ***Was wird unter der qualitativen Personalbedarfsermittlung verstanden?***
2. ***Welche Funktionen haben jeweils Stellenbeschreibung und Stellenanforderung?***
3. ***Formulieren Sie die Stellenbeschreibung für eine Stelle in Ihrem Ausbildungsunternehmen. Fragen Sie bei Ihrer Ausbilderin bzw. Ihrem Ausbilder nach, welche Stellenanforderungen dafür vorliegen.***

Zusammenfassung

<table>
<tr><td colspan="2">Das Personalmanagement muss den Personalbedarf möglichst genau vorausplanen, um Personalüberdeckungen oder -unterdeckungen zu vermeiden.</td></tr>
<tr><td colspan="2">Der Personalbedarf kann in Neubedarf, Ersatzbedarf und Minderbedarf unterschieden werden.</td></tr>
<tr><td colspan="2">Die Ermittlung des Personalbedarfs erfolgt immer unter zeitlichen, quantitativen und qualitativen Gesichtspunkten.</td></tr>
<tr><td>zeitlicher Bedarf</td><td>Bei der zeitlichen Bedarfsermittlung wird der kurz- (ca. 2 Jahre), mittel- (ca. 4 Jahre) und langfristige (ca. 10 Jahre) Personalbedarf berücksichtigt.</td></tr>
<tr><td>quantitativer Bedarf</td><td>Die quantitative Personalbedarfsermittlung ist notwendig, um jederzeit Mitarbeiter in ausreichender Zahl zu beschäftigen. Dadurch wird die Leistungserstellung des Betriebes aufrechterhalten. Hier werden Zu- bzw. Abgänge von Mitarbeitern unter unternehmerischen Zielvorgaben berechnet und geplant.</td></tr>
<tr><td rowspan="3">qualitativer Bedarf</td><td>Neben den zeitlichen und mengenmäßigen Aspekten muss auch die Qualifikation der Mitarbeiter und Eignung für das eigene Unternehmen berücksichtigt werden.</td></tr>
<tr><td>Die Stellenbeschreibung legt dar, wie die zu besetzende Stelle in die Unternehmensorganisation eingebunden ist, welche Aufgaben mit welchen Zielen zu erledigen sind und welche Kompetenzen (im Sinne von Befugnissen wie Einzelvollmacht, Artvollmacht, allgemeine Handlungsvollmacht oder Prokura) der bzw. die Stelleninhaber/-in dabei hat.</td></tr>
<tr><td>In den Stellenanforderungen werden u. a. die schulischen, beruflichen und persönlichen Anforderungen an den Stelleninhaber festgehalten.</td></tr>
</table>

2.2 Die Personalbeschaffung steuern

2.2.1 Die interne und externe Personalbeschaffung

Die Aufgabe der Personalbeschaffung ist es, zum richtigen Zeitpunkt qualifiziertes und geeignetes Personal in der richtigen Anzahl auszuwählen und bereitzustellen. Dabei kann die Personalbeschaffung (Personalauswahl) entweder durch **interne Versetzungen** oder durch **externe Neueinstellungen** erfolgen.

Beispiele:
- *Der Auszubildende Michael soll bei FFP in zwei Jahren die Nachfolge von Anna Müller antreten, die eine Stelle im Marketing besetzt und dann in Rente geht (interne Personalbeschaffung).*
- *Die „Sportcenter Neustadt UG (haftungsbeschränkt)" in Dresden hat nun den neuen Unternehmensbereich „Racket-Sport" (Tennis, Badminton, Speedminton und Squash) in einer angemieteten Halle eingeführt und benötigt kurzfristig zwei neue Mitarbeiter, die auf dem externen Arbeitsmarkt akquiriert (angeworben) werden müssen, da innerhalb des Unternehmens kein Mitarbeiter die notwendigen Qualifikationen aufweist (externe Personalbeschaffung).*

In Betrieben mit Betriebsrat hat dieser das Recht, eine **innerbetriebliche Ausschreibung** offener Stellen zu verlangen. Erst wenn kein geeigneter interner Arbeitnehmer gefunden wird, kann auf dem externen Arbeitsmarkt gesucht werden.

Grundsätzlich muss das Personalmanagement also im Einzelfall entscheiden, ob eine vakante (offene) Stelle durch interne oder externe Mitarbeiter besetzt wird, wobei jeweils Vor- und Nachteile für das einstellende Unternehmen bestehen.

Personalbeschaffung	Vorteile	Nachteile
intern	– Die Mitarbeiter sind stark motiviert, da innerbetriebliche Aufstiegsmöglichkeiten vorhanden sind. – Die Einarbeitungszeit ist wesentlich kürzer, da sich interne Mitarbeiter bereits mit der Organisation des Unternehmens auskennen. – Die interne Personalauswahl ist kostengünstiger als die externe Personalbeschaffung. – Die Qualitäten des Mitarbeiters sind der Unternehmensleitung bereits bekannt. – Der Bewerber kennt (zumindest im Groben) die Aufgaben und Anforderungen der ausgeschriebenen Stelle. Somit kann er gut einschätzen, ob ihm die Stelle gefällt und er ihr gewachsen ist.	– Die Auswahlmöglichkeiten sind begrenzt. – Die Gefahr der Betriebsblindheit besteht („Das machen wir hier immer so!"). Es fließen wenig neue Ideen in das Unternehmen ein. – Eine Ablehnung könnte als Blamage ausgelegt werden und zur Demotivation des Mitarbeiters führen. – Bei einer Personalunterdeckung folgt eine Kettenreaktion. Auch die bisherige Stelle des wechselnden Mitarbeiters muss neu besetzt werden. – Ehemalige Kollegen könnten die Schwächen des Mitarbeiters kennen – z. B. fehlende Autorität bei Führungsaufgaben.

Personalbeschaffung	Vorteile	Nachteile
extern	– Die Auswahlmöglichkeit ist wesentlich größer als bei einer internen Stellenbesetzung. – Durch neue Mitarbeiter werden neue Ideen und Impulse in das Unternehmen gebracht (**Know-how-Transfer**). – keine Kettenreaktion bei Personalunterdeckung – Ablehnung von Bewerbern fällt leichter	– Die Beschaffungskosten sind teilweise sehr hoch. – Die Einarbeitungszeit für neue Mitarbeiter ist relativ lang, da keine Betriebskenntnisse vorliegen. – Trotz sorgfältiger Personalauswahl besteht die Möglichkeit einer Fehlbesetzung. – Die Gehaltsforderungen können höher liegen, als dies bei interner Besetzung der Fall wäre.

Aufgabe

In der Fußballbundesliga werden die Cheftrainer in der Regel durch externe Stellenbesetzung ausgesucht.

a. Erläutern Sie die möglichen Vorteile bzw. Nachteile eines externen Trainers aus Sicht der Vereinsführung.

b. Welche Vorteile und Nachteile könnten aus Sicht der Vereinsführung auftreten, wenn der bisherige Assistenztrainer den vakanten Posten übernehmen würde?

2.2.2 Instrumente der Personalauswahl

Nachdem der Personalbedarf ermittelt ist, muss das Personalmanagement nun geeignete Mitarbeiter akquirieren. Damit eine möglichst große Zahl an qualifizierten Bewerbern zur Auswahl steht, können verschiedene Instrumentarien genutzt werden. Diese können einzeln oder parallel eingesetzt werden.

Wird für eine vakante Stelle ein **interner Bewerber** gesucht, so stehen der Personalwirtschaft u. a. folgende drei Instrumente zur Verfügung:

Suche nach internem Bewerber durch ...	
interne Stellenausschreibung	Bei der internen Stellenausschreibung wird meistens ein Aushang am sogenannten Schwarzen Brett angebracht. Ebenso denkbar – und im kaufmännischen Bereich immer weiter verbreitet – ist die Nutzung des innerbetrieblichen E-Mail-Systems. Mit der internen Stellenausschreibung werden die wichtigsten Fakten (z. B. Tätigkeitsbereich, Ansprechpartner) der vakanten Stelle übermittelt.
Übernahme eigener Auszubildender	Gerade für die mittel- und langfristige Planung des Personals sind eigene Auszubildende und deren anschließende Übernahme unumgänglich. Der Fachvorgesetzte kann den Mitarbeiter hervorragend beurteilen und somit auf die bevorstehenden Aufgaben (ggf. durch gezielte Weiterbildungen oder Führungskräftetrainings) vorbereiten.
Auswertung von Initiativbewerbungen (Nachwuchskartei)	Viele (vor allem große) Unternehmen bieten ihren Mitarbeitern die Möglichkeit, sogenannte Initiativbewerbungen einzureichen. Dabei handelt es sich um Bewerbungen auf Stellen, die zwar momentan nicht zur Disposition stehen, den potenziellen Bewerber jedoch interessieren. Die Personalabteilung legt eine Nachwuchskartei an, auf die im Bedarfsfall zurückgegriffen wird.

Bei der Suche nach qualifiziertem Personal auf dem **externen Arbeitsmarkt** stehen u. a. folgende Instrumentarien zur Auswahl:

Stellenanzeige

Ein weitverbreitetes Beschaffungsinstrument für die externe Stellenbesetzung ist die Stellenanzeige in Tages- oder Fachzeitschriften bzw. über die eigene Firmenhomepage oder die Arbeitsagentur. Um einen möglichst großen Erfolg mit einer Stellenanzeige zu erzielen, muss sie in den richtigen Medien veröffentlicht werden.

Beispiele:
- *Ein ortskundiger Auslieferungsfahrer wird am geeignetsten über die regionalen Tageszeitungen gesucht.*
- *Ein berufserfahrener Leiter des Rechnungswesens kann bundesweit in überregionalen Tages- oder Wochenzeitungen gesucht werden.*
- *Ein Programmierer wird zweckmäßigerweise über EDV-Fachzeitschriften gesucht.*
- *Ein Sport- und Fitnesskaufmann wird über Anzeigen in Fachzeitschriften des Bereichs Sport bzw. regional in Tageszeitungen gesucht.*

Um eine möglichst große Anzahl passender Bewerber anzusprechen, sollte eine Stellenanzeige folgende **Mindestinhalte** haben:

- Informationen über das Unternehmen (z. B. Größe, Branche, Region, Mitarbeiterzahl)
- Informationen über die zu besetzende Stelle (z. B. Vorbildung, Berufserfahrung, Aufgabengebiete, persönliche Eigenschaften)
- Informationen über die gebotenen Leistungen (z. B. Gehalt, Arbeitsbedingungen, soziale Leistungen, Hilfe bei Wohnungssuche)
- Informationen über die Bewerbung (z. B. Bewerbungsart, Bewerbungsbestandteile, Ansprechpartner, Anschrift)

Aufgabe

Analysieren Sie einige Stellenanzeigen aus regionalen und überregionalen Zeitungen sowie auf den Internetseiten des Deutschen Olympischen Sportbunds (www.dosb.de/medienservice/stellenangebote/) hinsichtlich o. g. Mindestinhalte.

Agenturen für Arbeit/Stellenvermittlung (untere Betriebshierarchie)

Ein anderes Instrument für die externe Personalbeschaffung ist die Zusammenarbeit mit den Agenturen für Arbeit und/oder privaten Stellenvermittlern (hier gegen Honorar). Dabei sollte ein persönlicher Kontakt mit dem jeweiligen Sachbearbeiter aufgenommen werden, um genaue Angaben über die zu besetzende Stelle und die Eignung des Bewerbers absprechen zu können. Der Sachbearbeiter kann dann eine Vorauswahl treffen. Die Zusammenarbeit mit Arbeitsämtern oder privaten Vermittlern wird vorwiegend für die Besetzung von Stellen im Bereich der unteren Betriebshierarchie betrieben.

Personalberater (Führungskräfte)

Bei der Personalbeschaffung von Führungskräften wird häufig ein Unternehmen für Personalberatung beauftragt. Die Personalberatungsunternehmen erhalten von ihrem Auftraggeber

Informationen über die vakante Stelle. Auf der Grundlage dieser Informationen wird auf dem Arbeitsmarkt und/oder in eigenen Führungskräftekarteien nach geeigneten Bewerbern gesucht. Normalerweise wird der Auftraggeber (das suchende Unternehmen) bei diesem Verfahren dem potenziellen Bewerber nicht genannt. Dadurch soll sichergestellt werden, dass der Bewerber sich auf die Stelle bewirbt und nicht z. B. auf den guten Namen des Unternehmens.

Führungskräftebeschaffung über Personalberatung

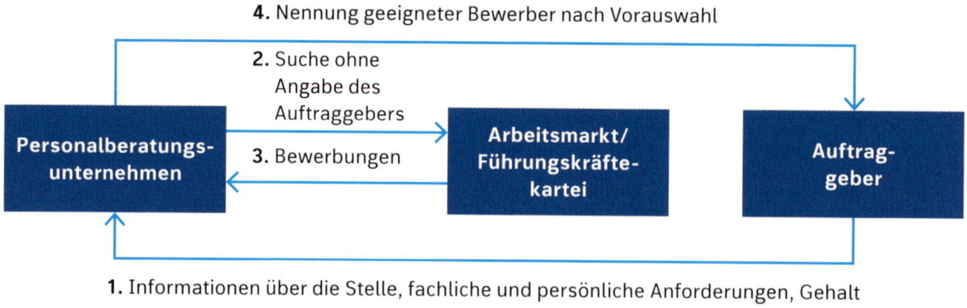

Die Zusammenarbeit mit Personalberatern verursacht relativ hohe Kosten. Beträge von 20.000,00 € oder mehr sind keine Seltenheit.

Kontakt zu Ausbildungsstätten

Um qualifizierten Nachwuchs anzusprechen, lohnt sich für Unternehmen in jedem Fall der Kontakt zu den Ausbildungsstätten (Berufsschulen, Fachhochschulen, Universitäten). Im modernen Personalmanagement werden solche Kontakte durch das Personalmarketing vermittelt und gepflegt.

Personalleasing

Im Rahmen der externen Personalbeschaffung ist dem Personalleasing in den letzten Jahren eine immer entscheidendere Bedeutung zugekommen. Personalleasing eignet sich speziell zur Überbrückung von kurzfristigen Personalengpässen. Beim Personalleasing wird kein Arbeitsvertrag mit einem Arbeitnehmer abgeschlossen. Vielmehr wird mit einer Leasingfirma gegen ein vereinbartes Honorar ein Arbeitnehmerüberlassungsvertrag geschlossen. Dadurch wird dem Auftraggeber die Arbeitsleistung zur Verfügung gestellt.

Prinzip des Personalleasings

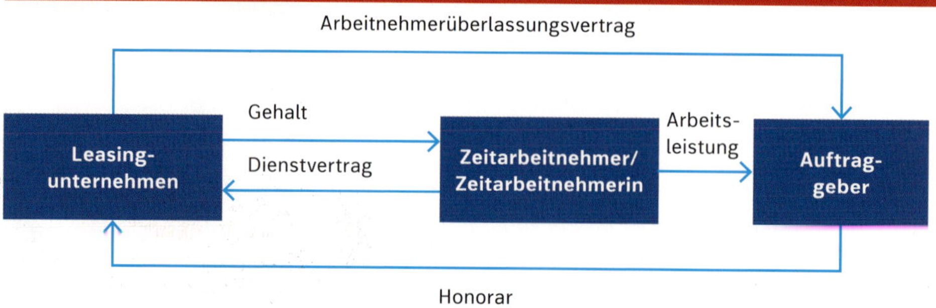

Nähere Informationen dazu sind im Gesetz zur Regelung der Arbeitnehmerüberlassung (Arbeitnehmerüberlassungsgesetz – AÜG) zu finden.

Aufgaben

1. ***Erklären Sie kurz die wesentlichen Instrumente der internen Personalbeschaffung.***
2. ***Erläutern Sie, welche Vor- und Nachteile eine interne Stellenausschreibung haben kann.***
3. ***Erklären Sie kurz die wesentlichen Instrumente der externen Personalbeschaffung.***
4. ***Erläutern Sie kurz die Vor- und Nachteile der externen Stellenausschreibung.***

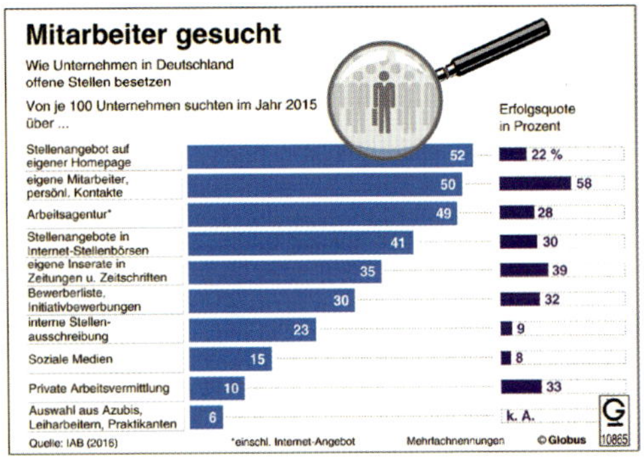

Die Analyse einer zu besetzenden Stelle kann auch zur Folge haben, dass diese nicht neu besetzt, sondern die betreffenden Aufgaben ganz an externe Anbieter ausgelagert werden. In diesem Fall spricht man von **Outsourcing**. Hier entscheidet sich das Unternehmen dafür, die bisher intern erbrachten Leistungen an externe Partner zu vergeben, wobei Dauer (meist zwischen 2 und 10 Jahren) und der genaue Gegenstand der Leistung vertraglich fixiert werden (was das Outsourcing wesentlich von sonstigen Kooperationsformen bzw. Partnerschaften abgrenzt). In Deutschland wird unter Outsourcing häufig die Auslagerung an günstigere Tochtergesellschaften (meist nicht tarifgebunden bzw. neue Arbeitsverträge zu ungünstigeren Bedingungen für die Arbeitnehmer: weniger Urlaub, geringerer Stundenlohn, höhere Wochenarbeitszeit) verstanden. Im ursprünglichen Sinn ist damit jedoch jede Art der Verlagerung von bisher unternehmensintern erbrachten Leistungen bzw. Teilleistungen nach außen gemeint. Ziel ist zum einen die Kostenreduzierung und zum anderen die Aufgabenvergabe an Spezialisten.

Beispiel:
Der große Sportverein „SV Berlin-Mitte" möchte eine der beiden Stellen im Bereich Marketing neu besetzen, da diese seit einiger Zeit vakant ist. Nach einer Auswertung der Personalstatistiken (Fehlzeiten durch Krankheiten, Elternzeit usw.) und einer Analyse der Auslastung der Abteilung fällt auf, dass für eine fest angestellte Person eigentlich nicht genügend Arbeit in diesem Bereich vorhanden ist. Die Unternehmensleitung entschließt sich daher, die Aufgaben der Abteilung auszulagern (outzusourcen). Dafür schließt sie einen Vertrag über fünf Jahre mit einem ortsansässigen Marketing- und Werbeunternehmen.

Aufgabe
Diskutieren Sie Vor- und Nachteile des Outsourcings aus Unternehmersicht.

2.2.3 Personalauswahlverfahren

Die Personalauswahl hat das Ziel, aus einer Anzahl von Bewerbern denjenigen auszuwählen, der die Anforderungen der ausgeschriebenen Stelle am besten erfüllt sowie (auch menschlich) ideal für das Unternehmen geeignet ist. Gibt es mehrere Bewerber, so muss das Personalmanagement die „ideale Mitarbeiterin" bzw. den „idealen Mitarbeiter" möglichst effektiv herausfiltern.

Auswahlverfahren bei internen Bewerbungen

Bei dieser Vorgehensweise stützt sich das Personalmanagement stark auf den Inhalt der **Personalakte**. Zudem können von den bisherigen Vorgesetzten Informationen zu dem Bewerber bzw. der Bewerberin eingeholt werden.

Beispiel:
Susanne Seifert ist kaufmännische Auszubildende beim Deutschen Olympischen Sportbund und steht kurz vor ihrer Abschlussprüfung. Ihre betrieblichen und schulischen Leistungen sind sehr gut. Sie bewirbt sich auf die neue Stelle „Assistent/-in im Ressort Medien- und Öffentlichkeitsarbeit". Ein Gespräch mit der Ausbilderin und zukünftigen Vorgesetzten Anna Müller und die bisherigen betrieblichen Leistungen geben den Ausschlag für die Übernahme von Frau Seifert.

In vielen Unternehmen wird eine **laufende Personalbeurteilung** durchgeführt, die wichtige Daten für die interne Personalauswahl liefert. Eine regelmäßige (meist jährliche) Personalbeurteilung durch den Vorgesetzten hat den Vorteil, dass Entwicklungen der Mitarbeiter erkannt werden.

Kriterien der Mitarbeiterbeurteilung				
fachliche Qualifikation	**Arbeitsweise**	**Teamfähigkeit**	**geistige Fähigkeiten**	**Führungs-verhalten**
– Vorbildung – Ausbildung – Fachkenntnisse – Fertigkeiten	– Arbeitsqualität – Belastbarkeit – Einsatzbereitschaft – Pünktlichkeit – Arbeitstempo – Bereitschaft zur Fortbildung	– Einordnung im Team – Umgangsformen – Bereitschaft zur Kommunikation – Verhalten zu Mitarbeitern – Verhalten zu Vorgesetzten	– Improvisationsvermögen – Selbstständigkeit – Kreativität – Organisationsvermögen	– Entscheidungsfähigkeit – Delegationsfähigkeit – Motivationsfähigkeit – Durchsetzungsvermögen

Auswahlverfahren bei externen Bewerbungen

Für die Auswahl unternehmensfremder Bewerber steht dem Personalmanagement eine Reihe verschiedener Auswahlverfahren zur Verfügung, die häufig miteinander kombiniert werden. Die häufigsten Verfahren sind:

- Analyse der Bewerbungsunterlagen
- Testverfahren
- Vorstellungsgespräch
- Assessment-Center-Verfahren

Analyse der Bewerbungsunterlagen

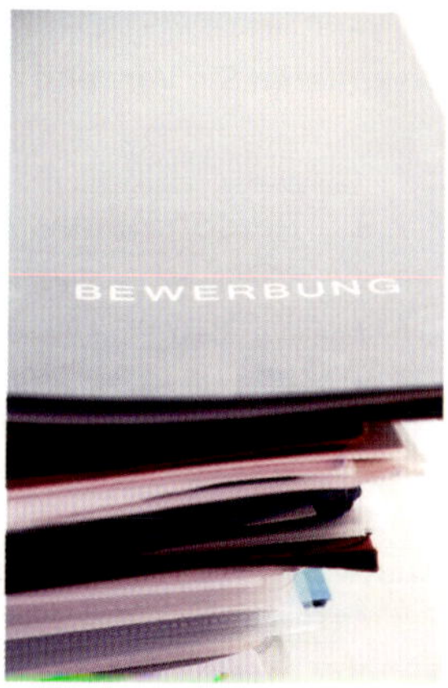

Bewerbungsunterlagen bestehen aus den vier wesentlichen Elementen **Anschreiben, Lebenslauf, Zeugnisse** und **Lichtbild.** Die erste Prüfung erfolgt dahingehend, ob die Bewerbung vollständig und formal (ordnungsgemäß, sauber, ansprechend usw.) sowie stilistisch (Satzbau, Wortwahl, Sprachrichtigkeit usw.) einwandfrei ist.

In diese erste Sichtung wird auch das Lichtbild mit einbezogen. Dieses sollte professionell erstellt worden sein und den Bewerber in einer für den Beruf bzw. Arbeitsplatz geeigneten Pose und Kleidung zeigen. Ziel ist es, den Personalmanager bereits mit dem Lichtbild für sich einzunehmen (sympathische, zuverlässige Ausstrahlung). Allerdings ist das Bewerbungsfoto seit 2006 kein verpflichtender Bestandteil einer Bewerbung mehr (geregelt im

Allgemeinen Gleichbehandlungsgesetz, kurz AGG). Hintergrund dieses Ansatzes ist die Tatsache, dass Fotos nichts über die Qualifikation eines Bewerbers aussagen. Aus diesem Grund sind sie z. B. in den USA ganz verboten. In Deutschland gehört das Bewerbungsfoto im Allgemeinen jedoch nach wie vor zur kompletten Bewerbung.

Beispiele:
- *Fehlen in den Bewerbungsunterlagen die Zeugniskopien, so wird die Bewerbung in der Regel nicht berücksichtigt.*
- *Weist das Anschreiben Rechtschreibfehler auf, hat auch diese Bewerbung wahrscheinlich keine guten Aussichten.*
- *Ein Sport- und Fitnesskaufmann kann auf seinem Bewerbungsfoto durchaus sportlich-legere Alltagskleidung (bspw. sportliches Hemd oder Poloshirt) tragen. Ein Manager oder ein Automobilverkäufer sollte sich hingegen im Anzug mit Hemd und Krawatte ablichten lassen.*

Im zweiten Schritt wird der Lebenslauf analysiert. Dabei wird zunächst überprüft, ob der Lebenslauf lückenlos ist. Anschließend werden die angegebenen beruflichen Kenntnisse untersucht. Ein gradliniger beruflicher Werdegang wird im Normalfall erwartet und bevorzugt. Natürlich kann es vorkommen, dass der Lebenslauf nicht immer durchgehend in eine berufliche Richtung verlaufen ist. Hier sind sehr gute Begründungen seitens des Bewerbers notwendig, um die Person, die die Bewerbung analysiert, davon zu überzeugen, ihn dennoch zum Bewerbungsgespräch einzuladen. Dies ist besonders schwierig, da die Bewerbung nur begrenzten Raum für solche Erklärungen bietet (in der Regel eine Seite für das Anschreiben und ein bis zwei Seiten für den Lebenslauf) und das gute Selbstbild, das man mit seiner Bewerbung vermitteln will, nicht beschädigt werden soll.

Ein weiteres sehr wichtiges Beurteilungskriterium für die Auswahl der Bewerber ist das Arbeitszeugnis früherer Arbeitgeber.

Arbeitszeugnis

Bürgerliches Gesetzbuch (BGB)
§ 630 Pflicht zur Zeugniserteilung
Bei der Beendigung eines dauernden Dienstverhältnisses kann der Verpflichtete von dem anderen Teil ein schriftliches Zeugnis über das Dienstverhältnis und dessen Dauer fordern. Das Zeugnis ist auf Verlangen auf die Leistungen und die Führung im Dienst zu erstrecken. Die Erteilung des Zeugnisses in elektronischer Form ist ausgeschlossen. Wenn der Verpflichtete ein Arbeitnehmer ist, findet § 109 der Gewerbeordnung Anwendung.

Gewerbeordnung
§ 109 Zeugnis
(1) Der Arbeitnehmer hat bei Beendigung eines Arbeitsverhältnisses Anspruch auf ein schriftliches Zeugnis. Das Zeugnis muss mindestens Angaben zu Art und Dauer der Tätigkeit (einfaches Zeugnis) enthalten. Der Arbeitnehmer kann verlangen, dass sich die Angaben darüber hinaus auf Leistung und Verhalten im Arbeitsverhältnis (qualifiziertes Zeugnis) erstrecken.
(2) Das Zeugnis muss klar und verständlich formuliert sein. Es darf keine Merkmale oder Formulierungen enthalten, die den Zweck haben, eine andere als aus der äußeren Form oder aus dem Wortlaut ersichtliche Aussage über den Arbeitnehmer zu treffen.
(3) Die Erteilung des Zeugnisses in elektronischer Form ist ausgeschlossen.

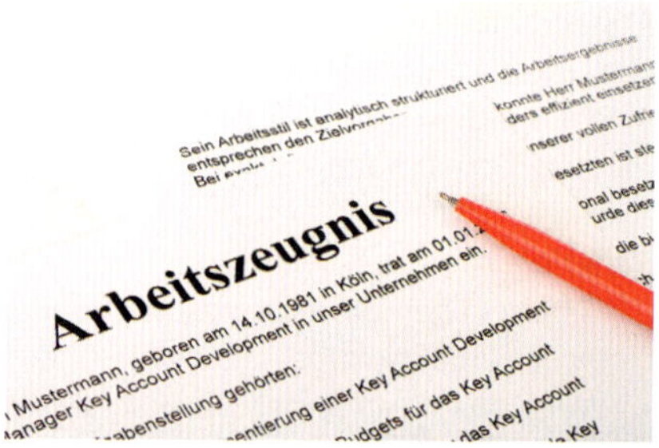

Wie aus den angeführten Gesetzestexten deutlich wird, ist bei Beendigung des Arbeitsverhältnisses auf jeden Fall das **einfache Arbeitszeugnis** (Angaben über Art und Dauer der Tätigkeit) vom Arbeitgeber auszustellen. Im Regelfall erbittet bzw. – rechtlich formuliert – verlangt der Arbeitnehmer jedoch ein **qualifiziertes Arbeitszeugnis**, das darüber hinaus auch noch Angaben über Leistung und Verhalten im Arbeitsverhältnis enthält.
Wenn ein wichtiger Grund vorliegt (bspw. Versetzung, Wechsel des Vorgesetzten, Fortbildung, Beförderung, Einberufung zum Wehr- oder Zivildienst, Freistellung als Betriebsrat, Erziehungsurlaub, Betriebsübergang/Verkauf des Unternehmens, Höhergruppierung), dann kann der Arbeitnehmer auch ohne Beendigung des Arbeitsverhältnisses das Ausstellen eines **Zwischenzeugnisses** verlangen.

Durch Gesetze und die Rechtsprechung der letzten Jahre haben sich folgende Anforderungen an ein Arbeitszeugnis ergeben.

Ein qualifiziertes Arbeitszeugnis muss ...	
wahr sein.	Das Arbeitszeugnis muss (bei aller Subjektivität des Ausstellenden) natürlich der Wahrheit entsprechen. Negative Beurteilungen sind zulässig, jedoch nur, wenn das negative Verhalten charakteristisch für die gesamte Dauer des Beschäftigungsverhältnisses war.
eindeutig, klar und verständlich formuliert sein.	Ein Dritter muss das Arbeitszeugnis interpretationsfrei nachvollziehen können – verwirrende Formulierungen oder Doppeldeutigkeiten, mit denen der Arbeitnehmer kritisiert wird, sind demnach verboten.
wohlwollend formuliert sein.	Das Arbeitszeugnis muss so formuliert sein, dass der Fürsorgepflicht des verständigen Arbeitgebers entsprochen und das berufliche Fortkommen des Arbeitnehmers nicht ungerechtfertigt behindert bzw. erschwert wird.
in deutscher Sprache formuliert sein.	Ein Arbeitszeugnis ist in deutscher Sprache zu verfassen. Auch in international tätigen Unternehmen hat der Arbeitnehmer keinen Rechtsanspruch auf ein Arbeitszeugnis in bspw. englischer Sprache. Freiwillig kann dies der Arbeitgeber natürlich zusätzlich ausstellen.
vollständig sein.	Ein Arbeitszeugnis muss alle wesentlichen Informationen und Tatsachen enthalten, die für eine Gesamtbeurteilung von Bedeutung sind und an denen ein künftiger Arbeitgeber ein „berechtigtes, billigenswertes und schutzwürdiges Interesse“ (Zitat Bundesarbeitsgericht) haben könnte. Der Zeugnisaussteller muss all die Punkte anführen, die der Zeugnisleser üblicherweise erwartet. Beispielsweise darf bei einem ehrlichen Kassierer demnach nicht der Hinweis fehlen, dass er ehrlich ist, bei einer guten Einkäuferin muss deutlich werden, dass sie Verhandlungsgeschick besitzt, und bei einer Führungskraft muss man herauslesen können, dass sie als Vorgesetzte(r) anerkannt ist.

folgende Inhalte aufweisen:	**Allgemeine Angaben:** persönliche Daten, Dauer des Arbeitsverhältnisses, Beschreibung der Stelle **Verhalten:** Sozialverhalten gegenüber Mitarbeitern, Vorgesetzten und Geschäftspartnern **Aufgabenbeschreibung:** vollständige und genaue Darlegung der Tätigkeiten (auch in Stichworten möglich), die für einen zukünftigen Arbeitgeber relevant sind, Unwesentliches kann weggelassen werden **Beurteilung der Leistung:** Die Leistungsbeurteilung muss im Umfang in einem angemessenen Verhältnis zur Aufgabenbeschreibung stehen. Sie muss transparent sein sowie auf Tatsachen basieren (siehe auch nachfolgend die unterschiedlichen Formulierungsansätze). Insgesamt werden in der Regel die folgenden **Kategorien** (je nach Position mehr oder weniger umfangreich) betrachtet: Fachwissen und Fachkönnen, Spezialkenntnisse, EDV- und PC-Kenntnisse, Fremdsprachen, Weiterbildung (Kurse, Seminare), Ausdrucksvermögen (mündlich und schriftlich), Veränderungsbereitschaft, Leistungsbereitschaft, Verantwortungsbereitschaft, Arbeitsweise, Arbeitseinsatz, Arbeitsverhalten, Arbeitsergebnisse, Nutzen für die Firma, Erfolge, Führungsleistung, Managementfähigkeiten, Verhalten gegenüber Kunden, Vorgesetzten, Kollegen bzw. Mitarbeitern
folgende Inhalte aussparen:	Der Grund bzw. die Art des Austritts aus dem Beschäftigungsverhältnis darf nur vermerkt werden, wenn der Arbeitnehmer ausdrücklich zugestimmt hat. Folgende Inhalte sind generell verboten: außerdienstliches Verhalten, Vorkommnisse aus dem Privatleben, Betriebs- ratstätigkeit (Ausnahme: Freistellung länger als ein Jahr), Schwangerschaft, Mutterschutz, Gewerkschaftszugehörigkeit, Parteimitgliedschaft, Nebentätigkeit, Schwerbehinderteneigenschaft, Gesundheitszustand, Straftaten (wenn sie nicht unmittelbar das Arbeitsverhältnis berühren), Verdacht auf strafbare Handlungen, Streik und Aussperrung, Wettbewerbsverbote
mit Ausstellungsdatum und Unterschrift versehen sein.	Das Arbeitszeugnis ist mit Datum und Unterschrift des Arbeitgebers bzw. einer entsprechend bevollmächtigten Person zu versehen. Dabei ist zu beachten, dass im Falle der Unterschrift durch einen Bevollmächtigten die Art der Vollmacht (bspw. ppa) deutlich werden muss. Als Bevollmächtigter darf nur unterschreiben, wer dem betreffenden Arbeitnehmer weisungsbefugt (also betriebshierarchisch übergeordnet) war, was im Zweifel ebenfalls eindeutig zu formulieren ist.
auf Geschäftspapier sowie sauber und ordentlich erstellt sein.	Auf Verlangen des Arbeitnehmers ist das Arbeitszeugnis auf Geschäftspapier des Arbeitgebers der Größe DIN-A4 sowie sauber und ordentlich maschinenschriftlich (Schreibmaschine oder PC/Drucker) zu erstellen. Rechtschreib- und Grammatikfehler müssen auf Verlangen korrigiert werden. Für den Postversand oder die Übergabe kann das Arbeitszeugnis zweimal leicht geknickt werden, jedoch nur so, dass es streifenfrei kopierfähig bleibt.

Ergänzende Hinweise zur Schlussformel:
Auf die Verwendung einer Schlussformel (Dank, Bedauern, Zukunftswünsche) besteht kein Rechtsanspruch, weil diese keine Aussagen über Arbeit oder Verhalten des Arbeitgebers enthält. Dennoch hat sich die Verwendung einer Dank- und Zukunftsformel durchgesetzt und wird von den Arbeitnehmern für gewöhnlich erwartet.
Beispiel:
„Wir danken Herrn Meier für die geleistete, erfolgreiche Arbeit und jederzeit gute Zusammenarbeit. Für die weitere Zukunft wünschen wir ihm beruflich und persönlich alles Gute."

Der Arbeitgeber kann in der Schlussformel auch sein Bedauern über den Weggang formulieren, was im Grunde einer ausdrücklichen Empfehlung gleichkommt.
Beispiel:
„Wir bedauern sehr, dass Herr Meier unser Unternehmen verlässt und danken ..."

Weitere Informationen zum Themenbereich Arbeitszeugnis sowie Verweise bzw. Quellen der entsprechenden Gesetze und Urteile erhält man zur Orientierung und für einen ersten Überblick auf der sehr ausführlichen Seite der freien Enzyklopädie Wikipedia (https://de.wikipedia.org/wiki/Arbeitszeugnis) oder direkt auf den Seiten des Bundesarbeitsgerichts (www.bundesarbeitsgericht.de > Entscheidungen > Textsuche „Arbeitszeugnis“). An beiden Quellen orientieren sich die Ausführungen in o. g. Übersicht.

Grundsätzlich stehen dem Aussteller eines Arbeitszeugnisses Wortwahl und Satzbau frei, was bedeutet, dass der Arbeitgeber keine bestimmten Formulierungen verlangen kann.

Momentan gibt es beim Anfertigen von Arbeitszeugnissen zwei unterschiedliche Ansätze: Zum einen hat sich aufgrund der Vorgabe des wohlwollenden Formulierens eine Art „Zeugniscode“ entwickelt. Hier wird die Leistung im Prinzip wie nach Schulnoten beurteilt, nur dass diese durch – zumindest auf den ersten Blick – positive Formulierungen repräsentiert werden.

Beispiel:

Schulnote	Codierte (verschlüsselte) Bewertungen als Standardformulierungen
1 = sehr gut	stets zu unserer vollsten Zufriedenheit erledigt
	hat unseren Erwartungen in jeder Hinsicht und in besonderer Weise entsprochen *oder* ihre Leistungen haben unsere besondere Anerkennung gefunden *oder* mit den Arbeitsergebnissen waren wir stets und in jeder Hinsicht vollauf zufrieden
2 = gut	stets zu unserer vollen Zufriedenheit *oder* zu unserer vollsten Zufriedenheit
	mit den Arbeitsergebnissen waren wir stets zufrieden
3 = befriedigend	zu unserer vollen Zufriedenheit
	hat unseren Erwartungen voll entsprochen
4 = ausreichend	zu unserer Zufriedenheit
	hat unseren Erwartungen entsprochen
5 = mangelhaft	hat sich bemüht, den Anforderungen gerecht zu werden
	hat im Großen und Ganzen unsere Erwartungen erfüllt

Zum anderen gibt es auch noch (relativ wenige) Unternehmen, die – bewusst (weil sie Zeugniscodes ablehnen) oder unbewusst (weil gerade kleine Unternehmen wenig Kenntnisse auf diesem Gebiet haben) – auf diese Art der Verschlüsselung verzichten. Hier wird dann offen formuliert.

Beispiel:
Herr Meier hat seine Aufgaben in unserem Unternehmen sehr gut (gut, befriedigend ...) erledigt.

In welcher Art und Weise die Arbeitszeugnisse auch formuliert sein mögen, ein routinierter Personalbearbeiter kann sehr viele Informationen über die Schlüsselqualifikationen des Bewerbers herauslesen.

Aufgabe

Lesen Sie die folgenden Formulierungen aus Arbeitszeugnissen genau durch und ordnen Sie diese einer der folgenden Bewertungsstufen zu:

Bewertungsstufen:
- *entspricht den Anforderungen sehr gut*
- *entspricht den Anforderungen gut*
- *entspricht im Allgemeinen den Anforderungen*
- *entspricht den Anforderungen nicht*

Formulierungen:

a. *Frau (...) verfügt über das erforderliche Fachwissen und setzte es Erfolg versprechend ein.*

b. *Herr (...) besitzt ein hervorragendes, jederzeit verfügbares Fachwissen und löste durch dessen sehr sichere Anwendung selbst schwierigste Aufgaben.*

c. *Frau (...) verfügt über Fachwissen und setzte es ein.*

d. *Herr (...) verfügt über ein abgesichertes, erprobtes Fachwissen und löste durch dessen sichere Anwendung auch schwierige Aufgaben.*

e. *Wir haben sie als eine Mitarbeiterin kennengelernt, die ihre Aufgaben im Allgemeinen erfüllte und den normalen Anforderungen gewachsen war.*

f. *Wir haben ihn als einen Mitarbeiter kennengelernt, der seine Aufgaben erfüllte und den Anforderungen gewachsen war.*

g. *Wir haben sie als eine ausdauernde und gut belastbare Mitarbeiterin kennengelernt, die auch unter Termindruck ihre Aufgaben bewältigte.*

h. *Wir haben ihn als einen ausdauernden und außergewöhnlich belastbaren Mitarbeiter kennengelernt, der auch unter schwierigsten Arbeitsbedingungen alle Aufgaben bewältigte.*

Hinterlassen die Bewerbungsunterlagen einen positiven Eindruck, wird der Bewerber zu einem Vorstellungsgespräch, einem Testverfahren oder einem Assessment-Center eingeladen.
Diese drei gängigen Personalauswahlverfahren können hier nur kurz betrachtet werden, um den Rahmen des Buches nicht zu sprengen. Zu diesen und weiteren Auswahlverfahren lassen sich im Internet und in Bibliotheken vielfältige Informationen und Tipps finden.

Vorstellungsgespräch

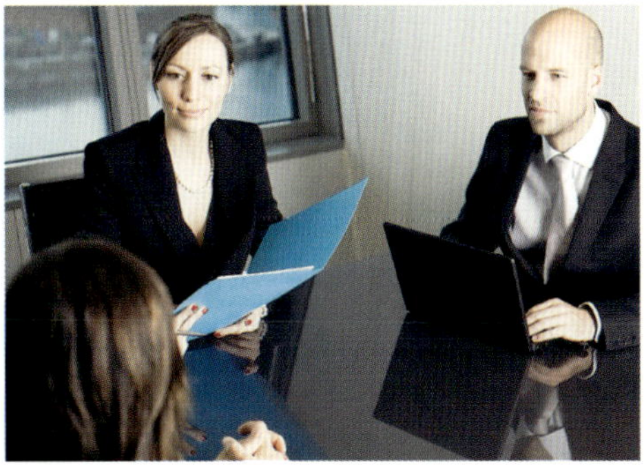

Das Vorstellungsgespräch ist ein in der Praxis sehr beliebtes Instrument der Personalauswahl. Es dient dazu, die bisher nur schriftlichen Informationen durch ein persönliches Gespräch zu vervollständigen, um so die Qualifikationen des Bewerbers sowie die Eignung für das Unternehmen einzuschätzen. Vorstellungsgespräche verlaufen nicht einheitlich oder nach feststehenden Regeln. Gemeinhin setzt sich ein Vorstellungsgespräch jedoch aus folgenden inhaltlichen Punkten zusammen:

- Begrüßung und Vorstellung der Gesprächspartner
- Besprechung des Lebenslaufs
- Ermittlung der fachlichen Qualifikation des Bewerbers
- Ermittlung der persönlichen Eignung für das Unternehmen
- Fragen nach eigenen Zielen und Perspektiven des Bewerbers im Unternehmen

- Fragen nach Gründen der Entscheidung des Bewerbers für das einstellende Unternehmen
- Fragen nach Gründen für die Berufswahl
- Informationen über die vakante Stelle
- Möglichkeit für Fragen des Bewerbers

Nach Möglichkeit sollten erfahrene Vertreter des Unternehmens an dem Vorstellungsgespräch teilnehmen. Daher ist es sinnvoll, neben einem Vertreter des Personalmanagements auch einen Vertreter der betroffenen Fachabteilung hinzuzuziehen.

Beispiele:

Mögliche Fragen in einem Bewerbungsgespräch:

- *Warum haben Sie sich gerade für unser Unternehmen entschieden?*
- *Wo sehen Sie sich in fünf (zehn) Jahren in unserem Unternehmen?*
- *Warum haben Sie gerade den Beruf des Sport- und Fitnesskaufmanns erlernt?*
- *Warum wollen Sie die Arbeitsstelle wechseln?*
- *Welche Stärken und Schwächen haben Sie?*

Testverfahren

Testverfahren (Eignungstests) werden häufig eingesetzt, wenn es um die Einstellung von Auszubildenden geht. Da diese Bewerber noch nicht über berufliche Erfahrungen verfügen, ist es wichtig, die Eignung auf andere Weise zu prüfen. Die bekanntesten Testverfahren sind Leistungstests, Intelligenztests und Persönlichkeitstests bzw. eine Kombination aus diesen. Getestet werden überwiegend das Allgemeinwissen, Rechtschreibkenntnisse, Rechenfertigkeiten, die Konzentrationsfähigkeit, das logische und räumliche Denken sowie das Verhalten in geschilderten Ausgangssituationen. Die verwendeten Testverfahren sind in der Regel von Psychologen entwickelt worden und sollen präzise Auskunft über den Bewerber geben können. Häufig ist die Bearbeitungszeit so bemessen, dass der gesamte Test gar nicht zu schaffen ist. Dadurch beabsichtigt der Tester, einen Eindruck davon zu gewinnen, wie der Bewerber unter Stress reagiert und welche Aufgaben er unter Zeitmangel bevorzugt bzw. vernachlässigt.

Assessment-Center

Das Assessment-Center (kurz AC) ist ein Auswahlverfahren, das in den USA entwickelt wurde. Es wird insbesondere zur Auswahl von qualifizierten Fach- und Führungskräften herangezogen, da es eine hohe Aussagefähigkeit bezüglich des Sozialverhaltens und der Führungsfähigkeit besitzt. Ein Assessment-Center absolvieren mehrere Bewerber gleichzeitig. Dabei werden sie von einer gewissen Anzahl von Beobachtern nach unterschiedlichen Beurteilungsmethoden bewertet. Ein AC wird in der Regel über mehrere Tage durchgeführt, da es sehr komplex aufgebaut ist. Es existiert kein einheitliches Ablaufschema für Assessment-Center. Vielmehr ist der Verlauf abhängig von der zu besetzenden Stelle. Im Assessment-Center werden Führungssituationen aus der betrieblichen Praxis simuliert. Dabei werden die Teilnehmer in gemeinsamen Rollenspielen, in Gruppendiskussionen, in Einzelarbeit und/oder in Entscheidungssituationen beobachtet.

Aufgaben

1. ***Erklären Sie kurz Ablauf und Zweck der Personalauswahlverfahren Vorstellungsgespräch, Einstellungstest und Assessment-Center (AC).***
2. ***Suchen Sie im Internet oder in geeigneter Literatur einen Einstellungstest heraus und absolvieren Sie diesen. Wie schätzen Sie Ihr Ergebnis ein?***
3. ***Ein Klassiker im AC ist die „Postkorb-Übung". Finden Sie heraus, was man darunter versteht und welchen Zweck sie erfüllt.***

Zusammenfassung

Die Aufgabe der Personalbeschaffung ist es, zum richtigen Zeitpunkt qualifiziertes und geeignetes Personal in der richtigen Anzahl auszuwählen und bereitzustellen. Dabei kann die Personalbeschaffung (Personalauswahl) entweder durch interne Versetzungen oder durch externe Neueinstellungen erfolgen.

interne Personalbeschaffung durch:	interne Stellenausschreibung am „Schwarzen Brett“ oder per betriebsinternem E-Mail-Verteiler
	Übernahme eigener Auszubildender
	Auswertung von Initiativbewerbungen (Nachwuchskartei)
externe Personalbeschaffung durch:	externe Stellenausschreibung in Tages- oder Fachzeitschriften bzw. auf entsprechenden Internetseiten
	Agenturen für Arbeit/Stellenvermittlung (untere Betriebshierarchie)
	Personalberater (Führungskräfte)
	Kontakt zu Ausbildungsstätten
	Personalleasing zum Überbrücken kurzfristiger Personalengpässe
Outsourcing:	Bisher intern erbrachte Leistungen werden an externe Partner vergeben, wobei die Dauer (meist zwischen 2 und 10 Jahren) und der genaue Gegenstand der Leistung vertraglich fixiert werden.

Sowohl die interne und externe Personalbeschaffung als auch das Outsourcing bergen Vor- und Nachteile für das Unternehmen hinsichtlich der Mitarbeitermotivation, der Kosten, der Einarbeitungszeit, der Unabhängigkeit von Dritten sowie der Gefahr von Fehlbesetzungen.

Die Personalauswahl hat das Ziel, aus einer Anzahl von Bewerbern möglichst effektiv denjenigen auszuwählen, der die Anforderungen der ausgeschriebenen Stelle am besten erfüllt sowie (auch menschlich) ideal für das Unternehmen geeignet ist.

interne Bewerber	– Einsicht in die **Personalakte** – Informationen der **bisherigen Vorgesetzten** – Durchführung einer **laufenden Personalbeurteilung** (mind. einmal jährlich zu den Kriterien fachliche Qualifikation, Arbeitsweise, Teamfähigkeit, geistige Fähigkeiten sowie Führungsverhalten)
externe Bewerber	**Analyse der Bewerbungsunterlagen:** – formale Anforderungen: sauber, ordentlich, fehlerfrei – Lichtbild: angemessen, professionell erstellt – Lebenslauf: aussagekräftig, lückenlos – Anschreiben: maximal eine Seite, kurz und prägnant – Arbeitszeugnis: einfach (Art und Dauer der Tätigkeit) oder qualifiziert (auf Verlangen des Mitarbeiters auch Angaben zu Leistungen und Verhalten im Arbeitsverhältnis); in der Regel qualifiziertes Arbeitszeugnis mit verschlüsselten (codierten) oder offenen Aussagen zu Sozialverhalten gegenüber Mitarbeitern, Vorgesetzten und Geschäftspartnern, einer vollständigen und genauen Darlegung der Tätigkeiten (auch in Stichworten möglich), die für einen zukünftigen Arbeitgeber relevant sind und einer Beurteilung der Leistung
	Testverfahren: Getestet werden in bis zu zweistündigen Einzeltests überwiegend das Allgemeinwissen, Rechtschreibkenntnisse, Rechenfertigkeiten, die Konzentrationsfähigkeit, das logische und räumliche Denken sowie das Verhalten in geschilderten Ausgangssituationen. Die Tests sollen präzise Auskunft über den Bewerber geben und zeigen, wie dieser unter Stress reagiert.

Vorstellungsgespräch: Inhalte des persönlichen Vorstellungsgesprächs zwischen Bewerber und Arbeitgeber bzw. Personalmanagement sowie ggf. Abteilungsvertretern sind vorzugsweise die Besprechung des Lebenslaufs, die Ermittlung der fachlichen Qualifikation des Bewerbers, die Ermittlung der persönlichen Eignung für das Unternehmen, Fragen nach eigenen Zielen und Perspektiven des Bewerbers im Unternehmen, Fragen nach Gründen der Entscheidung des Bewerbers für das einstellende Unternehmen, Fragen nach Gründen für die Berufswahl sowie Informationen über die vakante Stelle.

Assessment-Center (AC): Das AC wird insbesondere zur Auswahl von qualifizierten Fach- und Führungskräften durchgeführt. Am AC nehmen mehrere Bewerber gleichzeitig teil, wobei sie von mehreren Beobachtern in der Regel über einige Tage nach unterschiedlichen Beurteilungsmethoden in Simulationen von Führungssituationen aus der betrieblichen Praxis, in gemeinsamen Rollenspielen, in Gruppendiskussionen, in Einzelarbeit und/oder in Entscheidungssituationen bewertet werden.

Weitere Aspekte der Personalwirtschaft, wie die Planung des Personaleinsatzes nach betrieblichen Erfordernissen bzw. Abläufen (Ablaufplanung) sowie die Personalmotivation (u. a. berufliche Fort- und Weiterbildung als Instrument der Personalentwicklung) und Personalführung, wurden bereits ausführlich in Lernfeld 1 (siehe Band 1) thematisiert.

2.3 Rechtliche und tarifvertragliche Regelungen sowie Mitbestimmungsrechte des Betriebsrats bei der Schließung von Arbeitsverträgen

2.3.1 Grundlegende rechtliche Rahmenbedingungen von Arbeitsverträgen

Der **Arbeitsvertrag** entsteht – wie jeder Vertrag – durch zwei übereinstimmende Willenserklärungen. Der Arbeitnehmer verpflichtet sich mit dem Arbeitsvertrag, die vereinbarte Arbeitsleistung zu erbringen, im Gegenzug verpflichtet sich der Arbeitgeber, die Leistung zu bezahlen (Hauptpflichten).

Die folgende Übersicht zeigt die **Haupt- und Nebenpflichten** und daraus resultierend auch die Rechte von **Arbeitnehmern** und **Arbeitgebern** im Detail (noch genauere Informationen zum Dienstvertrag – unter den der Arbeitsvertrag fällt – finden sich in den §§ 611–630 BGB):

Wesentliche Pflichten von Arbeitnehmern	Wesentliche Pflichten von Arbeitgebern
Der Arbeitnehmer muss insbesondere – den Sozialversicherungsausweis, die Steueridentifikationsnummer (Steuer-ID), Versicherungsnachweise, Bescheinigungen über bereits gewährten oder abgegoltenen Urlaub, Unterlagen für vermögenswirksame Leistungen sowie Arbeitszeugnisse vorlegen; – mitteilen, ob das neue Arbeitsverhältnis die Haupt- oder eine Nebenbeschäftigung ist; – die Arbeit persönlich leisten (vgl. § 611 BGB);	Der Arbeitgeber ist insbesondere verpflichtet, – den vereinbarten Lohn zu zahlen sowie eine Lohnabrechnung vorzulegen; – das Mitbestimmungsrecht des Betriebsrates bei Fragen der betrieblichen Lohngestaltung zu beachten; – die gesetzlichen Abgaben (Lohnsteuer, Kirchensteuer, Solidaritätszuschlag, Beiträge zu den Sozialversicherungen) einzubehalten und abzuführen;

– das Weisungsrecht des Arbeitgebers beachten; – Nebentätigkeiten melden; – die Arbeitszeiten beachten (vgl. z. B. Arbeitszeitgesetz, Jugendarbeitsschutzgesetz, Mutterschutzgesetz, Ladenschlussgesetz); – die Verschwiegenheitspflicht einhalten; – während des Arbeitsverhältnisses jeden Wettbewerb mit dem Arbeitgeber vermeiden; – die Arbeit so ausführen, dass die Interessen des Arbeitgebers und des Betriebes gewahrt werden; – für schuldhaft herbeigeführte Schäden haften; – dem Arbeitgeber unverzüglich die Arbeitsunfähigkeit und deren voraussichtliche Dauer mitteilen; bei einer Arbeitsunfähigkeitsdauer von mehr als drei Tagen ist eine ärztliche Bescheinigung vorzulegen.	– dem Arbeitnehmer Aufwendungen zu ersetzen, die dieser im Rahmen seiner Arbeit gemacht hat bzw. nach den Umständen für erforderlich halten durfte; – im unverschuldeten Krankheitsfall den Lohn weiterhin zu zahlen; – Arbeitsräume, Arbeitsmittel und Arbeitsablauf so zu regeln, dass der Arbeitnehmer vor Gefahren für Leben und Gesundheit geschützt wird; – aufgrund der allgemeinen Fürsorgepflicht den Arbeitnehmer vor ungerechter Behandlung durch Vorgesetzte, vor rechtswidrigen Handlungen von Arbeitskollegen und Vorgesetzten (z. B. Beleidigungen, Körperverletzungen, Mobbing) zu schützen; – sensible Daten des Arbeitnehmers sorgfältig aufzubewahren; – über Tatsachen, an deren Geheimhaltung der Arbeitnehmer ein berechtigtes Interesse hat, zu schweigen; – das Eigentum des Arbeitnehmers zu schützen; – dem Arbeitnehmer in jedem Jahr bezahlten Erholungsurlaub (mindestens 24 Werktage) zu gewähren.

Quelle: Kampmann, F./Nath, G.: Wirtschaftslehre für Verwaltungsfachangestellte, 6. Auflage, 2010, Bildungsverlag EINS, S. 265

Ein **Arbeitsvertrag** kann zunächst grundsätzlich **formlos**, d. h. auch mündlich vereinbart werden. Die Schriftform ist jedoch – auch wegen der Beweisbarkeit – üblich, bei befristeten Arbeitsverhältnissen sogar vorgeschrieben. In vielen Bereichen muss ebenfalls ein schriftlicher Vertrag durch Regelungen aus Tarifverträgen oder Betriebsvereinbarungen geschlossen werden. Ebenso muss ein Ausbildungsvertrag immer schriftlich angefertigt und unterschrieben werden.

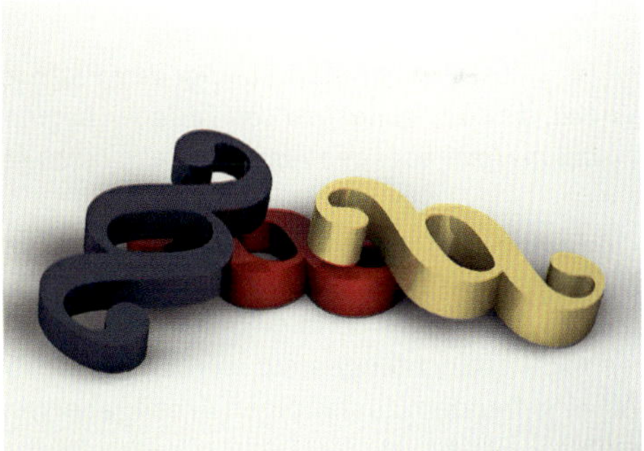

Ein **Arbeitsvertrag** sollte folgende **Mindestinhalte** haben:
- Name und Anschrift der Vertragsparteien
- Arbeitsort und Arbeitsplatz
- Bezeichnung der Tätigkeit und des Aufgabengebietes
- Beginn und (bei Zeitverträgen) Dauer des Arbeitsverhältnisses
- Dauer der Probezeit (siehe unten)
- die wöchentliche Arbeitszeit (zulässige Höchstarbeitszeiten siehe Lernfeld 2)
- die Höhe der Entlohnung
- zusätzliche Vergütungen, wie z. B. Urlaubsgeld, Weihnachtsgeld, Zulagen
- Dauer des Urlaubs (gesetzlicher Mindesturlaub: 24 Werktage)
- Kündigungsfristen, wenn diese von den gesetzlichen Fristen (siehe Kapitel 2.5) abweichen

Während die **Probezeit** im Berufsausbildungsverhältnis mindestens einen Monat dauern muss und höchstens vier Monate betragen darf, gibt es bei Arbeitsverhältnissen keine diesbezüglichen Vorschriften. Sind sich Arbeitgeber und Arbeitnehmer einig, kann das Arbeitsverhältnis ganz ohne Probezeit begonnen werden. In der Realität ist es jedoch üblich, eine Probezeit zu vereinbaren, um auf der einen Seite den Arbeitnehmer und seine Arbeitsweise so-wie auf der anderen Seite den Betrieb und die auszuführende Tätigkeit kennenzulernen. Der Vorteil der Probezeit ist eine verkürzte zweiwöchige (gesetzlich ansonsten mindestens vierwöchige) Kündigungsfrist, wobei der Tag der Kündigung nicht in diese Frist fällt. Diese verkürzte Kündigungsfrist ist jedoch nach § 622 Abs. 3 BGB (siehe unten) auf höchstens sechs Monate begrenzt. Darüber hinaus muss bei einer Kündigung in der Probezeit kein Kündigungsgrund angegeben werden. Die tägliche Praxis zeigt, dass bei „einfachen" Tätigkeiten eine drei- bis viermonatige (obwohl auch hier die sechs Monate voll ausgereizt werden können) und bei „normalen" Tätigkeiten eine bis zu sechsmonatige Probezeit gängig ist. Bei besonders anspruchsvollen Aufgaben ist rechtlich in Ausnahmefällen auch eine Ausweitung der Probezeit auf neun bis zwölf Monate möglich, wobei auch in diesem Fall nach sechs Monaten der Vorteil der verkürzten Kündigungsfrist entfällt, weshalb diese Ausnahmeregelung in der Realität zu vernachlässigen ist.

Beispiele:

- *Für die neue Reinigungskraft wird im Arbeitsvertrag eine Probezeit von drei Monaten vereinbart.*
- *Der neu eingestellte Sport- und Fitnesskaufmann beginnt mit einer sechsmonatigen Probezeit.*
- *Der DOSB verzichtet bei der Einstellung einer neuen Ressortleiterin mit besonders anspruchsvollen Aufgaben auf eine Probezeit, die über sechs Monate hinausgeht, da der besondere Vorteil der verkürzten Kündigungsfrist gesetzlich auf sechs Monate begrenzt ist.*
- *Der Geschäftsführer eines Fitnessstudios stellt seinen alten Schulfreund ganz ohne Probezeit als Trainer ein, da er ihn kennt und ihm vertraut.*
- *Der neu eingestellte Golflehrer stellt nach ca. zwei Monaten seiner sechsmonatigen Probezeit fest, dass ihm der neue Arbeitsplatz nicht zusagt. Er kündigt am 3. mit einer 14-tägigen Kündigungsfrist zum 17. des Monats.*
- *Ein großer Fußballverein kündigt dem Platzwart völlig gesetzeskonform am letzten Tag der Probezeit, die Kündigungsfrist von 14 Tagen beginnt nun am nächsten Tag, erst dann ist das Arbeitsverhältnis (hier über den Ablauf der eigentlich vereinbarten Probezeit hinaus) beendet.*

Für Arbeitsverträge besteht grundsätzlich **Vertragsfreiheit**, d. h., sie können zwischen den Vertragsparteien in allen Belangen (Arbeitszeit, Entlohnung, Urlaub usw.) im Prinzip frei ausgehandelt werden. Arbeitnehmer werden jedoch – als „schwächere" Vertragspartei – geschützt, da sie nicht schlechter gestellt werden dürfen, als ihnen durch Gesetze, Tarifverträge (sofern der Arbeitgeber dem zuständigen Arbeitgeberverband angehört) oder Betriebsvereinbarungen zusteht.

Beispiel:

Im Arbeitsvertrag darf nicht vereinbart werden, dass der Arbeitnehmer auf seinen Urlaub verzichtet. Nach dem Bundesurlaubsgesetz sind mindestens 24 Werktage Erholungsurlaub pro Jahr vorgeschrieben.

Aufgaben

1. ***Gegen welche Pflicht verstößt der 20-jährige Arbeitnehmer Alexander X., wenn er seinem Freund in der Disco mitteilt, dass die Einnahmen seines Betriebes im letzten Monat mit 25.000,00 € besonders hoch waren?***
2. ***Eine Sekretärin soll mit einer zwölfmonatigen Probezeit eingestellt werden. Ist dies zulässig?***

3. ***Wie lang sind die gesetzlichen Kündigungsfristen ...***
   a. innerhalb der Probezeit?
   b. außerhalb der Probezeit nach allgemeiner gesetzlicher Regelung?

Zusammenfassung

Rechtliche Grundlagen von Arbeitsverhältnissen: §§ 611–630 Bürgerliches Gesetzbuch (BGB)

Pflichten Arbeitnehmer
– Dienstleistungspflicht: Erfüllung der vereinbarten Arbeit – Verschwiegenheitspflicht: Wahrung von Betriebs- und Geschäftsgeheimnissen – Treuepflicht: Die Arbeitsleistung für die Interessen des Arbeitgebers und des Betriebs einsetzen und alles unterlassen, was diese Interessen beeinträchtigen könnte. – Wettbewerbsverbot: Während des Arbeitsverhältnisses darf keine Konkurrenz (z. B. kein eigenes Gewerbe) in dem Geschäftszweig betrieben werden.
Pflichten Arbeitgeber
– Entlohnungspflicht: Lohn/Gehalt muss spätestens zum Ende des Monats gezahlt werden. Im Krankheitsfall muss der Arbeitgeber sechs Wochen den Lohn/das Gehalt fortzahlen. – Fürsorgepflicht: Die Gesundheit der Arbeitnehmer muss erhalten bleiben. Sie müssen zur Sozialversicherung angemeldet werden. – Beschäftigungspflicht: Der Arbeitgeber muss den Arbeitnehmer mit Aufgaben gemäß Arbeitsvertrag betrauen. – Pflicht zur Urlaubsgewährung: Ein Mindesturlaub von 24 Werktagen muss gewährt werden. – Zeugnispflicht: Bei berechtigtem Interesse und bei Beendigung des Arbeitsverhältnisses hat der Arbeitgeber ein Zeugnis auszustellen.
Probezeit
Berufsausbildungsverhältnis: mindestens ein Monat, höchstens vier Monate **Arbeitsverhältnis:** Vereinbarung einer Probezeit nicht zwingend vorgeschrieben; bei einfachen Tätigkeiten in der Regel drei bis vier Monate, bei normalen Tätigkeiten sechs Monate üblich; in Ausnahmefällen auch neun bis zwölf Monate bei sehr anspruchsvollen Tätigkeiten möglich **Vorteile der Probezeit:** verkürzte zweiwöchige Kündigungsfrist innerhalb der ersten sechs Monate; Kündigung kann ohne Angabe von Gründen erfolgen

2.3.2 Mitwirkung und Mitbestimmung bei der Gestaltung von Arbeitsbedingungen und Arbeitsverträgen durch den Betriebsrat

Mitarbeiter haben in Deutschland einer langen Tradition folgend einige gesetzliche Rechte, um an Unternehmensentscheidungen mitwirken zu können. Hierbei wird zwischen dem Individualarbeitsrecht und dem kollektiven Arbeitsrecht unterschieden.
Das **Individualarbeitsrecht** schützt durch Gesetze und Verordnungen den einzelnen Arbeitnehmer. Wichtige Gesetze sind in diesem Zusammenhang das Kündigungsschutzgesetz (siehe auch Kapitel 2.5.2 im vorliegenden Lernfeld), das Mutterschutzgesetz oder das Arbeitszeitgesetz (siehe Lernfeld 2).

Gesetze und Verordnungen, die eine Gruppe von Arbeitnehmern betreffen, werden als **kollektives Arbeitsrecht** bezeichnet. Wichtige gesetzliche Regelungen sind hier das Betriebsverfassungsgesetz (regelt Einrichtung und Aufgaben des Betriebsrates) und das Tarifgesetz (siehe folgendes Teilkapitel).

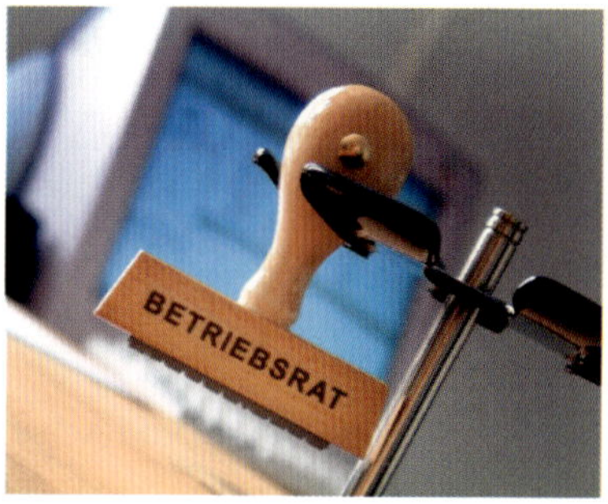

Für Mitarbeiter eines Unternehmens sind die Aufgaben und Möglichkeiten des Betriebsrats im Rahmen des kollektiven Arbeitsrechts von besonderer Bedeutung.

Der **Betriebsrat** ist die gewählte Vertretung der Arbeitnehmer, der die Aufgabe hat, die Arbeitnehmerinteressen gegenüber dem Arbeitgeber durchzusetzen sowie geltende Rechte, Verordnungen, Tarifverträge, Betriebsvereinbarungen und Arbeits- und Umweltschutzbestimmungen daraufhin zu überwachen, ob sie ohne Einschränkungen beachtet und durchgeführt werden. Über wichtige Regelungen schließt der Betriebsrat mit dem Arbeitgeber verbindliche **Betriebsvereinbarungen**.

Auszüge aus dem Betriebsverfassungsgesetz (BetrVG)

§ 1 Errichtung von Betriebsräten
(1) In Betrieben mit in der Regel mindestens fünf ständigen wahlberechtigten Arbeitnehmern, von denen drei wählbar sind, werden Betriebsräte gewählt. Dies gilt auch für gemeinsame Betriebe mehrerer Unternehmen.
(...)

§ 7 Wahlberechtigung
Wahlberechtigt sind alle Arbeitnehmer des Betriebs, die das 18. Lebensjahr vollendet haben. Werden Arbeitnehmer eines anderen Arbeitgebers zur Arbeitsleistung überlassen, so sind diese wahlberechtigt, wenn sie länger als drei Monate im Betrieb eingesetzt werden.

§ 8 Wählbarkeit
(1) Wählbar sind alle Wahlberechtigten, die sechs Monate dem Betrieb angehören oder als in Heimarbeit Beschäftigte in der Hauptsache für den Betrieb gearbeitet haben. Auf diese sechsmonatige Betriebszugehörigkeit werden Zeiten angerechnet, in denen der Arbeitnehmer unmittelbar vorher einem anderen Betrieb desselben Unternehmens oder Konzerns (§ 18 Abs. 1 des Aktiengesetzes) angehört hat. Nicht wählbar ist, wer infolge strafgerichtlicher Verurteilung die Fähigkeit, Rechte aus öffentlichen Wahlen zu erlangen, nicht besitzt.
(2) Besteht der Betrieb weniger als sechs Monate, so sind abweichend von der Vorschrift in Absatz 1 über die sechsmonatige Betriebszugehörigkeit diejenigen Arbeitnehmer wählbar, die bei der Einleitung der Betriebsratswahl im Betrieb beschäftigt sind und die übrigen Voraussetzungen für die Wählbarkeit erfüllen.

Der Betriebsrat wird nach § 13 BetrVG in der Regel – im Zeitraum vom 1.3. bis 31.5. – **alle vier Jahre** unmittelbar und geheim gewählt (Ausnahmeregelungen sowie die Wahlvorschriften sind in den Paragrafen 13–20 BetrVG dargestellt).

Die **Größe des Betriebsrats** hängt dabei nach § 9 BetrVG von der Beschäftigtenzahl eines Unternehmens ab.

Anzahl wahlberechtigter Arbeitnehmer	Anzahl Betriebsratsmitglieder	Anzahl wahlberechtigter Arbeitnehmer	Anzahl Betriebsratsmitglieder
5 bis 20	1 Mitglied	2.001 bis 2.500	19 Mitglieder
21 bis 50	3 Mitglieder	2.501 bis 3.000	21 Mitglieder
51 bis 100	5 Mitglieder	3.001 bis 3.500	23 Mitglieder
101 bis 200	7 Mitglieder	3.501 bis 4.000	25 Mitglieder
201 bis 400	9 Mitglieder	4.001 bis 4.500	27 Mitglieder
401 bis 700	11 Mitglieder	4.501 bis 5.000	29 Mitglieder
701 bis 1.000	13 Mitglieder	5.001 bis 6.000	31 Mitglieder
1.001 bis 1.500	15 Mitglieder	6.001 bis 7.000	33 Mitglieder
1.501 bis 2.000	17 Mitglieder	7.001 bis 9.000	35 Mitglieder
In Betrieben mit mehr als 9.000 Arbeitnehmern erhöht sich die Zahl der Mitglieder des Betriebsrats je angefangene weitere 3.000 Arbeitnehmer um 2 Mitglieder.			

Gemäß Betriebsverfassungsgesetz (§§ 81–113) hat der Betriebsrat eine Reihe von Aufgaben sowie von **Mitbestimmungs-** und **Mitwirkungsrechten**.

Auszug aus den Aufgaben und Rechten des Betriebsrates

Allgemeine Aufgaben des Betriebsrats:
Der Betriebsrat hat darüber zu wachen, dass Gesetze, Verordnungen, Unfallverhütungsvorschriften, Tarifverträge und Betriebsvereinbarungen ausgeführt werden (§ 80 BetrVG). Zu den allgemeinen Aufgaben gehört auch der Arbeits- und betriebliche Umweltschutz (§ 89 BetrVG).

Der Betriebsrat hat das Recht zur Mitbestimmung:

- in **sozialen** Angelegenheiten (§ 87 BetrVG): Mitbestimmung in Fragen der Betriebsordnung und des Verhaltens der Arbeitnehmer im Betrieb, bei der Arbeitszeit- und Pausenregelung, bei der Art der Auszahlung des Lohns, bei der Aufstellung des Urlaubsplans, bei der Verwirklichung von Sozialeinrichtungen im Betrieb (z. B. einer Kantine);
- in **personellen** Angelegenheiten (§§ 92/102 BetrVG): Der Arbeitgeber hat den Betriebsrat über Personalplanung und über Personalbedarf sowie über Maßnahmen zur Ausbildung zu unterrichten. Er berät mit ihm vor allem darüber, wie Härten vermieden werden können. So ist der Betriebsrat vor jeder Kündigung anzuhören. Der Arbeitgeber hat ihm die Gründe für die Kündigung mitzuteilen. Eine ohne Anhörung des Betriebsrats ausgesprochene Kündigung ist unwirksam. Hat der Betriebsrat gegen eine ordentliche Kündigung Bedenken, so hat er diese unter Angabe der Gründe dem Arbeitgeber spätestens innerhalb einer Woche schriftlich mitzuteilen. Äußert er sich innerhalb dieser Frist nicht, gilt seine Zustimmung zur Kündigung als erteilt.

Der Betriebsrat hat das Recht zur Mitberatung in wirtschaftlichen Angelegenheiten:
In Unternehmen mit in der Regel mehr als 20 wahlberechtigten Arbeitnehmern muss der Unternehmer mit dem Betriebsrat über geplante Betriebsänderungen beraten, wenn sich daraus Nachteile für die Belegschaft ergeben. Betriebsänderungen können sein: Betriebsstilllegung, Betriebsverlegung, Zusammenschlüsse mit anderen Betrieben, grundsätzliche Änderung der Betriebsorganisation, Einführung neuer Arbeitsmethoden (§§ 106/111 BetrVG).

Der Betriebsrat hat das Recht, grundsätzlich über alle betrieblichen Vorgänge informiert zu werden. In Fällen, in denen nicht das Mitwirkungs- oder das Mitbestimmungsrecht betroffen sind, kann dies auch erst nach der Entscheidung des Arbeitgebers/Unternehmers erfolgen.

Darüber hinaus ist der Betriebsrat, wie bereits in Lernfeld 2 dargestellt, das **Bindeglied** zwischen der Jugend- und Auszubildendenvertretung (JAV) und Arbeitgeber bzw. Unternehmensleitung.

(vgl. Dilberowic, B. et al.: Netzwerk Politik – Lehr- und Arbeitsbuch für Sozialkunde an Berufsschulen und Berufsfachschulen, 10. Auflage, 1. korrigierter Nachdruck, 2009, Bildungsverlag EINS, S. 27)

Die **Mitbestimmung** des Betriebsrats bedeutet, dass betriebliche Maßnahmen erst mit der Zustimmung des Betriebsrats durchgeführt werden können. Lehnt der Betriebsrat die geplanten Maßnahmen ab, so kann der Arbeitgeber diese (zunächst) nicht durchführen.

Bei diesbezüglichen Konflikten entscheidet dann die **Einigungsstelle**. Die Zusammensetzung dieser Einigungsstelle erfolgt paritätisch (also je zur Hälfte) aus Mitgliedern, die Betriebsrat und Arbeitgeber bestellen. Der bzw. die Vorsitzende wird von beiden Seiten gewählt und ist eine unparteiische Person (zumeist ein Arbeitsrichter, der jedoch in der Arbeitsgerichtsbarkeit nicht für den betroffenen Betrieb zuständig sein darf, da es ansonsten zu Interessenskonflikten kommen kann).
Erklärt eine der beiden Parteien bei mitbestimmungspflichtigen Bereichen die Verhandlungen für gescheitert, kann sie die Einigungsstelle anrufen. Der Beschluss der Einigungsstelle wird – ganz gleich ob Arbeitgeber und Betriebsrat sich geeinigt haben oder ob der Einigungsstellenvorsitzende mit abgestimmt hat – vom Vorsitzenden schriftlich niedergelegt, unterschrieben und Arbeitgeber und Betriebsrat zugeleitet (§ 76 Abs. 3 BetrVG). Bei der Regelung eines Bereiches, für den das Gesetz ausdrücklich vorsieht, dass der Spruch der Einigungsstelle die Einigung zwischen Arbeitgeber und Betriebsrat ersetzt (bspw. § 87 Abs. 2 BetrVG), bildet der Beschluss der Einigungsstelle eine Betriebsvereinbarung im Sinne des § 77 BetrVG. Im Zweifel kann die gerichtliche Überprüfung durch das für den Betrieb zuständige Arbeitsgericht innerhalb von 14 Tagen nach Einigungsstellenbeschluss durch eine der beiden Parteien beantragt werden.
Auf gemeinsamen Antrag bzw. Einverständniserklärung kann die Einigungsstelle auch bei nicht mitbestimmungspflichtigen Fragen tätig werden. Bei der Regelung eines entsprechenden Bereiches bildet der Beschluss der Einigungsstelle nur dann eine (freiwillige) Betriebsvereinbarung, wenn beide Seiten sich entweder vorher dem Spruch der Einigungsstelle unterwerfen oder ihn nachträglich annehmen (§ 76 Abs. 6 BetrVG). Ansonsten hat der Spruch der Einigungsstelle keine bindende Wirkung. Die Kosten der Einigungsstelle hat der Arbeitgeber zu tragen.

Beispiel:
Die Unternehmensleitung möchte das Ende der täglichen Arbeitszeit von 16:30 Uhr auf 18:00 Uhr verlegen. Hierzu muss die Zustimmung des Betriebsrats vorliegen, ansonsten kann die Maßnahme nicht erfolgen.

Bei der **Mitwirkung** des Betriebsrats besteht ein **Informations-, Beratungs- oder Anhörungsrecht**. Durch den Widerspruch des Betriebsrats wird die Maßnahme des Arbeitgebers jedoch nicht unwirksam.

Beispiel:
Die Unternehmensleitung eines Buchverlages will den Betriebsbereich „Sportfachbücher" einstellen, da er sich nicht rentiert. Der Betriebsrat muss zur Beratung der Problematik herangezogen werden. Verhindern kann er die Einstellung jedoch nicht.

Die Mitglieder des Betriebsrates führen ihr Amt **ehrenamtlich** und **unentgeltlich** (weitere Regelungen dazu findet man im § 37 BetrVG). Gerade in größeren Betrieben führt dies jedoch zu einer hohen Belastung in der Betriebsratsarbeit. Aus diesem Grund hat der Gesetzgeber das Recht eingeführt, dass ab bestimmten Betriebsgrößen einzelne Betriebsratsmitglieder vollständig von der Arbeit oder mehrere bzw. alle Mitglieder zum Teil freigestellt werden (§ 38 BetrVG).

Freistellungen von Betriebsratsmitgliedern			
Anzahl Arbeitnehmer	**Anzahl freizustellender Betriebsratsmitglieder**	**Anzahl Arbeitnehmer**	**Anzahl freizustellender Betriebsratsmitglieder**
200 bis 500	1	4.001 bis 5.000	7
501 bis 900	2	5.001 bis 6.000	8
901 bis 1.500	3	6.001 bis 7.000	9
1.501 bis 2.000	4	7.001 bis 8.000	10
2.001 bis 3.000	5	8.001 bis 9.000	11
3.001 bis 4.000	6	9.001 bis 10.000	12
In Betrieben mit über 10.000 Arbeitnehmern ist für je angefangene weitere 2.000 Arbeitnehmer ein weiteres Betriebsratsmitglied freizustellen.			
Freistellungen können auch in Form von Teilfreistellungen erfolgen. Diese dürfen zusammengenommen nicht den Umfang der gesamt möglichen Freistellungen überschreiten.			
Durch Tarifvertrag oder Betriebsvereinbarung können anderweitige Regelungen über die Freistellung vereinbart werden.			
Die freizustellenden Betriebsratsmitglieder werden nach Beratung mit dem Arbeitgeber vom Betriebsrat aus seiner Mitte in geheimer Wahl und nach den Grundsätzen der Verhältniswahl gewählt.			

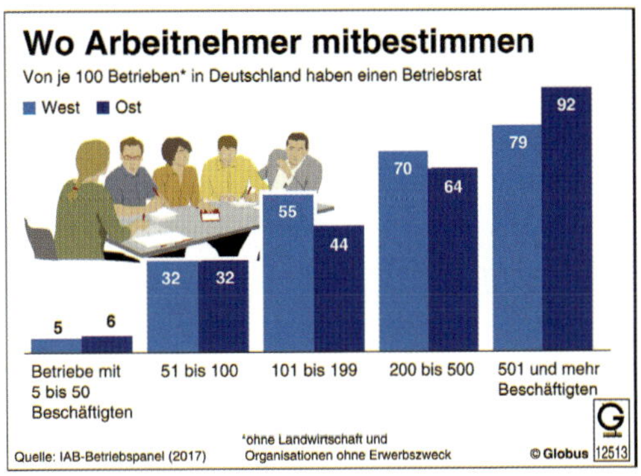

Damit die Mitglieder des Betriebsrates in ihrer Tätigkeit unabhängig agieren können, besteht für sie nach § 15 des Kündigungsschutzgesetzes (KSchG) ein **besonderer Schutz**. Sie dürfen während ihrer Amtszeit und bis ein Jahr nach deren Ablauf nicht ordentlich gekündigt werden.

Wie in den vorangegangenen Ausführungen deutlich wurde, hat der Betriebsrat einen großen Einfluss auf personalwirtschaftliche Entscheidungen. Aus Arbeitnehmersicht werden hier die Interessen gewahrt, aus Arbeitgebersicht ist der Betriebsrat in entsprechende Entscheidungen einzubeziehen. Grundlegend steht es einer Belegschaft frei, ob sie einen Betriebsrat wählt oder nicht – es besteht keine Betriebsratspflicht. Gerade in kleineren Betrieben (siehe Grafik) gibt es verhältnismäßig wenig Betriebsräte.

Aufgaben

1. ***Nennen Sie die Voraussetzungen zur Bildung eines Betriebsrats in Unternehmen.***
2. ***Welche Mitarbeiter dürfen den Betriebsrat wählen?***
3. ***Der 30-jährige türkische Mitarbeiter Ali Akgün ist seit drei Jahren bei seinem Unternehmen angestellt. Er ist islamischen Glaubens und ledig. Herr Akgün möchte in den Betriebsrat gewählt werden. Ist dies möglich? Begründen Sie Ihre Meinung.***
4. ***Was wird unter dem Mitbestimmungsrecht des Betriebsrats verstanden?***
5. ***Erklären Sie die wichtigsten Mitbestimmungsrechte des Betriebsrats.***

2.3.3 Mitwirkung und Mitbestimmung in Kapitalgesellschaften

In Kapitalgesellschaften haben die Arbeitnehmer nach dem Betriebsverfassungsgesetz besondere Mitbestimmungsrechte, da sie hier im Sinne der wirtschaftlichen Mitbestimmung Sitze im Aufsichtsrat erhalten. Dadurch sollen vor allem die Persönlichkeit der Mitarbeiter geschützt werden, ein Interessenausgleich zwischen den Produktionsfaktoren Arbeit und Kapital erfolgen und die unternehmerische Macht kontrolliert werden, sodass im Unternehmen ein gewisser Demokratisierungsprozess erfolgt.

Die Aufgaben des Aufsichtsrates sind u. a.
- die Wahl und Abberufung des Vorstandes als gesetzlichen Vertreter und Leitungsorgan der Kapitalgesellschaft,
- Kontrolle und Beratung des Vorstandes.

Unternehmen mit weniger als 2.000 Arbeitnehmer/-innen
Nach den §§ 76–77a, 81, 85, 87 des Betriebsverfassungsgesetzes sind Arbeitnehmer/-innen nach folgendem Verhältnis (sogenannte Drittelparität) in den Aufsichtsrat zu wählen:

Rechtsform des Unternehmens	Anzahl der Mitarbeiter	Anteil der Aufsichtsratsmitglieder vonseiten	
		der Anteilseigner	der Arbeitnehmer
börsennotierte Aktiengesellschaft (AG)	keine Mindestzahl	$^2/_3$	$^1/_3$
Aktiengesellschaft als Familiengesellschaft	mindestens 501	$^2/_3$	$^1/_3$
GmbH	mindestens 501	$^2/_3$	$^1/_3$
Genossenschaften (e. G.)	mindestens 501	$^2/_3$	$^1/_3$

Unternehmen mit mindestens 2.000 Arbeitnehmer/-innen
Nach § 1 des Mitbestimmungsgesetzes (MitbestG) gelten für Unternehmen, die in der Rechtsform einer Aktiengesellschaft, einer Kommanditgesellschaft auf Aktien, einer Gesellschaft mit beschränkter Haftung oder einer Genossenschaft betrieben werden und die in der Regel mehr als 2.000 Mitarbeiter beschäftigen, weitergehende Mitbestimmungsrechte für die Arbeitnehmer, da hier der Aufsichtsrat paritätisch besetzt wird – d. h. je zur Hälfte aus Mitgliedern der Anteilseigner und der Arbeitnehmer.

Dennoch herrscht hier kein völliger Kräfteausgleich, da

- die Anteilseigner auch gegen den Willen der Arbeitnehmer den Aufsichtsratsvorsitzenden bestimmen können.
- die Stimme des Aufsichtsratsvorsitzenden bei Abstimmungen mit Stimmengleichheit nach dem zweiten Wahlgang den Ausschlag gibt.
- den Arbeitnehmervertretern zwingend ein leitender Angestellter angehören muss (sachliche Nähe seines Tätigkeitsbereiches zur Unternehmensleitung).

Anzahl der Arbeitnehmer	Anzahl der Aufsichtsratsmitglieder der				
	Anteilseigner	Arbeitnehmer	davon		
			leitender Angestellte/-r	Arbeiter/Angestellte	Gewerkschaftsmitglieder
2.000 bis 10.000	6	6	1	3	2
10.001 bis 20.000	8	8	1	5	2
über 20.000	10	10	1	6	3

Besondere Regelungen in Unternehmen des Bergbaus und der Eisen und Stahl erzeugenden Industrie (Montanmitbestimmung)

Die Montanmitbestimmung gilt nach § 1 des Gesetzes über die Mitbestimmung der Arbeitnehmer in den Aufsichtsräten und Vorständen der Unternehmen des Bergbaus und der Eisen und Stahl erzeugenden Industrie (Montan-MitbestG) insbesondere für Unternehmen der genannten Bereiche mit mehr als 1.000 Mitarbeitern.

Der Aufsichtsrat ist mit gleichen Anteilen (paritätisch) von Vertretern der Arbeitnehmer und der Anteilseigner zu besetzen. Nach § 4 Montan-MitbestG besteht der Aufsichtsrat aus

- vier Vertretern der Anteilseigner und einem weiteren Mitglied,
- vier Vertretern der Arbeitnehmer und einem weiteren Mitglied,
- einem weiteren (neutralen) Mitglied (das von den 10 anderen Vorstandsmitgliedern gewählt wird, wobei mindestens 3 Anteilseigner- und 3 Arbeitnehmervertreter zustimmen müssen).

Hier kann jede Seite die Ziele nur durchsetzen, wenn entweder das neutrale Mitglied zustimmt oder man mindestens eine Stimme eines Mitglieds der „Gegenseite“ erhält.

Mitbestimmung im Vorstand

Alle Unternehmen, die unter das Mitbestimmungsgesetz fallen, müssen nach § 33 MitbestG einen **Arbeitsdirektor** bestellen (vgl. § 84 AktG). Dieser ist Vorstandsmitglied und zuständig für Sozial- und Personalangelegenheiten (daher ist häufig der Leiter der Personalabteilung bzw. der „Personalchef“ auch Arbeitsdirektor). Kommanditgesellschaften auf Aktien (KGaA) müssen nach § 33 Abs. 1 MitbestG keinen Arbeitsdirektor berufen. Auch die Unternehmen, die unter das Montan-MitbestG fallen, müssen nach § 13 Montan-MitbestG einen Arbeitsdirektor bestellen (vgl. § 84 AktG). Der Montan-Arbeitsdirektor kann (im Gegensatz zum Arbeitsdirektor nach MitbestG) jedoch nicht gegen die Mehrheit der Arbeitnehmervertreter im Aufsichtsrat bestellt oder abberufen werden (vgl. § 13 Abs. 1 Montan-MitbestG).

(vgl. Kampmann, F./Nath, G.: Wirtschaftslehre für Verwaltungsfachangestellte, 6. Auflage, Bildungsverlag EINS, 2010, S. 302–304)

Zusammenfassung

Mitwirkung und Mitbestimmung bei der Gestaltung von Arbeitsbedingungen und Arbeitsverträgen durch den Betriebsrat

- Der **Betriebsrat** ist die gewählte Vertretung der Arbeitnehmer, der die Aufgabe hat, die Arbeitnehmerinteressen gegenüber dem Arbeitgeber durchzusetzen sowie geltende Rechte, Verordnungen, Tarifverträge, Betriebsvereinbarungen und Arbeits- und Umweltschutzbestimmungen daraufhin zu überwachen, ob sie ohne Einschränkungen beachtet und durchgeführt werden. Über wichtige Regelungen schließt der Betriebsrat mit dem Arbeitgeber verbindliche **Betriebsvereinbarungen**.
- Die **Größe des Betriebsrats** hängt dabei nach § 9 BetrVG von der Beschäftigtenzahl eines Unternehmens ab (bspw. 5 bis 20 Arbeitnehmer (AN) = 1 Betriebsratsmitglied (BRM), 21 bis 50 AN = 3 BRM, 51 bis 100 AN = 5 BRM, 101 bis 200 AN = 7 BRM, 201 bis 400 AN = 9 BRM, (...), 7.001–9.000 AN = 35 BRM usw.).
- Der Betriebsrat wird in der Regel – im Zeitraum vom 1.3. bis 31.5. – **alle vier Jahre** unmittelbar und geheim gewählt. Grundlegend steht es einer Belegschaft jedoch frei, ob sie überhaupt einen Betriebsrat wählt oder nicht – es besteht keine Betriebsratspflicht.
- **Wählbar** sind alle Wahlberechtigten, die sechs Monate dem Betrieb angehören oder als in Heim-arbeit Beschäftigte in der Hauptsache für den Betrieb gearbeitet haben.
- **Wahlberechtigt** sind alle Arbeitnehmer des Betriebs, die das 18. Lebensjahr vollendet haben. Werden Arbeitnehmer eines anderen Arbeitgebers zur Arbeitsleistung überlassen, so sind diese wahl-berechtigt, wenn sie länger als drei Monate im Betrieb eingesetzt werden.
- Die Mitglieder des Betriebsrates führen ihr Amt **ehrenamtlich** und **unentgeltlich**. Aufgrund der hohen Belastung durch die Betriebsratsarbeit können jedoch einzelne Betriebsratsmitglieder ab bestimmten Betriebsgrößen vollständig oder mehrere bzw. alle zum Teil von der Arbeit freigestellt werden (§ 38 BetrVG).
- Damit die Mitglieder des Betriebsrates in ihrer Tätigkeit unabhängig agieren können, besteht für sie nach § 15 des Kündigungsschutzgesetzes (KSchG) ein **besonderer Schutz**. Sie dürfen während ihrer Amtszeit und bis ein Jahr nach deren Ablauf nicht ordentlich gekündigt werden.
- Gemäß Betriebsverfassungsgesetz (§§ 81–113) hat der Betriebsrat eine Reihe von **Mitbestimmungs-** und **Mitwirkungsrechten**. Die **Mitbestimmung** des Betriebsrats bedeutet, dass betriebliche Maß-nahmen erst mit der Zustimmung des Betriebsrats durchgeführt werden können. Lehnt der Betriebsrat die geplanten Maßnahmen ab, so kann der Arbeitgeber diese nicht durchführen. Bei Konflikten entscheidet die **Einigungsstelle**.
- Bei der Mitwirkung des **Betriebsrats** besteht ein Informations-, Beratungs- oder Anhörungsrecht. Durch den Widerspruch des Betriebsrats wird die Maßnahme des Arbeitgebers jedoch nicht unwirksam.
- Mitbestimmung in **sozialen** und in **personellen** Angelegenheiten (§ 87 und §§ 92/102 BetrVG):
  - in Fragen der Betriebsordnung und des Verhaltens der Arbeitnehmer im Betrieb
  - bei der Arbeitszeit- und Pausenregelung
  - bei der Art der Auszahlung des Lohns
  - bei der Aufstellung des Urlaubsplans
  - bei der Verwirklichung von Sozialeinrichtungen im Betrieb (z. B. einer Kantine)
  - Der Arbeitgeber hat den Betriebsrat über Personalplanung und über Personalbedarf sowie über Maßnahmen zur Ausbildung zu unterrichten.

- Er berät mit ihm vor allem darüber, wie Härten vermieden werden können.
- Der Betriebsrat ist vor jeder Kündigung zu hören. Der Arbeitgeber hat ihm die Gründe für die Kündigung mitzuteilen. Eine ohne Anhörung des Betriebsrats ausgesprochene Kündigung ist unwirksam.

- Der Betriebsrat ist auch das **Bindeglied** zwischen der Jugend- und Auszubildendenvertretung (JAV) und Arbeitgeber bzw. Unternehmensleitung.

Mitbestimmung in Kapitalgesellschaften

Unternehmen mit weniger als 2.000 Mitarbeitern	Der Aufsichtsrat besteht zu zwei Dritteln aus Vertretern der Anteilseigner und zu einem Drittel aus Arbeitnehmervertretern (sogenannte Drittelparität).
Unternehmen mit mehr als 2.000 Mitarbeitern	Der Aufsichtsrat besteht zu gleichen Teilen aus Vertretern der Anteilseigner und Arbeitnehmervertretern, bei Stimmengleichheit entscheidet die Stimme des Aufsichtsratsvorsitzenden.
Unternehmen im Bergbau sowie der Eisen und Stahl erzeugenden Industrie	Der Aufsichtsrat ist mit gleichen Anteilen (paritätisch) von Vertretern der Arbeitnehmer und der Anteilseigner besetzt. Er besteht aus vier Vertretern der Anteilseigner und einem weiteren Mitglied, vier Vertretern der Arbeitnehmer und einem weiteren Mitglied sowie einem weiteren (neutralen) Mitglied, das von den 10 anderen Vorstandsmitgliedern gewählt wird, wobei mindestens 3 Anteilseigner- und 3 Arbeitnehmervertreter zustimmen müssen. Hier kann jede Seite die Ziele nur durchsetzen, wenn entweder das neutrale Mitglied zustimmt oder man mindestens eine Stimme eines Mitglieds der „Gegenseite" erhält.
Mitbestimmung im Vorstand	Alle Unternehmen, die unter das Mitbestimmungsgesetz oder das Montan-Mitbestimmungsgesetz fallen, müssen einen Arbeitsdirektor bestellen. Dieser ist Vorstandsmitglied und zuständig für Sozial- und Personalangelegenheiten.

2.3.4 Tarifvertragliche Aspekte in Arbeitsverträgen

Der einzelne Arbeitnehmer wird sich – vor allem in Zeiten hoher Arbeitslosigkeit – schwertun, Forderungen zur Verbesserung seiner Arbeitsbedingungen bei seinem Arbeitgeber vorzubringen oder durchzusetzen. Schließen sich jedoch die Arbeitnehmer in einer Gewerkschaft zusammen, können sie vereint viel mächtiger auftreten und laufen nicht Gefahr, sich gegenseitig als Konkurrenten um die Arbeitsplätze zu behindern.

Das Grundrecht der **Vereinigungsfreiheit** (Art. 9 GG) ermöglicht es jedem Bürger, sich zu organisieren, wenn er dies möchte.

In Deutschland erarbeiten die sogenannten **Sozialpartner** Tarifverträge: die Gewerkschaften als Organisation der Arbeitnehmer einerseits und die Arbeitgeberverbände oder einzelne Arbeitgeber andererseits. Grundlage der Tarifverhandlungen bilden Art. 9 des Grundgesetzes (GG) sowie das Tarifvertragsgesetz (TVG). Hier ist festgelegt, dass Gewerkschaften und Arbeitgeberseite in Tarifverhandlungen einen Interessenausgleich erreichen sollen. Der Staat darf sich in diese Verhandlungen nicht einmischen. Diesen Grundsatz bezeichnet man als **Tarifautonomie**.

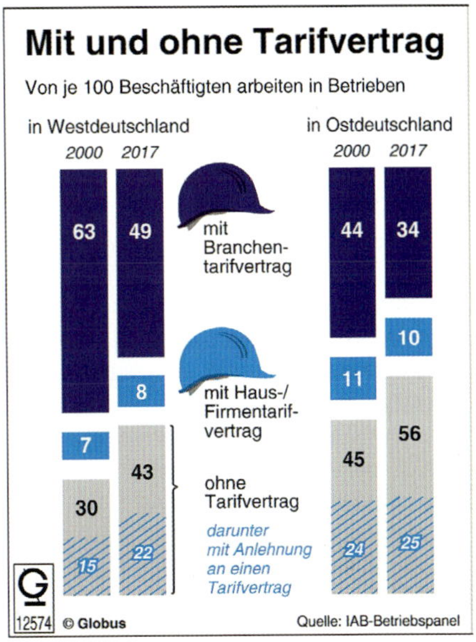

Doch Tarifverträge schützen nicht nur – wie oben dargelegt – den einzelnen Arbeitnehmer vor der Übermacht des Arbeitgebers, als **Sammel-** oder **Kollektivverträge** für Arbeitsverhältnisse in bestimmten Geltungsbereichen ordnen sie zugleich das Arbeitsleben und geben allen Arbeitgebern für die Laufzeit des Vertrages die gleichen Bedingungen vor. Bis zum Ablauf des Vertrages kann der Arbeitgeber demnach verlässlich planen.

Funktionen von Tarifverträgen		
Schutzfunktion	**Ordnungsfunktion**	**Friedensfunktion**
Schutz der einzelnen Arbeitnehmer vor dem wirtschaftlich stärkeren Arbeitgeber	– Typisierung von Arbeitsverträgen – Überschaubarkeit der Personalkosten – autonome Ordnung des Arbeitslebens	während der Laufzeit – keine Arbeitskämpfe – keine neuen Lohnforderungen

Quelle: Kampmann, F./Nath, G.: Wirtschaftslehre für Verwaltungsfachangestellte, 6. Auflage, 2010 Bildungsverlag EINS, S. 293

In den Tarifverträgen sind Laufzeiten bzw. Kündigungsfristen festgelegt. Ist der Tarifvertrag abgelaufen oder wurde er von einem der Tarifpartner gekündigt, legen beide Seiten ihre Forderungen dar, bspw. in folgender Form:

Arbeitgeberseite	Arbeitnehmerseite (Gewerkschaftsseite)
Kosten senken bzw. flexibler auf die Auftragslage reagieren durch: – Arbeitnehmereinkommen einfrieren auf bisherigem Stand – zusätzliches Urlaubsgeld streichen – Urlaubsvergütung kürzen – Urlaubstage bei längeren Krankheiten und Kuren abziehen – Freistellung an Heiligabend und Silvester als Urlaub anrechnen – Jahressollarbeitszeit, nur darüber hinausgehende Überstunden sind zuschlagspflichtig – betriebliche Sonderregelungen erlauben – Anpassung der Tarifverträge während der Laufzeit erlauben	Sicherung der Reallöhne und Arbeitsplätze durch: – Erhöhung der Löhne, Gehälter und Ausbildungsvergütungen um bspw. 5,5 % – Vorziehen der vereinbarten Arbeitszeitverkürzung – Verzicht auf betriebsbedingte Kündigungen während der nächsten zwölf Monate – Übernahme von Auszubildenden für mindestens sechs Monate

vgl. Dilberowic, B. et al.: Netzwerk Politik – Lehr- und Arbeitsbuch für Sozialkunde an Berufsschulen und Berufsfachschulen, 10. Auflage, 1. korrigierter Nachdruck, 2009, Bildungsverlag EINS, S. 227

Der Tarifvertrag ist ein privatrechtlicher kollektiver Vertrag nach § 145 ff. BGB zwischen Parteien, die die Tariffähigkeit haben. In ihm werden Rechte und Pflichten der Tarifvertragsparteien vereinbart. Geregelt werden insbesondere Inhalt, Abschluss und Beendigung von Arbeitsverhältnissen, Löhne, Gehälter und arbeitsrechtliche Fragen.
In einem schriftlichen Tarifvertrag (vgl. § 1 II TVG) werden festgeschrieben:

- **normative Bestimmungen:**
  Festlegung arbeitsrechtlicher Normen, wie Abschluss (z. B. Wiedereinstellungspflichten, Formvorschriften), Inhalt (z. B. Lohn, Arbeitszeit, Urlaubsdauer, Kündigungsfristen), Geltungsbereich oder Beendigung von Einzelarbeitsverhältnissen

- **schuldrechtliche Bestimmungen:**
  Regelung der Rechte und Pflichten der Vertragspartner
  Dies sind insbesondere
  - die **Friedenspflicht**: Verpflichtung der Parteien, während der Vertragsdauer den Arbeitsfrieden zu wahren,
  - die **Einwirkungspflicht**: Verpflichtung der Mitglieder zur Vertragstreue.

Eine Verletzung dieser Vertragsteile kann zu Schadenersatzansprüchen nach §§ 280 ff., 323 ff. BGB führen.

Quelle: Kampmann, F./Nath, G.: Wirtschaftslehre für Verwaltungsfachangestellte, 6. Auflage, 2010 Bildungsverlag EINS, S. 293

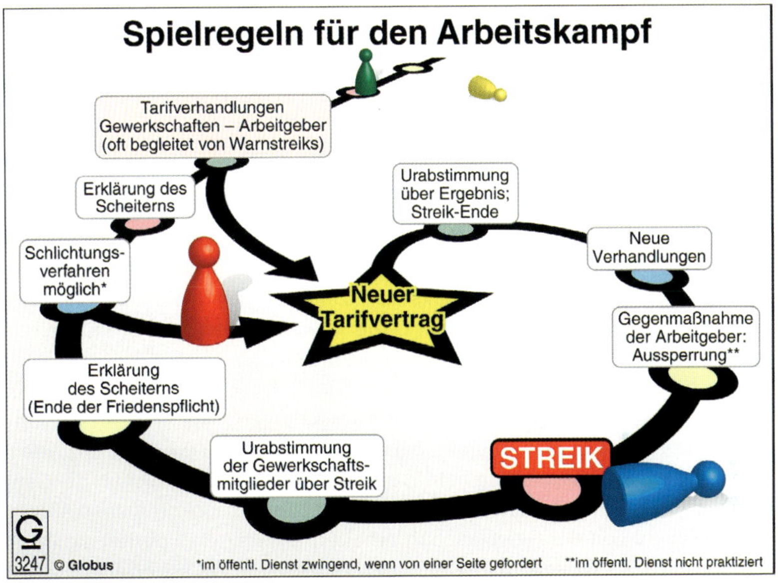

Die einzelnen Phasen im Arbeitskampf

Zunächst streben die Verhandlungspartner eine **Einigung** „am runden Tisch" an. Dabei wird die Arbeitnehmerseite sicherlich höhere Forderungen stellen, als die Arbeitgeberseite zu Zugeständnissen bereit ist. Kann nun keine Einigung erzielt werden, erklärt man die Verhandlungen für **gescheitert**.

Jetzt kann ein unparteiischer **Schlichter** herangezogen werden, der zwischen beiden Positionen vermitteln soll. Ist er nicht erfolgreich, d. h., scheitert der Schlichtungsversuch, muss ein gerechter Leistungstausch regelrecht erkämpft werden, wobei es letztlich eine Frage der Kampfmaßnahmen bzw. der Druckmittel ist, welche Vorteile für die jeweilige Seite herausgeholt werden können.

Der Unternehmer, interessiert an stetiger Produktion bzw. Leistungserbringung, ist am ehesten durch „Nichtleistung", also durch Arbeitsniederlegungen zu treffen. Ein solcher **Streik** kann aber nur dann echten Druck ausüben, wenn möglichst viele Belegschaftsmitglieder gewerkschaftlich organisiert sind und sich am Ausstand beteiligen.

Arten des Streiks

Warnstreik
vorübergehende Arbeitsniederlegung; darf erst nach Scheitern der Verhandlungen erfolgen

Bummelstreik
Arbeit wird nicht niedergelegt, sondern nur teilweise oder schlecht erledigt

Generalstreik
sämtliche Arbeitnehmer streiken

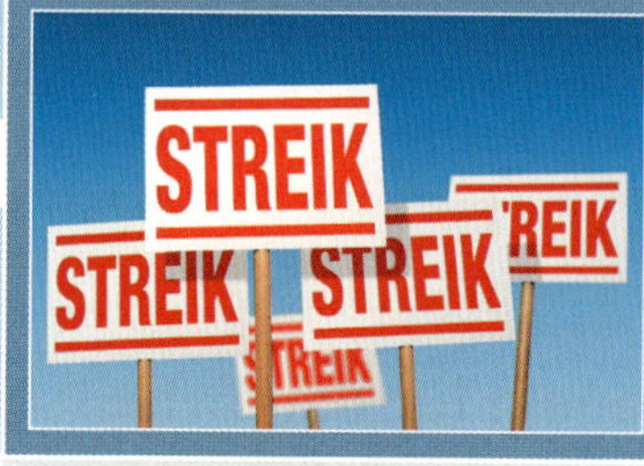

Schwerpunktstreik
einzelne Schlüsselbetriebe/-bereiche werden bestreikt

Voll-/Totalstreik
sämtliche Arbeitnehmer eines Wirtschaftszweiges legen die Arbeit nieder

wilder Streik
ohne Genehmigung der Gewerkschaft; nicht erlaubt

Zunächst gilt es jedoch, innerhalb der Gewerkschaften eine **Urabstimmung** durchzuführen, um festzustellen, ob die überwiegende Mehrheit der Gewerkschaftsmitglieder (75 % der abstimmenden Mitglieder) in den Arbeitskampf eintreten will oder nicht. Wenngleich den Gewerkschaftsmitgliedern **Streikgeld** (richtet sich nach Gewerkschaftszugehörigkeit und Monatsbeitrag; beträgt im Durchschnitt 2/3 des normalen Lohns) von der Gewerkschaft bezahlt wird, so müssen sie dennoch abwägen, ob das Ziel die entstehenden Einbußen rechtfertigt.

Die Arbeitgeberseite kann nämlich durchaus „zurückschlagen": Als Abwehrreaktion auf einen Streik kann die gesamte Belegschaft eines Betriebes ausgesperrt werden, d. h. von der Arbeit ferngehalten werden. Die **Aussperrung** betrifft auch Arbeitnehmer, die nicht in der Gewerkschaft organisiert sind und für die ein Arbeitsausfall natürlich auch eine Einkommenseinbuße darstellt, weil sie kein Streikgeld von der Gewerkschaft erhalten. Im Regelfall dürfen die Arbeitgeber in der Summe höchstens 25 % der Arbeitnehmer des Tarifgebietes aussperren.

Für den **Arbeitskampf** gilt das **Gebot der Verhältnismäßigkeit**, d. h., Arbeitskämpfe dürfen nur insoweit eingeleitet werden, als sie zum Erreichen rechtmäßiger Kampfziele und des nachfolgenden Arbeitsfriedens geeignet und sachlich erforderlich sind.

Haben beide Seiten ihre Fronten abgesteckt, werden sich die Verhandlungspartner wieder am Verhandlungstisch einfinden müssen, um einen **Kompromiss** zu erarbeiten. Diese Lösung muss in einer Urabstimmung die Zustimmung der Gewerkschaftsmitglieder (je nach Satzung, meist 25 %) finden, bevor der Streik als beendet und das neue Tarifwerk als angenommen gilt.

Für die Laufzeit des neuen Tarifvertrages sind die Sozialpartner zum Frieden verpflichtet, d. h., es darf kein Arbeitskampf begonnen werden (**Friedenspflicht**).

vgl. Dilberowic, B. et al.: Netzwerk Politik – Lehr- und Arbeitsbuch für Sozialkunde an Berufsschulen und Berufsfachschulen, 10. Auflage, 1. korrigierter Nachdruck, 2009, Bildungsverlag EINS, S. 23

Je nach Schwerpunkt bzw. Geltungsbereich unterscheidet man folgende **Tarifvertragsarten**:

Bezeichnung	Beschreibung
Manteltarifvertrag	Im Manteltarifvertrag werden vor allem längerfristige, allgemeinere Regelungen festgelegt, die häufig auch für einen größeren Personenkreis gelten, d. h., sie bilden den „Mantel" für speziellere Tarifverträge. Inhalte sind: – Einstellungs- und Kündigungsschutzbestimmungen – Arbeitszeitregelungen – Arbeitsbewertungsverfahren – Regelungen zu Krankheit – Krankmeldung und Lohnfortzahlung – Erholungs-, Sonderurlaub – Zuschläge für Mehr-, Nacht- und Schicht- sowie Sonn- und Feiertagsarbeit – Regelungen über Überstunden – vermögenswirksame Leistungen – Alterssicherung – Bestimmungen zum Rationalisierungsschutz sowie Qualifizierung – Arbeitsschutz Manteltarifverträge enthalten – *keine* konkrete Vergütungshöhe und auch – *keine* Eingruppierungen der Beschäftigten in Lohn- oder Gehaltsgruppen oder -stufen. Geltungsdauer/Laufzeit: in der Regel mehrere Jahre
Rahmentarifvertrag	Ein Rahmentarifvertrag – auch Lohn- und Gehaltsrahmentarifvertrag genannt – umfasst Regelungen bezüglich – der Ausgestaltung und Festlegung von Lohn- und Gehaltsgruppen, – der Gruppenmerkmale, – der Ausgestaltung der Leistungsentlohnung. Geltungsdauer/Laufzeit: wenige Jahre
Lohn-, Gehalts- und Entgelttarifvertrag	In diesem Tarifvertrag wird die Höhe der tariflichen Vergütung geregelt. Es werden Lohn-, Gehalts- oder Entgelttabellen dargestellt, die die Vergütungsgruppen inklusive der Vergütung der jeweiligen Gruppe abbilden. Dabei kommt die unterste Entgeltgruppe einem Mindestlohn gleich. Geltungsdauer/Laufzeit: zwischen 12 und 24 Monaten
Flächentarifvertrag	Er gilt für – eine bestimmte Branche, – einen bestimmten Wirtschaftszweig oder – einen bestimmten regionalen Bereich. Geltungsdauer/Laufzeit: unterschiedlich
Spartentarifvertrag	Dies sind Tarifverträge, die in einer Sparte eines Tarifgebietes angewendet werden. So wird bspw. der Tarifvertrag für den öffentlichen Dienst (TVöD) in Spartentarifverträgen für einzelne Bereiche konkretisiert. Es gibt Spartentarifverträge für die Beschäftigten des öffentlichen Nahverkehrs, für Beschäftigte von Krankenhäusern oder des Ordnungsdienstes, die sich zwar am TVöD anlehnen, in einzelnen Punkten jedoch unterschiedlich gestaltet sein können. Geltungsdauer/Laufzeit: unterschiedlich

Haus-, Firmen-, Werkstarif-vertrag	Hier werden auf der Arbeitgeberseite nur von einem einzelnen Arbeitgeber – nicht vom Arbeitgeberverband – Verträge geschlossen; diese gelten deshalb nur für ein einzelnes Unternehmen. ***Beispiel:*** *Die Volkswagen AG unterliegt eigentlich dem Flächentarifvertrag der IG Metall. Volkswagen ist aber schon vor Jahren aus dem Flächenabkommen ausgestiegen und hat in separater Verhandlung mit der IG Metall einen Haustarifvertrag abgeschlossen.* Geltungsdauer/Laufzeit: unterschiedlich
Ergänzungs-tarifvertrag	Für Unternehmer besteht die Möglichkeit, zusätzlich zum Flächentarifvertrag, Ergänzungstarifverträge abzuschließen, in denen unternehmensspezifische Regelungen enthalten sind. Es soll eine betriebsindividuellere Lösung möglich gemacht werden, ohne dass in Verhandlungen über einen Haustarifvertrag eingestiegen werden muss. Geltungsdauer/Laufzeit: unterschiedlich

vgl. Kampmann, F./Nath, G.: Wirtschaftslehre für Verwaltungsfachangestellte, 6. Auflage, 2010, Bildungsverlag EINS, S. 296

Die Rechtsnormen des Tarifvertrages binden nur die Mitglieder der Tarifvertragsparteien (**Tarifbindung**). Auf Arbeitgeberseite betrifft dies die Mitglieder im verhandelnden Arbeitgeberverband oder Einzelbetriebe als Verhandlungspartner in einem Haustarifvertrag; auf Arbeitnehmerseite profitieren die Mitglieder der verhandelnden Gewerkschaft vom neuen Tarifvertrag.

In der Realität ist es allerdings in der Regel so, dass der Arbeitgeber – meist durch Klausel im individuellen Arbeitsvertrag fixiert – einen Tarifabschluss automatisch auf alle Arbeitnehmer des Betriebs – also auch ausdrücklich auf Nichtgewerkschaftsmitglieder – überträgt. Hierdurch nimmt er den Arbeitnehmern nämlich den Hauptanreiz, Mitglied in einer Gewerkschaft zu werden. Darüber hinaus rationalisiert das einheitliche Vorgehen auch die Lohn- und Gehaltsabrechnung.

Auf Antrag einer der Tarifvertragsparteien kann beim Bundesminister für Wirtschaft der Tarifvertrag für allgemein verbindlich erklärt werden (§ 5 Tarifvertragsgesetz). Er gilt dann für alle Arbeitgeber auf dem betreffenden Gebiet und in dem Wirtschaftsbereich, für den er vereinbart wurde, d. h., auch ohne dass jeder Arbeitgeber einer Fachvereinigung bzw. einem Arbeitgeberverband angehört.

Die **Allgemeinverbindlichkeitserklärung** setzt allerdings nach § 5 TVG voraus, dass

- ein sozialer Notstand beseitigt werden soll **oder**
- die tarifgebundenen Arbeitgeber wenigstens 50 % der unter den Geltungsbereich fallenden Arbeitnehmer beschäftigen **oder**
- ein öffentliches Interesse dies gebietet, um zu verhindern, dass die Arbeitsbedingungen in einem Tarifbereich unter das sozial angemessene Niveau sinken würden.

Die Wirkung der Allgemeinverbindlichkeit endet mit dem Ende der Laufzeit des Tarifvertrages.

Beispiel:
Für die Branchen Baugewerbe, Einzelhandel und Gastronomie gelten allgemein verbindliche Tarifverträge.

Der Arbeitgeber ist verpflichtet, die für seinen Betrieb geltenden Tarifverträge an geeigneter Stelle auszuhängen (§ 8 TVG).

Alle Tarifverträge werden in **Tarifregistern** registriert. Hierin sind der Abschluss, die Änderungen und die Aufhebung der Tarifverträge sowie der Beginn und die Beendigung der Allgemeinverbindlichkeit einzutragen. Tarifregister sind öffentlich, jeder kann sie einsehen. Sie werden beim Bundesministerium für Arbeit und Soziales und bei allen Bundesländern geführt. In den Bundesländern sind in der Regel die Arbeits- oder Sozialministerien zuständig.

Für den Personalbereich gilt, dass alle gesetzlichen, ggf. tarifvertraglichen oder durch den Betriebsrat in Betriebsvereinbarungen festgelegten Regelungen dem **Günstigkeitsprinzip** entsprechen müssen. Das Günstigkeitsprinzip besagt, dass die einzelvertraglichen Regelungen zwischen Arbeitgeber und Arbeitnehmer immer zugunsten des Arbeitnehmers erfolgen – er darf also jeweils nicht schlechter gestellt werden als in der gesetzlichen Regelung oder im Tarifvertrag oder in einer Betriebsvereinbarung.

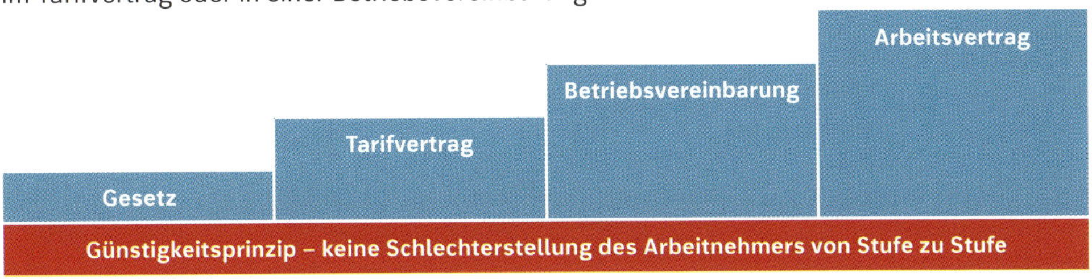

Beispiel:
Laut Bundesurlaubsgesetz (BUrlG) beträgt der gesetzliche Mindesturlaub 24 Werktage pro Jahr. Wird nun für eine Branche ein Tarifvertrag geschlossen, muss der Urlaubsanspruch ebenfalls mindestens 24 Werktage betragen. Im Interesse der Gewerkschaft bzw. der Arbeitnehmer sollte dieser jedoch höher ausgehandelt werden – bspw. ein tarifvertraglicher Urlaubsanspruch von 30 Tagen, wobei der Tarifvertrag für allgemein verbindlich erklärt wird. Schließt nun wiederum der Betriebsrat eine Betriebsvereinbarung mit dem Arbeitgeber über den Urlaubsanspruch, dürfen die 30 Tage nicht unterschritten werden. Da der Betriebsrat in diesem Fall geschickt verhandelt hat, wurde eine Betriebsvereinbarung über 32 Urlaubstage geschlossen. Wird nun ein neuer Arbeitnehmer eingestellt, muss der Arbeitgeber ihm mindestens die 32 Werktage Urlaub gewähren und kann ihn nicht auf die gesetzliche Regelung von 24 Tagen „zurückstufen“.

Aufgaben

1. ***Wer sind die Tarifvertragsparteien?***
2. ***Beschreiben Sie den Ablauf von Tarifverhandlungen bzw. des Arbeitskampfes.***
3. ***Was versteht man unter der Friedenspflicht?***
4. ***Wie kann ein Tarifvertrag für allgemein verbindlich erklärt werden? Welche Folgen hat dies für die Arbeitgeber einer Region oder Branche?***
5. ***Erläutern Sie das Günstigkeitsprinzip anhand eines Beispiels.***
6. ***Recherchieren Sie im Internet, wo sich das Tarifregister des Bundeslands befindet, in dem Sie ausgebildet werden.***
7. ***Welche Gewerkschaft fungiert als Ansprechpartner für Sport- und Fitnesskaufleute?***
8. ***Recherchieren Sie, ob es für die Sport- und Fitnessbranche einen Tarifvertrag gibt.***

Zusammenfassung

Tarifvertragliche Aspekte in Arbeitsverträgen

Funktionen von Tarifverträgen		
Schutzfunktion	**Ordnungsfunktion**	**Friedensfunktion**
Schutz des einzelnen Arbeitnehmers vor dem wirtschaftlich stärkeren Arbeitgeber	– Typisierung von Arbeitsverträgen – Überschaubarkeit der Personalkosten – autonome Ordnung des Arbeitslebens	während der Laufzeit – keine Arbeitskämpfe – keine neuen Lohnforderungen

Sozialpartner bzw. Tarifvertragsparteien sind die **Gewerkschaften** auf der einen und **Arbeitgeberverbände** oder einzelne **Arbeitgeber** auf der anderen Seite.

Beispiele für Arbeitgeberinteressen	Beispiele für Arbeitnehmerinteressen (Gewerkschaftsinteressen)
Kosten senken bzw. flexibler auf die Auftragslage reagieren durch: – Arbeitnehmereinkommen einfrieren auf bisherigem Stand – zusätzliches Urlaubsgeld streichen – Urlaubsvergütung kürzen – Urlaubstage bei längeren Krankheiten und Kuren abziehen – Freistellung an Heiligabend und Silvester als Urlaub anrechnen – Jahressollarbeitszeit, nur darüber hinausgehende Überstunden sind zuschlagspflichtig – betriebliche Sonderregelungen erlauben – Anpassung der Tarifverträge während der Laufzeit erlauben	Sicherung der Reallöhne und Arbeitsplätze durch: – Erhöhung der Löhne, Gehälter und Ausbildungsvergütungen um bspw. 5,5 % – Vorziehen der vereinbarten Arbeitszeitverkürzung – Verzicht auf betriebsbedingte Kündigungen während der nächsten zwölf Monate – Übernahme von Auszubildenden für mindestens sechs Monate

Phasen des Arbeitskampfes

Verhandlungen	Zunächst verhandeln die Sozialpartner und stellen ihre Forderungen auf. Bei Einigung wird ein neuer Tarifvertrag geschlossen.
Scheitern I	Gelingt die Einigung nicht, werden die Verhandlungen für gescheitert erklärt.
Schlichtung	Nun kann ein unparteiischer Schlichter herangezogen werden, der zwischen den Sozialpartnern vermitteln soll. Kommt es zur Einigung, wird ein neuer Tarifvertrag geschlossen.
Scheitern II	Scheitern die Verhandlungen erneut, kommt es zum Arbeitskampf.
Urabstimmung I	Wenn 75 % der abstimmenden Gewerkschaftsmitglieder für einen Streik votieren, kann dieser durchgeführt werden.
Streik	Die Streikenden legen ihre Arbeit nieder.
Aussperrung	Als Reaktion kann der Arbeitgeber die Arbeitnehmer ohne Zahlung des Lohns aussperren – also an der Arbeit hindern.

Kompromiss – Einigung	Haben beide Seiten ihre Fronten abgesteckt, werden sich die Verhandlungspartner wieder am Verhandlungstisch einfinden müssen, um einen Kompromiss – ggf. unter Hinzuziehung eines Schlichters – zu erarbeiten.
Urabstimmung II	Eine Lösung muss in einer Urabstimmung die Zustimmung der Gewerkschaftsmitglieder (je nach Satzung, meist 25 %) finden, bevor der Streik als beendet und das neue Tarifwerk als angenommen gilt.
neuer Tarifvertrag	Der neue Tarifvertrag wird von beiden Seiten gestaltet und anerkannt.

Für den **Arbeitskampf** gilt das **Gebot der Verhältnismäßigkeit**, d. h., Arbeitskämpfe dürfen nur insoweit eingeleitet werden, als sie zum Erreichen rechtmäßiger Kampfziele und des nachfolgenden Arbeitsfriedens geeignet und sachlich erforderlich sind.

Für die Laufzeit des neuen Tarifvertrages sind die Sozialpartner zum Frieden verpflichtet, d. h., es darf kein Arbeitskampf begonnen werden (**Friedenspflicht**).

Je nach Schwerpunkt bzw. Geltungsbereich unterscheidet man folgende **Tarifvertragsarten**:
- Manteltarifvertrag (längerfristige allgemeine Regelungen)
- Rahmentarifvertrag (allgemeiner Rahmen der Entlohnung)
- Lohn-, Gehalts- und Entgelttarifvertrag (konkrete Regelungen der Entlohnung)
- Flächentarifvertrag (gilt für eine ganze Region oder Branche)
- Spartentarifvertrag (gilt nur für eine Sparte eines Tarifgebiets)
- Haus-, Firmen-, Werkstarifvertrag (gilt nur für einen Arbeitgeber)
- Ergänzungstarifvertrag (Ergänzungen zum Flächentarifvertrag zwischen einzelnem Arbeitgeber und Gewerkschaft)

Auf Antrag einer der Tarifvertragsparteien kann beim Bundesminister für Wirtschaft der Tarifvertrag für **allgemein verbindlich** erklärt werden (§ 5 Tarifvertragsgesetz). Er gilt dann für alle Arbeitgeber auf dem betreffenden Gebiet und in dem Wirtschaftsbereich, für den er vereinbart wurde – d. h., auch ohne dass jeder Arbeitgeber einer Fachvereinigung bzw. einem Arbeitgeberverband angehört.

Die **Allgemeinverbindlichkeitserklärung** setzt allerdings nach § 5 TVG voraus, dass
- ein sozialer Notstand beseitigt werden soll **oder**
- die tarifgebundenen Arbeitgeber wenigstens 50 % der unter den Geltungsbereich fallenden Arbeitnehmer beschäftigen **oder**
- ein öffentliches Interesse dies gebietet, um zu verhindern, dass die Arbeitsbedingungen in einem Tarifbereich unter das sozial angemessene Niveau sinken.

Die Wirkung der Allgemeinverbindlichkeit endet mit dem Ende der Laufzeit des Tarifvertrages.

Alle Tarifverträge werden in **Tarifregistern** registriert.

Auswirkungen von Tarifverträgen und Betriebsvereinbarungen auf Arbeitsverträge

Einzelvertragliche Regelungen zwischen Arbeitgeber und Arbeitnehmer in Arbeitsverträgen müssen nach dem **Günstigkeitsprinzip** immer zugunsten des Arbeitnehmers erfolgen – er darf also jeweils nicht schlechter gestellt werden als in der gesetzlichen Regelung oder im Tarifvertrag oder in einer Betriebsvereinbarung.

2.4 Branchenübliche Beschäftigungsverhältnisse eingehen und abrechnen

Die Sport- und Fitnessbranche weist in ihrer Vielfalt auch eine ganze Reihe von Beschäftigungsverhältnissen auf. Diese reichen bspw. von der ehrenamtlichen Leitung eines Sportvereins über pauschal abgerechnete Trainertätigkeiten bis hin zu festangestellten Sport- und Fitnesskaufleuten im Fitnessstudio oder als freie Mitarbeiter beschäftigte Kursleiter. In den folgenden Teilkapiteln werden die gängigen Formen von Beschäftigungsverhältnissen für den Sport- und Fitnessbereich hinsichtlich ihrer Merkmale, Unterscheidungen und Auswirkungen auf die Vergütung bzw. Entgeltabrechnung dargestellt. Aufgrund der hohen Komplexität und vielen Ausnahmeregelungen kann dies nur überblicksartig und stellenweise zur Veranschaulichung vereinfacht erfolgen. Für die intensivere Beschäftigung mit dem Thema sind deshalb auch immer weiterführende Quellen angegeben.

2.4.1 Grundlegende Begriffe für das Eingehen von Beschäftigungsverhältnissen und das Erstellen von Lohnabrechnungen

Die für das Eingehen von Beschäftigungsverhältnissen und die Erstellung der Lohnabrechnung wichtigen Fachbegriffe werden hier kurz zusammenfassend und stellenweise anhand von Beispielen erläutert, sodass auf dieses Wissen immer wieder zurückgegriffen werden kann. Auch hier gilt die oben genannte Einschränkung, dass die steuer- und sozialversicherungsrechtlich sehr komplexen Sachverhalte und vielfältigen Ausnahmeregelungen an dieser Stelle nur vereinfacht dargelegt werden können (gängige Lexika für die Lohnabrechnung sind oft über 1.000 DIN-A4-Seiten stark).

Amateursportler
Bei der lohnsteuerrechtlichen Beurteilung von Sportlern ist zwischen Amateursportlern und Berufssportlern (siehe weiter unten) zu unterscheiden. Wenn die Vergütungen die mit der Sportausübung zusammenhängenden Aufwendungen (z. B. Fahrkosten) nur unwesentlich übersteigen, geht man von Amateursportlern aus, bei denen kein Arbeitslohn vorliegt und somit kein abhängiges Beschäftigungsverhältnis besteht. Sportler erhalten in Vereinen keine Übungsleiter- oder Ehrenamtspauschale (Erklärung siehe S. 309 f.).

Arbeitgeber
Arbeitgeber ist, wer aufgrund eines mündlichen oder schriftlichen Arbeitsvertrages Anspruch auf die Arbeitskraft eines Arbeitnehmers hat und berechtigt ist, diesem Weisungen zu erteilen. Arbeitgeber können natürliche (z. B. Privatpersonen, Einzelunternehmer) oder juristische Personen bzw. Personenzusammenschlüsse mit oder ohne eigene Rechtspersönlichkeit (z. B. Kapitalgesellschaften, Sportvereine) sein.

Arbeitnehmer
Arbeitnehmer sind Personen, die im öffentlichen oder privaten Dienst angestellt oder beschäftigt sind und aus diesem Dienstverhältnis Arbeitslohn beziehen. Ein Dienstverhältnis liegt vor, wenn der Beschäftigte dem Arbeitgeber seine Arbeitskraft schuldet, wenn er weisungsgebunden und in den Betrieb des Arbeitgebers eingegliedert ist (auch abhängige Beschäftigung genannt). Ein Arbeitnehmer darf kein eigenes Unternehmerrisiko tragen.

Arbeitsentgelt

Zum Arbeitsentgelt gehören alle laufenden oder einmaligen Einnahmen aus einer Beschäftigung. Der Begriff Arbeitsentgelt wird im Bereich der Sozialversicherungspflicht – gesetzliche Kranken-, Arbeitslosen-, Pflege- und Rentenversicherung – verwendet (beitragspflichtiges Arbeitsentgelt).

Arbeitslohn

Arbeitslohn sind alle Einnahmen, die einem Arbeitnehmer aus einem gegenwärtigen (ggf. auch früheren) Dienstverhältnis zufließen. Dabei sind Einnahmen alle Güter in Geld oder Geldeswert (also auch Sachbezüge wie freie Verpflegung). Der Begriff Arbeitslohn wird im Bereich der Lohnsteuer verwendet (steuerpflichtiger Arbeitslohn).

Auszubildende

Auszubildende sind im steuer- und beitragsrechtlichen Sinn als Arbeitnehmer anzusehen. Auch wenn ein Auszubildender weniger als 450,00 € verdient, gelten für ihn nicht die Regelungen für geringfügig Beschäftigte (siehe S. 315). Dies trifft auch auf die Sonderregelungen in der Gleitzone (450,01 bis 850,00 €) zu. Auszubildende versteuern ihren Lohn gemäß Lohnsteuerkarte (im Jahr 2019 war eine monatliche Ausbildungsvergütung bei Steuerklasse I in Höhe von ca. 950,00 € noch steuerfrei) und führen die Sozialversicherungsbeiträge nach den allgemeinen Regelungen ab. Hier gibt es lediglich die Ausnahme, dass der Arbeitgeber die Beiträge zur Sozialversicherung allein aufzubringen hat, wenn die Ausbildungsvergütung 325,00 € monatlich nicht übersteigt. Übersteigt die Ausbildungsvergütung diese Grenze, dann gelten die normalen Grundsätze der (Für Auszubildende sind daher Vergütungen bis 325,00 Euro monatlich brutto = netto.) Beitragsberechnung (Aufteilung auf Arbeitgeber und Arbeitnehmer). Das hat zu Folge, dass eine Ausbildungsvergütung zwischen 326 und ca. 408 Euro brutto monatlich dazu führt, dass der/die Auszubildende durch die Sozialabgaben weniger als 325,00 Euro netto verdient.

Beitragsbemessungsgrenze

Die Bundesregierung legt jährlich eine Einkommensgrenze für die Beiträge zur Sozialversicherung (in der Rentenversicherung für Ost und West getrennt) fest. Übersteigt das für die Beitragsleistung zu berücksichtigende Einkommen diese Grenze (2019 betrug diese Grenze in der gesetzlichen Krankenversicherung (GKV) bspw. 54.450,00 € jährlich), so sind von dem übersteigenden Betrag keine Beiträge mehr zu zahlen.

Übersicht Beitragsbemessungsgrenzen im Jahr 2019 – monatlich		
	West	**Ost**
gesetzliche Rentenversicherung	6.700,00 €	6.150,00 €
gesetzliche Krankenversicherung	4.537,50 €	4.537,50 €
gesetzliche Pflegeversicherung	4.537,50 €	4.537,50 €

Beispiel:

- *Verdient ein Arbeitnehmer im Jahr 54.450,00 € brutto (noch ohne alle Abzüge), so zahlt er insgesamt 7,75 % (Stand 2019; 7,3 % plus bspw. die Hälfte eines individuellen KV-Zusatzbeitrags von hier bspw. insgesamt 0,9 %, die anderen 0,45 % trägt der Arbeitgeber) davon in die GKV ein. Dies entspricht 4.219,88 € (mtl. 358,66 €).*
- *Verdient ein Arbeitnehmer nun 100.000,00 € brutto im Jahr, so greift die Beitragsbemessungsgrenze. Das bedeutet, dass er nur für diese 54.450,00 € GKV-Beiträge zahlen muss, die darüber hinaus verdienten 45.550,00 € bleiben unberücksichtigt. Demnach zahlt auch er das Gleiche wie im ersten Beispiel in die GKV ein (Stand 2019).*

Befristete Arbeitsverhältnisse

Bei befristeten Arbeitsverhältnissen wird neben dem Tätigkeitsbeginn von vornherein das Ende der Tätigkeit vereinbart, ohne dass es einer gesonderten Kündigung durch den Arbeitgeber bedarf. Der Vorteil für den Arbeitgeber liegt hier also darin, dass er einen Arbeitnehmer auf bestimmte Zeit einstellt, dessen Arbeitsverhältnis mit Ablauf dieses Zeitraums oder bei Erreichung eines bestimmten Zwecks ohne Berücksichtigung von gesetzlichen Kündigungsfristen endet. Damit diese Regelungen jedoch nicht von den Arbeitgebern missbraucht werden können, hat der Gesetzgeber die Befristung von Arbeitsverhältnissen eingeschränkt.

Gesetz über Teilzeitarbeit und befristete Arbeitsverträge (TzBfG)
§ 14 Zulässigkeit der Befristung

(1) Die Befristung eines Arbeitsvertrages ist zulässig, wenn sie durch einen sachlichen Grund gerechtfertigt ist.
Ein sachlicher Grund liegt insbesondere vor, wenn

1. der betriebliche Bedarf an der Arbeitsleistung nur vorübergehend besteht,
2. die Befristung im Anschluss an eine Ausbildung oder ein Studium erfolgt, um den Übergang des Arbeitnehmers in eine Anschlussbeschäftigung zu erleichtern,
3. der Arbeitnehmer zur Vertretung eines anderen Arbeitnehmers beschäftigt wird,
4. die Eigenart der Arbeitsleistung die Befristung rechtfertigt,
5. die Befristung zur Erprobung erfolgt,
6. in der Person des Arbeitnehmers liegende Gründe die Befristung rechtfertigen,
7. der Arbeitnehmer aus Haushaltsmitteln vergütet wird, die haushaltsrechtlich für eine befristete Beschäftigung bestimmt sind, und er entsprechend beschäftigt wird oder
8. die Befristung auf einem gerichtlichen Vergleich beruht.

(2) Die kalendermäßige Befristung eines Arbeitsvertrages ohne Vorliegen eines sachlichen Grundes ist bis zur Dauer von zwei Jahren zulässig; bis zu dieser Gesamtdauer von zwei Jahren ist auch die höchstens dreimalige Verlängerung eines kalendermäßig befristeten Arbeitsvertrages zulässig. Eine Befristung nach Satz 1 ist nicht zulässig, wenn mit demselben Arbeitgeber bereits zuvor ein befristetes oder unbefristetes Arbeitsverhältnis bestanden hat. Durch Tarifvertrag kann die Anzahl der Verlängerungen oder die Höchstdauer der Befristung abweichend von Satz 1 festgelegt werden. Im Geltungsbereich eines solchen Tarifvertrages können nicht tarifgebundene Arbeitgeber und Arbeitnehmer die Anwendung der tariflichen Regelungen vereinbaren.

(2a) In den ersten vier Jahren nach der Gründung eines Unternehmens ist die kalendermäßige Befristung eines Arbeitsvertrages ohne Vorliegen eines sachlichen Grundes bis zur Dauer von vier Jahren zulässig; bis zu dieser Gesamtdauer von vier Jahren ist auch die mehrfache Verlängerung eines kalendermäßig befristeten Arbeitsvertrages zulässig. Dies gilt nicht für Neugründungen im Zusammenhang mit der rechtlichen Umstrukturierung von Unternehmen und Konzernen. Maßgebend für den Zeitpunkt der Gründung des Unternehmens ist die Aufnahme einer Erwerbstätigkeit, die nach § 138 der Abgabenordnung der Gemeinde oder dem Finanzamt mitzuteilen ist. Auf die Befristung eines Arbeitsvertrages nach Satz 1 findet Absatz 2 Satz 2 bis 4 entsprechende Anwendung.

(3) Die kalendermäßige Befristung eines Arbeitsvertrages ohne Vorliegen eines sachlichen Grundes ist bis zu einer Dauer von fünf Jahren zulässig, wenn der Arbeitnehmer bei Beginn des befristeten Arbeitsverhältnisses das 52. Lebensjahr vollendet hat und unmittelbar vor Beginn des befristeten Arbeitsverhältnisses mindestens vier Monate beschäftigungslos im Sinne des § 119 Abs. 1 Nr. 1 des Dritten Buches Sozialgesetzbuch gewesen ist, Transferkurzarbeitergeld bezogen oder an einer öffentlich geförderten Beschäftigungsmaßnahme nach dem Zweiten oder Dritten Buch Sozialgesetzbuch teilgenommen hat. Bis zu der Gesamtdauer von fünf Jahren ist auch die mehrfache Verlängerung des Arbeitsvertrages zulässig.

(4) Die Befristung eines Arbeitsvertrages bedarf zu ihrer Wirksamkeit der Schriftform.

Ein kalendermäßig befristetes Arbeitsverhältnis endet mit Ablauf der vereinbarten Zeit, ein zweckbefristeter Arbeitsvertrag mit Erreichung des Zwecks bzw. frühestens 14 Tage nach Zugang eines Schreibens vom Arbeitgeber an den Arbeitnehmer, in dem der Zeitpunkt der Zweckerreichung mitgeteilt wird (§ 15 TzBfG).

Verstößt ein Arbeitgeber gegen die oben genannten Vorschriften und geht widerrechtlich ein unbefristetes Arbeitsverhältnis ein bzw. verlängert dieses in unzulässiger Form immer wieder, dann ist die Befristung unwirksam und ein unbefristetes Arbeitsverhältnis ist zustande gekommen (§ 16 TzBfG). Will ein Arbeitnehmer die Unwirksamkeit einer Befristung feststellen lassen, dann muss er innerhalb von drei Wochen nach Fristende Klage beim zuständigen Arbeitsgericht auf Feststellung einreichen (§ 17 TzBfG). Wird das Arbeitsverhältnis nach Ablauf der Frist bzw. nach Zweckerreichung mit Wissen und ohne Widerspruch des Arbeitgebers fortgesetzt, dann wandelt es sich in ein unbefristetes um (§ 15 TzBfG).

Grundlegend gilt für befristete Arbeitsverhältnisse ein Diskriminierungs- und Benachteiligungsverbot. Das bedeutet, dass befristet angestellte Arbeitnehmer nicht schlechter behandelt werden dürfen als unbefristet Eingestellte.

Für den Arbeitnehmer ergibt sich bei einer Befristung der Effekt der Beschäftigungsförderung, indem er zunächst überhaupt ein Beschäftigungsverhältnis eingehen und dieses ggf. als „Sprungbrett“ für eine dauerhafte Anstellung nutzen kann.

Beispiele:

Wirksame und unwirksame Befristungen von Arbeitsverhältnissen:

- *Ein Rostocker Fitnessstudio stellt einen neuen Trainer mit einer Befristung von drei Monaten zur Probe ein – die Befristung ist wirksam.*
- *In einer Kölner Sport- und Freizeitanlage wird ein Mitarbeiter zur Betreuung der Kletteranlage befristet als Schwangerschafts- und Elternzeitvertretung angestellt – diese Befristung ist wirksam.*
- *Ein Arbeitgeber kündigt einem unbefristet eingestellten Mitarbeiter aus anscheinend betrieblichen Gründen und stellt ihn sofort wieder mit einem befristeten Arbeitsvertrag ein, um so die gesetzlichen Kündigungsfristen zu umgehen – diese Befristung ist unwirksam.*
- *Ein neu gegründetes Fitnessstudio befristet den Arbeitsvertrag eines neu eingestellten Sport- und Fitnesskaufmanns zunächst auf drei Jahre, da der unternehmerische Erfolg noch nicht abzusehen ist – diese Befristung ist wirksam (mögliche Höchstbefristungsdauer bei Neugründungen: 4 Jahre).*
- *Ein seit 18 Jahren bestehendes Fitnessstudio stellt ebenfalls einen neuen Sport- und Fitnesskaufmann mit einer Befristung von drei Jahren ein. Hier ist die Befristung unwirksam, da in diesem Fall (bereits bestehendes Unternehmen) die Höchstbefristungsdauer von 2 Jahren gilt.*
- *Eine Mitarbeiterin wird von einem Golfhotel befristet zum Zwecke des Aufbaus und der Etablierung eines neuen Wellnessbereichs sowie zur entsprechenden Schulung der Mitarbeiter eingestellt. Nach Erreichung dieses Zwecks endet das Arbeitsverhältnis – diese Befristung ist wirksam.*

Weitere Informationen zu den umfangreichen Vorschriften und eventuellen Ausnahmeregelungen zu befristeten Arbeitsverhältnissen findet man im Gesetz über Teilzeitarbeit und befristete Arbeitsverträge (TzBfG), entsprechende Urteile auf den Internetseiten des Bundesarbeitsgerichts unter den Stichworten Befristung bzw. Befristung von Arbeitsverhältnissen (juris.bundesarbeitsgericht.de).

Berufssportler

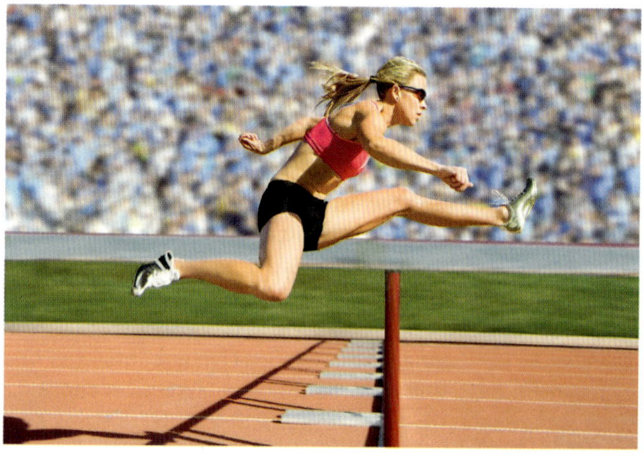

Berufssportler erhalten im Gegensatz zu Amateursportlern wesentlich höhere Vergütungen im Verhältnis zu ihren Aufwendungen, die mit der Ausübung der Sportart verbunden sind. Es ist immer anhand aller Umstände des Einzelfalles zu entscheiden, ob eine Arbeitnehmertätigkeit oder eine Selbstständigkeit vorliegt. Bei Personen, die einen Mannschaftssport betreiben (z. B. Fußball, Handball oder Eishockey) wird aus steuerrechtlicher Sicht eher eine Arbeitnehmertätigkeit angenommen als bei Einzelsportlern (z. B. Leichtathleten). Regelmäßig entlohnte Mannschaftssportler schulden ihrem Verein ihre Arbeitskraft, sind in den Betrieb des Arbeitgebers eingegliedert und weisungsgebunden, erfüllen also alle Merkmale eines Arbeitnehmers. Bei Einzelsportlern muss genau geprüft werden, ob es sich um Arbeitnehmer oder um gewerblich Selbstständige handelt. Im Steuerrecht geht man bspw. davon aus, dass Berufsradrennfahrer (auch Sechstagerennfahrer), Berufsmotorsportler und Berufsboxer selbstständig tätig (Gewerbetreibende) sind, während Berufsringer als Arbeitnehmer gelten. Selbstständige bekommen keinen Lohn, sondern erhalten für ihre Tätigkeit Zahlungen (Honorar, Antrittsprämien, Preisgelder), die sie als Einnahmen aus Gewerbebetrieb versteuern müssen.

Betriebsprüfung

Die ordnungsgemäße Einbehaltung und Abführung der Lohnsteuer wird vom für die Betriebsstätte (Betrieb oder Teil des Betriebes des Arbeitgebers, wo die Lohnabrechnung stattfindet) zuständigen Finanzamt durch Lohnsteuer-Außenprüfungen regelmäßig überprüft. Die Rentenversicherungsträger überprüfen hingegen, ob die Sozialversicherungsbeiträge richtig errechnet und abgeführt wurden. Die Richtigkeit dieser Beitragszahlungen muss mindestens alle vier Jahre überprüft werden.

Betriebsstätte/Betriebsstättenfinanzamt

Die Betriebsstätte ist der Teil des Betriebes, in dem die Lohnabrechnung stattfindet. Demzufolge ist das Betriebsstättenfinanzamt das Finanzamt, welches für die jeweilige Betriebsstätte zuständig ist.

Bruttolohn

Der Bruttolohn ist der Lohn, der noch ohne Abzüge aller Steuern bzw. Beiträge zur gesetzlichen Sozialversicherung angegeben wird.

Bundesfreiwilligendienst (BFD)

Alle Mädchen und Jungen, Frauen und Männer sowie Seniorinnen und Senioren können sich beim Bundesfreiwilligendienst gemeinwohlorientiert im sozialen und ökologischen Bereich, aber auch in weiteren Bereichen wie Sport, Integration, Kultur und Bildung sowie im Zivil- und Katastrophenschutz engagieren. Wichtig dabei ist nur, dass die Schule abgeschlossen wurde.
Das Engagement darf zwischen sechs und 24 Monate dauern und ist für alle, die älter als 27 Jahre alt sind, auch in Teilzeit möglich. Der freiwillige Einsatz kann auch als Praktikum angerechnet und zur Überbrückung von Wartezeiten, etwa im Studium, genutzt werden. Die Freiwilligen werden während ihres Engagements fachlich angeleitet und besuchen Seminare, etwa zu politischer Bildung. Das freiwillige Engagement im Bundesfreiwilligendienst soll soziale, ökologische, kulturelle und interkulturelle Kompetenzen vermitteln und das Verantwortungsbewusstsein für das Gemeinwohl stärken. Neben dem Bundesfreiwilligendienst gibt es die Möglichkeit, sich im Freiwilligen Sozialen Jahr (FSJ) und dem Freiwilligen Ökologischen Jahr (FÖJ) zu engagieren (siehe Freiwilligendienst bzw. FSJ). Weitere Informationen sind unter http://www.bmfsfj.de zu finden.

Ehrenämter/Nebentätigkeit für gemeinnützige Organisationen

Grundlegend unterscheidet man im gemeinnützigen Bereich die „Übungsleiterpauschale“ und die „Ehrenamtspauschale“.

Übungsleiterpauschale

Ehrenamtlich tätige Übungsleiter, Chorleiter, Ausbilder, Erzieher, Betreuer oder Personen, die vergleichbare Tätigkeiten sowie künstlerische oder pflegerische Tätigkeiten ausüben, sind im Allgemeinen keine Arbeitnehmer. Aufwandsentschädigungen in Höhe von monatlich bis zu 200,00 € (jährlich 2.400,00 €) sind steuer- und sozialabgabenfrei. Sollte dieser Betrag überschritten werden, muss geprüft werden, ob es sich nicht doch um eine abhängige Beschäftigung (siehe Arbeitnehmer) bzw. um eine Tätigkeit mit Überschusserzielungsabsicht (Einnahmen sind deutlich höher als die tatsächlich entstandenen Aufwendungen) handelt, da in diesen Fällen Lohnsteuer und Sozialversicherungsabgaben abzuführen wären.

Für die steuer- und abgabenfreie Zahlung von 200,00 € monatlich müssen die folgenden vier Voraussetzungen gleichzeitig nebeneinander erfüllt werden:

- Nebenberuflichkeit
- begünstigte Tätigkeit
- gemeinnützige, mildtätige oder kirchliche Zwecke
- begünstigter Arbeitgeber bzw. Auftraggeber

Bei mehreren begünstigten Tätigkeiten gilt der Freibetrag in Höhe von 2.400,00 € für alle Tätigkeiten zusammen.

Für steuer- und sozialabgabenfreie Nebentätigkeiten gelten bspw. folgende Voraussetzungen:

- Ob eine Tätigkeit als haupt- oder nebenberuflich bzw. gar als Selbstständigkeit eingeordnet wird, hängt im Zweifelsfall immer von einer einzelfallbezogenen Prüfung durch die Sozialversicherungsträger oder das Finanzamt ab. Eine eindeutige zeitliche Grenze, die den Haupt- vom Nebenberuf trennt, gibt es nicht. Der Bundesfinanzhof (oberster Gerichtshof des Bundes für Steuern und Zölle – www.bundesfinanzhof.de) hat 1990 in einem Urteil festgelegt, dass eine nebenberufliche Tätigkeit ausgeübt wird, wenn sie nicht mehr als ein Drittel der Arbeitszeit eines vergleichbaren (nicht tatsächlichen!) Vollzeiterwerbs in Anspruch nimmt, wobei der Umfang der Einnahmen für die Bestreitung des Lebensunterhalts nicht von Bedeutung ist. Demnach können auch Hausfrauen, Rentner, Studenten und Arbeitslose nebenberuflich tätig sein, auch wenn sie keinen Hauptberuf ausüben. Im Übrigen sollen die 200,00 € monatlich nicht auf die ALG-II- bzw. Hartz-IV-Sätze angerechnet werden. Im Lohnsteuerrecht gibt es die sogenannte Sechs Stunden-Regelung, die besagt, dass eine Tätigkeit als von geringfügigem Umfang angesehen wird, wenn die durchschnittliche wöchentliche Arbeitszeit nicht mehr als sechs (Unterrichts-)Stunden beträgt, was im Übrigen auch für Übungsleiter gilt. Grundlegend kann als Nebentätigkeit diejenige Beschäftigung angesehen werden, die zeitlich oder finanziell der anderen unterliegt und nicht den Mittelpunkt der Erwerbstätigkeit ausmacht.

- Begünstigte Tätigkeiten sind entweder pädagogisch ausgerichtet, nebenberufliche Lehrtätigkeiten, nebenberufliche künstlerische Tätigkeiten oder nebenberufliche Pflegetätigkeiten. Damit kommen bspw. Lehr- und Vortragstätigkeiten aller Art, Übungsleiter- und Trainertätigkeiten, Tätigkeiten als Aufsichtsperson (z. B. Altenpflege) oder als Jugendleiter sowie Prüfungstätigkeiten in Betracht.

- Begünstigte Arbeitgeber sind inländische juristische Personen des öffentlichen Rechts (z. B. von Bund, Ländern, Gemeinden) sowie Körperschaften, Personenvereinigungen, Stiftungen und Vermögensmassen, die nach § 5 Abs. 1 Nr. 9 des Körperschaftsteuergesetzes (KStG) gemeinnützige, mildtätige oder kirchliche Zwecke verfolgen. Im Zweifel stellt das zuständige Finanzamt diesen Status fest. Begünstigt sind somit Tätigkeiten an Volkshochschulen, Schulen und Universitäten (Prüf- und Lehrtätigkeit), bei gemeinnützigen Sport- oder Musikvereinen, bei kirchlichen Einrichtungen und Einrichtungen der Wohlfahrtspflege, bei Rettungsdienstorganisationen oder Feuerwehren. Nicht begünstigt sind bspw. Tätigkeiten bei Gewerkschaften und Parteien.

Ehrenamtspauschale

Für diejenigen, die keine pädagogische, künstlerische, lehrende oder pflegende Tätigkeit ausüben, aber dennoch bei einem begünstigten Arbeitgeber (siehe Ehrenämter) nebenberuflich beschäftigt sind, gibt es einen jährlichen Freibetrag in Höhe von 720,00 € (sogenannte Ehrenamtspauschale, Stand 2018).
Die Begünstigung durch die Ehrenamtspauschale ist ausgeschlossen, wenn für die Einnahmen aus derselben Tätigkeit ganz oder teilweise der „Übungsleiterfreibetrag“ gewährt wird oder gewährt werden könnte. Dies bedeutet, dass bei der einzelnen Nebentätigkeit die Ehrenamtspauschale nicht zusätzlich zum Übungsleiterfreibetrag berücksichtigt werden kann. Für die Einnahmen aus unterschiedlichen ehrenamtlichen Tätigkeiten – auch für einen Verein – können der Übungsleiterfreibetrag und die Ehrenamtspauschale nebeneinander gewährt werden. Die Tätigkeiten müssen voneinander trennbar sein, gesondert vergütet werden und die dazu getroffenen Vereinbarungen müssen eindeutig sein und tatsächlich durchgeführt werden (z. B. Vereinsmitglied ist nebenberuflich als Trainer tätig und übernimmt noch die Aufgabe des Vereinskassierers).
Quelle: Bayerisches Staatsministerium der Finanzen, für Landesentwicklung und Heimat: Merkblatt zu Zahlungen für ehrenamtliche Tätigkeiten, Juli 2014. In: http://www.stmf.bayern.de/steuern/ehrenamtspauschale/06003006_2.pdf [05.11.2018].

Ein-Euro-Jobs

Die sogenannten Ein-Euro-Jobs sind steuer- und sozialabgabenfreie gemeinnützige Tätigkeiten für Wohlfahrtsverbände oder Kommunen. Ziel ist nach SGB II die Wiedereingliederung von Langzeitarbeitslosen in das Arbeitsleben. Die Arbeitslosen erhalten für ihre Tätigkeiten einen Lohn von höchstens 2,00 € pro Stunde. Es handelt sich hierbei in offizieller Formulierung um eine Arbeitsgelegenheit mit Mehraufwandsentschädigung (siehe auch: www.arbeitsagentur.de, Stichwort Ein-Euro-Jobs).

Einkommensteuer

Die Einkommensteuer ist eine Steuer, die auf das gesamte Einkommen natürlicher Personen erhoben wird. Hierunter fallen neben dem Lohn oder Gehalt bspw. auch Gewinne aus Vermietung oder Verpachtung bzw. Kapitalerträge durch Zinsen usw.

Einkommensteuererklärung

Der Arbeitnehmer hat die Möglichkeit, eine jährliche Einkommensteuererklärung anzufertigen, in der seine gesamten Einkünfte angegeben sind. Hiervon werden in gewissen gesetzlich vorgegebenen Grenzen bspw. Aufwendungen für ein Arbeitszimmer, für die täglichen Fahrten zur Arbeit, für die Altersvorsorge, Kinderfreibeträge oder Kosten für die Instandhaltung von vermieteten Wohnungen usw. abgezogen. Das zuständige Finanzamt legt dann die zu zahlende Einkommensteuer fest, von der die bereits gezahlte Lohnsteuer abgezogen wird. Ist diese bereits gezahlte Lohnsteuer höher als die vom Finanzamt festgelegte Einkommensteuer, dann erhält der Steuerpflichtige eine Rückzahlung vom Finanzamt. Ist sie hingegen niedriger, muss er nachzahlen. Wenn der Arbeitnehmer neben dem Lohn oder Gehalt keine weiteren Einkünfte hat und auch keine Einkommensteuererklärung einreicht, dann entspricht die gezahlte Lohnsteuer seiner Einkommensteuer. Während sich die Höhe des Solidaritätszuschlags und der Kirchensteuer bei der monatlichen Abrechnung nach der Lohnsteuer bemisst, erfolgt bei der jährlichen Einkommensteuererklärung auch eine Berücksichtigung des gesamten Einkommens, sodass es hier ebenfalls zu Rückzahlungen oder Nachforderungen kommen kann.

Beispiel:
1. Schritt: *Der angestellte Sport- und Fitnesskaufmann Thomas Müller, verheiratet und Vater von zwei Kindern, erhielt im Jahr 2018 jeden Monat seinen Bruttolohn von seinem Arbeitgeber Hendrik Hantel, Eigentümer eines Fitnessstudios in Bremen. Nach Höhe des Bruttolohns wird die Lohnsteuer und nach deren Höhe die Kirchensteuer und der Solidaritätszuschlag berechnet, die der Arbeitgeber Hendrik Hantel für den Arbeitnehmer Thomas Müller an das zuständige Finanzamt in Bremen abführte. Dies erfolgte Monat für Monat im gesamten Jahr 2018 auf gleiche Art und Weise.*
2. Schritt: *Nach Ablauf des Kalenderjahres reicht Thomas Müller Anfang 2019 seine Einkommensteuererklärung beim Finanzamt Bremen ein. Neben seinem Arbeitslohn hat er keine weiteren Einnahmen, aber jede Menge Ausgaben im Zusammenhang mit seiner Arbeit und seiner Familie gehabt. In gewissen Grenzen kann er bzw. können er und seine Frau die Kosten für die täglichen Fahrten zur Arbeit, für die Kinderbetreuung im Kindergarten, für die Altersvorsorge, für notwendige Versicherungen usw. steuermindernd geltend machen.*
3. Schritt: *Das Finanzamt berechnet nun die Höhe der gesamten zu zahlenden Einkommensteuer. Nachdem dies erfolgt ist, rechnet das Finanzamt die bereits monatlich gezahlte Lohnsteuer dagegen. Thomas Müller hat Glück, die festgelegte Einkommensteuer ist aufgrund seiner hohen Aufwendungen niedriger als die bereits gezahlte Lohnsteuer. Aus diesem Grund müssen auch Solidaritätszuschlag und Kirchensteuer neu berechnet werden, da auch hier jetzt die geringere Einkommensteuer zugrunde gelegt werden muss.*
4. Schritt: *Thomas Müller erhält deshalb vom Finanzamt eine Rückzahlung für zu viel gezahlte Lohnsteuer, Kirchensteuer und Solidaritätszuschlag, die auf sein Konto überwiesen wird.*

Einmalige Zuwendungen (Sozialversicherungsrecht)/sonstiger Bezug (Lohnsteuerrecht)

Einmalige Zuwendungen stellen im Gegensatz zum laufenden Arbeitslohn eine Lohnzahlung dar, die nicht einer Arbeitsleistung in einem bestimmten Entgeltabrechnungszeitraum zugeordnet werden kann. Dies trifft für das sogenannte dreizehnte Monatsgehalt ebenso zu wie für das Weihnachts- oder Urlaubsgeld. Die Zuwendungen sind im Monat der Zahlung beitrags- und steuerpflichtig – im Regelfall zusammen mit dem laufenden Arbeitslohn.

Elektronische Lohnsteuerabzugsmerkmale (ELStAM; elektronische Lohnsteuerkarte)

Das Verfahren der elektronischen Lohnsteuerkarte (im Einsatz seit 2013) dient dazu, die für den Einbehalt von Lohnsteuer, Kirchensteuer und Solidaritätszuschlag vom Arbeitslohn erforderlichen Abzugsmerkmale wie Steuerklasse, Kinderfreibeträge und ggf. andere Freibeträge elektronisch zu speichern und dem Arbeitgeber zum Abruf zur Verfügung zu stellen. Die elektronisch übertragenen Daten von Arbeitnehmern werden dabei in der sogenannten ELStAM-Datenbank des Bundeszentralamtes für Steuern gesammelt, gespeichert und verwaltet. Arbeitgeber, die Daten wegen des Lohnabzugs von Arbeitnehmern benötigen, können diese dann bei der Finanzverwaltung abrufen. Mehr Informationen zur elektronischen Lohnsteuerkarte erhält man auch im Internet unter www.elster.de.

Bei der Anwendung der ELStAM (**e**lektronische **L**ohn**st**euer**a**bzugs**m**erkmale) gilt es u. a. folgende Punkte zu beachten:

- Man muss als Arbeitnehmer dem Arbeitgeber mit Beginn einer neuen Beschäftigung nur noch einmalig das Geburtsdatum und die steuerliche Identifikationsnummer (IdNr.) angeben und ihm mitteilen, ob es sich um das Haupt- oder um ein Nebenarbeitsverhältnis handelt.
- Mithilfe dieser Informationen kann der Arbeitgeber die benötigten ELStAM für den Lohnsteuerabzug elektronisch bei der Finanzverwaltung abrufen.
- Die Übermittlung und Speicherung der Lohnsteuerdaten erfolgt auf gesetzlicher Grundlage und unter Wahrung des Datenschutzes.
- Nur der aktuelle Arbeitgeber ist zum Abruf der ELStAM berechtigt. Ein Abruf ist nur mit den nötigen Identifikationsdaten möglich und wird entsprechend protokolliert. Mit Beendigung des Beschäftigungsverhältnisses entfällt diese Berechtigung.
- Man kann beim zuständigen Finanzamt beantragen, für bestimmte Arbeitgeber den Abruf der ELStAM zu sperren. Dabei kann man einzelne Arbeitgeber sperren, einzelne Arbeitgeber von der Sperre ausnehmen oder den Abruf grundsätzlich für alle Arbeitgeber sperren.
- Bekommt ein Arbeitgeber aufgrund der vorgenannten Abrufbeschränkungen keine ELStAM bereitgestellt, ist er verpflichtet, den Arbeitslohn nach Steuerklasse VI zu besteuern.

Faktorverfahren bei Ehegatten

Wie auch später unter dem Punkt „Steuerklassen" erläutert wird, können Ehegatten zwischen den Steuerklassenkombinationen III und V oder IV und IV wählen. Da der Lohnsteuerabzug einerseits in der Steuerklasse V häufig als zu hoch empfunden worden ist, andererseits das Familieneinkommen bei der Kombination IV/IV wegen der häufig vorhandenen unterschiedlichen Höhe der Arbeitslöhne sinkt, ist erstmals 2010 eine neues Verfahren eingeführt worden, das die Lohnsteuer gerechter verteilen soll. Dieses neue „Faktorverfahren" kommt zu den bisherigen alternativen Steuerklassenkombinationen III/V und IV/IV hinzu und wird auf Antrag beider Ehegatten angewendet. Hierbei wird vom Finanzamt die Einkommensteuer nach Splittingtabelle (Kombination III/V) ins Verhältnis zur Lohnsteuer nach der Steuerklasse IV für beide Ehegatten (IV/IV) gesetzt. Daraus wird ein Faktor ermittelt, der stets kleiner als 1 ist. Der Arbeitgeber ermittelt nun die Lohnsteuer nach Steuerklasse IV und wendet darauf den ermittelten Faktor (immer kleiner 1) an. Dieser Lohnsteuerbetrag ist unter Vorbehalt der Berücksichtigung von eventuellen Kinderfreibeträgen auch Grundlage für die Ermittlung der Kirchensteuer und des Solidaritätszuschlags.

Formen der Mitarbeit in Sportvereinen

In Sportvereinen sind grundsätzlich die drei folgenden Formen der Mitarbeit zu unterscheiden:

Ehrenamtliche Mitarbeit	Abhängige Beschäftigung	Selbstständige Tätigkeit/ Freie Mitarbeit
Es wird höchstens Aufwendungsersatz gezahlt (d. h. nur Erstattung der angefallenen Kosten, jedoch keine Vergütung für den Zeitaufwand).	Zahlung von Lohn bzw. Gehalt	Zahlung von Honorar
Hierfür fallen in den gesetzlichen Grenzen (Übungsleiterpauschale 2.400,00 € und Ehrenamtspauschale 720,00 € jährlich, Stand 2019) keine Steuern und Sozialabgaben an.	Der Verein ist für die Einbehaltung und Abführung der fällig werdenden Steuern und Sozialabgaben verantwortlich.	Der/die Selbstständige ist für die Versteuerung der Einkünfte und für seine/ihre soziale Absicherung selbst verantwortlich.
Es bestehen keine Meldepflichten.	Es sind Meldepflichten gegenüber den Sozialversicherungsträgern zu beachten.	Es bestehen keine Meldepflichten für den Verein, u. U. jedoch für die/den Selbstständige/-n.

vgl. Landessportbund Nordrhein-Westfalen: Formen der Mitarbeit und der Vergütung, unter: http://www.vibss.de/vereinsmanagement/bezahlte-mitarbeit/formen-der-mitarbeit-und-der-verguetung/ueberblick/, [05.11.2018]

Freie Mitarbeit

Eine freie Mitarbeit liegt nur vor, wenn die ausgeübten Tätigkeiten eine freie Gestaltung der Arbeitszeit und damit ein Tätigwerden für mehrere Arbeitgeber zulassen. Besteht jedoch nach Art der ausgeübten Tätigkeit zwangsläufig die Verpflichtung, die vereinbarte Leistung im Betrieb des (einzelnen) Arbeitgebers zu einer bestimmten Arbeitszeit zu erbringen, dann liegt eine abhängige Beschäftigung im Sinne eines Arbeitnehmerverhältnisses vor (Eingliederung in die Organisation des Arbeitgebers, feste Arbeitszeit, Weisungsgebundenheit). Auch wenn hier im Vertrag von einer freien Mitarbeit die Rede ist, handelt es sich tatsächlich in diesem Fall nur um eine sogenannte „Scheinselbstständigkeit" – das Arbeitsverhältnis ist steuer- und sozialabgabenpflichtig.

Beispiele:

- *Ein Fußballtrainer hat mit seinem Sportverein einen „Vertrag über freie Mitarbeit als Übungsleiter/Sport" gegen ein monatliches Honorar in Höhe von 1.200,00 € abgeschlossen. Seither wird er vom Verein als selbstständiger Übungsleiter geführt. Beiträge zur Sozialversicherung oder Lohnsteuer werden vom Verein daher nicht abgeführt. Bei einer Betriebsprüfung durch den Rentenversicherungsträger tritt jedoch zutage, dass die tatsächliche Ausgestaltung der Tätigkeit völlig im Gegensatz zum Vertrag steht: Nicht der Trainer legt Lage und Dauer des Trainings fest, sondern der Verein bestimmt, dass das Training zweimal wöchentlich am Montag und Mittwoch zwischen 18:00 und 20:00 Uhr auf dem vereinseigenen Trainingsplatz B stattzufinden hat. Die Trainingseinheiten müssen inhaltlich vorher geplant und vom Vereinsvorstand genehmigt werden. Hier unterliegt der Trainer einem umfassenden Weisungsrecht, kann seine Arbeitszeit nicht frei gestalten und ist in die Organisation des Vereins eingebunden – es liegt also keine freie Mitarbeit, sondern eine Scheinselbstständigkeit vor. Daher wird der Trainer als abhängig Be-*

schäftigter eingestuft, was zur Folge hat, dass er sozialversicherungs- und lohnsteuerpflichtig ist. Da der Trainer für eine gemeinnützige Organisation (hier eingetragener Verein) tätig ist, kann er jedoch von seinem Arbeitsentgelt die steuer- und sozialabgabenfreie Übungsleiterpauschale in Höhe von 200,00 € monatlich abziehen, sodass von den 1.200,00 € nur 1.000,00 € beitragspflichtiges Arbeitsentgelt sind.

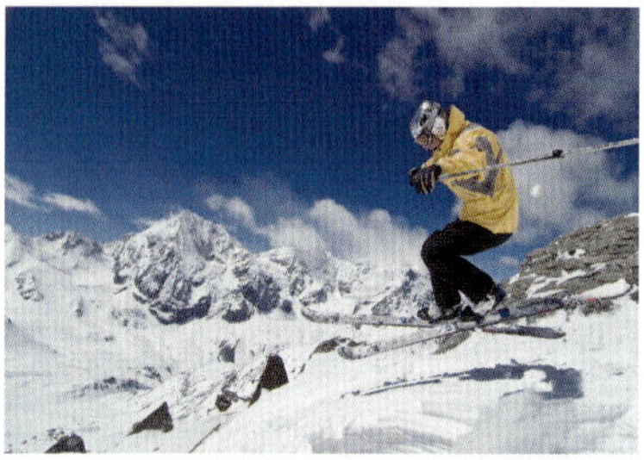

- *Ein Skilehrer schließt mit einer privaten Skischule einen „Freier-Mitarbeiter-Vertrag" gegen ein monatliches Honorar von 600,00 € ab. Er teilt die Schüler selbstständig in Leistungsklassen auf und bestimmt nach eigenem Ermessen Ort, Zeit, Dauer und Intensität des Trainings. Unter den gleichen Bedingungen ist er auch noch für eine andere Skischule tätig. Hier liegt eine wirkliche freie Mitarbeit vor, da der Skilehrer grundsätzlich weisungsfrei ist und Ort sowie Zeit der Leistungserbringung frei wählen kann und zudem noch für einen anderen Auftraggeber tätig ist. Das Honorar des Skilehrers wird durch seine Veranlagung zur Einkommensteuererklärung steuerlich erfasst. Da er für eine private Skischule tätig ist, kann er die Übungsleiterpauschale für gemeinnützige Organisationen nicht in Anspruch nehmen.*

Freiwilligendienst

In Deutschland wird der Jugendfreiwilligendienst vor allem durch das Gesetz zur Förderung von Jugendfreiwilligendiensten (JFDG) geregelt. Im Rahmen dieses Gesetzes können Jugendliche nach der Beendigung der Schule (Voraussetzung: Erfüllung der Vollzeitschulpflicht), aber vor der Vollendung des 27. Lebensjahres einen sechs bis 24-monatigen Freiwilligendienst im sozialen und ökologischen Bereich im Inland oder Ausland leisten. Dabei gibt es eine Reihe spezifischer Freiwilligendienste, wie den „Bundesfreiwilligendienst" (BFD), das „Freiwillige Ökologische Jahr" (FÖJ) und das „Freiwillige Soziale Jahr" (FSJ – siehe unten).

Freiwilliges Soziales Jahr (FSJ)

Das FSJ im Sport ist ein Bildungs- und Orientierungsjahr, das die Bereitschaft junger Menschen zwischen 15 und 26 Jahren für ein freiwilliges gesellschaftliches Engagement und die Übernahme von Verantwortung fördert. Es vermittelt dabei Einblicke in ein Einsatzfeld, in dem die Teilnehmer/-innen erste berufliche Erfahrungen sammeln und sich gleichzeitig für eine ehrenamtliche Tätigkeit entscheiden können. Alle, die ein FSJ absolvieren, sind gesetzlich sozialversichert. Die Beiträge leisten die Träger und/oder die Einsatzstelle. Darüber hinaus besteht bis zum 25. Lebensjahr ein Anspruch auf Kindergeld, es sei denn, das Gesamteinkommen eines Kindes über 18 Jahre übersteigt die festgelegten Einkommensgrenzen. Während ihres Einsatzes erhalten die Freiwilligen ein Taschengeld. Unterkunft und Verpflegung werden in der Regel gestellt, können aber auch durch Geldersatzleistungen erstattet werden. Diese Zahlungen und Leistungen sind Grundlage für die Berechnung der Sozialabgaben.

Fünftelregelung

Die sogenannte Fünftelregelung ist ein besonderes Verfahren zur Besteuerung von sonstigen Bezügen (einmaligen bzw. außerordentlichen Zuwendungen) wie bspw. Abfindungen. Hierbei wird der einmal gezahlte Betrag nicht in seiner Gänze besteuert, sondern durch fünf geteilt, dann wird die Steuer festgelegt, die dann wieder verfünffacht wird. Der Vorteil ist dabei, dass der Steuerprogression die Spitze genommen wird.

Beispiel:

Ein langjähriger Angestellter erhält neben dem bisher gezahlten Arbeitsentgelt eine sehr hohe Abfindung in Höhe von 120.000,00 € wegen Entlassung aus dem Dienstverhältnis. Würde diese Einmalzahlung normal besteuert werden, müsste er den Spitzensteuersatz von 42 % (Stand 2018) zahlen – also 50.400,00 €. Mit der Fünftelregelung ergibt sich daraus eine andere Steuerberechnung: 120.000,00 € : 5 = 24.000,00 € – hier gilt dank Steuerprogression ein erheblich niedrigerer Steuersatz von ca. 24,5 %. Das bedeutet, dass je 24.000,00 € mit 5.880,00 € besteuert werden. Dieser Betrag wird verfünffacht, sodass insgesamt für die Einmalzahlung lediglich 29.400,00 € und nicht 50.400,00 € an Lohnsteuer gezahlt werden müssen.

Geringfügige Beschäftigung/Minijobs

Geringfügige Beschäftigungen werden unterteilt in geringfügig entlohnte Beschäftigungen und Beschäftigungen, die wegen ihrer kurzen Dauer geringfügig sind (sie werden als kurzfristige Beschäftigungen bezeichnet).
Eine geringfügig entlohnte Beschäftigung liegt vor, wenn das Arbeitsentgelt regelmäßig 450,00 € nicht überschreitet (sogenannte **450-€-Jobs** oder auch **Minijobs**), wobei die wöchentliche Arbeitszeit dabei keine Rolle spielt.

Eine zeitlich geringfügige Beschäftigung liegt vor, wenn die Beschäftigung nicht berufsmäßig (bspw. Saisontätigkeiten, Ferienjobs) und für eine Zeitdauer ausgeübt wird, die im Laufe eines Kalenderjahrs seit ihrem Beginn auf nicht mehr als drei Monate (bei Beschäftigung an mindestens 5 Tagen in der Woche) oder insgesamt 70 Arbeitstage (bei Teilmonaten mit weniger als 5 Arbeitstagen pro Woche) oder 90 Tage (bei Teilmonaten mit 5 oder mehr Arbeitstagen je Woche) begrenzt ist. Für diese kurzfristige Beschäftigung fallen keine Beiträge zur Sozialversicherung an – auch keine Pauschalbeiträge.

Beispiele:

- *Haushaltsnahe Tätigkeiten zum verminderten Pauschalbeitrag sind bspw. die Reinigung der Wohnung des Arbeitgebers, die Zubereitung von Mahlzeiten im Haushalt des Arbeitgebers, Gartenpflege sowie Pflege und Versorgung von Kindern, kranken, alten oder pflegebedürftigen Personen.*
- *Keine begünstigten Tätigkeiten sind die Erteilung von Unterricht (z. B. Nachhilfeunterricht) oder sportliche und andere Freizeitbetätigungen (z. B. Fußball, Reiten, Golf, Tanz, Musizieren).*

<table>
<tr><th>Stand 2019</th><th>Minijobs im gewerblichen Bereich</th><th>Minijobs in Privathaushalten</th><th>kurzfristige Minijobs</th></tr>
<tr><td rowspan="2">Pauschalbeitrag zur gesetzlichen Krankenversicherung (KV)</td><td>13 %</td><td>5 %</td><td rowspan="2">kein</td></tr>
<tr><td colspan="2">oder keine Beiträge, wenn der Beschäftigte nicht in der GKV versichert ist</td></tr>
<tr><td>Pauschalbeitrag zur gesetzlichen Rentenversicherung (RV)</td><td>15 %</td><td>5 %</td><td>kein</td></tr>
<tr><td rowspan="3">Beitragsanteil des Arbeitnehmers bei Versicherungspflicht in der gesetzlichen Rentenversicherung (RV)*</td><td>3,6 %</td><td>13,6 %</td><td rowspan="2">kein</td></tr>
<tr><td colspan="2">(Differenzbeitrag zwischen dem Beitragssatz in der allgemeinen Rentenversicherung – 2019 bspw. 18,6 % – und dem Beitragsanteil des Arbeitgebers)****</td></tr>
<tr><td colspan="2">Sonderfall bei Arbeitsentgelt unter 175,00 € monatlich: Hier zahlt der Arbeitnehmer die Differenz zwischen dem vorgeschriebenen Mindestbeitrag zur RV (2015: 18,6 % von 175,00 € =32,55 €) und dem Anteil des Arbeitgebers.****</td><td></td></tr>
</table>

Stand 2019	Minijobs im gewerblichen Bereich	Minijobs in Privathaushalten	kurzfristige Minijobs
Steuern	Besteuerung nach individuellen Lohnsteuermerkmalen	Besteuerung nach individuellen Lohnsteuermerkmalen	Besteuerung nach individuellen Lohnsteuermerkmalen
	oder 2 % pauschal an die Minijob-Zentrale	oder 2 % pauschal an die Minijob-Zentrale	oder pauschal 25 % an das Betriebsstätten-Finanzamt
Umlage 1 (U1)** bei Krankheit	je nach gewähltem Erstattungssatz und gewählter Krankenkasse (bei der TK im Jahr 2019 bspw. 1,3 % bei 50 % Erstattung, 1,9 % bei 70 % Erstattung und 3,1 % bei 80 % Erstattung)	je nach gewähltem Erstattungssatz und gewählter Krankenkasse (bei der TK im Jahr 2019 bspw. 1,3 % bei 50 % Erstattung, 1,9 % bei 70 % Erstattung und 3,1 % bei 80 % Erstattung)	je nach gewähltem Erstattungssatz und gewählter Krankenkasse (bei der TK im Jahr 2019 bspw. 1,3 % bei 50 % Erstattung, 1,9 % bei 70 % Erstattung und 3,1 % bei 80 % Erstattung)
Umlage 2 (U2)** Schwangerschaft/ Mutterschaft	je nach gewählter Krankenkasse (bei der TK bspw. 0,47 % im Jahr 2019)	je nach gewählter Krankenkasse (bei der TK bspw. 0,47 % im Jahr 2019)	je nach gewählter Krankenkasse (bei der TK bspw. 0,47 % im Jahr 2019)
Beitrag zur gesetzlichen Unfallversicherung	individuelle Beiträge an den zuständigen Unfallversicherungsträger	1,6 %	individuelle Beiträge an den zuständigen Unfallversicherungsträger; in Privathaushalten 1,6 %
Insolvenzgeldumlage***	0,06 %	keine	0,06 %; in Privathaushalten keine

** Geringfügig entlohnt Beschäftigte können sich jedoch auf Antrag von der Versicherungspflicht in der Rentenversicherung befreien lassen. In diesem Fall zahlt nur der Arbeitgeber Pauschalbeiträge zur gesetzlichen Rentenversicherung.*

*** Kleinere Betriebe mit maximal 30 Arbeitnehmern (ohne Auszubildende und unter Berücksichtigung von Vollzeit- und Teilzeitkräften nach folgenden Faktoren: bis 10 Std./wöch. F = 0,25; bis 20 Std./wöch. F = 0,5; bis 30 Std./wöch. F = 0,75; über 30 Std./wöch. F = 1) nehmen bei geringfügig Beschäftigten am Ausgleichsverfahren für Entgeltfortzahlungen bei Arbeitsunfähigkeit im Krankheitsfall (Umlage 1 = U1) und am Ausgleich für Aufwendungen nach dem Mutterschutzgesetz (Umlage 2 = U2) teil. Im Endeffekt ist dies für diese kleinen Unternehmen eine Entgeldfortzahlungsversicherung, die bei Krankenkassen abgeschlossen werden kann.*

**** Zusätzlich kann (muss aber nicht zwangsläufig) auch eine Insolvenzgeldumlage fällig werden, die bspw. für das Jahr 2019 0,06 % betrug. Insolvenzgeld wird an Arbeitnehmer gezahlt, die für die letzten drei Monate vor einer Insolvenz noch Arbeitsentgelt beanspruchen können. Die Mittel für das Insolvenzgeld sind von den Arbeitgebern durch die Insolvenzgeldumlage zu finanzieren. Die Insolvenzgeldumlage ist mit dem Gesamtsozialversicherungsbeitrag an die Krankenkassen zu zahlen.*

***** Beispiel: Ein AN verdient 150,00 €. Der gesetzliche Mindestbeitrag zur RV beträgt 18,6 % von 175,00 € = 32,55 €. Der AG übernimmt im gewerblichen Bereich 15 % des Arbeitsentgelts, also 15 % von 150,00 € = 22,50 €. Die fehlenden 10,05 € zahlt der AN. Analog gelten die Pauschbeträge im haushaltsnahen Bereich: AG 5 % von 150,00 € = 7,50 € / AN Differenz 32,55 € (Mindestbeitrag RV) – 7,50 € (AG) = 25,05 €.*

Quelle: Stand 2015. In: www.minijob-zentrale.de/DE/Service/03_service_rechte_navigation/DownloadCenter/1_Broschueren_und_Info_Blaetter/1_gewerblich/SummaSummarum_Beitraege.pdf?__blob=publicationFile&v=4 [01.03.2015]. (verändert)

Gleitzone/Midijobs

In der sogenannten Gleitzone im Niedriglohnbereich oder auch Übergangsbereich genannt (regelmäßiges monatliches Arbeitsentgelt zwischen 450,01 und 1.300,00 (bis 30.06.2019 lag die Grenze bei 850,00 €) – sogenannte **Midijobs**) zahlen die Arbeitnehmer einen geringeren Arbeitnehmeranteil am Gesamtsozialversicherungsbeitrag als andere Arbeitnehmer). Die Gleitzonenregelung wurde eingeführt, um bei einer nur geringfügigen Überschreitung der 450-Euro-Grenze netto nicht weniger zu bekommen als in einem 450-Euro-Job bzw. Beschäftige im Niedriglohnbereich nicht sofort die volle Belastung mit Abzügen spüren müssen. Vor dieser Regelung war es so, dass auch bei einer nur geringfügigen Überschreitung der Geringfügigkeitsgrenzen die volle Sozialversicherungs- und Steuerpflicht anfiel. In dem dann sozialversicherungspflichtigen Arbeitsverhältnis musste jetzt erheblich mehr verdient werden, um mehr Geld netto ausgezahlt zu bekommen als in dem geringfügigen Arbeitsverhältnis. Der in der Gleitzone für die Arbeitnehmer zugrunde gelegte Betrag wird seit 01.07.2019 nach folgender Formel berechnet:

$$F \cdot 450 + \left(\left\{\frac{1300}{1300 - 450}\right\} - \left\{\frac{450}{1300 - 450}\right\} \cdot F\right) \cdot (AE - 450)$$

(AE = Arbeitsentgelt; F = 30 % geteilt durch den Gesamtversicherungsbeitragssatz)

Die Gleitzonenregelung gilt ausdrücklich nicht, wenn die jeweilige Beschäftigung im Rahmen der Berufsausbildung ausgeübt wird. Sie gilt ferner nicht für Umschüler sowie Teilnehmer am freiwilligen sozialen oder freiwilligen ökologischen Jahr. Der Arbeitgeberanteil am Gesamtsozialversicherungsbeitrag bleibt unverändert, er wird nicht gesondert nach o. g. Formel berechnet.

Beispiel:

Berechnung des zugrunde zu legenden Arbeitsentgelts für die Ermittlung des Arbeitnehmeranteils am Gesamtsozialversicherungsbeitrag in der Gleitzone im Jahr 2019:

1. Schritt: *Berechnung des Faktors F:*

Beiträge zur gesetzlichen ...	Krankenversicherung	Rentenversicherung	Arbeitslosenversicherung	Pflegeversicherung	Summe = Gesamtsozialversicherungsbeitrag	30 % geteilt durch Gesamtsozialversicherungsbeitrag
	15,50 % (14,6 % + 0,9 % Individualbeitrag)	18,6 %	2,5 %	3,05 %	39,65 %	30 % : 39,65 % = 0,7566

2. Schritt: *Berechnung des zugrunde zu legenden Arbeitsentgelts:*

Wenn das monatliche Arbeitsentgelt einer Arbeitnehmerin bspw. real 600,00 € beträgt, so wird für die Berechnung des Arbeitnehmeranteils am Gesamtsozialversicherungsbeitrag der verminderte Betrag von 509,81 € nach

obiger Formel

mit den Zahlen aus dem Jahr 2019 (0,7566 · 450) + (1,529 – (0,5294 · 0,7566)) · (600 – 450) = 509,81 € (Hinweis: 1300 : (1300 – 450) = 1,5294; 450 : (1300 – 450) = 0,5294 zugrunde gelegt (Tipp: Klammerrechnung vor Punktrechnung vor Strichrechnung). Im vorliegenden Beispiel sind bei einem Gesamtsozialversicherungsbeitragssatz von 42,31 % (im Jahr 2019 inklusive aller Umlagen zur Entgeltfortzahlung und Insolvenzgeldsicherung) nur 215,69 € statt 253,86 € ohne Gleitzonenregelung zu zahlen. Die Arbeitnehmerin „spart“ also 38,17 €.

(Steuer-)Identifikationsnummer (IdNr)

Die Steuer-Identifikationsnummer ist eine bundeseinheitliche und dauerhafte Identifikationsnummer von in der Bundesrepublik Deutschland gemeldeten Bürgern für Steuerzwecke.

Jahresarbeitsentgeltgrenze

Maßgebend für die Versicherungsfreiheit (siehe auch Lernfeld 2) von Arbeitnehmern ist das regelmäßige Jahresarbeitsentgelt. Übersteigt das Arbeitsentgelt diese Grenze (für 2019 bspw. 60.750,00 €), dann besteht keine gesetzliche Kranken- und Pflegeversicherungspflicht. Der betreffende Mitarbeiter kann dann entscheiden, ob er in der gesetzlichen Versicherung bleibt oder in die private Kranken- und Pflegeversicherung wechselt. Der Arbeitgeber hat die Pflicht, bei Beginn des Dienstverhältnisses, bei einer Gehaltserhöhung, bei einer Gehaltsminderung sowie bei einer Änderung der Höhe der Jahresarbeitsentgeltgrenze (diese wird jährlich durch die entsprechenden Bundesministerien neu festgelegt) die Versicherungspflicht bzw. Versicherungsfreiheit der Mitarbeiter festzustellen.

Jahresmeldung

Nach Ablauf eines Kalenderjahres haben die Arbeitgeber für die Versicherungspflichtigen den Zeitraum der Beschäftigung im vergangenen Jahr und die Höhe des beitragspflichtigen Arbeitsentgelts (Bruttoarbeitsentgelt) mit der ersten folgenden Lohn- und Gehaltsabrechnung, spätestens jedoch bis zum 15. April des Folgejahres bei der Krankenkasse des Arbeitnehmers zu melden.

Kinderfreibetrag

Durch den Kinderfreibetrag wird ein Teil des Lohns bzw. Einkommens der Eltern steuerfrei gestellt.

Kirchensteuer

Die Kirchensteuer besteuert die Zugehörigkeit zu einer Religionsgemeinschaft, die als kirchliche/religiöse Körperschaft des öffentlichen Rechts anerkannt ist. Steuerpflichtig sind alle Mitglieder einer Kirchensteuer erhebenden kirchlichen Körperschaft des öffentlichen Rechts, und zwar in dem Kirchengebiet (ihrer Konfession), in dem sie wohnen. Bemessungsgrundlage für die Kirchensteuer ist grundsätzlich die Jahreseinkommensteuer (bzw. Lohnsteuer). Im Falle des Austritts aus der Kirche endet die Kirchensteuerpflicht.

Krankenbezüge

Erkrankt ein Arbeitnehmer, so ist sein Entgelt vom Arbeitgeber für sechs Wochen weiterzuzahlen. Durch Tarifvertrag, Betriebsvereinbarung oder Einzelarbeitsvertrag können auch längere Entgeltfortzahlungszeiträume vereinbart werden. Der im Krankheitsfall fortgezahlte Arbeitslohn ist ganz normal steuer- und beitragspflichtig. Besteht die Krankheit nach Beendigung des Entgeltfortzahlungszeitraums weiter, erhält der Arbeitnehmer Krankengeld oder Krankentagegeld von seiner gesetzlichen Krankenkasse bzw. seiner privaten Krankenversicherung. Das Krankengeld der gesetzlichen Krankenversicherung ist sozialversicherungspflichtig; die Zahlungen (egal ob privat oder gesetzlich krankenversichert) sind jedoch steuerfrei.

Lohnkonto

Der Arbeitgeber hat für jeden Arbeitnehmer und jedes Kalenderjahr ein eigenes Lohnkonto zu führen, wobei es hier keine Formvorschrift gibt. Im Lohnkonto müssen Name, Anschrift, Geburtsdatum, die persönliche (Steuer-)Identifikationsnummer des Arbeitnehmers, Steuerklasse, Religionszugehörigkeit, Zahl der Kinderfreibeträge und der amtliche Gemeindeschlüssel (AGS) sowie ggf. vorhandene Freibeträge eingetragen werden. Im laufenden Jahr werden dann die Zeiten der

Beschäftigung bzw. Nichtbeschäftigung und das Arbeitsentgelt (Bruttoarbeitsentgelt) sowie sonstige Zuwendungen des Arbeitgebers, Steuerabzüge und Beiträge zur Sozialversicherung vermerkt.

Lohnsteuer

Die Lohnsteuer ist eine Erhebungsform der Einkommensteuer. Sie bezeichnet die Steuer, die ein Arbeitnehmer auf seinen Arbeitslohn (Einkünfte aus nicht selbstständiger Arbeit) zahlt. Der Arbeitgeber ist gesetzlich verpflichtet, sie vom Lohn oder Gehalt seiner Arbeitnehmer einzubehalten und an das örtliche bzw. zuständige Finanzamt abzuführen. In Deutschland werden die Arbeitnehmer in sechs Lohnsteuerklassen (siehe Steuerklassen) eingeteilt.

Lohnsteuerbescheinigung (elektronisch)

Am Ende des Kalenderjahres oder bei Beendigung eines Dienstverhältnisses hat der Arbeitgeber das Lohnkonto des Arbeitnehmers abzuschließen und aufgrund der entsprechenden Eintragungen der Finanzverwaltung bis zum 28. Februar des Folgejahres nach amtlich vorgeschriebenem Datensatz eine elektronische Lohnsteuerbescheinigung auf elektronischem Weg zu übersenden bzw. in ausgedruckter Form dem Arbeitnehmer zukommen zu lassen.

Mehrfachbeschäftigung

Arbeitet ein Arbeitnehmer bei mehreren Arbeitgebern, so hat jeder Arbeitgeber ein Lohnkonto zu führen und eine elektronische Lohnsteuerbescheinigung auszustellen. Der Arbeitnehmer hat jedem seiner Arbeitgeber bei Eintritt in das Dienstverhältnis zum Zweck des Abrufs der Lohnsteuerabzugsmerkmale mitzuteilen, ob es sich um das erste oder ein weiteres Dienstverhältnis handelt. Beim ersten Dienstverhältnis gilt die Steuerklasse, die seinem steuerlichen Familienstand entspricht, bei jedem weiteren Dienstverhältnis wird die Steuerklasse VI angewendet. Für die Lohnsteuer werden alle Beschäftigungsverhältnisse, deren Besteuerung und Möglichkeiten der Pauschalierung der Steuer betrachtet. Für die Beiträge zur Sozialversicherung werden alle Entgelte zusammengerechnet. Bei mehreren geringfügig entlohnten Beschäftigungen bzw. bei Hauptbeschäftigungen und geringfügig entlohnten Beschäftigungen werden alle Arbeitsentgelte zusammengerechnet. Für die ermittelte Summe gelten dann die entsprechenden Regelungen und Grenzen (geringfügige Beschäftigung, Gleitzone, Teilzeit- oder Vollzeitbeschäftigung). Eine Ausnahme hiervon ist gegeben, wenn neben *einer* sozialversicherungspflichtigen Hauptbeschäftigung nur *ein* 450-Euro-Job ausgeübt wird. Dann werden beide Arbeitslöhne nicht zusammengerechnet, sondern einzeln betrachtet.

Midijob

Siehe Gleitzone.

Mindestlohn

Seit dem 1. Januar 2015 gilt für die in Deutschland tätigen Arbeitnehmerinnen und Arbeitnehmer ein gesetzlicher Mindestlohn, der alle zwei Jahre von der Mindestlohnkommission angepasst wird. Beim Start 2015 betrug er 8,50 € je Stunde brutto, 2019 liegt er bei 9,19 € je Stunde brutto. von 8,50 Euro pro Stunde. Hierzu zählen auch Minijobber, die im gewerblichen Bereich oder in Privathaushalten beschäftigt sind.

Von der Verpflichtung, den Mindestlohn zu zahlen, gibt es Ausnahmen. Für die nachfolgenden Personenkreise sind Arbeitgeber an die Zahlung des gesetzlichen Mindestlohns nicht gebunden:

- Minderjährige ohne abgeschlossene Berufsausbildung;
- ehrenamtlich tätige Personen
- Auszubildende
- Pflichtpraktikanten oder Absolventen eines freiwilligen Praktikums bis zu drei Monaten
- Langzeitarbeitslose in der Phase des Wiedereinstiegs während der ersten sechs Monate
- Heimarbeiterinnen oder Heimarbeiter nach dem Heimarbeitsgesetz

Nebentätigkeit für gemeinnützige Organisationen

Siehe Ehrenämter.

Nettolohn

Sind die Lohn- und Kirchensteuer, der Solidaritätszuschlag sowie die Beiträge zur gesetzlichen Kranken-, Pflege-, Arbeitslosen- und Rentenversicherung abgezogen, spricht man vom Nettolohn – das ist der tatsächlich ausgezahlte Lohn.

Pauschalsteuer bei geringfügig Beschäftigten/Minijobs

Wird ein Arbeitnehmer nicht nach seinen individuellen Lohnsteuermerkmalen besteuert, dann muss der Arbeitgeber eine Pauschalsteuer (für Lohnsteuer, Solidaritätszuschlag und ggf. Kirchensteuer) in Höhe von 2 % des Arbeitsentgelts abführen.

Praktikanten

Praktikanten, die ein in einer Studien- oder Prüfungsordnung vorgeschriebenes Praktikum ableisten und geringfügig entlohnt werden, unterliegen als zur Berufsausbildung Beschäftigte grundsätzlich der Rentenversicherungspflicht – im Kern werden sie wie Auszubildende behandelt. Werden nicht vorgeschriebene Praktika von Studierenden geringfügig entlohnt ausgeübt, dann gelten die allgemeinen Regelungen für geringfügige Beschäftigung. Schüler im Schulpraktikum erhalten in der Regel keine Vergütung. Sie bleiben während dieser Zeit Schüler ihrer Schule und sind daher weder Arbeitnehmer noch Auszubildende und somit weder lohnsteuer- noch sozialversicherungspflichtig. (Zur steuer- und beitragsrechtlichen Behandlung von Praktikanten gibt es noch eine Reihe zu beachtender Sonderregelungen, die an dieser Stelle den Rahmen sprengen würden. Hier ist eine vertiefende Recherche notwendig.)

Provision

Provisionen stellen Arbeitslohn dar, wenn die ihnen zugrunde liegenden Leistungen im Rahmen des Dienstverhältnisses erfolgen. Der Arbeitgeber hat dementsprechend Lohnsteuer und Sozialversicherungsbeiträge einzubehalten und abzuführen.

Beispiele:

- *In einem Fitnessstudio erhält jeder Angestellte, der mit einem Kunden eine neue Mitgliedschaft abschließt, eine Provision in Höhe von 20,00 €. Am Ende des Monats wird diese Provision mit dem „normalen“ Arbeitslohn ausgezahlt und gilt somit steuerlich als laufender Arbeitslohn.*
- *Sollten Provisionen nur einmal jährlich ausgezahlt werden, dann wird diese Zahlung als sonstiger Bezug ebenfalls wie Arbeitslohn behandelt.*

Scheinselbstständigkeit

Siehe Freie Mitarbeit.

Schiedsrichter

Zahlungen und Aufwandsentschädigungen an Fußballschiedsrichter und ihre Linienrichter bzw. Assistenten gelten als sonstige Einkünfte, wenn sie vom Verband ausschließlich auf nationaler Ebene eingesetzt werden. Auch international tätige Schiedsrichter oder Assistenten erzielen dagegen aus ihrer gesamten Tätigkeit Einkünfte aus Gewerbebetrieb (Selbstständigkeit).

Selbstständigkeit

Siehe Freie Mitarbeit.

Solidaritätszuschlag

Der Solidaritätszuschlag (kurz: Soli) wird als Zuschlag zur Einkommen-, Kapitalertrag- und Körperschaftsteuer erhoben, wobei im beruflichen Bereich die Lohnsteuer zunächst die Bemessungsgrundlage ist. Abgabenpflichtig sind grundsätzlich alle Arbeitnehmer. Das Aufkommen aus dem Zuschlag steht allein dem Bund zu, nicht wie die Einkommensteuer Bund und Ländern gemeinsam. Der zurzeit bestehende unbefristete Solidaritätszuschlag wurde mit Wirkung vom Veranlagungszeitraum 1995 an eingeführt und wird sowohl in West- als auch in Ostdeutschland erhoben. Die Einnahmen dienen der Anpassung von Staat und Wirtschaft an die veränderten Bedingungen und Aufgaben nach der Herstellung der Deutschen Einheit. Seit Jahren wird eine politische Diskussion geführt, ob der Solidaritätszuschlag abgeschafft werden soll. Bemessung und Erhebung des Solidaritätszuschlags wird geregelt durch das Solidaritätszuschlaggesetz (SolZG) – momentan beträgt er 5,5 % der Lohnsteuer (Stand 2019). Die tatsächliche Höhe richtet sich jeweils nach Einkommen und Einkommens- sowie Kinderfreibeträgen, daher weicht er in der Realität rechnerisch häufig von den 5,5 % ab.

Sozialversicherung

Sozialversicherung ist der Sammelbegriff für die gesetzliche Kranken-, Pflege-, Renten-, Unfall- und Arbeitslosenversicherung.

Sozialversicherungsausweis

Jeder Arbeitnehmer bekommt von seinem Rentenversicherungsträger einen Sozialversicherungsausweis. Auf ihm stehen der Name und die Versicherungsnummer. Der Ausweis soll u. a. Schwarzarbeit und den Missbrauch von Sozialleistungen – beim Arbeitsamt und den Krankenkassen – verhindern. Der Ausweis wird automatisch nach erstmaliger Aufnahme einer Beschäftigung zugeschickt. Er ist bei Arbeitsbeginn dem Arbeitgeber vorzulegen.

Steuerprogression

In Deutschland gibt es nicht einen gleichbleibenden Steuersatz für die Einkommensteuer bzw. Lohnsteuer für alle, sondern dieser richtet sich nach der Höhe des Einkommens. Durch den sogenannten Grundfreibetrag wird bspw. ein Einkommen in Höhe von bis zu 9.168,00 € (Stand 2019) jährlich steuerfrei gestellt (Nullzone). An diese Nullzone schließt sich die Progressionszone an, in welcher der Steuersatz vom Eingangssteuersatz in Höhe von 14 % bis zum ersten Spitzensteuersatz in Höhe von 42 % (ab einem zu versteuernden Einkommen von 54.950,00 €) stetig ansteigt. Sehr hohe zu versteuernde Einkommen von über 250.730,00 € bei Ledigen werden mit dem zweiten Spitzensteuersatz in Höhe von 45 % besteuert (alle Angaben Stand 2019).

Steuerklassen

Für den Lohnsteuerabzug werden Arbeitnehmer in unterschiedliche Steuerklassen eingeordnet, da so familiäre Umstände (Ehe, Kinder) sowie verschiedene Frei- und Pauschbeträge in einfacher Art und Weise vom Arbeitgeber bei der Lohn- und Gehaltsabrechnung berücksichtigt werden können. Der Arbeitgeber ist an die im ELStAM-Abruf erkenntliche Steuerklasse gebunden – selbst wenn sie falsch sein sollte. Er müsste dann den Arbeitnehmer zur Änderung an das Finanzamt verweisen. Das Finanzamt ist auch für Änderungen zuständig, die sich aus steuerlich relevanten Veränderungen (Heirat, Scheidung, Tod des Ehegatten, Geburt von Kindern usw.) sowie bei einer gewünschten Änderung der Steuerklassenkombination bei verheirateten Ehegatten ergeben.

Vereinfachte Übersicht über die Lohnsteuerklassen (LSt.-Kl.)	
LSt.-Kl. I	◆ ledige oder geschiedene Arbeitnehmer ◆ dauernd getrennt lebende Ehegatten ◆ verwitwete Ehegatten (wenn das Jahr des Todes des Ehepartners und ein Jahr danach verstrichen sind)
LSt.-Kl. II	Diese Steuerklasse gilt für die unter LSt.-Kl. I genannten Arbeitnehmer, wenn ihnen der Entlastungsbetrag für Alleinerziehende (alleinstehender Arbeitnehmer mit Kind im gemeinsamen Haushalt) zusteht, der in die LSt.-Kl. II eingearbeitet ist.
LSt.-Kl. III	◆ verheiratete, nicht dauernd getrennt lebende Arbeitnehmer, wenn für den Ehegatten keine Lohnsteuerabzugsbescheinigung oder nur eine mit der Steuerklasse V (bzw. ELStAM-Abruf) ausgeschrieben wurde ◆ verwitwete Arbeitnehmer, wenn beide zum Zeitpunkt des Todes nicht dauernd getrennt und im Inland gelebt haben (Verwitwete erhalten also für das Jahr, in dem der Ehegatte stirbt und für das folgende Jahr noch die Steuerklasse III)
LSt.-Kl. IV	Diese Steuerklasse gilt für die unter Steuerklasse III aufgeführten Arbeitnehmer, wenn beide Ehegatten Arbeitslohn beziehen. Diese Ehegatten können wählen, ob sie beide die Steuerklasse IV (IV, IV) oder ob sie die Steuerklassenkombination III/V haben wollen.
LSt.-Kl. V	Diese Steuerklasse tritt für einen Ehegatten an die Stelle der ursprünglichen Steuerklasse IV, wenn der andere Ehegatte in die Steuerklasse III eingestuft wird.
LSt.-Kl. VI	Wenn ein Arbeitnehmer gleichzeitig in mehreren Dienstverhältnissen steht, hat er dem ersten Arbeitgeber (von dem er den höheren Lohn erhält) die Lohnsteuerabzugsbescheinigung mit den Angaben der Steuerklasse (bzw. ELStAM-Abruf) vorzulegen, die seinem steuerlichen Familienstand entspricht. Jedem weiteren Arbeitgeber hat er eine Lohnsteuerabzugsbescheinigung mit der Lohnsteuerklasse VI vorzulegen.

Übungsleiterpauschale
Siehe Ehrenämter.

Übungsleiter
Die für Sportvereine nebenberuflich tätigen (und bezahlten) Übungsleiter sind steuerlich Arbeitnehmer, wenn sie mehr als sechs Stunden wöchentlich tätig und in die Organisation des Arbeitgebers eingebunden sind. Sind sie bis zu sechs Stunden wöchentlich tätig, wird steuerlich in der Regel Selbstständigkeit (siehe auch Freie Mitarbeit) angenommen. Sowohl selbstständige als auch nicht selbstständige Übungsleiter erhalten den Steuerfreibetrag in Höhe von monatlich 200,00 € (jährlich 2.400,00 €). Dieser Freibetrag ist auch beitragsfrei in der Sozialversicherung. Alle darüber hinaus gehenden Arbeitsentgelte werden wieder steuerlich und in der Sozialversicherung berücksichtigt.

Unbefristete Arbeitsverhältnisse
Wird ein Arbeitnehmer unbefristet eingestellt, dann ist der Beginn seiner betrieblichen Tätigkeit vertraglich festgelegt, das Ende jedoch nicht. Hier gelten im Falle einer beabsichtigten Kündigung durch den Arbeitgeber die gesetzlichen Kündigungsfristen (siehe Kapitel 2.5.2 im vorliegenden Lernfeld), wobei ein wichtiger bzw. berechtigter Grund für die Kündigung vorliegen muss.

Teilzeitbeschäftigte
Grundsätzlich haben solche Arbeitnehmer einen Anspruch auf Teilzeitarbeit, deren Arbeitsverhältnis mehr als sechs Monate bestanden hat und deren Arbeitgeber in der Regel mehr als

15 Arbeitnehmer beschäftigt. Dabei werden alle Arbeitnehmerinnen und Arbeitnehmer (ohne Auszubildende) gezählt, die regelmäßig vom Arbeitgeber beschäftigt werden, unabhängig von der Höhe ihrer Arbeitszeit. Bei mitarbeitenden Gesellschaftern oder Geschäftsführern und freien Mitarbeitern kommt es darauf an, ob sie Arbeitnehmer im Sinne des Arbeitsrechts sind. Vorübergehend Beschäftigte werden mitgezählt, wenn sie einen regelmäßig beschäftigten Arbeitnehmer vertreten (keine Doppelzählung) (§ 8 Abs. 7 TzBfG – Gesetz über Teilzeitarbeit und befristete Arbeitsverträge). Die Arbeitnehmer müssen den Wunsch nach einer geringeren Arbeitszeit drei Monate vorher ankündigen.

Trainer (hauptberuflich)

Hauptberufliche Trainer einer Sportmannschaft sind im Regelfall Arbeitnehmer, da sie in die Organisation des Arbeitgebers (z. B. Verein) eingegliedert und weisungsgebunden sind.

Vereinsvorsitzender

Der bzw. die Vorsitzende eines Vereins ist kein/-e Arbeitnehmer/-in des Vereins (z. B. gemeinnütziger Sportverein), wenn er bzw. sie ehrenamtlich tätig ist und nur die Auslagen ersetzt bekommt. Erhält der bzw. die Vereinsvorsitzende jedoch eine monatliche feste Vergütung (auch wenn sie relativ gering ist – z. B. 250,00 €), so liegt hier ein regelmäßiges Arbeitsverhältnis vor. Dem/der Vereinsvorsitzenden steht die Ehrenamtspauschale in Höhe von 720,00 € jährlich zu, wenn dies in der Satzung ausdrücklich geregelt ist (mögliche Formulierung: Die Mitgliederversammlung kann eine jährliche pauschale Tätigkeitsvergütung für Vorstandsmitglieder beschließen.). Wird die Vorstandstätigkeit unentgeltlich ausgeübt, kann die Ehrenamtspauschale nicht in Anspruch genommen werden.

Vermögenswirksame Leistung (vL)

Die vermögenswirksame Leistung ist eine tarifvertraglich durch Betriebsvereinbarung oder per Arbeitsvertrag vereinbarte Geldleistung durch den Arbeitgeber in Deutschland. Die vermögenswirksame Leistung wird direkt vom Arbeitgeber auf das vom Arbeitnehmer benannte Anlagekonto (z. B. Bausparvertrag, Aktienfond) überwiesen. Je nach Vertrag muss bzw. kann der Arbeitnehmer selbst etwas hinzuzahlen. Diese Anlageform wird durch die Arbeitnehmersparzulage staatlich gefördert.

Vollzeitbeschäftigte/Vollzeitbeschäftigung

Als Vollzeitbeschäftigter gilt, wer die vollständige gesetzliche oder durch Tarifverträge bzw. Betriebsvereinbarungen festgelegte Arbeitszeit arbeitet. Hierbei werden für den Arbeitnehmer neben der Lohnsteuer der Solidaritätszuschlag und ggf. die Kirchensteuer fällig sowie die vollen Abgaben an Kranken-, Pflege-, Renten- und Arbeitslosenversicherung erhoben, die sich Arbeitgeber und Arbeitnehmer teilen. Darüber hinaus zahlt der Arbeitgeber den vollen Beitrag zur gesetzlichen Unfallversicherung an die zuständige Berufsgenossenschaft (im Sport- und Fitnessbereich die Verwaltungsberufsgenossenschaft – www.vbg.de).

(Zur Darstellung der Begriffe auf den vorhergehenden Seiten vgl. http://nw.vibss.de/finanzen/bezahlte-mitarbeit, Stand 23.09.2011, 7:36 Uhr, sowie Lexikon für das Lohnbüro, W. Schönfeld, J. Plenker, 53. Auflage, Verlagsgruppe Hüthig Jehle Rehm, Rechtsstand 2011, und aktuelle Daten der entsprechenden Ministerien. sowie J. Heidenreich: Sozialversicherungsrecht für Arbeitgeber, Jahrbuch 2019)

Weiterführende Informationen zum umfangreichen Themengebiet der **Besteuerung von Einkommen** erhält man auf den Internetseiten des Bundesministeriums für Finanzen (www.bundesfinanzministerium.de) und beim Bundeszentralamt für Steuern (www.steuerliches-infocenter.de). Das **Einkommensteuergesetz** ist unter www.gesetze-im-internet.de/estg abrufbar.

Lohnsteuer, **Kirchensteuer** und **Solidaritätszuschlag** lassen sich auf der Serviceseite des Bundesfinanzministeriums – www.bmf-steuerrechner.de – berechnen. Dort kann man auch unter Berücksichtigung von individuellen Merkmalen (Alter, Kinderzahl usw.) und für eine konkrete Einkommenshöhe bzw. die jeweiligen Einkommensbereiche eine Lohnsteuertabelle (z. B. für jeden Arbeitnehmer eines Betriebes) elektronisch erstellen.

Für die Berechnung aller Steuern, des Solidaritätszuschlags und der Beiträge zur gesetzlichen Sozialversicherung findet man im Internet eine Vielzahl von Lohn- und Gehaltsrechnern, die der ersten Orientierung dienen. Man sollte stets darauf achten, dass die Internetseiten, auf die man zugreift, zuverlässige Ergebnisse liefern.

Beispiele:
- *www.berlin.de/special/finanzen-und-recht/rechner/2636007-2645897-gehaltsrechner.html – bei diesem Rechner entfallen jedoch die Nachkommastellen*
- *www.stern.de/wirtschaft/job/gehaltsrechner-brutto-netto-wie-viel-gehalt-bleibt-ihnen-am-monatsende-543270.html – auf dieser Seite erfolgt eine sehr genaue Berechnung*

Für die ganz konkrete Berechnung unter Berücksichtigung aller gesetzlichen Regelungen muss man in der Regel auf kommerzielle Lohnbuchhaltungsprogramme zurückgreifen.

Regelungen zur **Teilzeit** finden sich auf den Internetseiten des Bundesministeriums für Arbeit und Soziales (www.bmas.de/DE/Themen/Arbeitsrecht/Teilzeit/teilzeit.html) sowie direkt im Gesetz über Teilzeitarbeit und befristete Arbeitsverträge, einsehbar unter www.gesetze-im-internet.de/tzbfg.

Informationen zu **Freiwilligendiensten** von Jugendlichen sind auf den Internetseiten des Bundesarbeitskreises FSJ ((http://www.pro-fsj.de) oder des Bundesministeriums für Familie, Senioren, Frauen und Jugend ((http://www.bmfsfj.de/BMFSFJ/freiwilliges-engagement.html) erhältlich.

Die Regelungen von **Beschäftigungsverhältnissen** und deren **Entgeltabrechnung** in **Sportvereinen** lassen sich auf den Seiten des Deutschen Olympischen Sportbunds (www.dosb.de) sowie auf den Seiten der Landessportbünde zum gesamten Themenkomplex Vereinsrecht unter www.vibss.de abrufen.

Für die **betriebliche Lohnabrechnung** sollte man auf die offiziellen Dokumente und Programme der zuständigen Finanzämter (z. B. http://www.elster.de/eportal/formulare-leistungen/alleformulare) zurückgreifen.

Musterarbeitsverträge für Sportvereine lassen sich auf den Seiten des Landessportbunds Nordrhein-Westfalen unter www.vibss.de/vereinsmanagement/downloads/ finden. (Alle Angaben entsprechen dem Stand von Juli 2018.)

2.4.2 Steuer- und sozialabgabenrechtliche Regelungen bei der Entgeltberechnung berücksichtigen

In diesem Teilkapitel werden die vorher genannten Regelungen fallorientiert angewendet, um so anhand von Beispielen die unterschiedlichen Varianten der Lohn- und Gehaltsabrechnung zu verdeutlichen. Da auch hier nicht alle Ausnahmeregelungen und Sonderfälle betrachtet werden können, ist die Übersicht auf die grundlegenden Arten reduziert worden. Weiterführende Informationen lassen sich unter den am Ende des vorherigen Teilkapitels angegebenen Quellen finden. Die Beispiele arbeiten mit den zur Drucklegung (Stand März 2019) gültigen Sozialversicherungsbeiträgen, Grenzwerten und Lohnsteuerregelungen. Hinweis: Im Vergleich zu Online-Gehaltsrechnern kann es zu sehr geringen Rundungsdifferenzen kommen.

Übersicht über die Steuersätze und monatlichen Beiträge zur Sozialversicherung bei nicht selbstständigen Arbeitnehmern und deren Arbeitgebern bei Vollzeitbeschäftigung			
Abgaben/Beiträge (Abkürzung)	**Arbeitgeber**	**Arbeitnehmer**	**Summe**
Lohnsteuer (LSt.)	–	richtet sich nach Lohnsteuerklasse, Anzahl der Kinder und Höhe des Arbeitsentgelts	
Solidaritätszuschlag (Soli)	–	5,5 % der Lohnsteuer	
Kirchensteuer (KSt.)		konfessionslos 0 %, ansonsten 8 %** bzw. 9 % der Lohnsteuer	
Gesetzliche Krankenversicherung (GKV)	7,3 % des Arbeitsentgelts + Hälfte von Individualanteil (hier bspw. 0,45 %); Krankenkassen können einen kassenindividuellen Zusatzbeitrag erheben (im Jahr 2019 lag dieser im Durchschnitt bei 0,9 %)	7,3 % + Hälfte Individualbeitrag (hier bspw. 0,45 %)	14,6 % zzgl. kassenindividueller Zusatzbeitrag (hier insgesamt 0,9 %)
Gesetzliche Arbeitslosenversicherung (GALV)	1,25 % des Arbeitsentgelts	1,25 % des Arbeitsentgelts	2,5 %
Gesetzliche Rentenversicherung (GRV)	9,30 % des Arbeitsentgelts	9,30 % des Arbeitsentgelts	18,6 %
Gesetzliche Pflegeversicherung* (GPV)	1,525 % des Arbeitsentgelts	1,525 % des Arbeitsentgelts (zzgl. 0,25 % für Kinderlose ab Vollendung des 23. Lebensjahrs = 1,775 %)	3,05 % (3,30 %)
Gesetzliche Unfallversicherung (GUV)	richtet sich nach Anzahl der Arbeitnehmer/-innen und Höhe der gezahlten Entgelte	–	

** In Sachsen ist aufgrund der Feiertagsregelung – dort wurde der Buß- und Bettag zur Finanzierung der Pflegeversicherung nicht abgeschafft – der Arbeitnehmeranteil bei der Pflegeversicherung höher als im übrigen Bundesgebiet: Von den 3,05 % Pflegebeitrag entfallen in Sachsen 2,025 % auf den Arbeitnehmer (plus 0,25 Prozentpunkte bei kinderlosen Beitragszahlern) und 1,025 % auf den Arbeitgeber.*
*** In den Bundesländern Bayern und Baden-Württemberg gilt ein Satz von 8 % in den übrigen Bundesländern von 9 % der Einkommensteuer.*

Fall 1

Der 25-jährige Arthur Baum ist als Sport- und Fitnesskaufmann in einem sehr großen Fitnessstudio (40 Mitarbeiter) in Düsseldorf angestellt. Sein monatlicher Arbeitslohn beträgt 1.800,00 € brutto. Arthur ist konfessionslos (keine Religionszugehörigkeit), nicht verheiratet und kinderlos. Demzufolge ist er in die Steuerklasse I eingestuft und muss als über 23 Jahre alter Kinderloser in die Pflegeversicherung den Zusatzbeitrag von 0,25 % zahlen.

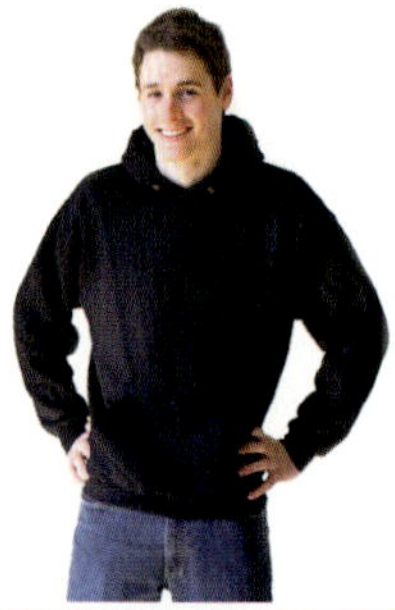

Abrechnungsbeispiel Arbeitslohn bei Vollzeitbeschäftigung			
Arbeitnehmer:			
Bruttolohn			1.800,00 €
Lohnsteuer (LSt.-Kl. I)		137,58 €	
Solidaritätszuschlag		7,56 €	
Kirchensteuer		0,00 €	
Sozialversicherung: ◆ Krankenversicherung ◆ Zusatzbeitrag GKV* ◆ Pflegeversicherung ◆ Rentenversicherung ◆ Arbeitslosenversicherung	 7,3 % 0,45 % 1,775 % 9,3 % 1,25 %	368,55 € ◆ 131,40 € ◆ 8,10 € ◆ 31,95 € ◆ 167,40 € ◆ 22,50 €	
Abzüge insgesamt		**361,35 €**	
Nettolohn			**1.293,51 €**

Arbeitgeber:			
Sozialversicherung: ◆ Krankenversicherung ◆ Pflegeversicherung ◆ Rentenversicherung ◆ Arbeitslosenversicherung	 7,3 % 1,525 % 9,3 % 1,25 %	356,85 € ◆ 131,40 € ◆ 27,45 € ◆ 167,40 € ◆ 22,50 €	
insgesamt		**347,85 €**	
Gesamtbelastung des Arbeitgebers		**2.147,85 €**	

**Seit 2015 kann jede Krankenkasse einen kassenindividuellen Zusatzbeitrag erheben – in den Beispielen wird von einem Zusatzbeitrag in Höhe von 0,9 % ausgegangen).*

Fall 2

Arthurs Chef ist Herr Sven Stahlhardt. Dieser verdient monatlich 5.000,00 €. Herr Stahlhardt ist 40 Jahre alt, verheiratet (hat mit seiner Frau jeweils die Lohnsteuerklasse IV ohne Faktorverfahren gewählt), hat zwei Kinder (daher zwei Kinderfreibeträge und keinen erhöhten Pflegeversicherungssatz) und gehört der evangelischen Kirche an. Hier greift nun die Beitragsbemessungsgrenze in der Kranken- und Pflegeversicherung, in der Renten- und in der Arbeitslosenversicherung ist sie jeweils nicht erreicht worden.

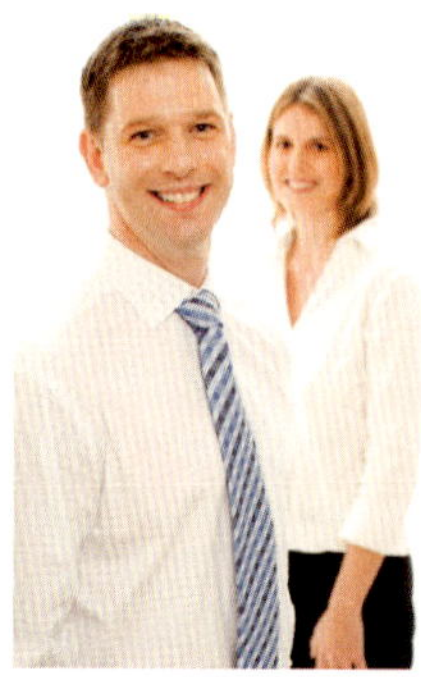

Abrechnungsbeispiel Arbeitslohn bei Vollzeitbeschäftigung mit Beitragsbemessungsgrenze			
Arbeitnehmer:			
Bruttolohn			5.000,00 €
Lohnsteuer (LSt.-Kl. IV)		1019,25 €	unter Berücksichtigung von zwei Kinderfreibeträgen
Solidaritätszuschlag		56,05 €	
Kirchensteuer (NRW)	9 %	91,73 €	
Sozialversicherung: ◆ Krankenversicherung ◆ Zusatzbeitrag ◆ Pflegeversicherung ◆ Rentenversicherung ◆ Arbeitslosenversicherung	 7,3 % 0,45 % 1,525 % 9,3 % 1,25 %	948,35 € ◆ 331,24 € ◆ 20,42 € ◆ 69,20 € ◆ 465,00 € ◆ 62,50 €	 BBG*: 4.537,50 € BBG: 4.537,50 € BBG: 4.537,50 € BBG von 6.700,00 € (West) in RV und AV nicht erreicht
Abzüge insgesamt		**948,35 €**	
Nettolohn			**2.884,62 €**

Arbeitgeber:			
Sozialversicherung: ◆ Krankenversicherung ◆ Pflegeversicherung ◆ Rentenversicherung ◆ Arbeitslosenversicherung	 7,3 % 1,525 % 9,3 % 1,25 %	948,35 € ◆ 331,24 € ◆ 69,20 € ◆ 465,00 € ◆ 62,50 €	 BBG: 4.537,50 € BBG: 4.537,50 €
insgesamt		**948,35 €**	
Gesamtbelastung des Arbeitgebers		**5.948,35 €**	

** Im Folgenden wird Beitragsbemessungsgrenze mit BBG abgekürzt.*

Fall 3

Der 24-jährige Auszubildende Hajo Hantelmann (konfessionslos) erhält eine monatliche Ausbildungsvergütung in Höhe von 320,00 €. Er ist ledig, hat keine Kinder, ist konfessionslos und in die Steuerklasse I eingestuft. Hier übersteigt die Ausbildungsvergütung die Grenze von 325,00 € nicht, was zur Folge hat, dass keine Arbeitnehmerbeiträge zur Sozialversicherung anfallen, diese hat der Arbeitgeber in voller Höhe zu übernehmen.

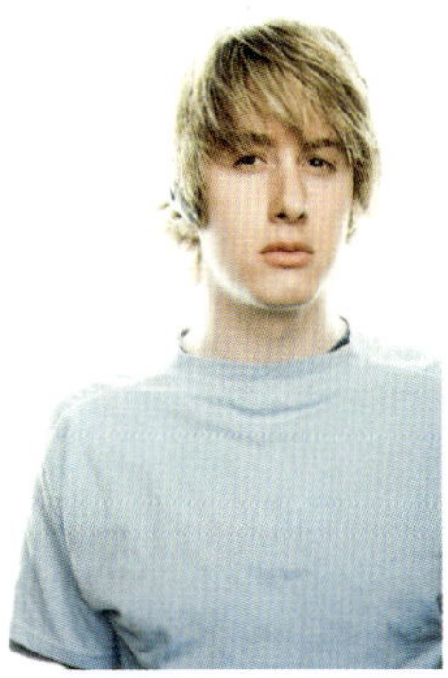

Abrechnungsbeispiel Ausbildungsvergütung unter 325,00 €			
Arbeitnehmer:			
Bruttolohn			320,00 €
Lohnsteuer (LSt.-Kl. I)		0,00 €	Bei diesem niedrigen Einkommen fällt noch keine Lohnsteuer an.

Solidaritätszuschlag		0,00 €	
Kirchensteuer		0,00 €	
Sozialversicherung		0,00 €	Unter 325,00 € mtl. fallen keine Arbeitnehmeranteile an.
Abzüge insgesamt		**0,00 €**	
Nettolohn			**320,00 €**

Arbeitgeber:			
Sozialversicherung: ◆ Krankenversicherung ◆ Pflegeversicherung ◆ Rentenversicherung ◆ Arbeitslosenversicherung	 7,3 % 1,775 % 9,3 % 1,25 %	127,68 € ◆ 46,72 € ◆ 5,68 € ◆ 59,52 € ◆ 8,00 €	In diesem Fall hat der Arbeitgeber die komplette Höhe der Sozialversicherungsbeiträge (inklusive dem durchschnittlichen Zusatzbeitrag zur GKV* in Höhe von 0,9 % für 2019) zu zahlen. Der Zusatzbeitrag in der Pflegeversicherung wird fällig, da Hajo über 23 Jahre alt ist.
insgesamt		**127,68 €**	
Gesamtbelastung des Arbeitgebers		**447,68 €**	

** Das Bundesgesundheitsministerium legt auf Empfehlung des GKV-Schätzerkreises (BVA, GKV-SV, BMG) den durchschnittlichen Zusatzbeitragssatz bis zum 01. November jeweils für das Folgejahr fest. Der durchschnittliche Zusatzbeitrag ist eine rein statistische Größe und bildet nicht den Durchschnitt aller kassenindividuellen Zusatzbeiträge (§ 242a SGB V) ab. Für das Jahr 2019 liegt der durchschnittliche Zusatzbeitragssatz bei 0,9 Prozent.*

Fall 4

Der 24-jährige Auszubildende Hajo Hantelmann erhält nach Ablauf seiner Probezeit eine „Gehaltserhöhung" wegen guter Leistungen in Höhe von 100,00 €. Seine monatliche Ausbildungsvergütung beträgt nun 400,00 €, er ist immer noch ledig, hat keine Kinder, ist konfessionslos und in die Steuerklasse I eingestuft. Jetzt übersteigt die Ausbildungsvergütung die Grenze von 325,00 €, was nun zur Folge hat, dass sich Arbeitnehmer und Arbeitgeber die Beiträge zur Sozialversicherung teilen. Da Hajo in der Berufsausbildung ist, greifen nicht die Regelungen für geringfügig Beschäftigte (450-Euro-Job).

Abrechnungsbeispiel Ausbildungsvergütung über 325,00 €			
Arbeitnehmer:			
Bruttolohn			400,00 €
Lohnsteuer (LSt.-Kl. I)		0,00 €	Bei diesem niedrigen Einkommen fällt noch keine Lohnsteuer an.
Solidaritätszuschlag		0,00 €	
Kirchensteuer		0,00 €	

Sozialversicherung: ◆ Krankenversicherung ◆ Zusatzbeitrag GKV ◆ Pflegeversicherung ◆ Rentenversicherung ◆ Arbeitslosenversicherung	 7,3 % 0,45 % 1,775 % 9,3 % 1,25 %	80,30 € ◆ 29,20 € ◆ 1,80 € ◆ 7,10 € ◆ 37,20 € ◆ 5,00 €	
Abzüge insgesamt		**80,30 €**	
Nettolohn			**319,70 €**

Arbeitgeber:					
Sozialversicherung: ◆ Krankenversicherung ◆ Pflegeversicherung ◆ Rentenversicherung ◆ Arbeitslosenversicherung	 7,3 % 1,775 % 9,3 % 1,25 %	79,30 € ◆ 29,20 € ◆ 0,00 € ◆ 37,20 € ◆ 5,00 €			
insgesamt		**79,30**			
Gesamtbelastung des Arbeitgebers		**479,30 €**			

zu Fall 4

Wie man hier sieht, bekommt Hajo trotz einer Erhöhung der Ausbildungsvergütung von 80,00 € auf 400 € 0,30 € weniger ausgezahlt als vorher bei 320 €.

Fall 5

Der gesetzlich krankenversicherte Rentner* (Vollrente wegen Alters) Willi Meyer arbeitet nebenher in einem sogenannten 450-Euro-Job als Hausmeister in einem großen Golf- und Wellnesshotel mit 60 Mitarbeitern. Er erhält 400,00 € monatlich. Sozialversicherungsrechtlich handelt es sich um eine geringfügige Beschäftigung (in diesem Fall keine haushaltsnahe Dienstleistung), für die der Arbeitgeber einen 15-prozentigen Arbeitgeberanteil zur Rentenversicherung, einen 13-prozentigen Anteil zur Krankenversicherung und 2 % Pauschalsteuer zu entrichten hat. Herr Meyer ist aufgrund seines Altersvollrentenbezugs versicherungsfrei in der Rentenversicherung, was bedeutet, dass nur der Arbeitgeber den Pauschalbeitrag abführen muss.

Abrechnungsbeispiel Minijob (450-Euro-Job)			
Arbeitnehmer:			
Monatslohn			400,00 €
Lohnsteuer		0,00 €	
Solidaritätszuschlag		0,00 €	
Kirchensteuer		0,00 €	
Sozialversicherung		0,00 €	
insgesamt		**0,00 €**	
Nettolohn			**400,00 €**

Arbeitgeber:				
Pauschalsteuer	2 %	8,00 €	(Lohnsteuer einschließlich Solidaritätszuschlag und Kirchensteuer)	Diese Pauschalsteuer würde entfallen, wenn ein Arbeitnehmer eine Besteuerung nach individuellen Lohnsteuermerkmalen nach ELStAM-Abruf wählen würde.
Krankenversicherung pauschal	13 %	52,00 €	*Bei einem privat versicherten Altersrentner würde dieser Pauschalbeitrag zur Krankenversicherung entfallen	
Rentenversicherung pauschal	15 %	60,00 €		
insgesamt		**120,00 €**		
Gesamtbelastung des Arbeitgebers		**520,00 €**		

Fall 6

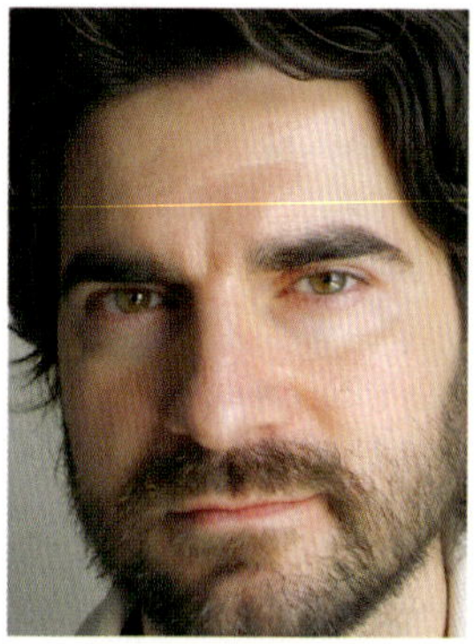

Der 45-jährige Thomas Müller verdient in seinem Hauptberuf 3.000,00 €. Nebenher ist er als Übungsleiter in der Fußballabteilung des kleinen Sportvereins Blau-Weiß Paderborn e. V. (mit 25 Mitarbeitern) tätig. Für diese Tätigkeit erhält er 650,00 € monatlich.

Nach § 3 Nr. 26 EStG sind davon 200,00 € monatlich steuer- und beitragsfrei (sogenannte Übungsleiterpausschale), was zur Folge hat, dass nur noch die verbleibenden 450,00 € zu betrachten sind. Da er nur einen 450-Euro-Job neben seiner Hauptbeschäftigung ausübt, werden beide getrennt betrachtet. Sein Verein hat als Arbeitgeber die TK als Krankenkasse für die Entgeltfortzahlungsversicherung im Krankheitsfall (betrifft Umlage U1) ausgewählt, der gewählte Erstattungssatz beträgt 70 %. Thomas Müller ist ebenfalls bei der TK versichert, was sich bei der Umlage U2 (Entgeltfortzahlungsversicherung bei Schwangerschaft und Mutterschaft) auswirkt. Die Umlage U2 (hier ist der Erstattungssatz immer 100 %) muss für alle Arbeitnehmer gezahlt werden, also auch für die Männer. Für den Arbeitslohn des Vereins ergibt sich daher folgende Abrechnung:

Abrechnungsbeispiel „Übungsleiterpauschale“ und Minijob (450-€-Job)			
Arbeitnehmer:			
Monatslohn gezahlt			650,00 €
steuer- und beitragsfreie Übungsleiterpauschale		200,00 €	
steuer- und beitragsrelevanter Monatslohn			450,00 €
Lohnsteuer		0,00 €	
Solidaritätszuschlag		0,00 €	
Kirchensteuer		0,00 €	

Abrechnungsbeispiel „Übungsleiterpauschale" und Minijob (450-€-Job)			
Arbeitnehmer:			
Sozialversicherung ◆ Krankenversicherung ◆ Zusatzbeitrag GKV ◆ Pflegeversicherung ◆ Rentenversicherung ◆ Arbeitslosenversicherung	 versicherungsfrei versicherungsfrei versicherungsfrei 3,6 % (18,6 % – 15 %) versicherungsfrei	 ◆ 0,00 € ◆ 0,00 € ◆ 0,00 € ◆ 16,20 € ◆ 0,00 €	Thomas Müller könnte sich von der Beitragspflicht zur Rentenversicherung befreien lassen, sodass hier keine Beiträge anfallen würden.
insgesamt		**16,20 €**	
Nettolohn		**433,80 € steuer- und beitragsrelevanter Lohn zzgl. 200,00 € steuer- und beitragsfreier Lohn = 633,80 € (ausgezahlt)**	

Arbeitgeber:			
Pauschalsteuer	2 %	9,00 €	(Lohnsteuer einschließlich Solidaritätszuschlag und Kirchensteuer) Hier könnte Thomas Müller auch nach seinen individuellen Lohnsteuermerkmalen abrechnen lassen.
Krankenversicherung pauschal	13 %	58,50 €	
Rentenversicherung pauschal	15 %	67,50 €	
Umlage U1 (bei der TK)	1,9 %	8,55 € (Erstattungssatz 70 %)	
Umlage U2 (bei der TK)	0,47 %	2,12 € (Erstattungssatz immer 100 %)	
Insolvenzgeldumlage für 2019	0,06 %	0,27 €	
insgesamt		**145,94 €**	
Gesamtbelastung des Arbeitgebers		**795,94 €**	

Hinweis: Darüber hinaus fallen noch Beiträge zur gesetzlichen Unfallversicherung (diese sind für die Gehaltsabrechnung nicht relevant) an, da Übungsleiter nach § 2 Abs. 1 Nr. 1 SGB VII kraft Gesetzes in der gesetzlichen Unfallversicherung versichert sind.

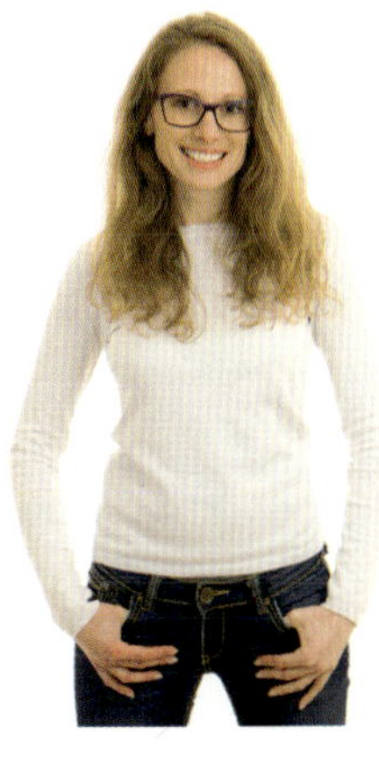

Fall 7

Die 30-jährige verheiratete, katholische und noch kinderlose Frau Hingst arbeitet seit dem 01.08.2019 als Bürokraft in der Geschäftsstelle des Sportvereins MTV Treubund in München (Bayern). Ihr monatlicher Arbeitslohn beträgt für ihre Teilzeittätigkeit 550,00 €. Der Lohnsteuerabzug erfolgt gemäß ELStAM nach Steuerklasse V (ihr Ehegatte wird nach Steuerklasse III versteuert).

Für die Berechnung der Sozialversicherungsbeiträge greifen die Regelungen der Gleitzone, sodass hier ein vermindertes Einkommen nach der Formel:

$$F \cdot 450 + \left(\left\{\frac{1300}{1300 - 450}\right\} - \left\{\frac{450}{1300 - 450}\right\} \cdot F\right) \cdot (AE - 450)$$

berechnet wird. Der Faktor für 2019 beträgt 0,7566.

Berechnung:
(0,7566 · 450) + (1,5294 – (0,5294 · 0,7566)) · (550 – 450) = 468,50 €
(Hinweis: 1300 : (1300 – 450) = 1,5294; 450 : (1300 – 450) = 0,5294)

Der Arbeitnehmeranteil an der Sozialversicherung bezieht sich auf diesen verminderten Wert, der Arbeitgeberanteil auf den gesamten Monatslohn in Höhe von 550,00 €. Man berechnet nun die gesamten Sozialversicherungsabgaben unter Berücksichtigung des verminderten Arbeitsentgelts (453,36 €) und zieht davon den Arbeitgeberanteil bezogen auf den Gesamtmonatslohn von 550,00 € ab. Daher ist hier der Zwischenschritt der Berechnung der Gesamtsozialabgaben notwendig.

Sozialversicherung	Gesamtprozentsatz	Verminderter Monatslohn	Gesamtabgabe
Krankenversicherung	15,5 % (14,6 % + 0,9 % Zusatzbeitrag)	453,36 €	70,27 €
Pflegeversicherung	3,030 %	453,36 €	14,96 €
Rentenversicherung	18,6 %	453,36 €	84,33 €
Arbeitslosenversicherung	3,30 %	453,36 €	11,33 €

In diesem Fall ist es für die Abrechnung einfacher, zunächst den Arbeitgeberbeitrag zu berechnen:

Abrechnungsbeispiel Midijob (Gleitzone zwischen 450,01 und 850,00 €)			
Arbeitgeber:			
Sozialversicherung: ◆ Krankenversicherung ◆ Pflegeversicherung ◆ Rentenversicherung ◆ Arbeitslosenversicherung	 7,3 % 1,525 % 9,3 % 1,525 %	106,29 € ◆ 40,15 € ◆ 6,88 € ◆ 51,15 € ◆ 8,39 €	Hier wird der volle Monatslohn in Höhe von 550,00 € berücksichtigt.
insgesamt		**109,04 €**	
Gesamtbelastung des Arbeitgebers (Lohn + Abgaben)		**659,04 €**	

Arbeitnehmer:			
Bruttolohn			550,00 €
Lohnsteuer LSt.-Kl. V		50,16 €	
Solidaritätszuschlag		0,00 €	
Kirchensteuer	8 %	4,01 €	
Sozialversicherung: ◆ Krankenversicherung ◆ Pflegeversicherung ◆ Rentenversicherung ◆ Arbeitslosenversi-cherung		71,85 € ◆ 27,65 € ◆ 6,57 € ◆ 33,18 € ◆ 6,57 €	
insgesamt		**126,03 €**	
Nettolohn			**423,97 €***

** Der Nettolohn aus diesem Beispiel erscheint im Vergleich zu Fall 5 relativ gering, hierbei muss aber auch die ungünstige Steuerklasse V von Frau Hingst berücksichtigt werden.*

Fall 8

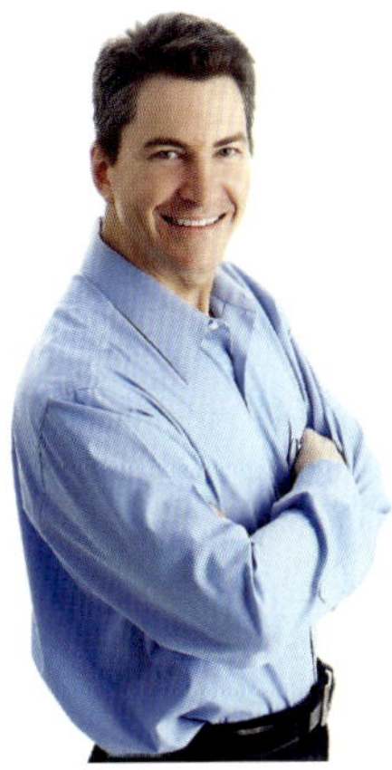

Klaus Käpfert ist Jugendtrainer beim FC Hansa Lüneburg. Für seine nebenberufliche Tätigkeit erhält er eine monatliche Aufwandsentschädigung in Höhe von 200,00 € – jährlich also 12 x 200,00 € = 2.400,00 € –, die steuer- und sozialversicherungsfrei ist (Übungsleiterpauschale). Aufgrund seines großen Engagements wird Herr Käpfert auf der nächsten Mitgliederversammlung zum neuen Vorsitzenden des Fußballvereins gewählt. Diese Mitgliederversammlung wurde gleich für eine Satzungsänderung genutzt, sodass jetzt alle Vorstandsmitglieder des Vereins eine Aufwandsentschädigung von monatlich 60,00 € (jährlich 720,00 €) erhalten (Ehrenamtspauschale).

In diesem Fall sind beide Aufwandsentschädigungen (für die Trainertätigkeit 2.400,00 € jährlich und für die Tätigkeit des Vereinsvorsitzenden 720,00 € jährlich) steuer- und sozialbabgabenfrei, da es sich um zwei unterschiedliche Tätigkeiten handelt.

Aufgaben

1. ***Erstellen Sie für Ihre eigene Ausbildungsvergütung eine komplette Abrechnung für Arbeitnehmer und Arbeitgeber. Da Sie im dritten Ausbildungsjahr höchstwahrscheinlich mehr als 325,00 € verdienen werden, können Sie sich an Fall 4 orientieren. Beachten Sie dabei, dass der erhöhte Pflegeversicherungssatz nur für Personen gilt, die das 23. Lebensjahr vollendet haben.***

2. Felix Glücklich ist 21 Jahre alt und hat gerade seine Abschlussprüfung als Sport- und Fitnesskaufmann bestanden. Er kann in seinem Ausbildungsbetrieb – dem Fitnessstudio „Maximal Fitness“ – weiterarbeiten. Er hat mit seinem Chef für den Anfang einen monatlichen Arbeitslohn in Höhe von 2.000,00 € brutto vereinbart. Felix ist ledig und hat keine Kinder. Er gehört keiner Konfession an und ist in die Lohnsteuerklasse I (Ledige) eingestuft.

a. Wie hoch ist das Nettogehalt von Felix?

b. Wie viel zahlt sein Chef (Arbeitgeber) insgesamt (zur Vereinfachung ohne Beiträge zur gesetzlichen Unfallversicherung/Berufsgenossenschaft) dafür, dass Felix für ihn arbeitet? (Sollten Sie weder eine Lohnsteuertabelle zur Hand haben noch das Internet nutzen können – www.bmf-steuerrechner.de –, dann berücksichtigen Sie eine Lohnsteuer in Höhe von 181,75 €.)

3. Einige Arbeitgeber zahlen zusätzlich zum Arbeitslohn auch noch vermögenswirksame Leistungen, die steuerlich und beitragsrechtlich wie Arbeitslohn behandelt werden. Erstellen Sie eine vollständige Abrechnung für die 28-jährige Silke Fährmann, die verheiratet ist und ein Kind hat. Sie hat mit ihrem Mann die Steuerklassen gesplittet, sodass sie die Steuerklasse V und ihr Mann die Steuerklasse III gewählt hat. Silke verdient in einer Teilzeittätigkeit monatlich 980,00 € brutto. Ihr Arbeitgeber gewährt ihr vermögenswirksame Leistungen in Höhe von 20,00 € monatlich. Silke ist Mitglied der evangelischen Kirche Bremen. Sollten Sie keinen Lohnsteuerrechner zur Hand haben, dann gehen Sie von einer Lohnsteuer in Höhe von 101,16 € sowie einem Solidaritätszuschlag in Höhe von 4,03 € aus. Die restlichen Werte können Sie mit Ihrem Wissen jetzt allein berechnen. Hinweis: Hier Kirchensteuersatz = 9 % der Lohnsteuer.

2.5 Vorgänge bei Pflichtverletzungen und der Beendigung von Arbeitsverhältnissen bearbeiten

Arbeitsverhältnisse können grundsätzlich durch Ablauf des Vertrages, durch eine gegenseitig einvernehmliche Aufhebung des Vertrages (Aufhebungsvertrag) oder durch eine einseitige Kündigung beendet werden.

2.5.1 Die Abmahnung als arbeitsrechtliches Mittel

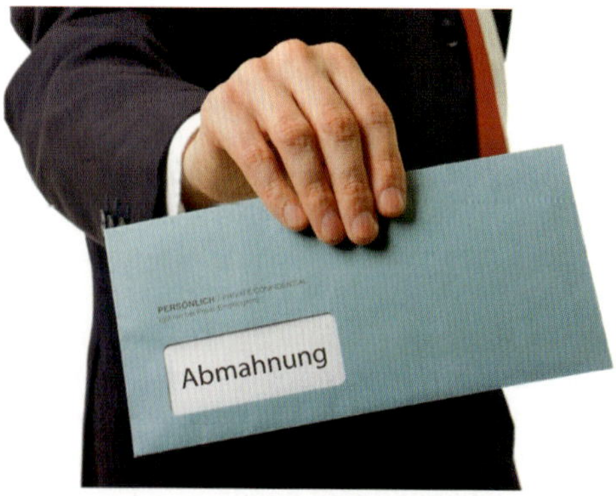

Bevor es zum schwerwiegenden Schritt einer verhaltensbedingten ordentlichen Kündigung (siehe S. 337) kommt, muss der Arbeitnehmer zunächst auf sein Fehlverhalten hingewiesen werden und die Chance erhalten, dieses zu ändern. Daher ist vor einer Kündigung grundsätzlich eine Abmahnung zu erteilen (Ausnahme ist die außerordentliche bzw. fristlose Kündigung aus wichtigem und besonders schwerwiegendem Grund – siehe auch S. 336).

Allgemein ist eine **Abmahnung** zunächst die Aufforderung der einen Vertragspartei (z. B. Arbeitgeber) an die andere (z. B. Arbeitnehmer), ein pflichtverletzendes Verhalten (z. B. Zuspätkommen) abzustellen. Sie ist also immer dann notwendig, wenn ein Fehlverhalten vorliegt. Die Beendigung des Arbeitsverhältnisses erfolgt dann erst im Wiederholungsfall, das heißt, wenn das Fehlverhalten nicht abgestellt wird.

Bei einer Abmahnung muss der Arbeitgeber bzw. eine zur Abmahnung berechtigte Person (z. B. der Vorgesetzte)

- den zu beanstandenden Sachverhalt ganz konkret (genaue Beschreibung des einzelnen Fehlverhaltens, Nennung des konkreten Fehlverhaltens unter Angabe von Ort, Datum und Uhrzeit) benennen (Rüge- bzw. Dokumentationsfunktion),
- darauf hinweisen, dass er das Fehlverhalten nicht duldet und zukünftig auch nicht mehr dulden wird (Hinweisfunktion) und
- ganz konkrete Maßnahmen (z. B. Kündigung) in eindeutigen Formulierungen androhen, wenn der Arbeitnehmer sich noch einmal fehlverhält (Warnfunktion).

Sollte sich ein Arbeitnehmer in mehrerer Hinsicht fehlverhalten haben, dann kann der Abmahnende dies in einer Abmahnung beanstanden, wobei dann jedoch alle Pflichtverletzungen zutreffend sein müssen. Ist dies nur in einem Fall nicht gegeben, ist die ganze Abmahnung unwirksam.

Die Abmahnung sollte aus Gründen der Nachweisbarkeit grundsätzlich schriftlich festgehalten und der Personalakte beigefügt werden.

Als Arbeitnehmer kann man unterschiedlich auf eine Abmahnung reagieren:

- Sollte sie objektiv gerechtfertigt sein und den oben genannten Anforderungen genügen, kann man sie zunächst akzeptieren und nichts unternehmen.
- Man kann bei einer gerechtfertigten Abmahnung aber auch eine schriftliche Gegendarstellung verfassen, in der die Umstände, die zur Pflichtverletzung geführt haben, erklärt bzw. relativiert werden. Auf ausdrückliches Verlangen muss diese Gegendarstellung dann in der Personalakte hinter die Abmahnung geheftet werden. Möglicherweise gelingt es dem Arbeitnehmer auf diese Art, das negative Bild zu korrigieren.
- Bei einer ungerechtfertigten Abmahnung kann man auch eine Gegendarstellung verfassen, bei der jedoch die Entfernung der Abmahnung aus der Personalakte gefordert wird.
- Darüber hinaus kann man einen bestehenden Betriebsrat auffordern, beim Arbeitgeber gegen die ungerechtfertigte Abmahnung vorzugehen (siehe § 85 BetrVG).
- Die Möglichkeit einer außergerichtlichen Aufforderung zur Entfernung der Abmahnung besteht ebenfalls (z. B. durch einen Rechtsanwalt).
- Als drastischstes Mittel kann man auch Klage vor dem Arbeitsgericht erheben und beantragen, den Arbeitgeber zur Entfernung der Abmahnung aus der Personalakte zu verurteilen.

Grundlegend ist bei allen Möglichkeiten zu beachten, wie schwerwiegend der Vorwurf ist und wie das Verhältnis zum Arbeitgeber sowie die eigene berufliche Perspektive eingeschätzt werden.

Der eher seltenere Fall ist eine Abmahnung des Arbeitnehmers an den Arbeitgeber. Dies kann bspw. sinnvoll sein, wenn ein Arbeitnehmer die Kündigung aus wiederholten Gründen der Pflichtverletzung des Arbeitgebers (z. B. keine Gehaltszahlung) erwägt und mit der Abmahnung dokumentiert, dass er nicht Schuld am Verlust des Arbeitsplatzes ist. So kann ggf. negativen Folgen beim Bezug vom Arbeitslosengeld bzw. anderen staatlichen Unterstützungen vorgebeugt werden.

2.5.2 Rechtliche Regelungen bei Kündigungen und Aufhebungsverträgen

Bei der Kündigung werden außerordentliche Kündigungen, ordentliche Kündigungen und Änderungskündigungen unterschieden.

Grundlegend gilt für jede Kündigungsart, dass sie eine **einseitige empfangsbedürftige Willenserklärung** darstellt. Sie soll ein bestehendes Arbeitsverhältnis – auch gegen den Willen der anderen Vertragspartei – zu einem bestimmten Zeitpunkt beenden. Daher ist die Kündigung weder annahmebedürftig, noch zustimmungsbedürftig, d. h., allein der Zugang der Kündigung lässt sie wirksam werden.
Die Kündigung muss schriftlich erfolgen und vom Kündigungsberechtigten selbst unterschrieben werden – ein Fax, eine E-Mail oder Ähnliches genügen der Schriftformerfordernis nicht, sie wäre dann unwirksam. Die Kündigung muss unmissverständlich sein und das Datum enthalten, zu dem das Arbeitsverhältnis endet. Eine Angabe der Gründe für die Kündigung ist nur bei fristlosen Kündigungen und der Kündigung von Auszubildenden vorgesehen, auf Verlangen jedoch immer anzuführen.
Die Kündigung wird erst mit ihrem Zugang rechtswirksam (§ 130 BGB). Eine Kündigung gilt als zugegangen, wenn der Empfänger unter normalen Verhältnissen von ihr Kenntnis nehmen kann (z. B. übliche Briefkastenleerung, Postfachleerung, Aushändigung des Kündigungsschreibens). Eine eventuelle Kündigungsfrist beginnt nicht vor Erklärung bzw. vor Zugang der Kündigung. Der Zeitpunkt, in dem die Kündigungserklärung erklärt wird bzw. zugeht, beginnt erst an dem Tag, der auf den Tag des Ausspruchs bzw. des Zugangs der Kündigung folgt (vgl. § 187 Abs. 1 BGB).

Die **Aufhebung einer Kündigung** bedarf der Zustimmung beider Vertragsparteien.

Bei der **außerordentlichen (fristlosen) Kündigung** muss ein sogenannter „wichtiger Grund" vorliegen, damit das Arbeitsverhältnis sofort und ohne Einhaltung einer Kündigungsfrist aufgelöst werden kann.

Bürgerliches Gesetzbuch (BGB)
§ 626 Fristlose Kündigung aus wichtigem Grund

(1) Das Dienstverhältnis kann von jedem Vertragsteil aus wichtigem Grund ohne Einhaltung einer Kündigungsfrist gekündigt werden, wenn Tatsachen vorliegen, aufgrund derer dem Kündigenden unter Berücksichtigung aller Umstände des Einzelfalles und unter Abwägung der Interessen beider Vertragsteile die Fortsetzung des Dienstverhältnisses bis zum Ablauf der Kündigungsfrist oder bis zu der vereinbarten Beendigung des Dienstverhältnisses nicht zugemutet werden kann.

(2) Die Kündigung kann nur innerhalb von zwei Wochen erfolgen. Die Frist beginnt mit dem Zeitpunkt, in dem der Kündigungsberechtigte von den für die Kündigung maßgebenden Tatsachen Kenntnis erlangt. Der Kündigende muss dem anderen Teil auf Verlangen den Kündigungsgrund unverzüglich schriftlich mitteilen.

Ein wichtiger Grund liegt vor, wenn das Vertrauensverhältnis zwischen den Vertragsparteien dauerhaft gestört ist. Dies ist bspw. bei einer beharrlichen Arbeitsverweigerung des Arbeitnehmers, körperlicher Gewalt, Diebstahl oder bewusster Nichtzahlung von Lohn oder Gehalt durch den Arbeitgeber gegeben. Der Kündigungsgrund muss bei einer außerordentlichen Kündigung so wichtig sein, dass eine Fortsetzung des Arbeits- bzw. Dienstverhältnisses bis zum Ende einer Kündigungsfrist für eine der beiden Vertragsparteien nicht mehr zumutbar ist. Ist das Vertrauensverhältnis so nachhaltig gestört (z. B. bei Diebstahl oder Tätlichkeiten), kann auch auf eine eigentlich notwendige vorherige Abmahnung verzichtet werden.

Die außerordentliche Kündigung ist automatisch wirksam, wenn die Kündigung innerhalb von zwei Wochen nach Bekanntwerden des Kündigungsgrundes in schriftlicher Form unter Angabe des Grundes erfolgt und der Arbeitnehmer nicht innerhalb von drei Wochen nach Zugang der Kündigung Klage beim Arbeitsgericht einreicht.

Außerordentliche Kündigungen können auch fristlos unter Zubilligung einer sozialen Auslauffrist ausgesprochen werden, d. h., die fristlose Kündigung wird ausgesprochen, aber das Gehalt wird noch eine bestimmte Zeit weitergezahlt. Zusätzlich zur fristlosen Kündigung wird heute immer häufiger wegen der Unsicherheit in der Arbeitsrechtsprechung gleichzeitig „hilfsweise“ auch eine ordentliche Kündigung ausgesprochen.

In Ausbildungsverhältnissen (nach der Probezeit) stellt eine Pflichtverletzung einer der Vertragsparteien (z. B. Schwänzen der Berufsschule durch den Auszubildenden oder Nichtzahlung der Ausbildungsvergütung durch den Arbeitgeber) nicht allein schon einen wichtigen Grund für eine außerordentliche (fristlose) Kündigung dar. Vielmehr kommt es hier darauf an, ob man diese Pflichtverletzung „abstellen“ kann (z. B. Wiederaufnahme des Berufsschulbesuchs oder Nachzahlung der Ausbildungsvergütung). Erfolgt eine Kündigung aus einem „abstellbaren“ Grund, ist sie unwirksam. Zunächst ist in diesen Fällen also erst einmal abzumahnen. Erst im Wiederholungsfall ist eine fristlose Kündigung gerechtfertigt. In der Realität wird es jedoch selten so sein, dass sich ein Auszubildender traut, seinen Ausbildenden bspw. wegen rückständiger Ausbildungsvergütungen abzumahnen. Aus diesem Grund sollten Auszubildende bei Problemen im Ausbildungsbetrieb die Ausbildungsberater der zuständigen Industrie- und Handelskammer einschalten.

Eine **ordentliche Kündigung** muss nicht wie bei der außerordentlichen Kündigung aus wichtigem Grund erfolgen, der Kündigungsgrund muss zunächst nicht einmal genannt werden, auf Verlangen ist er aber mitzuteilen (vgl. § 626 II BGB). Häufig sehen Tarifverträge oder Arbeitsverträge die Angabe des Grundes von vornherein vor. Bei Vorliegen eines Berufsausbildungsverhältnisses kann nach Ablauf der Probezeit nur schriftlich mit Angabe des Grundes gekündigt werden (vgl. § 15 III BBiG).

Bei der genaueren Betrachtung von ordentlichen Kündigungen muss man arbeitsrechtlich zwischen Kleinbetrieben und Betrieben über dem gesetzlichen Schwellenwert unterscheiden.

Kleinbetriebe liegen vor, wenn weniger als zehn Arbeitnehmer (bzw. fünf Arbeitnehmer, wenn diese bereits vor 2004 in dem Betrieb beschäftigt waren) beschäftigt werden. Dabei werden Vollzeitkräfte mit dem Faktor 1, Teilzeitkräfte bis 20 Wochenstunden mit dem Faktor 0,5 und

Teilzeitkräfte bis 30 Wochenstunden mit dem Faktor 0,75 gewichtet, Auszubildende zählen nicht mit. Die Arbeitnehmer von Kleinbetrieben werden vom Gesetzgeber nicht so geschützt wie die anderen Arbeitnehmer. In Kleinbetrieben kann ein Arbeitsverhältnis grundsätzlich von beiden Seiten unter Beachtung der Kündigungsfristen jederzeit wirksam gekündigt werden. Jedoch sind auch hier einige Grenzen zu beachten, damit die Arbeitnehmer einen gewissen Mindestschutz erhalten:

- **Verbot treuwidriger Kündigung**: Die Kündigung darf nicht auf willkürlichen oder sachfremden Motiven beruhen. Beispielsweise kann das bei Kündigungen, die einen Arbeitnehmer wegen Geschlecht, Abstammung, ethnischer Herkunft oder Religion diskriminieren oder aber bei Kündigungen, die in ehrverletzender Form oder zur Unzeit vorgenommen werden, der Fall sein.
- **Verstoß gegen die guten Sitten**: Die Kündigung darf nicht sittenwidrig sein. Beispielsweise sind verwerfliche Motive wie Rachsucht oder aber eine Kündigung wegen einer durch den Arbeitgeber selbst herbeigeführter Krankheit sittenwidrig.
- **„Mindestmaß an sozialer Rücksichtnahme“**: Die betriebsbedingte Kündigung erfordert nach Ansicht des Bundesarbeitsgerichts (Urteil vom 21. Februar 2001, Aktenzeichen 2 AZR 15/ 00) ein Mindestmaß an sozialer Rücksichtnahme. Eine Kündigung eines erheb- lich schutzwürdigeren Arbeitnehmers vor der eines weniger schutzwürdigeren Arbeitnehmers ist ohne ein berechtigtes (betriebliches, persönliches oder sonstiges) Interesse nicht zulässig. Allerdings kommt bei der Abwägung dieser Gründe der unternehmerischen Freiheit gegenüber der sozialen Rücksichtnahme ein erhebliches Gewicht zu. Praktisch bleibt damit die betriebsbedingte Kündigung auch schutzwürdigerer Arbeitnehmer zulässig, solange der Arbeitgeber spezielle, sachbezogene Gründe für die Auswahl gerade dieses Arbeitnehmers anführen kann. Beispielsweise ist die Kündigung eines 50-jährigen Familienvaters, der schon über 20 Jahre im Unternehmen arbeitet, vor der Kündigung eines 30-jährigen Ledigen ohne ein berechtigtes Interesse nicht zulässig.

vgl. Handelskammer Hamburg: Kündigung in Kleinbetrieben. In: https://www.hk24.de/produktmarken/beratung-service/recht_und_steuern/wirtschaftsrecht/arbeitsrecht/Kuendigung/kuendigung-kleinbetriebe/1167522 [19.03.2019].

Die ordentliche Kündigung ist in Kleinbetrieben wirksam, wenn sie den genannten formalen und juristischen Anforderungen entspricht und der Arbeitnehmer nicht innerhalb von drei Wochen nach Zugang der Kündigung Klage beim Arbeitsgericht einreicht.

Die Regelungen für außerordentliche (fristlose) Kündigungen gelten auch in Kleinbetrieben. Einen gesetzlichen Abfindungsanspruch hat der Arbeitnehmer im Kleinbetrieb nicht. Vertragliche oder tarifliche Abfindungsansprüche können jedoch auch im Kleinbetrieb bestehen.

Für Mitarbeiter von Betrieben, die den gesetzlichen Schwellenwert von mehr als zehn Arbeitnehmern (bzw. fünf Arbeitnehmern, wenn diese bereits vor 2004 in dem Betrieb beschäftigt waren) überschreiten und der Arbeitnehmer länger als sechs Monate im Betrieb beschäftigt ist, gilt ein gesonderter Kündigungsschutz, da hier nur ordentliche Kündigungen wirksam sind, die **„sozial gerechtfertigt“** sind.

Das bedeutet, dass der Arbeitgeber bei einer Kündigung bzw. in einem Kündigungsschutzprozess beim Arbeitsgericht nachweisen muss, dass die Kündigungsgründe in der Person oder dem Verhalten des Arbeitnehmers liegen oder dessen Kündigung betrieblich erforderlich ist (**betriebsbedingte Kündigung**). Nur dann ist sie, wie im Kündigungsschutzgesetz (KSchG) verlangt, „sozial gerechtfertigt“. Darüber hinaus muss die Weiterbeschäftigung für den Arbeitgeber unzumutbar sein.

Personenbedingte Kündigung

Der Arbeitgeber muss beweisen können, dass dem Arbeitnehmer aus Gründen gekündigt wurde, die in seiner Person liegen, d.h., dass die „Person Arbeitnehmer" nicht mehr in der Lage ist, den Vertrag ordnungsgemäß zu erfüllen (§ 1 II KSchG). Mögliche Gründe können z.B. sein: mangelnde Eignung, mangelnde Ausbildung, lang andauernde Krankheit, häufige kurzfristige Erkrankungen und Alkohol- oder Drogensucht. Bei einer krankheitsbedingten Kündigung muss der Arbeitgeber in der Regel erhebliche Fehlzeiten für dieselbe Krankheit sowie eine negative Zukunftsprognose nachweisen.

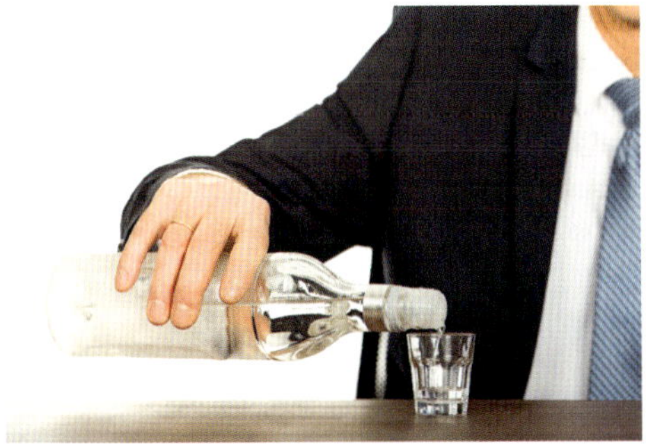

Verhaltensbedingte Kündigung

Durch das Verhalten des Arbeitnehmers wird eine Fortsetzung des Arbeitsverhältnisses unmöglich gemacht. Mögliche Gründe können z.B. sein: Verstöße und Verletzungen der vertraglichen Pflichten, wie wiederholte Unpünktlichkeit, Disziplinlosigkeit, Alkoholmissbrauch während der Arbeitszeit, Beleidigungen, ausländerfeindliche Parolen, Unterschlagungen, andere Straftaten, Schlechtarbeit, Verletzungen der Gehorsams- und/oder Verschwiegenheitspflicht. Bei Kündigungen aufgrund schlechter Leistungen oder bei Verstößen aus dem Vertrauensbereich ist die Kündigung nur gerechtfertigt, wenn der Arbeitnehmer wiederholt Pflichten aus dem Arbeitsvertrag verletzt hat und vor der letzten Pflichtverletzung abgemahnt worden ist.

Betriebsbedingte Kündigung

Betriebsbedingt sind Kündigungen, die ihre Ursache im Betrieb bzw. Unternehmen haben, z.B. Auftragsrückgang, Absatzschwierigkeiten, Materialmangel, Rationalisierungsmaßnahmen, Outsourcing, Verlagerung der Produktion, Stilllegung des Betriebes, Betriebsabspaltungen. Die Gerichte prüfen hier, ob die Unternehmensentscheidungen offenbar unsachlich, unvernünftig oder willkürlich sind oder ob sie eine Kündigung rechtfertigen. Kommen für die betriebsbedingte Kündigung mehrere vergleichbare Arbeitnehmer in Betracht, so sind folgende Aspekte zu berücksichtigen:

- die Dauer der Betriebszugehörigkeit,
- das Lebensalter und
- Unterhaltspflichten (§ 1 KSchG).

Bei betriebsbedingten Kündigungen kann in ganz besonderen Fällen ein Abfindungsanspruch bestehen – Näheres regelt das Kündigungsschutzgesetz im § 1a. Darüber hinaus können Abfindungen natürlich tarif- oder arbeitsvertraglich vereinbart werden.

Auch bei ordentlichen Kündigungen gilt, dass die Kündigung wirksam ist, wenn der Arbeitnehmer nicht innerhalb von drei Wochen nach Zugang der Kündigung Klage beim Arbeitsgericht einlegt.

Dem **Betriebsrat** kommt bei jeder Art von Kündigung eine wichtige Rolle zu. Bevor eine außerordentliche oder auch ordentliche Kündigung ausgesprochen wird, muss der Betriebsrat (wenn vorhanden) gehört werden, wobei ihm der Arbeitgeber die Gründe für die Kündigung mitzuteilen hat. Geschieht dies nicht, ist die Kündigung unwirksam.

Aufgabe

Lesen Sie den unten stehenden § 102 des Betriebsverfassungsgesetzes gründlich durch und bearbeiten Sie ihn im Hinblick auf folgende Fragestellungen:

a. Innerhalb welcher Frist muss der Betriebsrat dem Arbeitgeber Bedenken gegen eine außerordentliche Kündigung mitteilen?

b. Innerhalb welcher Frist muss der Betriebsrat seine Bedenken gegen eine ordentliche Kündigung mitteilen?

c. Was passiert, wenn sich der Betriebsrat nicht innerhalb dieser Fristen äußert?

d. In welchen Fällen kann der Betriebsrat einer ordentlichen Kündigung widersprechen?

e. Was passiert, wenn der Betriebsrat einer ordentlichen Kündigung frist- und ordnungsgemäß widersprochen hat und der Arbeitnehmer auch nach dem Kündigungsschutzgesetz Klage auf Feststellung erhoben hat, dass das Arbeitsverhältnis durch die Kündigung nicht aufgelöst ist?

f. Gibt es eine Möglichkeit, dass der Betriebsrat jeder Kündigung zustimmen muss, damit sie wirksam wird?

Betriebsverfassungsgesetz (BetrVG)
§ 102 Mitbestimmung bei Kündigungen

(1) Der Betriebsrat ist vor jeder Kündigung zu hören. Der Arbeitgeber hat ihm die Gründe für die Kündigung mitzuteilen. Eine ohne Anhörung des Betriebsrats ausgesprochene Kündigung ist unwirksam.

(2) Hat der Betriebsrat gegen eine ordentliche Kündigung Bedenken, so hat er diese unter Angabe der Gründe dem Arbeitgeber spätestens innerhalb einer Woche schriftlich mitzuteilen. Äußert er sich innerhalb dieser Frist nicht, gilt seine Zustimmung zur Kündigung als erteilt. Hat der Betriebsrat gegen eine außerordentliche Kündigung Bedenken, so hat er diese unter Angabe der Gründe dem Arbeitgeber unverzüglich, spätestens jedoch innerhalb von drei Tagen, schriftlich mitzuteilen. Der Betriebsrat soll, soweit dies erforderlich erscheint, vor seiner Stellungnahme den betroffenen Arbeitnehmer hören. § 99 Abs. 1 Satz 3 gilt entsprechend.

(3) Der Betriebsrat kann innerhalb der Frist des Absatzes 2 Satz 1 der ordentlichen Kündigung widersprechen, wenn
1. der Arbeitgeber bei der Auswahl des zu kündigenden Arbeitnehmers soziale Gesichtspunkte nicht oder nicht ausreichend berücksichtigt hat,
2. die Kündigung gegen eine Richtlinie nach § 95 verstößt,
3. der zu kündigende Arbeitnehmer an einem anderen Arbeitsplatz im selben Betrieb oder in einem anderen Betrieb des Unternehmens weiterbeschäftigt werden kann,
4. die Weiterbeschäftigung des Arbeitnehmers nach zumutbaren Umschulungs- oder Fortbildungsmaßnahmen möglich ist oder
5. eine Weiterbeschäftigung des Arbeitnehmers unter geänderten Vertragsbedingungen möglich ist und der Arbeitnehmer sein Einverständnis hiermit erklärt hat.

(4) Kündigt der Arbeitgeber, obwohl der Betriebsrat nach Absatz 3 der Kündigung widersprochen hat, so hat er dem Arbeitnehmer mit der Kündigung eine Abschrift der Stellungnahme des Betriebsrats zuzuleiten.

(5) Hat der Betriebsrat einer ordentlichen Kündigung frist- und ordnungsgemäß widersprochen, und hat der Arbeitnehmer nach dem Kündigungsschutzgesetz Klage auf Feststellung erhoben, dass das Arbeitsverhältnis durch die Kündigung nicht aufgelöst ist, so muss der Arbeitgeber auf Verlangen des Arbeitnehmers diesen nach Ablauf der Kündigungsfrist bis zum rechtskräftigen Abschluss des Rechtsstreits bei unveränderten Arbeitsbedingungen weiterbeschäftigen. Auf Antrag des Arbeitgebers kann das Gericht ihn durch einstweilige Verfügung von der Verpflichtung zur Weiterbeschäftigung nach Satz 1 entbinden, wenn
1. die Klage des Arbeitnehmers keine hinreichende Aussicht auf Erfolg bietet oder mutwillig erscheint oder
2. die Weiterbeschäftigung des Arbeitnehmers zu einer unzumutbaren wirtschaftlichen Belastung des Arbeitgebers führen würde oder
3. der Widerspruch des Betriebsrats offensichtlich unbegründet war.

(6) Arbeitgeber und Betriebsrat können vereinbaren, dass Kündigungen der Zustimmung des Betriebsrats bedürfen und dass bei Meinungsverschiedenheiten über die Berechtigung der Nichterteilung der Zustimmung die Einigungsstelle entscheidet.

(7) Die Vorschriften über die Beteiligung des Betriebsrats nach dem Kündigungsschutzgesetz bleiben unberührt.

Es gilt zunächst die gesetzlich allgemein festgelegte **Kündigungsfrist** von vier Wochen zum 15. eines Monats bzw. zum Monatsende. Während der Probezeit greift jedoch eine verkürzte zweiwöchige Kündigungsfrist. Langjährige Arbeitnehmer werden vom Gesetzgeber besonders geschützt, indem sich die Kündigungsfrist mit zunehmender Betriebszugehörigkeit verlängert.

Übersicht über allgemeine und besondere gesetzliche Kündigungsfristen nach § 622 BGB, die sowohl in Kleinbetrieben als auch in Betrieben über dem Schwellenwert gelten	
Allgemeine Kündigungsfrist: vier Wochen zum 15. oder zum Ende eines Kalendermonats	
Kündigungsfrist während der Probezeit: verkürzte zweiwöchige Kündigungsfrist	
besondere Kündigungsfristen: Für eine Kündigung durch den Arbeitgeber beträgt die Kündigungsfrist, wenn das Arbeitsverhältnis in dem Betrieb oder Unternehmen [...]*	
2 Jahre bestanden hat	**1 Monat** zum Ende eines Kalendermonats
5 Jahre bestanden hat	**2 Monate** zum Ende eines Kalendermonats
8 Jahre bestanden hat	**3 Monate** zum Ende eines Kalendermonats
10 Jahre bestanden hat	**4 Monate** zum Ende eines Kalendermonats
12 Jahre bestanden hat	**5 Monate** zum Ende eines Kalendermonats
15 Jahre bestanden hat	**6 Monate** zum Ende eines Kalendermonats
20 Jahre bestanden hat	**7 Monate** zum Ende eines Kalendermonats

** Bei der Berechnung der Beschäftigungsdauer werden alle Zeiten des Bestehens eines Arbeitsverhältnisses in einem Betrieb hinzugerechnet. Nach Urteil des Europäischen Gerichtshofs (EuGH) vom 18.01.2010 werden nun ebenfalls ausdrücklich Zeiten berücksichtigt, die vor der Vollendung des 25. Lebensjahrs des Arbeitnehmers liegen (ansonsten wäre dies eine Diskriminierung wegen des Alters), auch wenn momentan der Wortlaut des § 622 BGB dem noch entgegensteht. Hier ist europäisches Recht dem nationalen Recht übergeordnet und somit eine Änderung des genannten Paragrafen unumgänglich.*
In Tarifverträgen können längere oder kürzere Kündigungsfristen verbindlich vereinbart werden.
In einem Einzelarbeitsvertrag können die gesetzlichen oder nur längere Kündigungsfristen vereinbart werden.
Für die Kündigung des Arbeitsverhältnisses durch den Arbeitnehmer darf keine längere Frist vereinbart werden als für die Kündigung durch den Arbeitgeber.

Neben den verlängerten Kündigungsfristen für langjährige Mitarbeiter gilt für bestimmte Personengruppen in allen Betrieben ein **besonderer Kündigungsschutz/Sonderkündigungsschutz,** der in unterschiedlichen Arbeitsgesetzen verankert ist. Zu diesen besonders geschützten Personengruppen gehören Schwerbehinderte, werdende Mütter und Mütter unmittelbar nach der Geburt, Eltern in der Elternzeit, Auszubildende nach der Probezeit sowie Betriebsratsmitglieder und Mitglieder der Jugend- und Auszubildendenvertretung (JAV).

Laut § 5 des Mutterschutzgesetzes (MuSchG) sollen werdende Mütter die Schwangerschaft und den mutmaßlichen Termin der Entbindung dem Arbeitgeber mitteilen, sobald dies bekannt ist (**Mitteilungspflicht**). Die Kündigung gegenüber einer Frau während der Schwangerschaft und bis zum Ablauf von vier Monaten nach der Entbindung ist unzulässig, wenn dem Arbeitgeber zur Zeit der Kündigung die Schwangerschaft oder Entbindung bekannt war oder innerhalb von zwei Wochen nach Zugang der Kündigung mitgeteilt wird (§ 9 MuSchG).

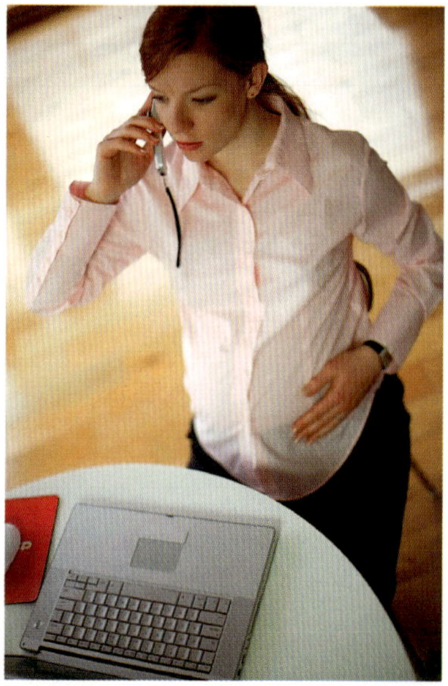

Nach Ablauf der Mutterschutzfrist (8 Wochen bzw. 12 Wochen bei Früh- und Mehrlingsgeburten) können Eltern eine **Elternzeit** beanspruchen, wenn sie mit dem Kind in einem Haushalt wohnen und dieses betreuen und erziehen. Der Anspruch auf Elternzeit besteht bis zur Vollendung des dritten Lebensjahres eines Kindes, wobei die Elternzeit auch anteilig, von jedem Elternteil allein oder von beiden Elternteilen gemeinsam genommen werden kann. Der Arbeitnehmer oder die Arbeitnehmerin darf während der Elternzeit nicht mehr als 30 Wochenstunden erwerbstätig sein (§ 15 Gesetz zum Elterngeld und zur Elternzeit – BEEG). Der Arbeitgeber darf das Arbeitsverhältnis ab dem Zeitpunkt, von dem an Elternzeit verlangt worden ist, höchstens jedoch acht Wochen vor Beginn der Elternzeit, nicht kündigen. In besonderen Fällen kann ausnahmsweise eine Kündigung für zulässig erklärt werden. Die Zulässigkeitserklärung erfolgt durch die für den Arbeitsschutz zuständige oberste Landesbehörde oder die von ihr bestimmte Stelle (§ 18 BEEG). Andererseits kann der Arbeitnehmer oder die Arbeitnehmerin das Arbeitsverhältnis zum Ende der Elternzeit nur unter Einhaltung einer Kündigungsfrist von drei Monaten kündigen (§ 19 BEEG).

Damit die **Mitglieder des Betriebsrates** oder der **Jugend- und Auszubildendenvertretung** in ihrer Tätigkeit unabhängig agieren können, besteht für sie nach § 15 des Kündigungsschutzgesetzes (KSchG) der besondere Schutz, dass sie während ihrer Amtszeit und bis ein Jahr nach deren Ablauf nicht ordentlich gekündigt werden dürfen.

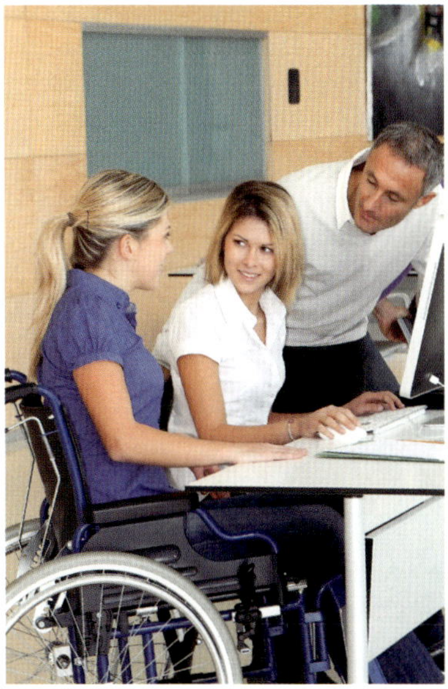

Arbeitgeber sind verpflichtet, bei der Besetzung freier Stellen zu prüfen, ob diese insbesondere mit bei der Agentur für Arbeit gemeldeten schwerbehinderten oder ihnen gleichgestellten Menschen besetzt werden können (§ 81 SGB IX). Gleichzeitig regelt das SGB IX, dass die Arbeit der Behinderung angepasst wird. Dazu gehört u. a., dass schwerbehinderte Menschen einen Anspruch auf eine Beschäftigung haben, bei der sie ihre Fähigkeiten und Kenntnisse möglichst voll verwerten können, sowie die Ausstattung ihres Arbeitsplatzes mit den erforderlichen technischen Arbeitshilfen. Alle privaten und öffentlichen Arbeitgeber mit mindestens 20 Arbeitsplätzen sind verpflichtet, wenigstens 5 % davon mit schwerbehinderten Menschen zu besetzen (§ 71 SGB IX). Für jeden nicht mit einem schwerbehinderten Menschen besetzten Pflichtarbeitsplatz ist eine Ausgleichsabgabe zu zahlen, deren Höhe sich nach der Zahl der besetzten Pflichtarbeitsplätze richtet. Die Ausgleichsabgabe soll die Arbeitgeber zur vermehrten Einstellung schwerbehinderter Menschen veranlassen.
Aus den Mitteln der Ausgleichsabgabe werden die Leistungen der Integrationsämter und der Agenturen für Arbeit für die Beschäftigung schwerbehinderter Menschen finanziert. Auch bei der **Kündigung von schwerbehinderten Menschen** (Grad der Behinderung von wenigstens 50 %) gelten daher besondere Vorschriften. Jeder Auflösung oder Änderung des Arbeitsverhältnisses muss vorher das Integrationsamt zustimmen. Erst wenn die Zustimmung des Integrationsamtes vorliegt, kann der Arbeitgeber die Kündigung wirksam erklären. Die ohne vorherige Zustimmung des Integrationsamtes ausgesprochene Kündigung ist unwirksam. Sie kann auch nicht nachträglich durch das Integrationsamt genehmigt werden (weitere Informationen unter www.integrationsamt.de).

Für **Auszubildende** gilt nach der Probezeit ein besonderer Kündigungsschutz, da ordentliche Kündigungen während der Berufsausbildung nicht mehr erlaubt sind. Sollte einem Auszubildenden dennoch gekündigt werden und er ist damit nicht einverstanden, dann wäre dies eine Streitigkeit aus einem Berufsausbildungsverhältnis. Vor Inanspruchnahme des Arbeitsgerichtes wäre der bei der zuständigen Industrie- und Handelskammer eingerichtete Schlichtungsausschuss einzuschalten. Die Möglichkeit einer Schlichtungsverhandlung wird zwar im Regelfall von Auszubildenden in Anspruch genommen, aber sie steht auch den Ausbildenden offen.
Auszubildende können nach der Probezeit neben einer gerechtfertigten außerordentlichen (fristlosen) Kündigung (z. B. Tätlichkeiten des Ausbilders) nur dann mit einer vierwöchigen Kündigungsfrist kündigen, wenn sie die Berufsausbildung aufgeben oder sich für eine andere Berufstätigkeit ausbilden lassen wollen.
Möchte der Auszubildende bspw. nicht die Berufsausbildung, sondern nur den Ausbildungsbetrieb wechseln, dann muss er mit dem Ausbildenden sprechen und den Ausbildungsvertrag in gegen-

seitigem Einvernehmen auflösen (siehe auch Aufhebungsauftrag auf S. 345). Dabei sind keine Kündigungsfristen zu beachten, die Auflösung des Vertrages kann sofort oder zu einem späteren Termin erfolgen. Eine Kündigung wäre hier unwirksam.
Kündigt ein Auszubildender mit einer Kündigungsfrist oder auch fristlos und der Ausbildende ist mit dieser Kündigung nicht einverstanden, wäre dies ein Fall für den Schlichtungsausschuss der IHK.
Sollte ein Auszubildender sein Ausbildungsverhältnis wegen Abbruch oder Wechsel der Berufsausbildung regulär kündigen, aber nach einiger Zeit merken, dass die ursprüngliche Ausbildung doch die richtige war, dann kann er die ursprüngliche Ausbildung wieder aufnehmen (sofern er wieder einen Ausbildungsbetrieb findet). Seitens der zuständigen Industrie- und Handelskammern gibt es hier keine Sperrfristen oder Wiederaufnahmeverbote.

Bei allen aufgeführten besonders geschützten Gruppen kann eine Kündigung nur erfolgen, wenn

- ein besonderer Grund vorliegt und die zuständige Behörde zugestimmt hat (nur bei Schwerbehinderten und Eltern in Elternzeit),
- eine außerordentliche Kündigung notwendig ist, weil ein wichtiger, nicht abzustellender Grund vorliegt, der das Vertrauensverhältnis so dauerhaft erschüttert, dass eine Weiterführung des Arbeits- oder Ausbildungsverhältnisses unzumutbar ist (z. B. Diebstahl, Tätlichkeit gegenüber Ausbilder bzw. Arbeitgeber),
- der Betrieb aufgegeben wird – dann erfolgt eine außerordentliche betriebsbedingte Kündigung.

Eine Sonderform der Kündigung ist die **Änderungskündigung**. Hierbei kündigt der Arbeitgeber das Arbeitsverhältnis und bietet dem Arbeitnehmer im Zusammenhang mit der Kündigung die Fortsetzung des Arbeitsverhältnisses zu geänderten Arbeitsbedingungen an. Der Arbeitnehmer kann ablehnen, dann greifen die Regelungen der ordentlichen Kündigung. Er kann zustimmen, dann gelten die neuen vertraglichen Regelungen (z. B. andere Aufgabengebiete und geänderter – meist niedrigerer – Arbeitslohn). Der Arbeitnehmer kann dieses Angebot jedoch auch nach § 2 KSchG unter dem Vorbehalt annehmen, dass die Rechtmäßigkeit der Änderungskündigung dahingehend arbeitsgerichtlich überprüft wird, ob sie sozial gerechtfertigt (Änderungskündigung wirksam) oder ungerechtfertigt (Änderungskündigung unwirksam) ist. Diesen Vorbehalt muss der Arbeitnehmer dem Arbeitgeber innerhalb der Kündigungsfrist, spätestens jedoch innerhalb von drei Wochen nach Zugang der Kündigung erklären.

Weiterführende Informationen zur außerordentlichen, ordentlichen und Änderungskündigung findet man in den bereits angesprochenen Gesetzen auf der Serviceseite des Bundesministeriums der Justiz (http://www.gesetze-im-internet.de):

- Bürgerliches Gesetzbuch (BGB)
- Mutterschutzgesetz (MuSchG)
- Kündigungsschutzgesetz (KSchG)
- Betriebsverfassungsgesetz (BetrVG)
- Gesetz zum Elterngeld und zur Elternzeit (BEEG)
- Sozialgesetzbuch (SGB) Neuntes Buch (IX) – Rehabilitation und Teilhabe behinderter Menschen

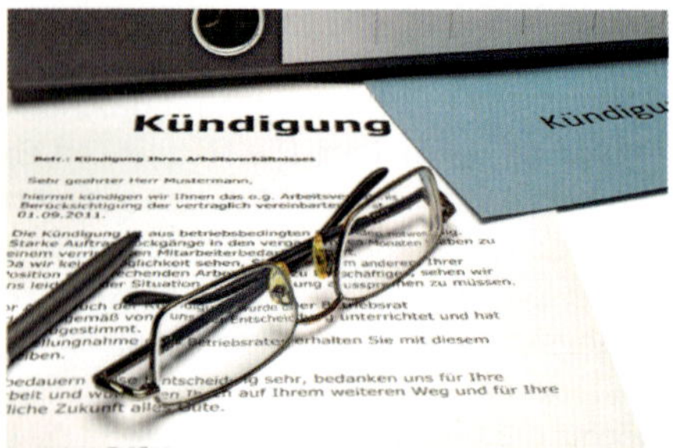

Statt durch eine Kündigung können Arbeitgeber und Arbeitnehmer das Arbeitsverhältnis auch durch einen **Aufhebungsvertrag** zu einem beliebigen Zeitpunkt – also ohne Einhaltung von Kündigungsfristen – beenden. Der Aufhebungsvertrag ist schriftlich abzuschließen. Wird die Schriftform nicht eingehalten, ist der Aufhebungsvertrag unwirksam, das Arbeitsverhältnis besteht fort. Die Anhörung des Betriebsrats (wenn vorhanden) oder Einholung der Zustimmung des Integrationsamtes für Schwerbehinderte bzw. des Ministeriums für Arbeit, Familie, Prävention, Soziales und Sport für Schwangere ist erforderlich. Für den Arbeitgeber bestehen vor Abschluss eines Aufhebungsvertrages Aufklärungs- und Belehrungspflichten hinsichtlich der rechtlichen Folgen. So muss er insbesondere über den Verlust von Versorgungsanwartschaften oder über nachteilige sozialversicherungsrechtliche Folgen informieren, wenn der Arbeitnehmer auf entsprechende Informationen vertrauen durfte und der Arbeitgeber erkennt, dass der Arbeitnehmer über Folgen und Tragweite seiner Handlung erkennbar im Unklaren ist. Die Parteien können, müssen sich aber nicht über die Zahlung einer Abfindung einigen. Der Aufhebungsvertrag ist von Vorteil, wenn der Arbeitnehmer bspw. sehr schnell die Arbeitsstelle wechseln möchte. Zu beachten ist jedoch im anderen Fall, dass bei einem Aufhebungsvertrag für den Arbeitnehmer die Gefahr einer Sperre für den Bezug des Arbeitslosengeldes besteht. Die Sozialgerichte haben in mehreren Urteilen eine solche Sperre aber abgelehnt, wenn der Aufhebungsvertrag einer betriebsbedingten Kündigung zuvorgekommen ist.

(vgl. IHK Lüneburg-Wolfsburg, http://www.ihk-lueneburg.de/recht_und_fair_play/arbeit_und_personal/kuendigung/320288/kuendigung_in_kleinbetrieben.html, und IHK Saarland, http://www.ihksaarland.de/ihk-saarland/Integrale?SID=90D68B25313DF054AD5D72701EA21FE3&MODULE=Frontend.Media&ACTION=ViewMediaObject&Media.PK=1626&Media.Object.ObjectType=full, [07.08.201])

Aufgaben

1. ***Wie lang sind die gesetzlichen Kündigungsfristen für***
   a. ***einen 50-jährigen Arbeitnehmer, der seit 22 Jahren im Betrieb ist?***
   b. ***eine 31-jährige Arbeitnehmerin, die seit elf Jahren im Betrieb ist?***

2. ***Frau Kremer, 46 Jahre alt, alleinerziehende Mutter von zwei Kindern, ist seit acht Jahren bei der Düttbrink GmbH – einem großen Hersteller von Nahrungsmitteln für den Sportbereich mit mehr als 50 Mitarbeitern – als Sachbearbeiterin in der Einkaufsabteilung beschäftigt. Am 22. September erhält sie folgendes Schreiben ihres Arbeitgebers:***

> Sehr geehrte Frau Kremer,
>
> leider müssen wir Ihr Arbeitsverhältnis zum 31. Dezember dieses Jahres beenden.
>
> Die Entscheidung ist uns nicht leicht gefallen, doch der anhaltende Umsatzrückgang der letzten beiden Jahre zwingt uns, eine der vier Sachbearbeiterstellen in der Einkaufsabteilung aufzulösen.
>
> Der Betriebsrat ist am 22. September informiert worden.
>
> Für Ihren weiteren beruflichen Werdegang wünschen wir Ihnen alles Gute.

Frau Kremer ist bestürzt: Als Mutter von zwei Kindern hat sie hohe monatliche Belastungen, die einige andere Mitarbeiter, welche Jahre nach ihr in das Unternehmen gekommen sind, nicht tragen müssen. Dabei denkt sie vor allem an Frau Lampe, die erst seit Juni des Vorjahres bei der Düttbrink GmbH arbeitet und im Büro des Lagers tätig ist. Frau Lampe ist 16 Jahre jünger

als Frau Kremer und hat keine Kinder. Frau Kremer hat Frau Lampe schon einmal im Urlaub vertreten und wäre bereit, auch ihren Arbeitsplatz zu übernehmen.

Von Frau Schramm erfährt Frau Kremer am Telefon, dass der Betriebsrat der Kündigung mit der Begründung widersprochen hat, dass bei der Auswahl der zu kündigenden Arbeitnehmerin soziale Gründe nicht ausreichend berücksichtigt worden seien. Darüber hinaus besteht nicht die Möglichkeit, auf einen anderen Arbeitsplatz versetzt zu werden, auch nicht nach einer Umschulung, da hier keine Stellen vakant sind bzw. zum Teil aus o. g. Gründen abgebaut werden. Die Beschäftigung soll auch nicht nach geänderten Vertragsbedingungen fortgeführt werden, da das Unternehmen Personal abbauen möchte.

Mit der Begründung, ihre Kündigung verstoße gegen das Kündigungsschutzgesetz, erhebt Frau Kremer am 20. Oktober Klage beim Arbeitsgericht.

Beantworten Sie folgende Fragen:

a. Ist ein Kündigungsschreiben in dieser Form rechtlich wirksam?
b. Handelt es sich um eine ordentliche oder um eine außerordentliche Kündigung? Begründen Sie Ihre Antwort.
c. Hat die Düttbrink GmbH die gesetzliche Kündigungsfrist eingehalten?
d. Welche rechtliche Konsequenz zieht der Widerspruch des Betriebsrates in diesem Fall nach sich?
e. Ist die Kündigung sozial gerechtfertigt im Sinne des § 1 Kündigungsschutzgesetz?
f. Erhebt Frau Kremer rechtzeitig Klage beim Arbeitsgericht? Prüfen Sie die damit verbundenen rechtlichen Konsequenzen.

2.5.3 Verfahren der Arbeitsgerichtsbarkeit

Der schriftliche Arbeitsvertrag (geregelt im Nachweisgesetz – NachwG) begründet das Arbeitsverhältnis mit den daraus resultierenden Pflichten für Arbeitgeber und Arbeitnehmer. Damit der Arbeitnehmer im Arbeitsverhältnis vor Ausbeutung und gesundheitlichen Gefahren geschützt ist, wurden verschiedene soziale Schutzgesetze erlassen, die z. B. Arbeitszeit, Pausen, Entgeltfortzahlung im Krankheitsfall, Kündigungsmodalitäten und Mutterschutz regeln. Die Überwachung und Einhaltung des Arbeitsschutzes erfolgt durch die Berufsgenossenschaften und Gewerbeaufsichtsämter. Für **arbeitsrechtliche Streitigkeiten** sind die **Arbeitsgerichte** zuständig.

Zu den arbeitsrechtlichen Streitthemen gehören u. a.:

- bürgerliche Rechtsstreitigkeiten zwischen den Tarifvertragsparteien über die Anwendung und Durchführung von Tarifverträgen
- bürgerliche Rechtsstreitigkeiten zwischen Arbeitnehmern und Arbeitgebern in Bezug auf das Arbeitsverhältnis – insbesondere:
  - aus dem Arbeitsverhältnis
  - über das Bestehen oder Nichtbestehen eines Arbeitsverhältnisses
  - aus Verhandlungen über die Eingehung eines Arbeitsverhältnisses und aus dessen Nachwirkungen
  - aus unerlaubten Handlungen, soweit diese mit dem Arbeitsverhältnis im Zusammenhang stehen
  - über Arbeitspapiere
- bürgerliche Rechtsstreitigkeiten zwischen Arbeitnehmern aus gemeinsamer Arbeit
- Rechtsstreitigkeiten zwischen den Trägern des freiwilligen sozialen oder ökologischen Jahres oder den Einsatzstellen und Freiwilligen nach dem Gesetz zur Förderung von Jugendfreiwilligendiensten

- bürgerliche Rechtsstreitigkeiten zwischen dem Bund oder den Einsatzstellen des Bundesfreiwilligendienstes oder deren Trägern und Freiwilligen nach dem Bundesfreiwilligendienstgesetz

Klageberechtigt sind bei Kündigungsstreitigkeiten alle Arbeitnehmer, auch Auszubildende (hier ist jedoch nach Möglichkeit erst der Schlichtungsausschuss der Industrie- und Handelskammer einzuschalten). Die Klage wird durch Einreichung einer Klageschrift durch den Kläger bzw. dessen Rechtsanwalt erhoben. Sie kann jedoch auch bei der Rechtsantragsstelle beim Arbeitsgericht zu Protokoll gegeben werden.

Der Klageweg kann beim Arbeitsgericht erst dann beschritten werden, wenn bei einem außergerichtlichen Vorverfahren mündlich versucht worden ist, den Streit beizulegen (**Güteverhandlung**).

Misslingt eine Einigung in der Güteverhandlung, findet das eigentliche Gerichtsverfahren statt, an dessen Ende das **Urteil** bzw. bei Angelegenheiten der Betriebsverfassung und der Mitbestimmung ein **Beschluss** steht.

Sind der Kläger oder der Beklagte mit diesem Urteil nicht einverstanden, so kann der **Instanzenweg** beschritten werden, d. h., der Fall wird vor dem nächsthöheren Gericht erneut verhandelt. Eine Berufung ist möglich, wenn sie entweder vom Arbeitsgericht zugelassen wird oder der Streitwert höher als 600,00 € ist. Die Revision muss entweder durch das Landesarbeitsgericht oder durch das Bundesarbeitsgericht zugelassen werden.

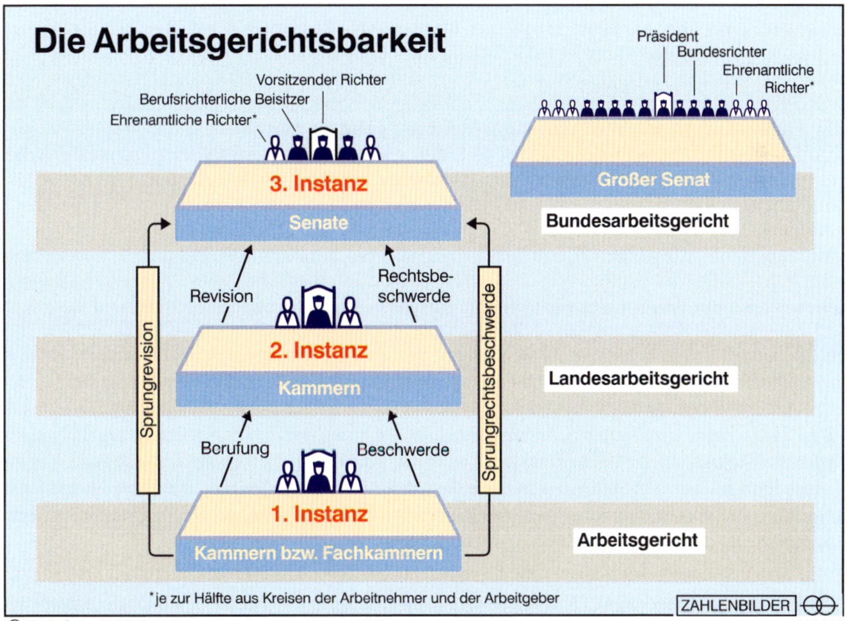

© Erich Schmidt Verlag 129 160

Weitere Informationen zur Arbeitsgerichtsbarkeit findet man auf den Internetseiten des Bundesarbeitsgerichts (http://www.bundesarbeitsgericht.de/allgemeines/allgemeines.html) und im Arbeitsgerichtsgesetz (http://www.gesetze-im-internet.de/arbgg).

2.5.4 Tätigkeiten und Pflichten bei der Beendigung von Arbeitsverhältnissen

Wenn das Arbeitsverhältnis beendet wird, dann sind noch eine Reihe abschließender Tätigkeiten durch den Arbeitgeber durchzuführen.

Hinweispflicht auf die aktive Beteiligung an der Arbeitsplatzsuche

Spätestens zum Zeitpunkt der Kündigung durch den Arbeitgeber, bei Eigenkündigung durch den Arbeitnehmer oder bei Unterzeichnung eines Aufhebungsvertrages hat der Arbeitgeber die Pflicht, den scheidenden Arbeitnehmer darauf hinzuweisen, dass er sich aktiv an der Suche nach einem neuen Arbeitsplatz beteiligen und sich sofort bei der Agentur für Arbeit melden muss.

Der Arbeitnehmer muss sich unverzüglich bei Bekanntwerden des Beendigungszeitpunkts seines Arbeitsverhältnisses bei der Arbeitsagentur melden, also direkt nach Erhalt der Kündigung, auch wenn dann ggf. erst eine Kündigungsfrist anfängt zu laufen. Bei befristeten Arbeitsverhältnissen muss sich der Arbeitnehmer drei Monate vor Beendigung des Arbeitsverhältnisses bei der Arbeitsagentur melden, worauf ihn ebenfalls der Arbeitgeber hinweisen muss. Meldet sich der Arbeitnehmer in beiden Fällen erst später arbeitsuchend, droht ihm eine Sperre des Arbeitslosengeldes.

Der Arbeitnehmer soll vom (Noch-)Arbeitgeber für die Meldung der bevorstehenden Arbeitslosigkeit bei der Arbeitsagentur freigestellt werden und sogar die Möglichkeit erhalten, an Qualifizierungsmaßnahmen teilzunehmen.

Auszubildende sind bei Beendigung der Ausbildung auch verpflichtet, sich Arbeit suchend zu melden, worauf ebenfalls der (Noch-)Arbeitgeber hinweisen muss. Diese Meldepflicht besteht allerdings nicht, wenn der Auszubildende nahtlos von einem Ausbildungsverhältnis in ein anderes übergeht oder ein Arbeitsverhältnis beginnt. Nahtlos ist der Übergang dann, wenn das neue Ausbildungs- oder Arbeitsverhältnis am spätestmöglichen Tag der Arbeitslosmeldung rechtswirksam vereinbart wurde.

Vergisst ein Arbeitgeber diese Hinweise an die Arbeitnehmer bzw. Auszubildenden, dann stellt dies ein Unterlassen der Verpflichtung dar, über die unverzügliche Meldepflicht bei der Agentur für Arbeit zu informieren. Dies kann dann sogar zu Schadensersatzforderungen* der ehemaligen Arbeitnehmer gegen ihren ehemaligen Arbeitgeber führen (bspw. wenn das Arbeitslosengeld aufgrund der verspäteten Meldung gekürzt wurde).

Um die Meldepflicht zu erfüllen, kann sich der Arbeitnehmer entweder persönlich Arbeit suchend melden oder eine Anzeige zur Fristwahrung in Anspruch nehmen. Die Anzeige kann telefonisch, schriftlich oder auch als Online-Anzeige über die Jobbörse (www.arbeitsagentur.de) erfolgen.

Der Meldepflicht unterliegen nicht nur Arbeitnehmer, sondern alle Personen, deren Versicherungspflichtverhältnis endet, was bedeutet, dass auch Bezieher von Mutterschaftsgeld und Erziehende, die ein Kind unter drei Jahren erziehen, betroffen sind.

** Rechtsprechung: Mit dem Urteil vom 29.09.2004 hat mit dem Landesarbeitsgericht Düsseldorf erstmals ein höherinstanzliches Gericht einen solchen Schadensersatzanspruch verneint. Das Gericht sieht in der unterlassenen Unterrichtung des Arbeitnehmers lediglich die Verletzung einer Obliegenheit durch den Arbeitgeber. Zwar stellt dieses Urteil einen Schritt in die richtige Richtung dar und entspricht im Ergebnis auch der überwiegenden Auffassung, trotzdem muss auch weiterhin von einer gewissen Rechtsunsicherheit in diesem Bereich ausgegangen werden. Solange also keine Bestätigung dieser Auffassung durch die höchstrichterliche Rechtsprechung vorliegt, ist dem Arbeitgeber weiterhin dringend anzuraten, seiner Informationsobliegenheit nachzukommen und diese auch schriftlich zu dokumentieren.*

Quelle: vgl. http://www.ihksaarland.de/ihk-saarland/Integrale?SID=90D68B25313DF054AD5D72701EA21FE3&MODULE=Frontend.Media&ACTION=ViewMediaObject&Media.PK=1628&Media.Object.ObjectType=full, [07.08.2014].

Zeugnispflicht

Darüber hinaus hat der gekündigte Arbeitnehmer Anspruch auf die Erteilung eines Zeugnisses. Mindestinhalt eines einfachen Arbeitszeugnisses sind die Art der Tätigkeit und die Dauer des Dienstverhältnisses. Der Arbeitnehmer kann jedoch auch ein qualifiziertes Zeugnis fordern, das sich darüber hinaus auf seine Leistungen erstreckt. Das Zeugnis muss zeitnah und schriftlich erteilt werden, es muss das Ausstellungsdatum und eine persönliche Unterschrift enthalten. Die ausführlichen Anforderungen sind in Kapitel 2.2.3 (siehe S. 277 ff.) aufgeführt.

Pflicht zur Abmeldung bei der Krankenkasse bzw. allen Sozialversicherungsträgern

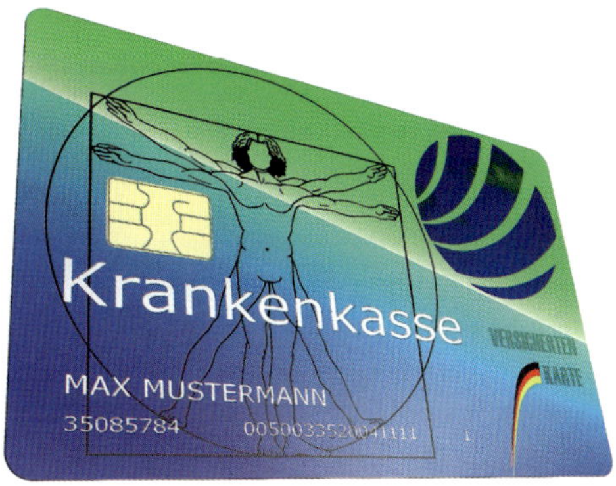

So wie der Arbeitgeber einen neu eingestellten Mitarbeiter zur Sozialversicherung mit dem gemeinsamen Meldeverfahren zur Kranken-, Pflege-, Renten- und Arbeitslosenversicherung bei der zuständigen Krankenkasse (als Einzugsstelle des gesamten Sozialversicherungsbeitrags) auf elektronischem Wege anmelden muss, so ist er bei der Beendigung eines Arbeitsverhältnisses verpflichtet, den ausscheidenden Arbeitnehmer auf dem gleichen Wege wieder abzumelden. Die Abmeldung bei der Krankenkasse ist ausreichend, da die anderen Sozialversicherungsträger automatisch auf die dort befindlichen Daten zugreifen und den Status dann entsprechend ändern.

Meldung beim gesetzlichen Unfallversicherer/bei der Berufsgenossenschaft

Hier muss zwar keine sofortige Meldung bei einer Kündigung erfolgen, aber Personalveränderungen müssen am Ende des Jahres bei der Entgeltmeldung mitgeteilt werden, da sich die Beiträge zur gesetzlichen Unfallversicherung nach Anzahl der Mitarbeiter und Höhe der gezahlten Entgelte richten.

Abschluss des Lohnkontos und Meldung beim zuständigen Betriebsstättenfinanzamt

Bei Beendigung des Arbeitsverhältnisses hat der Arbeitgeber das entsprechende Lohnkonto des Arbeitnehmers abzuschließen und diesem einen nach amtlich vorgeschriebenem Muster gefertigten Ausdruck der elektronischen Lohnsteuerbescheinigung mit Angabe des lohnsteuerlichen Ordnungsmerkmals auszuhändigen oder elektronisch bereitzustellen. Auf elektronischem Wege sind diese Daten auch dem zuständigen Betriebsstättenfinanzamt mitzuteilen (siehe auch § 41b EStG). Mit der Beendigung des Arbeitsverhältnisses erlischt auch die Berechtigung des Arbeitgebers, auf die ELStAM-Daten des Arbeitnehmers zuzugreifen.

Urlaubsbescheinigung/Abgeltung noch offenen Urlaubs

Der Anspruch auf Urlaub besteht nicht, soweit dem Arbeitnehmer für das laufende Kalenderjahr bereits von einem früheren Arbeitgeber Urlaub gewährt worden ist. Aus diesem Grund ist der Arbeitgeber verpflichtet, bei Beendigung des Arbeitsverhältnisses dem Arbeitnehmer eine Bescheinigung über den im laufenden Kalenderjahr gewährten oder abgegoltenen Urlaub auszuhändigen. Abgegolten (finanziell) wird der Urlaub dann, wenn er wegen Beendigung des Arbeitsverhältnisses ganz oder teilweise nicht mehr gewährt werden konnte (vgl. § 6 und 7 Bundesurlaubsgesetz – BUrlG).

Konkurrenzklausel

Grundsätzlich darf der ausgeschiedene Arbeitnehmer seinem früheren Arbeitgeber nach Beendigung des Arbeitsverhältnisses beliebig Konkurrenz machen. Wenn der Arbeitgeber dies verhindern möchte, dann kann durch einen Vertrag zwischen beiden Parteien ein Konkurrenzverbot für die Dauer von höchstens zwei Jahren nach Beendigung des Arbeitsverhältnisses vereinbart werden. Diese sogenannte Konkurrenzklausel ist nur wirksam, wenn sich der Arbeitgeber verpflichtet, für die Dauer des Verbots eine Entschädigung zu zahlen (sogenannte Karenzentschädigung), die wie steuerpflichtiger Arbeitslohn behandelt wird.

Zusammenfassung

Befristetes Arbeitsverhältnis

Das Arbeitsverhältnis endet mit Ablauf des vereinbarten Zeitraums oder bei Erreichen eines bestimmten Zwecks ohne Berücksichtigung von gesetzlichen Kündigungsfristen.

Aufhebungsvertrag

Statt durch eine Kündigung können Arbeitgeber und Arbeitnehmer das Arbeitsverhältnis auch durch einen Aufhebungsvertrag zu einem beliebigen Zeitpunkt – ohne Einhaltung von Fristen – beenden.

Abmahnung

Eine Abmahnung ist die Aufforderung der einen Vertragspartei (z. B. Arbeitgeber) an die andere (z. B. Arbeitnehmer), ein pflichtverletzendes Verhalten (z. B. Zuspätkommen) abzustellen. Bevor es zum schwerwiegenden Schritt einer verhaltensbedingten ordentlichen Kündigung kommt, muss der Arbeitnehmer auf sein Fehlverhalten hingewiesen werden und die Chance erhalten, dieses zu ändern. Hier erfolgt eine Beendigung des Arbeitsverhältnisses erst im Wiederholungsfall, wenn die Abmahnung keine Wirkung erzielt.

Kündigung (allgemein)

Die Kündigung ist eine einseitige empfangsbedürftige Willenserklärung, die ein bestehendes Arbeitsverhältnis – auch gegen den Willen der anderen Vertragspartei – zu einem bestimmten Zeitpunkt beenden soll. Die Kündigung muss schriftlich erfolgen und vom Kündigungsberechtigten selbst unterschrieben werden – ein Fax, eine E-Mail oder Ähnliches genügen dem Schriftformerfordernis nicht. Die Kündigung muss unmissverständlich sein und das Datum, zu dem das Arbeitsverhältnis endet, enthalten. Eine Angabe der Gründe für die Kündigung ist nur bei fristlosen Kündigungen und der Kündigung von Auszubildenden vorgesehen, auf Verlangen jedoch anzuführen. Die Kündigung wird erst mit ihrem Zugang rechtswirksam.

Außerordentliche Kündigung

Die außerordentliche Kündigung ist in allen Betrieben wirksam, wenn

- ein „wichtiger Grund“ (Vertrauensverhältnis zwischen den Vertragsparteien ist dauerhaft gestört) vorliegt,
- eine Fortsetzung des Arbeits- bzw. Dienstverhältnisses bis zum Ende einer Kündigungsfrist nicht mehr zumutbar ist,
- die Kündigung innerhalb von zwei Wochen nach Bekanntwerden des „wichtigen Grundes“ erfolgt,
- sie schriftlich zugegangen ist,
- der Betriebsrat nicht innerhalb von höchstens drei Tagen schriftlich widersprochen hat,
- der Arbeitnehmer nicht innerhalb von drei Wochen Klage beim zuständigen Arbeitsgericht einreicht.

Ordentliche Kündigung in Kleinbetrieben (weniger als 10 bzw. 5 vor 2004 beschäftigte Arbeitnehmer)

Die ordentliche Kündigung in Kleinbetrieben ist wirksam, wenn

- sie nicht auf willkürlichen oder sachfremden Motiven beruht,
- sie nicht sittenwidrig ist,
- sie ein Mindestmaß an sozialer Rücksichtnahme erkennen lässt,
- sie schriftlich zugegangen ist,

- ein evtl. vorhandener Betriebsrat nicht innerhalb von höchstens einer Woche schriftlich widersprochen hat,
- keine besonders geschützte Personengruppe (Schwerbehinderte, werdende Mütter, Mütter unmittelbar nach der Geburt, Eltern in Elternzeit, Betriebsrats- und JAV-Mitglieder in ihrer Amtszeit und ein Jahr danach, Auszubildende) betroffen ist (hier ist nur eine außerordentliche Kündigung möglich),
- der Arbeitnehmer nicht innerhalb von drei Wochen Klage beim zuständigen Arbeitsgericht einreicht.

Ordentliche Kündigung in Betrieben über dem Schwellenwert (mehr als 10 bzw. 5 vor 2004 beschäftigte Arbeitnehmer)

Die ordentliche Kündigung in Betrieben über dem Schwellenwert ist wirksam, wenn

- sie sozial gerechtfertigt ist, d. h., dass die Kündigungsgründe in der Person oder dem Verhalten des Arbeitnehmers begründet liegen oder dessen Kündigung betrieblich (betriebsbedingte Kündigung) erforderlich ist,
- eine Weiterbeschäftigung dem Arbeitgeber nicht zumutbar ist,
- evtl. notwendige Abmahnungen formal und fristgerecht erteilt wurden,
- ein evtl. vorhandener Betriebsrat vor der Kündigung gehört wurde und nicht innerhalb von höchstens einer Woche schriftlich widersprochen hat, wenn also
  - soziale Gesichtspunkte ausreichend berücksichtigt wurden,
  - eine Weiterbeschäftigung an einem anderen Arbeitsplatz im Betrieb nicht möglich ist,
  - die Weiterbeschäftigung des Arbeitnehmers nach zumutbaren Umschulungs- oder Fortbildungsmaßnahmen nicht möglich ist,
  - die Weiterbeschäftigung des Arbeitnehmers unter geänderten Vertragsbedingungen nicht möglich ist bzw. er diesen nicht zustimmt,
- keine besonders geschützte Personengruppe (Schwerbehinderte, werdende Mütter, Mütter unmittelbar nach der Geburt, Eltern in Elternzeit, Betriebsrats- und JAV-Mitglieder in ihrer Amtszeit und ein Jahr danach, Auszubildende) betroffen ist (hier ist nur eine außerordentliche Kündigung möglich),
- sie schriftlich zugegangen ist,
- der Arbeitnehmer nicht innerhalb von drei Wochen Klage beim zuständigen Arbeitsgericht einreicht. (Wird rechtzeitig Klage eingereicht und der Betriebsrat hat frist- und formgerecht widersprochen, dann muss der Arbeitnehmer auf Verlangen bis zum Urteil – auch nach Ablauf der Kündigungsfrist – weiterbeschäftigt werden.)

Übersicht über allgemeine und besondere gesetzliche Kündigungsfristen nach § 622 BGB, die sowohl in Kleinbetrieben als auch in Betrieben über dem Schwellenwert gelten

Allgemeine Kündigungsfrist: vier Wochen zum 15. oder zum Ende eines Kalendermonats
Kündigungsfrist während der Probezeit: Hier gilt eine verkürzte zweiwöchige Kündigungsfrist.
Besondere Kündigungsfristen: Für eine Kündigung durch den Arbeitgeber beträgt die Kündigungsfrist, wenn das Arbeitsverhältnis in dem Betrieb* oder Unternehmen [...]

**Bei der Berechnung der Beschäftigungsdauer werden alle Zeiten des Bestehens eines Arbeitsverhältnisses in einem Betrieb hinzugerechnet. Nach Urteil des Europäischen Gerichtshofs (EuGH) vom 18.01.2010 werden nun ebenfalls ausdrücklich Zeiten berücksichtigt, die vor der Vollendung des 25. Lebensjahrs des Arbeitnehmers liegen (ansonsten wäre dies eine Diskriminierung wegen des Alters), auch wenn momentan der Wortlaut des § 622 BGB dem noch entgegensteht. Hier ist europäisches Recht dem nationalen Recht übergeordnet und somit eine Änderung des genannten Paragrafen unumgänglich.*

2 Jahre bestanden hat	**1 Monat** zum Ende eines Kalendermonats
5 Jahre bestanden hat	**2 Monate** zum Ende eines Kalendermonats
8 Jahre bestanden hat	**3 Monate** zum Ende eines Kalendermonats
10 Jahre bestanden hat	**4 Monate** zum Ende eines Kalendermonats
12 Jahre bestanden hat	**5 Monate** zum Ende eines Kalendermonats
15 Jahre bestanden hat	**6 Monate** zum Ende eines Kalendermonats
20 Jahre bestanden hat	**7 Monate** zum Ende eines Kalendermonats

In **Tarifverträgen** können längere oder kürzere Kündigungsfristen verbindlich vereinbart werden.

In einem **Einzelarbeitsvertrag** können die gesetzlichen oder nur längere Kündigungsfristen vereinbart werden.

Für die Kündigung des Arbeitsverhältnisses durch den Arbeitnehmer darf keine längere Frist vereinbart werden als für die Kündigung durch den Arbeitgeber.

Änderungskündigung

Hier kündigt der Arbeitgeber das Arbeitsverhältnis und bietet dem Arbeitnehmer im Zusammenhang mit der Kündigung die Fortsetzung des Arbeitsverhältnisses zu geänderten Arbeitsbedingungen an.

Arbeitsgerichtsbarkeit

Für arbeitsrechtliche Streitigkeiten sind die Arbeitsgerichte zuständig. Klageberechtigt sind bei Kündigungsstreitigkeiten alle Arbeitnehmer, auch Auszubildende (hier ist jedoch nach Möglichkeit erst der Schlichtungsausschuss der Industrie- und Handelskammer einzuschalten). Die Klage wird durch Einreichung einer Klageschrift durch den Kläger bzw. dessen Rechtsanwalt erhoben. Sie kann jedoch auch bei der Rechtsantragsstelle beim Arbeitsgericht zu Protokoll erklärt werden. Der Klageweg kann beim Arbeitsgericht erst dann beschritten werden, wenn bei einem außergerichtlichen Vorverfahren mündlich versucht worden ist, den Streit beizulegen (Güteverhandlung). Misslingt eine Einigung in der Güteverhandlung, findet das eigentliche Gerichtsverfahren statt, an dessen Ende das Urteil bzw. bei Angelegenheiten der Betriebsverfassung und der Mitbestimmung ein Beschluss steht. Sind der Kläger oder der Beklagte mit diesem Urteil nicht einverstanden, so kann der Instanzenweg beschritten werden, d. h., der Fall wird vor dem nächsthöheren Gericht erneut verhandelt. Eine Berufung ist möglich, wenn sie entweder vom Arbeitsgericht zugelassen wird oder der Streitwert höher als 600,00 € ist. Die Revision muss entweder durch das Landesarbeitsgericht oder durch das Bundesarbeitsgericht zugelassen werden.

Tätigkeiten und Pflichten bei der Beendigung von Arbeitsverhältnissen

- Hinweispflicht auf die aktive Beteiligung an der Arbeitsplatzsuche, Freistellung für Arbeitslosenmeldung
- Zeugnispflicht (einfaches, auf Verlangen qualifiziertes Arbeitszeugnis)
- Pflicht zur Abmeldung bei der Krankenkasse bzw. allen Sozialversicherungsträgern (elektronische Meldung)
- Abschluss des Lohnkontos und Meldung beim zuständigen Betriebsstättenfinanzamt, Aushändigung eines Ausdrucks der elektronischen Lohnsteuerbescheinigung mit Angabe des lohnsteuerlichen Ordnungsmerkmals oder deren elektronische Bereitstellung
- Urlaubsbescheinigung/Abgeltung noch offenen Urlaubs
- ggf. Konkurrenzklausel (Zahlung an den ehemaligen Mitarbeiter, damit dieser dem Unternehmen keine Konkurrenz macht – auf höchstens zwei Jahre begrenzt)

Internetseiten

Internetadresse	Beschreibung
www.existenzgruender.de	eine Informationsseite für Existenzgründer des Bundesministeriums für Wirtschaft und Technologie
www.gesetze-im-internet.de	Gesetzessammlung der Bundesregierung
www.bmwi-unternehmensportal.de	eine Informationsseite für Unternehmer des Bundesministeriums für Wirtschaft und Technologie
www.dssv.de	Arbeitgeberverband deutscher Fitness- und Gesundheits-Anlagen
www.wirtschaftslexikon24.net	freies Wirtschaftslexikon im Internet
www.destatis.de	Statistisches Bundesamt
www.umweltschulen.de	Internetseite für Umweltbildung und Beispiele für Nachhaltigkeitsprojekte
www.bmwi.de	Bundesministerium für Wirtschaft und Technologie
www.ecb.eu	Europäische Zentralbank (EZB)
www.bundesbank.de	Deutsche Bundesbank
www.zoll.de	Internetseite des Zolls
www.iab.de	Institut für Arbeitsmarkt- und Berufsforschung
www.dosb.de/medien-service/stellenangebote/	Stellenangebote auf den Internetseiten des Deutschen Olympischen Sportbunds (DOSB)
www.bundesarbeitsgericht.de	Bundesarbeitsgericht
www.bundesfinanzhof.de	Oberster Gerichtshof des Bundes für Steuern und Zölle
www.elster.de	Internetportal zur elektronischen Steuererklärung
www.lsb.nrw	Vereins-, Informations- und Schulungs-System des Landessportbundes Nordrhein-Westfalen
www.bundesfinanzministerium.de	Bundesministerium der Finanzen
www.steuerliches-info-center.de	Bundeszentralamt für Steuern
www.bmf-steuerrechner.de	Lohn- und Einkommensteuerrechner des Bundesministeriums für Finanzen
www.bmas.de	Bundesministerium für Arbeit und Soziales
www.pro-fsj.de	Informationsportal zum Freiwilligen Sozialen Jahr (FSJ)
www.bmfsfj.de	Bundesministerium für Familie, Senioren, Frauen und Jugend
www.bundesgesundheitsministerium.de	Bundesministerium für Gesundheit
www.integrationsamt.de	Bundesarbeitsgemeinschaft der Integrationsämter und Hauptfürsorgestellen (BIH)
www.arbeitsagentur.de	Bundesagentur für Arbeit

Bildquellenverzeichnis

Bergmoser + Höller Verlag AG, Aachen: 347.

Brauner, Angelika, Hohenpeißenberg: 16 1, 16 2, 17 1, 21 1, 21 1, 21 1, 21 1, 21 1, 21 1, 21 2, 21 2, 21 2, 25 1, 35 1, 36 1, 38 1, 43 1, 43 2, 44 1, 45 1, 46 1, 48 1, 50 1, 51 1, 51 2, 52 1, 112 1, 112 2, 112 3, 113 1, 113 2, 113 3.

Bundesministerium für Wirtschaft und Energie, Berlin: 138.

Deutscher Olympischer Sportbund © DOSB, Frankfurt/M.: 62.

Drucks Design - Dieter Drucks, Bonn: Titel, Titel.

fotolia.com, New York: Alexander 206 1; amridesign 185 1; Arcurs, Yuri 204 1; artivista

werbeatelier 12 1; Bartussek, Ingo 130 1; castelli, sergio 191 1; contrastwerkstatt 131 1; Date, Philip 326 2; digieye 166 1; Doc RaBe 170 1, 196 1; DOC RABE Media 127 1; Durocher, Carl 327 1; Eisenhans 158 1; euthymia 276 1; ExQuisine 189 1; eyezoom1000 278 1; Flippo, Michael 185 2; FM2 344 1; fovito 334 1; Francois, Thomas 193 1; Frank Metelec 264 1; goce risteski 120 1; goodluz 343 1; goodstock 252 1; grafik & art 285 1; Gregor, Adam 281 1; Heinemann, Dana 76 1; Henderson, Sandra 220 1; iceteastock 163 1; Industrieblick 128 1; Kaulitzki ,Sebastian 40 1; Kaulitzki, Sebastian 100 1; Kneschke, Robert 64 1, 95 1, 108 1; Kolodziej 188 1; ksena32@ukrpost.ua 106 1; Kurhan 333 1; Kzenon 62 1, 87 1; liotru 199 1, 199 2, 199 3, 199 4; M&S Fotodesign 337 1; Marcinski, Piotr 339 1; Martinvic, Stanisa 330 1; monticellllo 73 2; Nejron Photo 211 1; nexusseven 154 1; openwater 349 1; Paco Ayala 239 1; petra b. 186 1; Pfluegl, Franz 11 1; photocrew 73 1; PhotoSG 70 1; Quade 190 1; Reitz-Hofmann, Birgit 180 1; Rochau, Alexander 314 1; rusya m 18 1; Saloutos, Pete 308 1; Sanders, Gina Titel, 159 1, 288 1; schenkArt 192 1; Schmid, Martin 326 1; shoot4u 320 1; SNEHIT 150 1; Stumpp, Martina 11 2; thierry burot 123 8; Tino Neitz 122 2; tournee 298 1; Violetstar 342 1; Visual Concepts 273 1; volff 71 1; Wisky 92 1; YEDLAPATI, SREEDHAR 148 1.

Mair, Jörg, München: 13 1, 15 1, 15 2, 19 1, 20 1, 23 1, 24 1, 34 1, 34 2, 37 1, 42 1, 47 1, 53 1, 58 1, 58 2.

OKS Group, Delhi: 25 1, 30 1, 31 1, 54 9, 88 1, 101 1, 171 4, 213 1, 218 1.

Picture-Alliance GmbH, Frankfurt/M.: CITYPRESS24 121; dpa-infografik 225, 242, 244, 247, 251, 254, 256, 257, 275, 291, 295, 297.

stock.adobe.com, Dublin: cervo, diego Titel; Trebizan, Samo 331.

YPS - York Publishing Solutions Pvt. Ltd.: 61.

Wir arbeiten sehr sorgfältig daran, für alle verwendeten Abbildungen die Rechteinhaberinnen und Rechteinhaber zu ermitteln. Sollte uns dies im Einzelfall nicht vollständig gelungen sein, werden berechtigte Ansprüche selbstverständlich im Rahmen der üblichen Vereinbarungen abgegolten.

Sachwortverzeichnis